国家出版基金项目
NATIONAL PUBLICATION FOUNDATION

实用中医临床医学丛书

实用中医内分泌代谢病学

仝小林　朴春丽　主编

全国百佳图书出版单位
中国中医药出版社
·北 京·

图书在版编目（CIP）数据

实用中医内分泌代谢病学/仝小林，朴春丽主编．——
北京：中国中医药出版社，2023.1
（实用中医临床医学丛书）
ISBN 978 - 7 - 5132 - 7698 - 6

Ⅰ.①实… Ⅱ.①仝… ②朴… Ⅲ.①内分泌病 - 中
医治疗法②代谢病 - 中医治疗法 Ⅳ.①R259.8

中国版本图书馆 CIP 数据核字（2022）第 125906 号

中国中医药出版社出版

北京经济技术开发区科创十三街 31 号院二区 8 号楼
邮政编码 100176
传真 010 - 64405750
万卷书坊印刷（天津）有限公司印刷
各地新华书店经销

开本 787×1092 1/16 印张 27.5 字数 566 千字
2023 年 1 月第 1 版 2023 年 1 月第 1 次印刷
书号 ISBN 978 - 7 - 5132 - 7698 - 6

定价 138.00 元
网址 www.cptcm.com

服 务 热 线 010 - 64405510
购 书 热 线 010 - 89535836
维 权 打 假 010 - 64405753

微信服务号 zgzyycbs
微商城网址 https：//kdt.im/LIdUGr
官 方 微 博 http://e.weibo.com/cptcm
天猫旗舰店网址 https://zgzyycbs.tmall.com

如有印装质量问题请与本社出版部联系（010 - 64405510）

《实用中医内分泌代谢病学》编委会

主　编

仝小林　朴春丽

副主编

李　敏　柳红芳　岳仁宋　王　旭

编　委（按姓氏笔画排序）

于　森　王　旭　王　涵　王　斌　叶丽芳　仝小林　朴春丽　刘小溪

刘树林　刘添娇　刘新敏　米　佳　孙新宇　李　敏　宋　军　罗金丽

林轶群　岳仁宋　赵进东　柳红芳　段　娟　顾成娟　徐　婧　徐隽斐

徐菁晗　殷丽平　魏　燕

《实用中医内分泌代谢病学》 参编单位

广州中医药大学深圳医院〈福田〉　　中国中医科学院广安门医院

中国中医科学院广安门医院南区　　北京中医药大学东直门医院

成都中医药大学附属医院　　南京中医药大学附属医院

天津中医药大学第一附属医院　　长春中医药大学附属医院

辽宁中医药大学附属医院　　北京中医药大学

广州中医药大学第一附属医院　　杭州市中医院

河南中医药大学第二附属医院　　安徽中医药大学第一附属医院

上海中医药大学附属曙光医院

出版说明

医学科学是综合性实践科学，它是研究社会中人的疾病发生、发展规律的实践活动，形成了现代的生物－心理－社会医学模式。

现代科学技术为医学科学的发展奠定了坚实的基础，助力其加速发展。但是临床医学实践经验的积累仍然需要临床医师不懈地努力，仍然需要时间的积累。经验的积累与科学技术的结合，使医学科学理论上升到更高水平。

理论的发展需要经验和时间的积累，学科的发展亦有其自身规律。中医药学经过新中国成立后70年的发展，无论在科研、教学还是临床方面，都得到了长足的发展，尤其是临床方面，借助于现代科技，对疾病认识得更加深入、细致，辨证更加具体，对药物的认识更加全面，用药经验也极大地丰富起来。同时，经过几代人的努力，各医疗机构都建立了自己的专业团队，这些专业人员，代表了本专业的学术水平。

将70年中医临床医学进行系统梳理，理清其发展脉络，总结其卓有成效的治病方法，理清其固有的治疗思路，将零散的经验纳入到中医临床医学理论体系中，这是新时代中医药事业的紧迫要求，关系到中医药事业今后的稳步发展。这也是《实用中医临床医学丛书》编写的初衷。

《实用中医临床医学丛书》按临床分科分册，体现了现在的中医临床实际。本丛书是一套真正反映中医辨证论治思维，汇集古今中医临证经验，既有系统理论，又含具体治病方法的实用中医临床医学学术著作，理论系统、内涵丰富、临床实用为本书的特点。

本丛书参编人员大都是各专业委员会的骨干，他们首先是临床医生，长期从事临床研究，拥有丰富的临床经验，具备鲜明的专业特点。同时，他们大都从事教学工作，带教博士、硕士，具有较高的理论水平。另外，他们长期承担国家或省区市的科研工作，对疑难病有较深的研究。所以，编写团队代表了现在中医临床的时代水平。

本书是中医书，不是中西医结合书，更不是西医书，所以在编写过程中，编写人员根据中医临床实际，妥善处理了现代医学参与临床的问题，体现了中医学与时俱进、开放包容的态度、做法及优势，又不失中医药自身的完整性与系统性。

本书不是为初学者编写，读者定位于主治医师及以上职称。

科学在发展，医学在进步，中医学同样在不断完善。我们希望这是阶段性总结，也希望有更多的经验、理论纳入中医学体系中来，将中医药事业发扬光大。

中国中医药出版社

2022 年 4 月

自序 1

　　医学是一门时代性很强的学科，总是凝聚着所处时期最新的科学技术成果。中医学历史悠久，也是与时俱进、不断创新发展的学科。在古代，中医借用当时以精气、阴阳、五行等学说为代表的最新理论服务于临床；而晚清民国时期，中医先贤们借西学东渐之风，广泛汲取西医知识，丰富和完善着中医实践，诞生了中西医汇通派；如今，我们没有理由不借助现代医学的最新研究成果开拓创新，继承好、发展好中医，这既是中医学发展的内在动力，也是历史进程的必然需求。

　　内分泌代谢病学是一门研究内分泌系统及物质代谢紊乱性疾病的学科。它不同于一般内科系统疾病，并非由相对单一独立的器官构成，也常常缺乏相对稳定的临床表现。内分泌代谢病常涉及人体多个器官，临床表现纷繁复杂，具有较强的整体性。这一特点，正好与中医学的整体观不谋而合。然而，内分泌代谢病往往存在起病隐匿、前期症状不典型、发展规律难以把控等情况，传统中医学理论对于西医学中客观指标异常而临床症状不明显的疾病尚缺乏行之有效的指导，出现临证"无症可辨"、方药"无靶可打"的局面。如何在现代科技背景下守正创新，在中医大变革时代到来之际，重构中医诊疗体系、重视以提高疗效为目标的研究是今后中医学发展的新方向，我们既感谢那些为医学科学发展作出贡献的先辈和长者，更寄希望于在医学事业上奋力拼搏的青年一代，相信他们会肩负起时代赋予的重任，沿着前人的足迹不断攀登医学科学的高峰。

　　《实用中医内分泌代谢病学》是我担任深圳市医疗卫生三名工程中医代谢病团队负责人时和广州中医药大学深圳医院内分泌代谢病科主任朴春丽教授组织全国各地卓有建树的中青年专家编撰而成的一部高级参考书。在该书的编写过程中，既忠实地体现了现代医疗与传统医疗相结合的融合性，重视专业培养与基础理论、相关学科知识密切结合的教学原则，又广泛借鉴了近年来国内外发表的论文与专著，力求资料翔实，内容丰富，反映时代特点和医学发展趋势。广州中医药大学深圳医院对本书的出版给予了大力支持，组织专家编委们经过数次讨论交流，最终确定编写体例。编委的严肃态度和辛勤劳动，无疑值得钦佩和称赞。该书的问世必将对中医内分泌代谢病学专门人才的培养和学术水平的提高发挥积极的作用。

全书从内分泌诸腺体疾病和代谢性疾病的中医溯源、中西医诊断与鉴别诊断、中医治疗、名家经验等内容入手，涵盖了常见的下丘脑疾病、腺垂体疾病、甲状腺疾病、甲状旁腺疾病、肾上腺疾病、性腺疾病、儿童内分泌疾病、糖尿病、肥胖症、代谢综合征、高尿酸血症和痛风、代谢性骨病、血脂异常等疾病，集系统性、全面性、简明性、实用性于一体，是近年来中医内分泌界不可多得的好书。

这部专著有以下特点：

一是传承精华，博古通今。全书贯穿着中医的理论特色与核心——整体恒动观。人体是以脏腑为中心，通过经络沟通内外表里，并与天地自然和人文社会紧密联系的有机整体。本书以中医整体观分析内分泌代谢病的病因病机，并抓住疾病的动态发生发展类型阶段，全面系统地诠释了中医理论之精华。在各论中对具体病证详加剖析，引经据典，溯本求源，将《黄帝内经》《难经》《伤寒论》《金匮要略》《诸病源候论》等典籍所论与现代疾病特征相融合，充分展示了中医经典的魅力。

二是守正创新，别具一格。辨证论治是中医学的指导思想之一。通常认为，"证"是疾病过程中某一阶段或某一类型的病理概括；"态"是人体在不同疾病及阶段的状态，是对"证"连续和动态的感知；"靶"是不同疾病及状态的关键环节；"因"是疾病发生发展的原因；"果"是疾病发展及治疗的结果。"调态打靶"是重要的治疗理念。本书以西医疾病为基本框架，通过分期、分类、分证初探"态靶辨治"体系，将宏观整体的定性定向和微观精细的定量定靶相结合，自成一体，独具特色。

三是诸法兼备，注重实效。本书内容丰富实用，既概括了内分泌代谢病的西医学诊断，又详细阐释了中医学的病因病机和辨证思路，汇通中西，荟萃百家；既择取了内分泌与代谢的常见病，也将多个少见病、罕见病囊括于中；既有最新研究进展，也有诸如针灸、耳穴压贴等中医特色疗法，特别适合于从事内分泌代谢病的专业人员和其他相关学科医师、学生参考。

总之，该书处处示人以新知，时时予人以启迪。然仲圣云："虽未能尽愈诸病，庶可以见病知源，若能寻余所集，思过半矣。"本书虽是对内分泌代谢病中西医诊疗的呈现，但其所蕴藏的中医理念及独创见解，可举一反三，广泛用之于各科疾病。如能勤加研读，定能造福苍生，嘉惠病患。

广州中医药大学深圳医院（福田）

深圳市医疗卫生三名工程中医代谢病团队负责人

中国中医科学院广安门医院

仝小林

2022 年 7 月

自序 2

21世纪，老年病、慢性病、代谢病、内分泌病等在疾病谱中的比重日益增加，病程较长，常涉及多系统损害，严重危害人民的健康。中医治疗老年病、慢性病、代谢病具有兼顾多系统、多靶点的特色，优势逐渐凸显。随着分子生物学、细胞学等基础学科日益发展，放射免疫测定技术的广泛应用，各种新的内分泌激素被发现，其分泌规律及病理生理意义得到新的阐述。由于内分泌代谢病和其他临床学科广泛交织与渗透，它已不局限于内分泌各腺体疾病的范围，而是跨越整个临床学科领域。中医药学源远流长，专著汗牛充栋，历代医家积累了极其丰富的理论和经验。伴随着现代医疗技术的日臻完善，以现代科学技术为依托的中医研究和中西医交叉融合研究已成为时代发展的趋势。时代的进步和西医学的发展使中医内分泌学和代谢病学迎来了巨大机遇，同时也面临着挑战。

《实用中医内分泌代谢病学》以仝小林院士"态靶因果"的临床辨治方略为纲领，将宏观整体的定性定向和微观精细的定量定靶相结合，基于传统中医学理论，结合西医学诊断和病理生理学进展，对内分泌代谢病重新进行分类、分期、分证，廓清中医理论认识的含混错杂，完善疾病从病因、病性、病态、病势进展及预后的全程认识，构建中医基于现代疾病的创新性理论体系。本书贯通古今，承前启后，不仅着眼于广度，而且创新性地将态靶辨治体系、方药量效、脏腑风湿、四焦八系等理论应用于内分泌代谢病的诊疗，使之既保持和发扬了中医学的特色和优势，同时又体现了现代中医内分泌代谢病学的时代气息。

本书在仝小林院士的指导下，由全国各大中医院校附属医院从事内分泌代谢病专业的教授和骨干医师负责编写，将内分泌代谢病领域常见的中医治疗确有特色和疗效的病证提取出来，统一体例，侧重实用性。本书可作为中医内分泌代谢病专科或其他学科的医生、医学生的案头参考书，为中医的临床、教学和科研工作提供有益的参考，为繁荣和发展中医药事业作出积极的贡献。

全书从内分泌诸腺体疾病和代谢性疾病的中医溯源、中西医诊断与鉴别诊断、中医治疗、名家经验等内容入手，涵盖了常见的下丘脑疾病、腺垂体疾病、甲状腺疾病、甲状旁腺疾病、肾上腺疾病、性腺疾病、儿童内分泌疾病、糖尿病及并发症、肥胖症、代谢综合征、高尿酸血症和痛风、代谢性骨病、血脂异常等内分泌代谢疾病，集系统性、全面性、简明性、实用性于一体，是近年来中医内分泌界不可多得的好书。本书各论共 14 章，集众多医家对内分泌疾病及代谢性疾病的认识于一体，熔药物疗法、针灸疗法、饮食疗法、单方验方、预防调护于一炉，使中医临床诊疗内分泌代谢病有据可查、有本可依、有法可循、有方可用、有药可选。本书反映了目前中医治疗内分泌代谢病的现状和进展，具有较高的学术和实用价值。俾读者开卷而受益，使临床诊治有所参。

本书以疾病诊断治疗为目标，力图对中西医内分泌学科相关人员在理论学习和临床诊疗上都能有所帮助。每篇均对疾病概述、中医认识、西医诊断、病因病机及辨证论治进行了详细的阐述，能帮助读者从中西医结合的角度看待内分泌代谢病，更好地指导中医辨证及组方用药，提高临床、教学和科研的水平，其前沿的学科信息也必将受到所有临床医生和医学生的欢迎。

《实用中医内分泌代谢病学》由全小林院士及广州中医药大学深圳医院牵头，组织全国重点中医院校及其附属三甲医院等机构从事中医内分泌代谢病学的专家和教授编写而成，写作角度独特，基本涵盖了中医内分泌代谢领域的临床常见疾病。本书的出版是所有参编人员努力的结果，但由于编写内容较多，时间紧促，尽管在编写中我们力求完美，但书中难免有不足之处，望各位读者不吝赐教，提出宝贵意见，以不断完善本书。

广州中医药大学深圳医院

朴春丽

2022 年 6 月

编写说明

　　随着医学的发展和科学的进步，人们对疾病不断有新的认识，对疾病的诊断更加明确清晰，时代要求一名现代中医酌古斟今，彰往察来，不仅要掌握传统中医的"望、闻、问、切"，还需善于将现代日新月异的医学知识和先进的医疗技术手段"为我所用"，这样才能推陈出新，继往开来，否则难以满足日益复杂的临床需要。

　　《实用中医内分泌代谢病学》是仝小林院士在深圳市医疗卫生三名工程中医代谢病团队担任负责人期间和广州中医药大学深圳医院朴春丽教授组织全国重点中医院校附属三甲医院及广安门医院长期从事内分泌代谢病学研究的专家、教授所编写的，是集体智慧的结晶。本书既荟萃了各家的临证经验，又力求能反映近年来的研究进展；既体现了中医学传统特色和优势，又富有现代中医临床的时代气息；既注重了资料来源的广度，又体现了学术水平的深度。因此，我们本着科学、实用、有效的原则，历经寒暑，数易其稿，完成了《实用中医内分泌代谢病学》的编纂工作。力求通过此书，能让新一代的中医人，充分利用中医传统思维来辨治现代内分泌代谢病，真正做到古今融合，守正创新。

　　本书在仝小林院士学术理论引领下，重点突出中西医特色治疗，结合现代疾病谱的发病特征，阐述了在态靶辨治体系下，对疾病进行分类、分期、分证，旨在指导读者运用现代中医药诊疗思路治疗内分泌代谢病，是一部集临床、教学为一体的综合性著作。

　　本书分总论和各论两大部分。总论部分对内分泌代谢病的中西医理论进行了梳理，包括内分泌代谢病中西医概述、内分泌代谢病的中医病因病机特点、内分泌代谢病的中医诊断与辨证要点、内分泌代谢病中医治法概要、内分泌代谢病的中医预防保健5章。首先我们系统整理了内分泌代谢病的西医学认识，介绍了内分泌代谢系统的结构与功能特点、诊断和鉴别诊断及治疗；其次重点阐述"态靶因果"辨治体系下内分泌代谢病的中医学认识、基本病机、诊断和辨证要点、中医治法概要及预防保健。各论分14章，对下丘脑疾病、腺垂体疾病、甲状腺疾病、甲状旁腺疾病、肾上腺疾病、男性性腺疾病、女性性腺疾病、儿童内分泌代谢病、糖尿病、肥胖症、代谢综合征、高尿酸血症和痛风、代谢性骨病、血脂谱异常症等43种疾病进行了系统的阐述。对每种疾病，分概述、西医诊断、病因病机、辨治思路、辨证论治、其他疗法、各家经验和转归与预防调护等栏目进行阐释。

《实用中医内分泌代谢病学》特色在于融入了仝小林院士的"态靶因果"临床辨治方略体系，依靠传统中医思维对疾病宏观整体进行定性、定向，借助西医学对微观病理、指标等进行定量、定靶，通过"宏观调态与微观打靶相结合"的"态靶结合"模式，准确把握疾病不同阶段的核心病机和疾病的全过程，从而提高内分泌代谢病的疗效。另外，本书还强调察疾病之前的"因态"，把对疾病的认识端口前移；重视疾病预后的"果态"，强调"既病防变"的"治未病"思想在治疗中的体现，从而动态把握疾病的发展预后，这在内分泌代谢的慢性病调摄中尤为重要。

此书注重切合临床实际，将辨病与辨证施治相结合，以西医病名为之经，以中医证候为之纬，中西汇通，内容丰富；重于实践，务求实用；理法方药，罔不备集。本书不但可供临床医务工作者使用，而且可供科研、教学人员参考。由于本书涉及的知识面很广，书中疏漏和不当之处在所难免，还望广大读者提出宝贵意见，以便进一步修改、完善与充实提高。

最后，希望本书的出版能为中医治疗内分泌代谢病贡献绵薄之力，也期望本书能引起同道对中医内分泌代谢病学、古方与今病关系的思考。

《实用中医内分泌代谢病学》编委会

2022 年 6 月

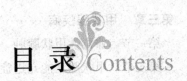

目 录 Contents

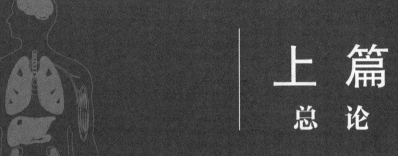

上篇
总论

第一章 内分泌代谢病中西医概述

第一节 内分泌代谢病的西医学认识

生物个体的各种生命现象和活动均在神经、体液、免疫和心理的调节下进行，多种调节机制的相互配合与密切联系是完成所有细胞、组织、系统和器官功能的必备条件。现代内分泌代谢病学在研究激素的作用机制和疾病发病原理时，一方面与分子生物学、免疫学和细胞化学等融为一体，另一方面又产生了分子内分泌学、免疫代谢学和免疫内分泌学等新型学科。传统内分泌学根据内分泌代谢病的表型特征来研究疾病的生理病理机制。

内分泌系统是由内分泌腺、分布于各组织的激素分泌细胞和它们所分泌的激素组成的。内分泌激素是细胞分泌的微量活性物质，是由血液运输至远处组织并通过受体而发挥作用的化学信使物质，其中下丘脑肽类激素、儿茶酚胺类物质、血管紧张素、胰高血糖素、胰岛素、降钙素、甲状腺激素、生长激素、黄体生成素、卵泡生成素、抗利尿激素等为体内重要且常见的激素。由下丘脑－垂体－靶腺组成的长反馈调节轴调节多数内分泌腺的功能，下丘脑激素调节垂体激素的合成和分泌，而靶腺对下丘脑和垂体有负反馈作用。内分泌腺功能亢进性疾病的治疗包括药物、手术、核素、介入等方法；内分泌腺功能减退性疾病的治疗包括激素替代、药物治疗，以及器官、组织、细胞移植等手段。

新陈代谢是人体生命活动的基本形式，新陈代谢包括物质的合成代谢和分解代谢两个过程。通过新陈代谢，机体同环境之间不断进行物质交换，同时体内物质又不断进行分解、利用与更新，为个体的生存、劳动、生长、发育、生殖和维持内环境恒定提供物质与能量。合成代谢是营养物质进入人体后，参与机体众多的化学反应，在机体内合成较大分子并转化为自身物质的过程，并以糖原、蛋白质、脂肪及其化合物的形式在体内储存，这一反应过程常需要耗能。分解代谢是体内的糖原、蛋白质和脂肪等大分子物质分解为小分子物质的降解过程，常伴有能量的生成与释放。代谢性疾病一般是指新陈代谢的某一个或多个环节出现障碍，而把由于原发器官疾病为主导致的代谢障碍归入该器官疾病的范畴。营养性疾病和代谢性疾病关系密切，二者互相影响。

代谢性疾病与内分泌代谢病没有明确的病因界限。例如肥胖是由于脂肪代谢紊乱所致，但肥胖涉及的病因均与物质代谢的调节激素及其受体功能有关，如胰岛素、肾上腺素、瘦素等。又如慢性尿毒症是继发性甲状旁腺功能亢进症的主要病因，但肾性骨营养不良的基本病因是营养素的代谢异常，累及糖类、脂肪、蛋白质、维生素、矿物质及微量元素的代谢。

一、内分泌代谢系统的结构与功能特点

内分泌系统由内分泌腺和分布于各组织的激素分泌细胞以及它们所分泌的激素组成。

1. 内分泌腺和激素分泌细胞

（1）人体最重要的内分泌腺包括下丘脑、神经垂体、松果体、腺垂体、甲状腺、甲状旁腺、肾上腺皮质和髓质、胰岛、性腺（包括睾丸和卵巢）。

（2）组织的激素分泌细胞包括心房肌细胞、血管内皮细胞等。

（3）弥散性神经 - 内分泌系统，也称为胺前体摄取和脱酸细胞系统，分布于胃肠道、脑、胰腺和肾上腺。

2. 激素

激素（hormone）是由细胞分泌并可通过旁分泌调节周围细胞功能、自分泌调节自身细胞功能及由血液运输至远处组织细胞发挥调节作用的化学信使物质。其分泌节律分为"昼夜节律""脉冲节律""不连续性脉冲性分泌"等。根据激素本身的化学结果不同，激素可主要分为四类。

（1）肽类激素和蛋白质激素：肽类激素和蛋白质激素也称含氮激素，由氨基酸残基组成分子的一级结构，多数下丘脑 - 垂体激素、甲状旁腺激素、胰岛素等属于此类。

（2）氨类、氨基酸衍生物激素：氨类、氨基酸衍生物激素原料为氨基酸，代表激素为褪黑素、甲状腺激素。

（3）类固醇激素：类固醇激素以胆固醇为前体，代表激素为糖皮质激素、盐皮质激素、性激素、$1,25-(OH)_2D_3$ 等。

（4）脂肪酸衍生物：脂肪酸衍生物多为花生四烯酸衍生物，主要有前列腺素类、血栓素类和白三烯类。

3. 激素的合成与释放

激素的合成与释放主要包括两种形式。第一种，如肽类激素，合成后储存于囊泡内，受分泌信号调节，囊泡与细胞膜融合后释放激素。第二种，如类固醇激素和脂肪酸衍生物激素，其合成及分泌无须囊泡，且分泌与合成的信号无明显差别。

4. 激素的分泌方式

（1）内分泌：内分泌为最经典的激素分泌方式，激素分泌后经血液循环运输至远距离靶器官而发挥作用。

（2）旁分泌：旁分泌为激素分泌后经组织扩散而作用于邻近细胞，不循环入血。

（3）自分泌：自分泌为激素分泌后作用于自身分泌细胞，调节自身细胞功能。

（4）胞内分泌：胞内分泌指胞浆合成激素后直接作用于胞核，调节基因表达。

（5）神经分泌：神经分泌主要指突触式分泌，如神经递质由突触前膜分泌作用于突触后膜。

（6）神经内分泌：神经内分泌指神经激素由神经细胞分泌，如下丘脑神经元分泌神经激素经轴突输送至垂体后叶再分泌入血。

（7）腔分泌：腔分泌主要存在于胃肠道、支气管、泌尿生殖道等管道结构器官，其分泌物质可直接作用于管道内膜细胞并调节其功能。

5. 激素的转运与降解

激素在血液循环中主要有两种形式，分为游离型和结合型。游离型激素可发挥激素的相应作用；而结合型激素为激素的储备和转运形式，转运载体多为蛋白质，分为特异性不高的白蛋白和各种激素特异性转运蛋白，如甲状腺结合球蛋白等。激素的降解根据激素种类的不同而各具特点，多在肝、肾和外周组织降解为无活性的代谢产物，肝肾功能障碍时，可影响激素的灭活。

6. 激素间相互作用的方式

（1）激素的整合作用：激素可选择性调节不同生理过程，最终完成同一生理结局的调控。如糖皮质激素可增加肝糖原合成，减少外周糖利用，减少脂肪和肌肉等组织的蛋白质合成，最终减少其他组织对葡萄糖的利用，从而起到升血糖的作用。

（2）激素的协同作用：激素的协同作用指多种激素发挥相似的作用，共同完成同一生理过程。如肾上腺素、糖皮质激素、生长激素和胰高血糖素，都能升高血糖。

（3）激素的抵抗作用：激素的抵抗作用指一种激素可对抗另一种激素的作用。如胰岛素可降低血糖，从而拮抗胰高血糖素、糖皮质激素的升血糖作用。激素的抵抗作用有助于代谢的静息调节。

7. 内分泌调节轴

（1）下丘脑－垂体－靶腺轴：下丘脑－垂体－靶腺轴为最重要的内分泌调节系统，在下丘脑－垂体－靶腺（甲状腺、肾上腺皮质、性腺）间存在相互依赖、相互制约的反馈性调节关系。

（2）肾素－血管紧张素－醛固酮轴：肾素－血管紧张素－醛固酮轴是调节血压、血容量、水与电解质平衡的重要调节系统。

（3）甲状旁腺素－降钙素－1,25－$(OH)_2D_3$调节系统：甲状旁腺素－降钙素－1,25－$(OH)_2D_3$调节系统主要调节骨代谢和钙、磷、镁等电解质代谢。

（4）能量代谢调节系统：脂肪组织已成为最大的内分泌器官，脂肪细胞可合成和分泌百余种激素，主要调节能量的摄取、消耗和脂肪代谢。

二、内分泌代谢病的诊断和鉴别诊断

内分泌代谢病大致分为激素生成过量、激素生成不足、靶器官对激素的反应异常、内分泌肿瘤四大类。其诊断包括功能诊断、病因诊断和定位诊断三个方面。激素来源异常是引起内分泌代谢病的主要原因。激素来源异常引起的内分泌代谢病可分为三种：第一种来源于内分泌腺或组织本身，多数内分泌代谢病属于此类，如垂体催乳素瘤、垂体生长激素瘤、垂体促肾上腺皮质激素瘤。第二种为异位（源）激素，不少非内分泌肿瘤分泌激素或类激素、内分泌肿瘤分泌某种激素或类激素（不属于此腺体应分泌的异种激素）可刺激相应内分泌腺或组织而分泌过多激素，或由其直接刺激靶细胞出现相应症候群，称异位激素综合征，这种非正常来源的激素或促激素称为异位（源）激素。如肺癌分泌促肾上腺皮质激素（ACTH）引起皮质醇增多症，分泌血浆抗利尿激素（ADH）引起血浆抗利尿激素分泌过多综合征，分泌血清素引起类癌综合征等。肺癌为非内分泌组织而能生成和释放 ACTH、ADH 或血清素等激素，属异源性。此种内分泌代谢病与恶性肿瘤密切相关，其症候群可先于、后于或与肿瘤同时发生，肿瘤切除后可随之获短期缓解。第三种为外源性激素，误服过多或过久使用激素类药物可对内分泌系统产生抑制作用，如糖皮质激素泼尼松会抑制下丘脑-垂体-肾上腺轴的功能，久之会使腺体萎缩，患者将出现医源性库欣综合征，如果骤停使用可引起停药症候群，甚至发生危象。

代谢性疾病包括产能物质代谢病及非产能物质代谢病。产能物质代谢病包括碳水化合物代谢病、脂质代谢病、蛋白质与氨基酸代谢病，非产能物质代谢病包括核酸代谢病、代谢性骨病、维生素缺乏症、水电解质代谢病等。代谢性疾病也分为营养性疾病和代谢障碍性疾病，营养性疾病一般按某一营养物质的不足或过多分类，代谢障碍性疾病一般按中间代谢的主要途径和先天性代谢缺陷与环境因素的主次来划分。营养性疾病和代谢障碍性疾病均包括蛋白质营养障碍、碳水化合物代谢障碍、脂类营养代谢障碍、维生素营养障碍、水电解质营养障碍、无机元素营养障碍、复合性营养障碍类疾病。

1. 常见症状和体征

内分泌代谢病具有诸多症状和体征，可累及多个系统，常见的特异性症状和体征包括身材过高或矮小、肥胖或消瘦、多饮多尿、高血压伴低血钾、皮肤色素沉着、多毛与多发、皮肤紫纹和痤疮、男性乳房发育、突眼、溢乳闭经、骨痛与自发骨折等。体格检查时，需要注意营养发育状态、体型和骨骼、神经精神状态、智力、毛发、皮肤、四肢、眼结膜、视网膜、视力、听力，以及舌、齿、肝、脾等。三头肌皮褶厚度和上臂中段肌肉面积可分别用于判断机体脂肪存贮量和骨骼肌含量。

2. 实验室检查与特殊检查

常用的检查包括血、尿常规，肝功、肾功、血糖、血脂、电解质、脂蛋白、无机元素、维生素、酶、免疫球蛋白、补体和血气分析等；激素及其代谢产物的检查是内分泌代谢病诊断的重要依据，其中包括激素分泌的动态试验等。代谢试验如糖耐量试验，氮平衡试验，水、钠、钾、钙、磷平衡试验等。而 B 超、CT、MRI、核素、血管造影等检查，可为疾病的定位诊断提供依据。

3. 病因诊断

主要包括免疫学检查、病理检查、染色体检查、分子生物学检查等，通常用组织化学、免疫组织化学等方法通过光学显微镜和电子显微镜观察来判断组织、器官病变。近年来已开始用末梢血液红细胞和白细胞分离技术、细胞培养等方法进行染色体、酶系检查来诊断先天代谢性疾病。

三、内分泌代谢病的治疗

1. 内分泌腺功能亢进型疾病的治疗

（1）手术治疗：手术治疗包括激素分泌性肿瘤和增生性疾病，如毒性弥漫性甲状腺肿（GD）、Cushing 综合征（库欣综合征）、垂体瘤、毒性甲状腺结节、甲状旁腺腺瘤、嗜铬细胞瘤等，切除病灶后可迅速改善病情。

（2）药物治疗：用药物阻断或抑制激素的合成或分泌是治疗内分泌功能亢进症的常用方法，例如硫脲类和咪唑类药物治疗甲状腺功能亢进症等。

（3）核素治疗：常用于内分泌恶性肿瘤、良性肿瘤或非肿瘤性内分泌腺功能亢进症的治疗，如^{131}I 治疗 GD 等。

（4）放射治疗：例如用 γ 刀、深度 X 线治疗内分泌肿瘤。

（5）介入治疗：采用动脉栓塞介入治疗肾上腺、甲状腺、甲状旁腺和胰岛的肿瘤等。

2. 内分泌腺功能减退型疾病的治疗

（1）激素替代治疗：该方法是病因不能根除的内分泌代谢病最重要的治疗方法，如外源性补充甲状腺激素、胰岛素等。

（2）药物治疗：应用药物刺激激素分泌或增强某种激素的作用，如用磺脲类药物治疗糖尿病。

（3）器官、组织或细胞移植：如胰岛细胞移植治疗 1 型糖尿病等。

3. 对症治疗

（1）避开和限制环境因素：例如葡萄糖－6－磷酸脱氢酶（G－6－PD）缺乏症的患者，不能进食蚕豆和对乙酰氨基酚、阿司匹林、磺胺、伯氨喹等药物，苯丙酮尿症患者限制进食含苯丙氨酸的食物等。

（2）替代治疗：例如蛋白缺乏症应补充蛋白质，有些代谢性疾病是由于酶反应辅助因子的维生素合成不足，或由于酶缺陷导致与维生素辅酶因子的亲和力降低所引起，因此补充相应的维生素可纠正代谢异常。例如胱硫醚 β－合成酶缺乏所致的高胱氨酸尿症，除给予低蛋氨酸饮食外，对维生素 B_6 有效果的患者，可用大剂量维生素 B_6 及叶酸治疗。

（3）调整治疗：如用别嘌醇抑制尿酸生成以治疗痛风，以青霉胺促进肝豆状核变性患者的铜排出等。

四、内分泌代谢病的研究进展和展望

在内分泌代谢病的诊断方面，近年来发展起来的免疫多聚酶链反应法检测的灵敏度和特异性较放射免疫法明显提高。而诊断方面，核素标记的激素受体配体法、PET－CT 等具有良好的定量和定时优点。在治疗方面，新型药物层出不穷，在增强疗效、延长作用时间、降低副作用等方面均取得了很大进展，且随着腔镜下微创手术及术中血清激素快速检测技术的广泛应用，诊断和治疗的精准程度越来越高。基础研究方面，以基因组学和蛋白组学为指导进行的反向内分泌学研究逐渐成熟，现代内分泌学研究的重点将集中在细胞发育分化的信号通路和网络调节机制上。这些新兴学科和技术的发展将会极大地推动内分泌代谢病发病机制的探索进程。

第二节 内分泌代谢病的中医学认识

内分泌代谢病中涉及的具体内分泌腺体及各种激素，中医古籍中均无明确的相关脏器名称，且现代内分泌代谢病出现的症状、体征复杂多样，多数现代医家将内分泌代谢病归属于中医杂病范畴，症状散在于水肿、虚劳、消渴、尿崩症、瘿瘤、痿证、痹证等多种疾病中。其病因病机复杂，且绝非纯虚纯实之证，常涉及五脏六腑、奇恒之腑及经络，数脏同病，或以某脏为主，虚实夹杂而以虚象或实证较为突出。内分泌代谢病的这些特征反而更能突出中医辨证论治及整体观念的优势。从整体而言，中医学认为内分泌代谢病多由于激素分泌异常所致，激素失衡是诱发内分泌代谢病的关键。激素是内分泌腺体分泌的物质，从中医理论推理，当归于"阴"的范畴，但又不同于一般的阴液，具有量小而效宏的特性，与"精"之特性相似，故激素当归属于"阴精"之列。正是由于"阴精"的失衡而导致"阳气"功能的变化，阳主动而阴主静，阳主化气，阴主成形。腺体功能亢进者多为阳亢阴虚，功能减退者多为阳虚阴盛。治疗时既要壮水之主、以制阳光，益火之源、以消阴翳，又要注意壮阳时须阴中求阳，滋阴时须阳中求阴。这些可作为中医诊疗内分泌代谢病的总纲。临证时需结合八纲辨证、气血津液辨证和脏腑辨证，辨明病邪的性质，阴阳、气血、津液的偏盛偏衰和脏腑之间的关系，以确定内分泌代谢病的中医辨证分型，而利用中药的天然偏性来纠正人体的阴阳偏盛偏衰，这为中医药治疗内分泌代谢病提供了理论基础。在中医理论中，人体以心、肝、脾、肺、肾五脏为中心，通过经络沟通内外，把五脏、六腑、五官、九窍、四肢百骸联系起来，组成五大功能系统。五脏中每一脏的变化，均

受生克乘侮四种反馈回路的调控及闭环控制，最后使五脏系统功能活动维持在阴平阳秘的状态，以维持人体的健康。

从各章疾病命名角度，本书借用西医学认识中医内分泌代谢病。纵观中医临床辨治思维的演变历程，一个时代的发展状况影响着医学技术和理念的发展。从《内经》开始，传统的中医辨治策略从未忽视过辨病论治，然而在不同的历史阶段，"病"的概念发生着巨大的变化。一方面，我们必须重视很多传统中医病名、证名中所体现出的中医辨证论治的过程和精髓，中医的病名需有甄别地扬弃；另一方面，中医许多病名是朴素的、直观的、笼统的，缺乏规范，靠四诊得到的诊断也较为模糊，对疾病的全过程缺乏完整的认识。例如西医学对高血压病、糖尿病的认识已经较为完善，而中医传统的病名往往无法很好地对应。再如消渴，"三多一少"的表现并不能代表西医学中糖尿病的全过程，也不是所有糖尿病患者都有"三多一少"，所以目前糖尿病的治疗仅以中医"三消"的理论作为指导是局限的。大部分中医病名以症状命名，例如水肿，既是病名也是症状，可见于肾病，也可见于心衰，然而这两种疾病在本质上存在很大的差异，中医病名无法体现这种差异。此外，现代检测技术可以在疾病的早期发现特异性指标的异常，此时的患者往往无证可辨，中医传统的病名体系显然已经不适应当今医疗发展的需要。故本书建立以现代疾病诊断为主的诊疗策略，用不断发展的技术推动现代诊断的进步，使中医内分泌学科有更长足的发展。

本书以一种从宏观态势把握疾病辨治规律的临床处方策略——"态靶因果"辨治方略对不同疾病进行辨证论治。该策略参照西医的疾病框架，按照中医的思维重新审视疾病发生发展的全过程，对疾病进行分期，抓住每个时期"态"的核心病机，重新确立主要证候、治法、处方，包括靶方、靶药。以"病"为纬，在疾病横向认识上按病分期；以"态"为经，在疾病纵向认识上层层剥离分析，实现的是对疾病全方位的、动态的、连续的认识，使治疗有的放矢，可提高治疗的针对性和临床可操作性。病者，失衡之态也，证为其表。人体疾病的外在状态就是中医所谓的证候。"阴平阳秘，精神乃治"，当机体的平衡被打破，就会呈现出各种病"态"（如热态、寒态、湿态、燥态、虚态、实态等），机体的病态导致正常的功能和作用无法发挥。中医学从宏观入手，利用药物的偏性调整疾病时的偏态，最大限度发挥体内的自调节、自修复、自平衡的能力，这是中医治疗的基本思维。西医针对局部的"祛邪"和中医针对环境的"调态"，都是有效的治疗手段。西医擅长调"微态"，中医的特色和长处在于调"宏态"。识态、辨态和调态是中医认识和治疗疾病的独特思维。辨病论治是中医重要的诊疗方法，但受时代的限制，古代中医对疾病的认识比较模糊和笼统，很多疾病仅仅根据症状或体征命名；西医利用先进的诊疗技术，在解剖、病因、病理、生理等层面对疾病的认识更为完整。诊断技术的进步使多数疾病的发现时间提前，使我们得以窥见疾病的全貌。早期治疗的介入使疾病的进程延缓，很多古代无法诊断和治疗的疾病已逐渐归为慢性病的行列，加之时代的变迁，人类疾病谱也发生了改变。所以本书以"病"为纬，以"态"为经，使中医内分泌学可以借鉴解剖、生理、病理、药理等西医学技术丰富辨治理论，使中西医从技术到理论上有更深的融合。

从病因病机方面看，"态靶因果"辨治方略对于中医辨证有较大的参考价值和启发意义。内分泌功能减退者，多以精气内虚为主，常产生各种病理产物（如痰、饮、水、湿、瘀等），所以并非纯虚之证；内分泌功能亢进者，多属邪气有余，同时伴消耗增加，所以实证中多兼有虚象。故内分泌代谢病之虚实当依证而辨。相火妄动、痰瘀并存、心肝失调、脾肾多虚、虚实夹杂、数脏同病为内分泌代谢病之病机。论脏腑，则脾肾多虚、心肝多实；论虚实，则有阴阳与气血津液之不同。辨实证有阳盛热实与痰瘀交阻之变化，因为肝胆同主生升之气，心主神明，在凉肝清心泻火时应慎用克伐。又脾主后天，肾主先天，所以里虚应重在脾肾。中医内分泌代谢病中，如甲状腺癌等多因痰气血瘀互结、脏腑功能失调，加之感受外邪而为病，"脏腑风湿"是仝小林教授在《内经》"伏邪"和"痹证"理论的基础上提出的新学说，指人体外感风寒湿邪，内传脏腑，或通过官窍而直中脏腑，风寒湿邪留而不去，伏于脏腑而成痼疾。每于复感外邪时引动伏邪，造成疾病加重或反复发作。因脏腑风湿所致的疾病则称为脏腑风湿病。伏邪内扰，气血运行受阻，痰浊、瘀血内生，伏邪与痰瘀交织凝结，久之可成积、成瘤、成癌、入络，形成顽疾重症，缠绵难愈。

从辨证分型方面看，内分泌代谢病证型复杂，但有一定规律可循，如在气血阴阳亏虚的基础上，具体到某一个或多个脏器的虚损、偏亢，再根据受损脏腑的生理功能，分析病理产物，推测痰、湿、水、火、热、燥、滞、瘀等，最终可得出最符合患者的临证分型，平调阴阳，表里同治，以达邪去正安、阴平阳秘之效。

治疗上，总体以调整阴阳，恢复机体阴平阳秘功能从而达到治疗内分泌代谢病的目的。在治法上，则根据不同病机有益火温阳、滋阴壮水、补气和血、活血化瘀等，具体到脏腑又分为疏肝健脾、补肾填精、宁心安神、补肺润燥等，根据兼夹证的不同，又可辅以化痰、理气、利水、降火等，特别是近年来对活血化瘀疗法的重视，为内分泌代谢病的中医治疗提供了新的途径。临床常用方剂有金匮肾气丸、六味地黄丸、柴胡疏肝散、海藻玉壶汤、归脾丸、温胆汤、血府逐瘀汤等。同时各种内分泌代谢病也具有自身的特殊规律，治疗时也应有针对性的专病专药，即"辨病施治"。如对生殖腺疾病，或用女贞子、旱莲草、龟甲（胶）、鳖甲（胶）、生地黄、玄参等以补肾益阴，或用巴戟天、淫羊藿、鹿茸（胶）、紫河车等以补肾填精（此类药物有类似性激素的作用），其机理在于调整下丘脑的功能。针灸是中医的瑰宝，针灸治疗内分泌代谢病越来越受到重视，腧穴是人体自稳调节系统的信号，在经络系统相互联系、相互制约、对立统一、周而复始的闭合循环中形成了人体的反馈调节和自稳自控的信息，腧穴即治疗信息的反应点。针灸刺激腧穴，通过复杂的自稳调节系统，使治疗信息经经脉输入以激发调动机体产生抵御病邪的能力，其内在机制也是通过启动神经－内分泌－免疫网络实现的。

　　综上，内分泌代谢病属于中医杂病范畴，适合运用中医整体观念和辨证论治。随着中医药领域对内分泌代谢病研究的深入，中医药治疗疗效确切，甚至可部分替代西药治疗。中医学和西医学相辅相成，中医药可以在西医学诊疗的基础上，充分发挥自身优势，弥补西医学的不足，为人类健康作出更大贡献。

第二章 内分泌代谢病的中医病因病机特点

随着科技的进步和西医学的发展，中医内分泌代谢病学面临着巨大的机遇和挑战，中医学对疾病系统性和完整性的认识仍有不足。近年来提出的"病证结合模式"表明中医已经开始关注中西医在临床中的结合。我们基于临床实践，提出"态靶因果"的临床辨治方略，即借鉴西医学对疾病的诊断，按照中医思维，审视疾病发生发展的全过程和各阶段，归纳核心病机，以确定理法方药，并大力寻找治病的靶方靶药，关注疾病之前的"因态"和疾病预后的"果态"，实现对疾病的全方位掌握。

"态靶因果"辨治模式中，"态"是中医的特色，抓住的是状态（证候），方法是"调态"；"靶"是客观指标或主症，须准确掌握关键症状或指标；"因"是根本，因除则态靶自然解除；"果"是针对疾病发展演变的方向和可能出现的并发症、合并症，以指导用药、判断疗效。最好的干预是"治因"，其次是"调态"和"打靶"。但是在未来的疾病谱里，更多的是复合因、不明因，所以"调态"和"打靶"就显得尤其重要，"态靶因果"是中医学与西医学结合的现代疾病诊断模式。

中医学的优势在于对疾病宏观整体的定向与定性，西医学的优势在于微观精细的定量与定靶，二者结合可以提高治疗的靶向性与精准性。"靶"有两层含义：一是症靶，即针对患者主症，使用相应的靶药迅速缓解患者症状；二是标靶，即针对异常的关键指标，使用具有明确效用的标靶药使其恢复正常，症靶药、标靶药都是在临床实践中不断探索发现的。

第一节 常见致病因素

病因是引起疾病的原因。凡可以破坏人体内分泌代谢系统生理状态，导致内分泌代谢病发生的一切因素与条件，都属于病因的范畴。中医学对疾病病因的认识是根据长期临床观察和经验积累逐渐形成的，其内容与中医的病机、辨证、诊断、治疗密切相关，是中医理论体系中不可分割的重要组成部分。内分泌代谢病既与其他内科疾病有共性的中医病因病机及转归，又因其特有的发病特点而独具特色。

中医学的病因主要有外感六淫、内伤七情，还有饮食、劳逸、虫兽、外伤等。《内经》把病因归纳为阴、阳两大类，《素问·调经论》曰："夫邪之生也，或生于阴，或生于阳。其生于阳者，得之风雨寒暑；其生于阴者，得之饮食居处，阴阳喜怒。"《金匮要略》将病因分为三类，"千般疢难，不越三条：一者经络受邪入脏腑，为内所因也；二者四肢九窍，血脉相传，壅塞不通，为外皮肤所中也；三者房事、金刃、虫兽所伤"。《三因极一病证方论》在《金匮要略》的基础上提出六淫邪气为外因，七情所伤为内因，饮食、劳倦、虫兽、金刃、跌仆等为不内外因。此所说的"内因""外因"是指致病因素的来源，而"不内外因"是指六淫、七情之外的其他致病因素。此外，瘀血、痰饮等病理产物也属于病因范畴。

中医对于内分泌代谢病病因的认识，仍然从体质因素、外感邪气、内伤七情、劳逸失常、饮食失节、先天禀赋不足及后天失养等方面着手，且地域因素在诸多病因中占有特殊地位，究其根本在于阴阳。健康的机体应处于"阴阳和谐"的状态中，这样才能保证生命活动的正常进行，而一旦这种和谐状态被打破，就会导致各种疾病的发生。

1. 先天禀赋不足

父母赢弱，母体失养，胎元不固，或早产、产伤，或母体于妊娠时接触邪毒疫气，均可造成先天禀赋不足、肾气不充，肾主骨生髓，开窍于耳及前后二阴，脑髓空虚或骨髓失养则导致机体发育异常，主要表现为骨、髓、脑的发育迟滞，轻者出现"五迟""五软"，重者可造成呆小、侏儒、先天耳聋、尿崩等。而肾水不足、燥热内生、阴虚火旺又是消渴等病发生发展的始动因素。

2. 体质因素

中医诊治疾病，非常重视体质差异。因此掌握各种体质的特征，在临床辨证时对于分析病因病机，判断病变的性质和发展趋势，具有重要意义。

（1）个体体质的特殊性，往往导致对某种致病因子或疾病的易感性：《灵枢·五变》云"肉不坚，腠理疏，则善病风……五脏皆柔弱者，善病消瘅……粗理而肉不坚者，善病痹。"这就指出，由于脏腑组织有坚脆刚柔的不同，故不同体质的人，发病情况有所区别。临床上肥人多痰湿，善病消渴；情绪波动较大之人，多肝郁气滞、善病瘿积。这些都是体质的特殊性、易感性所致。

（2）个体体质的差异往往导致疾病发展具有多变性：《医宗金鉴》云"人感受邪气虽一，因其形藏不同，或从寒化，或从热化，或从虚化，或从实化，故多端不齐也。"这种"病之阴阳，因人而变"和"邪气因人而化"的观点，就是由于个体体质差异而导致的。例如同样感受寒邪，有的人出现发热恶寒、头痛等表证；有的人一开始就呈现不发热但恶寒、四肢逆冷、下利清谷的三阴证。这就在于前者平素体质尚强，正气御邪于肌表；后者阳气素虚，正不胜邪，以致邪陷三阴。再如同感受温邪，若其人阳热素盛，邪热极易化燥伤阴，内传营血，很快出现高热、神昏、抽搐、发斑、舌绛等证候，反之若平素阳热不盛，其病变过程就会迥然不同。

（3）体质的"从化"：体质的"从化"是指外邪入侵人体发病之后，随着人体阴阳的偏盛偏衰、虚实的差异，病证性质发生变化的现象。临床所见，当外邪侵入人体发生疾病之后由于体质差异，其中一部分患者的症状表现始终保持其发病时的属性；

而另一部分患者则在疾病发展的某个阶段，病证属性与原来的属性完全相反，出现由寒化热、由热化寒、由燥化湿、由湿化燥、由实化虚、由虚化实等现象。

"从化"的发生，取决于邪正双方的形势和性质。当邪气的属性与患者的体质有寒热、燥湿、阴阳等根本对立时，便可能出现"从化"。因六淫之气，属性各有不同，其伤人亦各有所偏，而人的体质亦多有阴阳、虚实、寒热、燥湿之异。正因为有这些差异，所以当外邪入侵后，邪正相争，产生多种不同的病理反应。同一邪气致病，在不同患者的病证演变过程中，可以出现相反的证候；而不同的邪气侵入同一患者，演变过程中也可以出现近似的证候。《灵枢·五变》云："一时遇风，同时得病，其病各异。"就是指邪气的"从化"现象。

应当明确，前面所述邪气之属性决定病证之属性是指发病之时，而病证的"从化"是指发病之后的病情演变，两者不可混淆。

3. 后天失养

后天失养，包括"太过"和"不及"两端。"太过"体现在饮食不节，过食肥甘厚味，肠胃受伤，脾胃积热，伤津耗液，可造成肥胖、消渴等病；"不及"体现在饥饱无常，寒温失宜，损伤脾胃，可引起消瘦、痿证等。

4. 外感六淫

中医学非常重视人与自然的关系。《素问·四气调神大论》曰："故阴阳四时者，万物之终始也，死生之本也。逆之则灾害生，从之则苛疾不起。"又说："气交之分，人气从之，万物由之。"古人把一年之中季节性气候特点归纳为风、火、暑、湿、燥、寒六气。随时令而变化的六气，为自然界万物的生长变化提供了必要条件。而人体某些内分泌代谢病的发生也往往与气候的变化有关，尤其是六气的太过或不及，常是导致疾病发生的重要原因，中医学把异常的六气称为"六淫"。

"六淫"作为外感疾病的病因概念，其含义远远超出了单纯气象变化的范围。在中医临床诊治中，把风、火、暑、湿、燥、寒作为一种辨证的概念，这种辨证概念是根据染病时的气候条件，尤其是对患者所表现出的症状与体征进行分析，并与自然界六气的特性进行类比而形成的，即"因发而知受"。这里的六淫病因是中医"辨证求因、审因论治"的"因"，而不是单纯的气候因素。六淫作为外感疾病的主要致病因素，常概括为外邪。由于六淫与气象、时令直接关联，所以六淫致病往往具有明显的季节性和地域性。六淫可单独致病，也可以数邪兼夹致病。内分泌代谢病中的亚急性甲状腺炎及化脓性甲状腺炎，多由素体亏虚，正气不足，邪毒袭人，蕴结于局部，发为痈肿、肿痛等弥漫全身，邪毒久居，影响人体阴阳平衡，导致津液气血失常，引发诸多症状。而外感邪毒又是造成大部分内分泌代谢病加重或恶化的首要因素，西医学也证明，许多病原体感染是直接或间接诱发内分泌代谢病的重要因素，如 EB 病毒感染、柯萨奇病毒感染等。

此外，在内科疾病中，除了外感六淫之外，还有内风、内寒、内湿、内燥、内火等因素，这些因素在辨证中具有与六淫相似的特性，但它们属于病机范畴，与外感病因的六淫概念不同，故不属于本节讨论的范围。

5. 内伤七情

正常情况下，喜、怒、忧、思、悲、恐、惊七种情志活动是人体精神活动的外在表现，若外界各种精神刺激程度过度或持续时间过长，则可导致人体阴阳失调、气血不和、经脉阻塞、脏腑功能紊乱。正如《灵枢·寿夭刚柔》所说："忧恐忿怒伤气，气伤脏，乃病脏。"所以七情致病一般有以下两大特点。

(1) 情志致病损伤五脏：情志变动可以损伤内脏，首先是心。因为"心为五脏六腑之大主""精神之舍"，《灵枢·口问》云："故悲哀愁忧则心动，心动则五脏六腑皆摇。"另外，不同的情志变化，对内脏有不同的影响，如怒伤肝、喜伤心、思伤脾、悲伤肺、恐伤肾。但"五脏对应五志"之说，显然受五行归类的影响，不可过于机械硬套，应视具体情况而定。一般来说，情志内伤，常以心、肝、脾三脏的症状多见。

(2) 情志变动影响气机：《素问·举痛论》云"百病生于气也。怒则气上，喜则气缓，悲则气消，恐则气下，寒则气收，炅则气泄，惊则气乱，劳则气耗，思则气结。"说明不同的情志变化，对人体气机活动的影响是不同的，所导致的证候亦不相同。

情志因素影响气机的病证中，以肝气失调最突出，凡具有情志抑郁，气机阻滞，导致血瘀、痰结、火逆等表现者多属于此范围。正如《丹溪心法》曰："气血冲和，万病不生，一有怫郁，诸病生焉。故人身诸病，多生于郁。"气机郁滞，日久不愈，或气病及血，或郁而生热，或津聚为痰，变化多端，而形成多种疾病。临床所见因郁致病，大多属于气机失常的疾患，但日久则可导致脏腑、气血、津液的多种病变。

情志过极、思虑太过是中医内分泌代谢病的常见病因。土壅木郁是七情致病的关键因素。情志激动，肝气太过，或情志不达，肝郁日久，不能及时疏泄，气机郁滞，肝郁乘脾，脾气不舒，运化失常，均可造成"膏浊"内生，日久可导致肥胖、消渴、瘿病等。

6. 饮食不节

人之生长发育，赖饮食之营养以维护，但饮食失宜也可引起疾病。早在《素问·痹论》就指出："饮食自倍，肠胃乃伤。"宋代严用和《严氏济生方·宿食门》对此论述尤详，曰："善摄生者，谨于和调，使一饮一食，入于胃中，随消随化，则无滞留之患。若禀受怯弱，饥饱失时，或过餐五味、鱼腥、乳酪，强食生冷果菜，停蓄胃脘，遂成宿滞。轻则吞酸呕恶，胸满噫噎，或泄或利，久则积聚，结为癥瘕，面黄羸瘦，此皆宿食不消而主病焉。"说明饮食不节多表现为过食或摄入不足而致病。若过食辛辣、肥甘厚味，则易生热、生湿、生痰，成为某些脏腑病证的诱因；过食生冷，则常损及脾胃阳气，出现一系列脾虚证候；暴饮暴食，常造成食滞，使脾胃失运，出现食伤脾胃之证；偏食或营养摄入不足，常可引起消渴等病证。

饮食不节包括饥饱失常、饮食偏嗜等，长期饮食不足，脾胃不充，水谷精微生化无源，可造成脏腑百骸失养，诱发骨痹、痿证等疾病；长期嗜食肥甘煎炸、油腻香甜，可造成脾胃失和，健运失常，变生消渴、肥胖等疾病；长期嗜食甜咸的食物，导致湿热内生，消谷灼津，易引起消渴。

7. 劳逸失常

长时间过度进行某种劳动（包括体力劳动和脑力劳动），超过人体所能承受的限度，则常由劳而倦，由倦而耗伤气血，影响脏腑功能，引发疾病。因此，中医学将劳倦列为常见的内伤病因之一。正如《素问·宣明五气》云："久视伤血，久卧伤气，久坐伤肉，久立伤骨，久行伤筋，是谓五劳所伤。"指出了长时间从事某种特殊的活动或单调的动作，可以造成某一器官或组织的过度疲劳，而产生疾病。在这里应注意"久坐伤肉""久卧伤气"，这说明过逸少劳也会诱发疾病，如卧床过久、多坐少动之人，每多两足痿弱，肢体乏力，饮食减少，易诱发消渴等疾病。

8. 地域因素

地域因素是内分泌代谢病的重要病因之一，也是相对于其他系统疾病较为特殊的病因。如长期居于高原山区，水土失宜，致脾失健运，水湿不化，聚而生痰，痰阻气机，痰气瘀结；或外感湿邪，筋脉失于濡养，致气血瘀滞，津液内停，凝聚成痰，气血痰饮互结，形成瘿积，日久则可恶变。如《吕氏春秋》所说的"轻水所"，《诸病源候论》所说的"饮沙水""诸山水黑土中"等都是致病（主要是瘿病）的地域因素。《杂病源流犀烛》也谈到"西北方依山聚涧之民，食溪谷之水，受冷毒之气，其间妇女，往往生结囊如瘿"。

综上，内分泌代谢病的中医病因繁多，有其特殊性，也有疾病发生发展的普遍性，病因分析和病史采集是正确诊疗内分泌代谢病的重要组成部分，尤其是对病因的分析，只有准确得当才能达到审因论治的目的，更好地发挥中医药的特长与优势。

第二节　基本病机

中医学的"病机"是疾病变化发展的机制，相当于西医学的"病理"。不同的病证各有其不同的病机变化，但在具体的病机变化中，又存在邪正斗争、阴阳失调和升降失常等共性病机。这些共同的病机即是疾病的基本病机，掌握共性的病机有助于认识疾病的本质，更好地指导临床实践。正如王冰所说"得其机要，则动小而功大，用浅而功深"。

内分泌代谢病主要以肝、脾、肾病变为主，涉及心肺、胃肠、膀胱、胞宫、三焦等。肾阳是一身阳气的根本，有温煦气化的作用，肾火蒸化肾水以滋养五脏之阴，使阴平阳秘。若禀赋不足，肾虚则不能蒸津化气，上润肺胃，则肺胃燥热，出现消渴症状；若肾气衰惫，不能温化水液，则出现小便不利、尿少水肿等症状。中医学认为，脾为后天之本，气血生化之源。脾主运化，即包括消化道外分泌及部分内分泌功能，脾消化吸收水谷精微，其升清功能相当于胰腺的外分泌功能，各种消化酶是实现其作用的主要物质基础，脾运化水谷精微营养周身，胰岛素是其物质基础之一。若脾气虚弱或脾阳不足，不能正常运化水谷，精微化生之源因而不足；或脾运化水液功能失常，水液不能布散而停滞体内，可产生湿、痰、饮等病理产物。而肝主疏泄，主升发，调节一身之气，如《金匮要略心典·消渴小便利淋病脉证并治第十三》云："夫厥阴风木之气，能生阳火而烁阴津，津虚火实，脏燥无液，求救于水，则为消渴。"说明消渴发病与肝密切相关。而在消渴、瘿病等的发生发展过程中，肝郁是始动因素，而后致肝郁化火、肝郁脾虚、气伤津亏、痰浊瘀血内生等。而肝、脾、肾三脏之间，可因病机的不同转化，互相为病，如脾胃虚弱、中阳不足是各种虚证发病的关键因素；肝气不舒、木郁土壅、情志不遂、禀赋不足、外邪侵袭等，最终都会影响脾胃。脾为后天之本，气血生化之源，脾胃虚弱会累及其他脏腑，五脏六腑无不依赖脾胃运化水谷精微之濡养，如李东垣所说："百病皆由脾胃衰而生之。"而脾胃又为气机升降之枢纽，因此补脾是关键。人禀天地之气而生，故气足则有养，脾为生气之源，脾胃虚弱，气化乏源，不能充养一身脏腑、经络、皮肤，故肢倦乏力、面色苍白或萎黄；气虚则卫外不固，不能"温分肉，肥腠理"，故见畏寒、皮肤发凉、脱屑；脾主清阳，脾气宜升，若脾气不足，升阳乏力，精微不输，清窍失养，脑窍不通，可见嗜睡、健忘；脾又主运化水液，若运化失职，水液停滞于内，则体重增加、颜面浮肿；气为先导，虚则推动无力，腑气不通，传导之官失司，则有便秘。故从临床症状来看，脾气虚贯穿疾病始终。补脾即是治本，探本求源，直中病所。

五脏的病机变化主要决定于它们各自所主的气、血、津、液、精等的生化关系，气血津液是人体的物质基础，只有气血津液充足，相互转化协调，保持动态平衡，才能保证机体发挥正常的生理功能。气血衰少及其运行障碍，是气血病证的基本病机变化。气血与脏腑的关系十分密切，二者互相影响，气血由脏腑化生输布，脏腑又赖气血以进行正常的生理活动，气血病变不能离开脏腑而孤立存在，气血病变是脏腑病变的组成部分。

由此可见，内分泌代谢病的基本病机主要有阴虚阳亢、阳虚寒凝、脾虚湿盛、脾肾两虚、肝郁气滞、痰浊中阻、阳虚水泛、瘀血阻滞、毒损络脉等。在各种基本病机的基础上，又能衍生出不同的病理产物，如水饮、痰浊、瘀血、积聚、癥瘕等，这些病理产物又能反过来影响病机的演变。

1. 阴虚阳亢

素体阴虚，阴液阴精不足，阳气偏亢，或嗜食肥甘，燥热内生，或肝郁化火，灼伤肾阴，均可造成阴亏津少，产生一派虚阳亢进之象，具体可表现为急躁易怒、消食易饥、多饮多尿、汗多心烦等，这些症状是糖尿病、甲状腺功能亢进症等疾病的常见表现。

2. 阳虚寒凝

先天禀赋不足，或后天失养，均可造成肾阳、脾阳、心阳亏虚，阳气虚衰，鼓动无力，可出现头晕、心悸、乏力、自汗、生长迟滞等表现，是甲状腺功能减退症、肾上腺皮质功能减退症等疾病的常见症状。

3. 脾虚湿盛

饮食不节、寒温失宜、思虑伤脾，均会造成脾气不足、脾失健运，脾属土制水，脾虚则水液运化无力，水液不循常道，水湿积聚，阻碍胸膈则胸闷胀满，停于胃肠则腹泻腹胀，泛溢肌肤则水肿，内分泌代谢病中各种水液、电解质代谢紊乱多可从脾论治。

4. 脾肾两虚

先天禀赋不足，或后天失养，或久病失治，均可造成脾肾两虚，肾主水，脾制水，二者均表现为水津代谢方面异常，轻则水湿内蕴，胸腹痞满，重则水溢肌肤，造成水肿。此外，脾肾阳虚，关门不固，也可造成小便失禁等排尿异常的现象；脾肾两虚，水谷精微生化无源，筋弱骨痿，可造成肢体疲乏无力等。

5. 肝郁气滞

肝主疏泄，调节人体气、血、水的代谢，为内分泌代谢病重要的病机之一，长期情志抑郁，肝失条达，肝气郁结，气滞胸中则胸膈痞满，气滞胁肋则两胁胀痛，肝郁乘脾则腹胀腹痛。临床上可见于甲状腺功能亢进症、溢乳、闭经等多种疾病。

6. 痰浊中阻

脾虚、肝郁、肾虚均可导致痰浊内生，阻于中焦，中焦气机不利，上下不通，可导致多种病理改变。如痰浊上蒙清窍则头晕头痛，阻于胸膈则长期咳吐痰涎、脘闷不舒，阻于脾肾则尿浊癃闭。此外，痰浊分有形和无形，无形之痰随气而走，无处不到，变证丛生，临床上多种杂证或兼证均可从痰论治。

7. 瘀血阻滞

气滞、气虚、寒凝、痰阻、外伤等均可导致瘀血内生，瘀血阻滞，经络不通，不通则痛，甚则癥瘕内生。瘀血阻滞脑窍，可头晕刺痛；阻滞心脉，可见胸痹心痛；阻滞胃络，胃络失和，则胃脘疼痛；阻滞四肢，则四肢疼痛。血瘀作为内分泌代谢病的重要病机，往往贯穿某些疾病的整个病程，尤其在久病或慢性病的辨证诊疗时应着重注意，临证时应适当加用活血化瘀之品。

8. 毒损络脉

久病入络，痰浊、瘀血日久，则蕴生毒邪，而毒邪又可阻滞经络，加重气滞、痰阻、血瘀，形成恶性循环，迁延日久，可造成恶候坏病。毒邪作为糖尿病并发症的重要病机，近年来越来越受到重视，故临证时应注意解毒散邪之品的应用。

9. 阴阳两虚

病程日久、失治误治等原因均可造成阴损及阳，最终导致阴阳两虚，出现津液阴精不足的阴虚表现和温煦无力的阳虚表现。临证时应注意准确辨证，防止疾病向阴阳两虚的终末阶段发展。

综上所述，内分泌代谢病的病因病机相对于其他疾病既有其普遍性，又有其特殊性。临证时应整体辨证，审因论治，分证治之，注意病因病机之间的侧重与转化，执简驭繁，才能遣方用药得当，获得较好疗效。

第三章 内分泌代谢病的中医诊断与辨证要点

第一节 诊断要点

内分泌代谢病是指下丘脑－垂体－靶腺内分泌调节轴及各内分泌腺分泌的激素发生紊乱所产生的疾病，其病理生理改变涉及全身多个组织、器官的功能及新陈代谢的变化，具有证候复杂、症状多样的特征。内分泌代谢病的主要病理改变包括：①激素分泌的过多与不足。②与激素对应靶器官功能的亢进与减退。③内分泌器官肿瘤的形成。其核心为激素水平的变化，整体可概括为功能亢进和功能减退两大类疾病。

1. 内分泌代谢病中医诊断的历史局限性

内分泌代谢病是西医学体系下的专科疾病，具有明确的病因和诊断标准、特定的病理过程和临床表现，这些是传统中医学认识的空白领域。内分泌代谢病的中医诊断，主要依据上述病变所产生的临床症状和局部表现予以命名。以症状命名者，如以"三多一少"为典型主症的糖尿病，即以"消渴病"为诊断；慢性肾上腺皮质减退症因其往往伴有周身皮肤黧黑、虚弱无力等表现，命名为"黑疸"或"女劳疸"；伴发颈部肿大的甲状腺相关疾病，称为"瘿病"；还有因腺体功能亢进，症状复杂表现为综合征者，如库欣综合征，可有向心性肥胖、皮下出血、痤疮、高血压、浮肿等不同表现，往往只能依据临床症状，归属于"痰湿""肥胖""水肿""眩晕"等多种病证中。而不同腺体功能减退类的疾病，其共同表现往往为虚弱无力、消瘦怕冷、发育不良，女性表现为闭经、不孕等，这类疾病归于"虚劳""痿证""痹证""脱证"的范畴。如果存在内分泌腺体的增生或肿瘤，亦往往无法明确诊断。这种由于历史局限性所造成的病因不明、病位不定、病势不清，对于中医药临床疗效的发挥和预后的判断具有严重的不良影响。其具体表现为：①当激素水平发生改变，但临床症状尚不明显时，中医辨证四诊信息采集不全，容易错失早期诊断、早期治疗、截断发展的时机。②症状改善而临床指标监测无法同步进行，导致临床疗效波动，病情反复，预后及转归不明，治疗过程不完整。③治疗立足于局部症状，忽视疾病的发展及不同主症间的内在关联，容易造成"头痛医头、脚痛医脚"，影响整体疗效。④增生、肿瘤类疾病容易误诊误治，贻误病情。

2. 分类、分期、分证理论对内分泌代谢病诊断的重要作用

现代中医具有远较古人先进的科学技术手段，激素水平的精确测定，超声、CT

等影像学手段的快速进展，病理生理学对疾病认识的深入，使现代中医的诊疗手段有了较大提升。特别是在病因比较明确的内分泌代谢病方面，如何继承和发展传统中医临床经验，避免激素治疗中的副作用和手术治疗的损伤等不足，提高难治性内分泌代谢病的临床疗效，是摆在现代中医面前的艰巨任务。因此，我们提出基于传统中医理论，结合西医诊断学和病理生理学进展，对内分泌代谢病重新进行分类、分期、分证，厘清中医学对这类疾病的认识，完善疾病从病因、病性、病态、病势进展及预后的全过程认识，构建现代中医基于现代疾病的创新性理论体系，更好地指导中医临床应用及提高中药临床疗效。

下面即以糖尿病为例说明分类、分期、分证理论在内分泌代谢病诊断中的应用。

（1）分类——抓住疾病主要表型：随着现代社会生活的变化，以往以"三多一少"为主症的"消渴"重症在 2 型糖尿病患者群中明显减少，早期检测、早期诊断和早期干预使得糖尿病前期和糖尿病早期人群的体重没有明显变化，甚至以肥胖人群为主，其核心病机为中满内热，以实证为主；而 1 型糖尿病起病较急，病情较重，体重下降快，身体消瘦明显，诊断时往往已成阴虚燥热或气阴两虚等虚实夹杂表现。肥胖和消瘦两种糖尿病类型在辨证治疗、预后转归等方面均有明显不同，故在疾病诊断之初进行表型分类对后期治疗具有提纲挈领的指导作用。

（2）分期——全面了解病程进展：将 2 型糖尿病归纳为"郁热虚损"四期，并以中医核心病机归纳各期特点，涵盖了糖尿病前期、糖尿病期、糖尿病并发症期等不同阶段的病理改变，以中医理论概括西医病理变化，既丰富完善了中医理论认识，又为临床提供了不同阶段的治疗方略，结合"态靶因果"理论，立足当下，明确病因来源，找准各期治疗靶点，截断病势进展。

（3）分证——找准治疗靶点：不同证型代表疾病的不同状态，结合各期核心病机和体质、病位的不同，可以将各期分为不同证型，这些证型或者是同一病理阶段因个体差异所造成的病态差异，或者是同期内随病势进展、虚实对比不同而成的证型差异。如热证，既有肝胃郁热，又有胃肠实热和肠道湿热的不同；如虚证，既有阴虚燥热的虚实夹杂证，也有以虚为主的气阴两虚证。在总体辨证方面，仍需遵循把握核心病机，寻找个体差异，结合病位、病性，厘清寒热虚实等原则，以核心病机为靶，以证型为靶，以指标为靶，分层用药，提高疗效。

综上，内分泌代谢病的中医诊断应尝试引入"分类－分期－分证"的诊疗体系，突破既往中医诊断的局限性，在精准辨证的基础上兼顾全程，丰富内分泌代谢病的中医理论认识，为提高临床疗效打下基础。

3. 中医诊断要点

内分泌代谢病涉及多种激素的功能，症状遍及全身，上联头颅，下系生殖，如仅以症状为纲进行中医诊断则不准确。但内分泌代谢病均与下丘脑－垂体－靶腺轴的异常有关，不同疾病的临床表现必然存在内在联系和共性特征，其病理表现可归纳为两大类，即功能亢进症和功能减低症，中医诊断则可提纲挈领，将其分属于"太过"和"不及"两大类病证。

中医认为，人体的基本健康状态为"阴平阳秘，精神乃治"，由于各种致病因素的作用造成阴阳失衡、邪正盛衰变化，进而影响脏腑功能，气血津液运行失调，则诸症丛生。在内分泌代谢病中具体表现为以下四点。

（1）太过（功能亢进性疾病）：太过主要表现为激素水平过高造成的代谢功能亢进的状态，如糖尿病、甲状腺功能亢进症、皮质醇增多症、原发性醛固酮增多症等。症状包括急躁易怒、多食易饥、心烦口渴、头目眩晕、多饮多尿等，其诊断核心为阴阳失衡、阴虚阳亢。"阳化气、阴成形"，阴阳既互为根本又互相制约，阳气过耗终致阴精不足，在功能亢进的基础上，会逐渐出现肢体消瘦、痿废不用、精气不足等以虚证为主的表现。

（2）不及（功能减退性疾病）：不及主要表现为激素分泌不足或利用障碍所致的功能减退、代谢降低状态，如甲状腺功能减退、肾上腺皮质功能减退、腺垂体功能减退症、性腺功能减退症等。症状表现为各脏腑功能下降，脾胃功能不足则纳差消瘦、疲乏无力、肢体痿废；肝肾功能不足则精神萎靡、小便频数、发育迟缓、遗精闭经；心肺功能不足则气短乏力、头晕眼花、畏寒水肿等。其诊断核心为阴阳俱虚、正气不足，根据其阴阳偏盛，结合脏腑辨证可有脾肾阳虚、肝肾阴虚和气阴两虚等不同分类。

（3）兼夹证：在上述两类病证中，阴阳盛衰、邪正虚实的变化，脏腑功能失调，气血津液运行失常，会出现水湿泛滥而致痰饮水肿、气郁痰凝而致积聚瘿瘤、气滞血瘀而成络滞癥瘕等多种邪实性病理产物，在各种疾病的特定分期中也应结合基础病证明确诊断，予以针对性治疗。

（4）常证与变证：在内分泌代谢病的病机演变过程中，尽管有阴阳盛衰、邪正虚实的不同，但随着病程的进展，证候的演变也存在着共性的分期规律。初期可能存在肾精充实、阳气太过的表现，此期以阳亢为主，正气尚足；病至中期，阳热耗气伤阴，逐渐出现阴虚阳亢、气阴两虚之证，同时随正气衰退，痰凝、血瘀、水湿等病理产物在此期也往往由微渐成为病理核心，此期以正虚为主，成虚实夹杂之态；病至晚期，阴阳损耗日久，终成阴阳两虚、正气大虚的结局。但在久病基础上，如已正气大虚，又遭遇六淫等外邪侵袭或情志过激，极易诱发邪气亢盛、正虚无制的变证或坏证。如甲状腺功能亢进症危象、糖尿病酮症酸中毒、垂体危象等，均可在感染或应激状态下出现，可能在短时间内迅速死亡，严重威胁生命。常证可以按照"分期－分证－态靶－因果"循序治疗，而在变证或坏证初起之时，则需要迅速诊断，及时治疗，避免失治误治，争取截断扭转危及生命的不良结局。

第二节 辨证要点

辨证论治是中医治疗内分泌代谢病的基本原则，辨证即是认证识证的过程。证是对机体在疾病发展过程中某一阶段病理反映的概括，包括病变的部位、原因、性质以及邪正关系，反映这一阶段病理变化的本质。所谓辨证，传统中医可以采用四诊等手段获取临床资料，通过八纲辨证判断疾病寒热虚实的性质，结合病因辨证、经络辨证、气血津液辨证、脏腑辨证、卫气营血辨证、三焦辨证等丰富的辨证方法，辨清疾病的病因、病性、病位，以及邪正之间的关系，概括、判断为某种性质的证。但内分泌代谢病具有病因多样、症状复杂、病位广泛的特性，为了精准辨证、靶向施治，还应注意以下辨证要点。

1. 抓住激素本质，辨别阴阳盛衰

在传统的中医理论中，对激素分泌及其相关疾病没有明确的认识，但是基于症状表现为主的大量临床观察和对人体生命活动的基本规律的认识，在古典医籍中有关激素性质的定义和功能都有详细的记载。如《素问·上古天真论》说："女子七岁，肾气盛，齿更发长，二七而天癸至，任脉通，太冲脉盛，月事以时下，故有子，三七肾气平均，故真牙生而长极……七七任脉虚，太冲脉衰少，天癸竭，地道不通，故形坏而无子也。丈夫八岁，肾气实，发长齿更，二八肾气盛，天癸至，精气溢泻，阴阳合，故能有子，三八肾气平均，筋骨劲强，故真牙生而长极……七八肝气衰，筋不能动，天癸竭，精少，肾脏衰，形体皆极，八八则齿发去。"由此可见，随着肾气的变化，出现了天癸盛衰的变化，并参与到男子和女子的生殖发育过程中，这与下丘脑－垂体－靶腺的生理功能极为相似，肾气类似于人体的内分泌系统，天癸则类似于西医的性激素分泌。对于激素性质的判定和归属，有学者从中医理论推理，激素是内分泌腺体所分泌的物质，当归属于"阴"的范畴，但其不同于一般的阴液，具有量小而效宏的特点，与"精"的特性相似，故名为"阴精"。但激素的功能主生主动，与阳气的性质又有类似之处，依据"阳化气、阴成形"之理论，激素本身具有"阴精阳气"的二元特性，内分泌的正常状态为激素在恰当范围内合理调控人体生理功能，达到阴阳协调平衡的状态，即"阴平阳秘，精神乃治"。内分泌代谢病的病理本质为垂体－肾上腺－靶腺轴功能失调导致的激素分泌过多、不足或利用障碍所引起的两大类疾病，其中医病证基础为阴阳的平衡失调。中医的阴阳学说认为阴阳具有互相制约、互相转化及互根互用的特点，所以在外界致病因素作用下，一旦阴阳平衡被打破，会有阴虚阳亢、阳虚寒凝、阴阳俱虚等不同表现。激素分泌过多的功能亢进症初起具有肾精充盛、阳气亢盛的特点，继则阳化热伤阴而成阴虚阳亢之证，在本类疾病中以阴虚证为主要表现；激素分泌不足或利用障碍的功能减退症则具有阴精阳气均不足、脏腑功能衰弱的特征，可表现为气阴两虚、阳虚寒凝及阴阳两虚等多种证型，其中又以阳虚为主要表现。因此结合具体疾病，辨别阴阳盛衰，判断疾病性质，是内分泌代谢病中医辨证的首要原则。

2. 结合具体疾病，定位四焦八系

内分泌代谢病的本质为垂体–下丘脑–靶腺轴的功能和形态发生异常，原发性疾病的患者多为内分泌腺或组织本身引起功能失常和各种病理改变，与腺体功能直接相关；继发性疾病的患者多由于垂体或下丘脑的各种功能异常所导致。功能亢进者大多由于内分泌腺或组织发生增生、肿瘤所致，功能减退者往往由于腺体组织被各种原因破坏所致；也有部分功能正常但组织结构异常的情况多为肿瘤增生类疾病。所以对于不同内分泌代谢病，结合各种辨证方法，明确发病原因，判断发病部位，了解病变范围，有助于指导治疗。

《灵枢·营卫生会》按照部位将人体划分为上、中、下三焦，即"上焦出于胃上口，并咽以上，贯膈而布胸中，走腋，循太阴之分而行，还至阳明，上至舌，下足阳明……中焦亦并胃中，出上焦之后，此所受气者，泌糟粕，蒸津液，化其精微，上注于肺脉，乃化而为血……下焦者，别回肠，注于膀胱而渗入焉。故水谷者，常并居于胃中，成糟粕而俱下于大肠，而成下焦，渗而俱下，济泌别汁，循下焦而渗入膀胱焉"。以上划分是基于脏腑部位与功能的划分，相对于西医学对人体的认识缺乏全面，尤其对颅腔的认识较少。我们认为应结合现代解剖学知识，在三焦基础上将人体划分为四焦，即顶焦、上焦、中焦、下焦。每一部分又涵盖相应的脏腑经络体系，顶焦包括神系、髓系，上焦包括心系、肺系，中焦包括肝系、胃系，下焦包括溲系、衍系，故称四焦八系。这里所指的"系"包含了西医解剖学和中医藏象学双重概念。

顶焦是传统三焦体系缺乏的重要部分，按照顶焦的部位划分，应属于西医解剖学的颅脑位置，内有脑组织，并通过脊髓与外周神经相连，是指挥调节人体生理活动的中枢部位。将包含大脑、延髓等重要脏器的颅腔独立划分为顶焦，突出强调神经及精神系统的重要性。顶焦与内分泌代谢病的关联性在于颅脑中有两大重要的内分泌组织——下丘脑和垂体。脑部神经组织能够合成及释放激素，尤以下丘脑内浓度最高。目前已知下丘脑能够分泌多种释放激素或抑制激素，经垂体门脉系统进入腺垂体起调节作用。其包括促甲状腺激素释放激素（TRH）、促性腺激素释放激素（GnRH）、生长激素释放激素（GHRH）、促肾上腺皮质激素释放激素（CRH）、生长激素释放抑制激素（GHIH）、抗利尿激素（ADH）、催产素等，还有神经降压素、P物质、脑啡肽、血管活性肠肽（VIP）等，这些激素具有调节血压、体温、胃肠运动、胰岛素分泌、血管运动等多种功能。垂体则是身体内最复杂的内分泌腺，所产生的激素不但与骨骼、软组织生长有关，且可影响其他内分泌腺（甲状腺、肾上腺、性腺）的生理活动。由此可见顶焦的生理功能与内分泌系统密切相关。

因脑主管人的思维意识活动，主要控制中枢神经，故我们称其为神系；与脑相通的髓主要支配周围神经系统，因此称为髓系。《灵枢·海论》谓："脑为髓之海，其腧上在于其盖，下在风府。"提示外邪可通过风府入侵顶焦。"髓海有余则轻劲多力，自过其度""髓海不足则脑转耳鸣，胫酸眩冒，目无所见，懈怠安卧"。提示髓海易亏，亏则精神萎靡，思维迟缓，神经疲软，活动无力。如甲状腺功能减退症及阿狄森病均可出现记忆力减退、表情淡漠、精神萎靡等症状。当然，顶焦不仅多虚，亦有实的病变。若髓海本无亏，受邪气侵扰后，则有余变为亢盛，出现异常亢奋状态，神系、髓系出现精神狂躁、神经抵抗、肢体痉挛、抽搐等过度兴奋表现。在内分泌代谢病中，甲状旁腺功能减退症常可因低血钙引起的神经、肌肉兴奋性增强，出现手足抽搐、关节痉挛的表现。由于顶焦的病变主要表现为不足和亢奋，因此我们以刚柔辨证作为神系和髓系的主要辨治法则。痉挛、强直、躁狂等亢奋性病证属刚证辨治范畴，辨证时应注意病变在气、营、经、络的位置，可选用通腑泄热、镇心安神为治法。反应迟钝、瘫痪、无力等亏虚性病证属柔证辨治范畴，主要表现为肾精、肾气、肾阳的不足之证，形不足者温之以气，精不足者补之以味，治以益髓填精、温阳益气为法。

除下丘脑、垂体疾病外，各个靶腺相关的内分泌代谢病可依据其所在部位和主症，结合四焦八系辨证进行治疗。如糖尿病为胰岛素分泌相对或绝对不足造成血糖升高的一类疾病，病在中焦，属于胃系和肝系病变。结合其分类分期，"脾瘅"类 2 型糖尿病早中期，病位多在肝脾胃肠，常见脾胃壅滞、肝胃郁热、肠道湿热、胃肠实热、肺胃热盛等证，易兼夹膏、浊、痰、瘀等病理产物，此类病证应以升降辨证为主，治疗上应注意升清化浊，调畅气机。其他如代谢综合征、高尿酸血症、肥胖症、高脂血症等与中焦肝脾运化功能密切相关者均可依此治疗。性腺相关疾病如身材矮小症、性功能减退症、更年期综合征、女性不孕、闭经、男性不育等，病在下焦，主要属于衍系病变，与胞宫、卵巢、输卵管、睾丸等生殖器官相关。衍系的功能正常与否主要取决于肾精、肾气是否充足，肾中精气不仅要维持正常的生殖功能，还要濡养其他脏腑，故肾气易虚、肾精易亏，下焦衍系多亏虚之疾。肾虚证与内分泌代谢病的病情变化有密切联系。沈自尹院士既往研究表明，肾虚证与下丘脑－垂体－性腺轴密切相关，肾虚证患者性腺轴各激素水平明显低于正常人群，同时垂体的促性腺功能及下丘脑功能也有不同程度的紊乱。下焦衍系相关内分泌代谢病以肾为核心，肾阴肾阳为一身元阴元阳之根本，故此类疾病以阴阳辨证为主，补肾精、养肾气为其治疗大法。

3. 辨证肿瘤增生，重在痰瘀络阻

内分泌代谢病中的很大部分与内分泌腺体或组织的肿瘤与增生有关，如垂体瘤、嗜铬细胞瘤、毒性弥漫性甲状腺肿、胰岛素瘤等，往往伴有激素分泌过多的表现；还有部分为无功能性增生或肿瘤，如甲状腺结节或甲状腺肿瘤、甲状腺相关性眼病等。对于这类疾病的辨证，除了从功能改变上进行阴阳盛衰、邪正虚实的辨别，对原发性肿瘤也要给予密切关注。内分泌腺体肿瘤的治疗往往以手术为首选，同时也有采用放射及药物治疗者，但复发率高、副作用大。有部分微小瘤、无功能性瘤但症状不明显的患者，或者全身情况差、年老体弱、有基础疾病的患者，可优先考虑中医药治疗。

对于本类疾病的辨证，中医认为肿瘤不论良性、恶性，总体属于"癥瘕""积聚"的范畴。《丹溪心法》曰："凡人身上中下有块者，多是痰。"《灵枢·百病始生》云："凝血蕴里而不散，津液涩渗，著而不去，而积皆成矣。"《疡科心得集》言："瘿瘤者，非阴阳正气所结肿，乃五脏瘀血、浊气、痰滞而成。"可见肿瘤的形成与气滞、痰凝、瘀血、络阻等密切相关，是由于气血痰相互搏结而成。具体可细分为气滞痰凝证，常见于结节性甲状腺肿；瘀血内阻证，如甲状腺癌；肝郁痰凝证，如甲状腺相关眼病等。以上诸证均以邪实为主，在疾病的不同病理阶段（分期），可能成为核心病机，也可能作为兼证出现，在具体辨证中尚需衡量阴阳偏胜、邪正盛衰，确定扶正祛邪的侧重，或以攻邪为主，或以扶正为先，也可二者交替使用，总体目标是祛邪不伤正，扶正勿助邪。

全小林教授受《内经》关于"五体痹"和"五脏痹"相关论述的启发，提出了"脏腑风湿"的概念。如《素问·痹论》言："五脏皆有合，病久而不去者，内舍于其合也。故骨痹不已，复感于邪，内舍于肾。筋痹不已，复感于邪，内舍于肝……皮痹不已，复感于邪，内舍于肺。"《内经》关于痹病的论述说明与五体相合的脏腑，由于经络气血不足，风寒湿邪等邪气反复侵袭，盘踞脏腑，形成脏腑痹，由五体痹传为五脏痹。"脏腑风湿"概念涵盖了五体痹发展而来的脏腑痹，亦包括风寒湿邪直接侵袭脏腑诱发者。脏腑风湿的辨治范围广泛，其特征是以外感风寒湿等外邪为始动因素，脏腑功能不足为发病的内在因素，而外邪伏留是致病的关键。伏邪或盘踞某处，或循行留驻，与痰、湿、瘀等胶着混杂而成顽疾。其发病或过时发病，或遇外邪反复发作。脏腑风湿概念的提出，为临床所见伏邪留驻或反复感邪而发的这类顽疾提供了一种治疗思路，对内分泌肿瘤或增生类病变的辨治也具有创新性启发。结合上文的四焦八系理论，全小林教授认为脑部肿瘤发于顶焦，头为诸阳之会，易为寒湿之气所伤，寒凝经脉而致血瘀络阻，加之痰湿之邪胶着留滞，而成肿瘤。其辨证要点为：①有外感病病史。②虽无外感病病史，但表现为遇风寒湿则病情加重。③经透邪达表的药物治疗后症状有所减轻。脑部肿瘤有以上症状者均可考虑从脏腑风湿论治。

综上所述，内分泌代谢病的辨证要点同样遵循"分类－分期－分证"的规律，从阴阳虚实分大类，从病程进展定分期，参考病位定证型，痰瘀兼证及脏腑风湿可作为辨证的重要参考。

第四章 内分泌代谢病中医治法概要

第一节 治疗原则

内分泌代谢病是涉及下丘脑－垂体－靶腺全系的疾患，其临床症状、体征复杂多样，病变范围较广，经常以综合征的形式出现。多脏合病者常见于下丘脑、垂体等上游腺体病变，且伴有全身表现，如腺垂体功能减退症，病变可累及垂体－性腺轴、垂体－甲状腺轴、垂体－肾上腺轴等多器官。单独靶腺疾病也会因所分泌的内分泌激素功能复杂而呈现临床症状多样化，如典型的甲状腺功能亢进症可有高代谢综合征、眼部症状、精神与神经系统症状、心血管系统症状、消化系统症状、内分泌与生殖系统症状及甲状腺局部的弥漫性病变等局部和全身的表现。糖尿病是典型的代谢类疾病，尽管只涉及一个腺体、一种激素，仅以血糖升高为主要表现，但高血糖所导致的神经及血管并发症可遍及全身，涉及心脏、眼底、肾脏、外周神经、皮肤等多个组织器官。对于这类复杂的内分泌代谢病，如能结合"分类－分期－分证"的辨证体系，遵循态靶因果的治疗方略，定性、定位、定靶，这样会更准确地把握疾病特点，也更能有的放矢地进行治疗。还有部分疾病病因明确，症状单一，如身材矮小症、肢端肥大症、高泌乳素血症或以肿瘤增生为明确病因的疾病，更适合针对其主要激素及病变部位进行定向治疗。下面就内分泌代谢病的中医治疗原则进行论述。

1. 调和阴阳

尽管中医古籍中对内分泌腺体和各类相关激素没有明确的命名和记载，但从整体而言，内分泌代谢病均由内分泌激素分泌异常和（或）利用障碍所致，大致分为功能亢进症和功能减退症两大类。激素失衡是内分泌代谢病发病的关键环节。激素本身具有"阴精阳气"的二元特性，而内分泌的正常状态为激素在恰当范围内合理调控人体的生理功能，达到阴阳协调平衡的状态，即"阴平阳秘，精神乃治"。内分泌代谢病的病证本质就是阴阳失衡：功能亢进者激素分泌过多，类似实证，初起由肾精过盛化为阳热之邪，伤及阴分而成阳盛伤阴、阴虚阳亢之证；功能减退者由激素分泌不足导致，肾精匮乏，"无阴则阳无以生"，阳气不足是临床表象，其本质是阴精不足，故治疗上不应固步于温阳益气，亦应滋阴填精以护其本。在调和阴阳的治疗中，一定要分清阴阳的虚实盛衰，因果先后，不仅要"壮水之主，以制阳光""益火之源，以消阴翳"，而且要"善补阳者必于阴中求阳，善补阴者必于阳中求阴"，同时注意保护肾精本源，抑制其消耗，培补其缺失，此为治疗内分泌代谢病的基本大法。具体治法主要包括滋肾填精、滋阴壮水、益火温阳等。

2. 平衡脏腑

内分泌代谢病往往多脏同病，明确其主症的脏腑定位和脏腑病机对辨证施治具有重要的意义。内分泌代谢病主要涉及肝、脾、肾三脏。

（1）肾：肾脏寓一身之元阴元阳，先天禀赋是否充足决定了机体生长发育的正常与否，禀赋不足、肾气不充，轻则出现"五迟五软"，重则造成呆小、侏儒、尿崩等证。肾主骨生髓，髓通于脑，与头部顶焦的下丘脑、垂体等重要内分泌腺功能密切相关，故下丘脑、垂体相关内分泌代谢病从肾论治为基础大法。同时肾在下焦，主生殖，与性腺轴的功能直接关联，故性腺相关疾病如闭经、不孕、多囊卵巢综合征、男性性功能减退、更年期综合征等内分泌代谢病也以调肾为基础治疗。肾精与内分泌激素的本质最为接近，肾虚证是内分泌代谢病的常见证型，所以治肾大法宜补、宜温，首重补肾填精，其次滋肾养阴及温阳补肾，平调肾中阴阳，则肾精充，阴阳和，恢复激素功能平衡。

（2）脾：脾为后天之本，气血生化之源，脾胃功能正常则气血冲和，形体劲实，化源充足。脾胃功能包含许多与代谢相关的内分泌功能（如胰岛素的分泌和利用）及外分泌功能（如胃泌素、肠肽等胃肠激素的分泌）。如饮食不节，损伤脾胃，造成脾胃壅滞，郁而化热，则成"脾瘅"，这是 2 型糖尿病前期及早期的主要类型。脾胃壅滞日久，运化失司，水液、精微不能正常运化则壅积体内成痰饮湿浊，是高脂血症、高尿酸血症、代谢综合征、肥胖症等代谢类疾病的基本病机。故治脾之法以升降通调为基本治则，胰岛素的正常分泌类似于脾脏"升清"功能，健脾化痰利湿是为"降浊"功能，在多数内分泌代谢病中脾虚证是较为主要的证型，治脾大法宜补、宜温、宜运。主要治法包括温阳益气、健脾化痰等。

（3）肝：肝藏血，主疏泄，主升发，调一身之气。肝和则气血通调，畅流周身，藏泄有时，代谢正常。肝不和或克脾土，或碍胃气，而成肝胃不和、肝郁脾虚，或日久化热成肝胃郁热之证，是糖尿病等代谢类疾病发病的重要因素。另外，肝调气藏血，肝失疏泄或肝气郁滞，则是气滞血瘀痰凝的主要病机，与内分泌腺肿瘤或增生性疾病的发生密切相关。肝脏病证有虚有实，以虚实夹杂证为主，肝郁宜疏、肝火宜清，如有气滞痰凝血瘀夹杂凝结而成癥瘕、瘿瘤之类，则需合理气化痰、活血化瘀通络等治疗方法，故治肝之法宜清、宜疏。主要治法包括疏肝理气、清肝降火、滋阴平肝等。

气血津液是人体生命活动的物质基础，受脏腑支配，同时也是脏腑正常生理活动的产物。因此一旦气血津液发生病变，不但会影响人体的生命活动，也会影响脏腑的功能。反之，脏腑发生病变，必然也会影响气血津液。气血充足，相互转化协调，保持动态平衡才能保证其发挥正常的生理功能。气行则血行、气滞则血瘀，气能生血、行血，气血失常的常见病证为气滞血瘀、气虚血瘀、气血不足，既有实证、虚证，也有虚实夹杂证，治疗上宜补、宜通，具体治法为理气活血、补气活血、补气生血。而且气血由脏腑而生，由脏腑而调，气血病变的治疗离不开脏腑正常生理功能的恢复，如疏肝理气以活血、健脾补气以生血。气血病变在内分泌代谢病中较为常见，特别是一些肿瘤、增生病变与气滞血瘀密切相关。津液病变，主要体现在津液生化不足及运化失常。前者因津液与血液之间转化不足，可致津亏血少，化火生燥，阴虚燥热则消渴易饥，"阴成形"，阴不足五脏失其濡润则身体消瘦，常见于"消瘅"类糖尿病及甲状腺功能亢进症等。津液运化失常，积于局部，或成痰浊水饮渗于脏腑，或泛于肌肤发为水肿。以上痰饮、湿浊等病理产物见于多种内分泌代谢病病程中期，在正虚的基础上演化为虚实夹杂之证。

综上，气血津液病证多为不足之虚证，治疗以扶正为主，可以肝脾肾为本治疗。如有气血津液运行不畅，不循常道，形成痰浊、水饮等病理产物时，治疗以祛邪为主，依托于肝主疏泄、肺主气、心主血、肾主水等脏腑功能，使其消散运化归于常道。概言之，气血津液辨证以充足通畅为治疗目标，应气血通调，津液并治，并注重与脏腑功能相结合。常用治法有滋阴润燥、活血化瘀、理气化痰、利湿降浊、软坚散结等。

第二节 治疗方法

内分泌代谢病的西医治疗针对不同病因及临床表现，对于功能亢进性疾病以手术、放射及介入方法治疗，药物治疗抑制激素分泌；对功能减退性疾病主要采用激素替代治疗或药物刺激激素分泌治疗为主。以上治疗方法以根除病因为主，对于病因明确的疾病疗效肯定，但不少内分泌代谢病病因未明，只能针对病理生理所表现出的功能和代谢紊乱进行治疗，同时手术治疗带来的组织损伤和激素替代治疗需终身服药等弊端也给患者造成许多不良影响。中医可以发挥整体观念和辨证论治的优势，对症状表现复杂的疾病，综合态靶因果，明确分类、分期、分型，"调态（证候）"与"打靶（指标或主症）"相结合，改善全身症状。对功能减退性疾病，治病求本，以改善内分泌腺体分泌功能为治疗目标，争取达到根治的目的，摆脱激素替代疗法终身服药的不足。对于一些非功能性肿瘤增生类的疾病，可采用活血化瘀、消癥散结、软坚消瘤等不同治法，避免手术损伤及产生后遗症。现将中医对内分泌代谢病的主要治法介绍如下。

1. 辨证论治

（1）补肾填精法：为内分泌功能减退、激素分泌不足的基本治法。激素具有阴精阳气的二元特性，补肾填精法以补肾精、滋肾阴为主，又需顾护肾精不充所致阳气不足的继发性表现，故所采用的药物宜从阴阳双补入手，即"善补阳者必于阴中求阳，善补阴者必于阳中求阴"之意。常用方剂有左归丸、右归丸等。方中熟地黄、山萸肉、龟甲胶峻补肾阴，枸杞子、鹿角胶、附子温补肾阳，菟丝子、山药平补脾肾、滋肾固精。针对肾中阴阳精气诸不足，阴阳双补，填精固本，恢复激素的正常分泌。

（2）温阳益气法：适用于内分泌代谢病功能减退症呈阳气虚衰、脏腑功能不足，并有虚寒证表现的病证，如甲状腺功能减退症。在某些功能亢进症的后期阶段，出现阴损及阳、阳气虚衰的表现，也可以应用本治法。温阳益气之用药一般从脾肾着手，轻者以健脾为主，脾为气血生化之源，可选用四君子汤、理中汤之类方，加用黄芪增强补气作用，如阳虚明显者可加附子益火之源。阳虚畏寒较重者，加用肉桂、淫羊藿之类，方剂如肾气丸、二仙汤等。肾气丸中少量温阳补火药与大队滋阴益精药为伍，旨在阴中求阳，少火生气，常用于辨治糖尿病、醛固酮增多症、甲状腺功能低下症、肾上腺皮质功能减退症等辨证属肾阳不足者；二仙汤中寒热并用，精血兼顾，温补肾阳又不失于燥烈，滋肾柔肝而不寒凉滋腻，可用于闭经、更年期综合征等性腺疾病的治疗。两首方剂的制方原则也体现了中医学"补阳不忘滋阴、调理冲任、以平为期"的整体观念。

（3）滋阴清热法：适用于内分泌代谢病功能亢进呈阴虚阳亢或阴虚燥热表现者。如肾上腺皮质功能亢进症、甲状腺功能亢进症、糖尿病等。中医治疗多从肺、肝、肾入手。如糖尿病表现为口渴多饮的上消症状者可从肺论治，采用清肺润燥的白虎加人参汤加减治疗；甲状腺功能亢进症表现为阴虚火旺者可从肝论治，采用滋水清肝饮加减治疗；更年期综合征表现为阴虚燥热者可从肾论治，采用知柏地黄丸加减治疗。该法同时适用于内分泌代谢病以肿瘤、增生为主要表现者，或在疾病发展过程中出现血瘀表现者，如糖尿病血管并发症、闭经等。

（4）活血化瘀法：为治疗血瘀证的基本方法，近年来在多种内分泌代谢病的治疗中得到广泛应用。依据血瘀证的病因、病理、特征、兼症等不同又可细分为以下治法：①理气活血，适用于血瘀证早期或轻症，如糖尿病合并心脏病变，可采用血府逐瘀汤加减治疗。②活血通络，适用于无形之血瘀证，如糖尿病肾病、糖尿病眼底病变等微血管并发症，可选用抵当汤，重用水蛭、土鳖虫等虫类药物以增强通络逐瘀作用。③消癥散结，主要适用于肿瘤增生病变，因癥瘕为血瘀重症，往往病程日久，且多呈痰瘀互结之态，需采用三棱、莪术、苏木等活血破血药物，并酌情配伍蜈蚣、全蝎等走窜通络药物，鳖甲、牡蛎、浙贝母等软坚散结药物，"坚者削之、癥者消之"，以达消瘤散结之用。但内分泌代谢病的肿瘤大多为良性肿瘤或腺瘤，质地坚硬，其形成往往因正虚，故在治疗中不必过用久用攻坚破结之品，以防伤正。同时单纯消瘤不能断其病根，易导致复发，故本法必须与扶正法结合使用，使正气存内、邪不可干。

（5）利湿化痰泄浊法：痰饮湿浊皆是津液代谢失常，转化失调，运行不循常道而形成的病理产物，在内分泌代谢病中可表现为激素分泌过多，如高泌乳素血症、醛固酮增多症，各类代谢产物堆积如高血糖、高脂血症、高尿酸等，还有水液代谢异常如甲状腺功能减退症的黏液性水肿及某些呈现囊性增生的疾病。因血液、津液能够互相转化，津液代谢失常常与血瘀证合并出现呈痰瘀交阻的状态。同时津液代谢异常与脏腑功能密切相关，治疗上应注重从脏腑论治。依据津液存留形式和部位的不同，利湿化痰泄浊法又可细分为：①淡渗利湿，适用于有水肿表现的疾病，可同时合用健脾、温肾、利肺的药物，使水液归于常道，周流全身，常用方剂有五苓散、苓桂术甘汤等。②化痰散结，适用于气滞痰凝、痰瘀交阻而成的囊性或实性增生，如甲状腺肿瘤、多囊卵巢综合征等，常合用疏肝健脾、活血化瘀的药物配合治疗，常用方剂有海藻玉壶汤、二陈汤等。③利湿泄浊：适用于由于代谢紊乱造成的代谢产物堆积性的疾病，如代谢综合征、糖尿病、肥胖症等代谢类疾病，常用方剂如二陈汤、五苓散、萆薢分清饮等，亦常合用活血化瘀法以治疗痰瘀湿浊互结，或合用健脾补气药物以绝痰浊之源。

以上为内分泌代谢病辨证论治的常用方法，常以一法为主，合方用药，以调全身症状，也可依据分期不同，各法交替使用。总体原则是依据阴阳盛衰、邪正虚实，注意阴阳同调，祛邪扶正共用，以达邪去正安、阴平阳秘之效。

中医治疗内分泌代谢病，针对部分病因明确的病种也有许多专病专方，临床应用简捷有效，可供参考，将在各论中予以详细介绍。

2. 其他治法

（1）针灸：针灸是中医学的精髓与瑰宝。经络系统遍布全身，其不仅与脏腑相络属，同时又把脏腑与五官、五体、二阴相连，形成表里、内外、上下通达的生理功能网络，与人体的内分泌系统的功能轴和作用范围有较大的重合，通过针灸调节可以疏通经络、祛除外邪、防止瘀血痰饮等病理产物的堆积，同时可远端调节脏腑功能，对改善机体脏腑功能紊乱、气血津液代谢失常有较好的作用。特别是奇经八脉，沟通十二正经，上至颠顶，通于脑髓，下至会阴，联系生殖，与多个内分泌腺功能相关，对内分泌代谢病的治疗很有帮助。针灸在肥胖症、甲状腺功能亢进症及性腺相关疾病等方面可作为临床药物的辅助治疗。

（2）外治法：外治法也是中医的传统治法，采用药膏、药粉等外敷于部分突出于肌表的结节或肿瘤处，有较好的效果。如以外敷法治疗甲状腺肿瘤等。

第五章　内分泌代谢病的中医预防保健

内分泌代谢病的发病主要包括内分泌腺或组织本身病变导致的激素分泌异常、靶器官反应障碍及内分泌肿瘤等几种类型，其发病原因及病理变化既有各自的特点也符合共性规律。现代中医学对于内分泌代谢病病因的认识，在遵从传统的"三因致病"学说的基础上，结合长期的医疗实践观察和经验积累，特别是参考西医学对这类疾病的病因病理研究进展，得到了创新性的发展。在此基础上，我们对于内分泌代谢病的预防保健也应跟上时代步伐，不断丰富完善。

1. 重视先天遗传因素，优生优育改善体质

母体失养，胎元不固，或母体于妊娠时接触邪毒疫气，均可造成先天禀赋不足、肾气不充，机体发育异常，特别是骨、髓、脑的发育异常或迟滞，出现呆小症、侏儒症、先天耳聋等，这些与先天孕育相关的疾病目前大部分可通过先进的产检手段及早发现及时终止，达到优生优育的目的。在内分泌代谢病中，碘缺乏主要影响神经系统发育，尤其是在胎儿和婴幼儿时期，可造成不可逆转的智力损害，通过摄入足够的碘即可以预防这些疾病。孕前及孕早期甲状腺功能的检测，对部分碘缺乏人群补充甲状腺素可有效避免胎儿和婴幼儿的神经损伤。2 型糖尿病是目前发病率较高、遗传因素影响明确的代谢类疾病，对于有 2 型糖尿病家族史的人群，也应从饮食起居方面进行早期干预，防止疾病的产生和发展。

2. 合理健康饮食

饮食水谷是后天调养的重要手段。后天失养则包括太过和不及两个方面。太过体现在饮食不节，过食肥甘厚味，脾胃壅滞，精微运化失常，造成代谢产物在体内堆积，这些都是肥胖症、糖尿病、代谢综合征等代谢类疾病的主要病因。饮食调节是配合糖尿病治疗的重要环节，食物中的碳水化合物、蛋白质、脂肪的摄入要合理，同时配以新鲜蔬菜、水果、豆类等，禁止食用刺激性、油炸食品，不吸烟、不饮酒，遵循低糖、低脂、低盐、高维生素、高纤维素的饮食原则。不及体现在饥饱无常，或过度节食，损伤脾胃，而成消瘦、痿证等。如神经性厌食症即因过度节食诱发，应通过心理治疗及健康教育等早期干预以免造成身体功能紊乱的严重后果。合理健康饮食还包括因水土地域原因造成的微量元素缺乏的防治，比较有代表性的是甲状腺疾病，这类疾病与碘缺乏密切相关，所以碘缺乏地区的人群应该积极补充碘盐、海产品、乳制品等富含碘的食品，达到早期预防的目的。

3. 起居有常

现代社会生活节奏明显加快，工作压力增大，造成睡眠、工作、娱乐时间比例失调，熬夜晚睡对神经－内分泌等生理活动有明显的不良影响，久坐不动的工作方式也会对某些器官及代谢功能造成影响，"久坐伤肉、久视伤血"，运动过少、过逸少劳还会导致气机郁滞，气血津液运化失常，诱发代谢类疾病。因此保持规律合理的生活作息和适度运动，是内分泌代谢功能正常发挥的重要保证。

4. 情志调畅

情志因素属于"三因"中的内因，中医认为七情内伤是五脏气机失调的重要原因，其中肝气郁结造成气机阻滞进而形成血瘀、痰火等是最常见的病机变化。对于内分泌代谢类疾病来说，情志过极、思虑太过是常见病因，如古人已经认识到瘿病多发于女性，这与女性易于忧郁、恼怒的性格特点有关，也符合甲状腺疾病的发病率女性普遍高于男性的实际情况。现代社会的工作压力、人际关系均会造成人们长期处于精神紧张、焦虑抑郁的心理状态，这对内分泌代谢病的发病有很大影响。所以保持健康的心理状态，主动调节情绪，及时进行心理干预，改变单调、紧张的生活方式对保持情绪舒畅、心理健康、预防内分泌代谢病的发生有重要意义。

5. 健康教育

针对一些发病率高、病程较长的慢性代谢类疾病，如糖尿病、代谢综合征等，规范系统的健康教育是有效防治此类疾病的重要手段。如通过宣传糖尿病的基础知识及早期症状，针对高危人群或有家族史的人应定期体检，主动就医，养成良好的生活习惯，健康饮食，提高整个社会对糖尿病的认识，对糖尿病的早期预防、早期诊断、早期治疗及降低糖尿病的发病率具有良好的效果。如我国糖尿病预防领域里程碑式的大庆研究成果，通过积极的生活方式干预大幅降低了糖尿病的发病率，在世界范围内产生了重大影响。针对有家族史及危险因素的人群，建议在日常生活中予以中医预防保健的知识普及，将食疗和中医运动结合应用。食疗如山药滋阴补脾、山楂消食降脂、薏苡仁健脾祛湿等，可融入日常饮食中。太极拳、八段锦等中医特色运动也应在全民运动中得到普及宣传。

下 篇

各 论

第一章 下丘脑疾病

第一节 尿崩症

一、概述

1. 西医认识

尿崩症（diabetes insipidus，DI）是指下丘脑 – 神经垂体病变引起精氨酸加压素（arginine vasopressin，AVP），又称抗利尿激素（antidiuretic hormone，ADH）分泌不足，或肾脏对 AVP 不敏感，致肾小管重吸收水的功能障碍，而引起的以多尿、烦渴、多饮、低比重尿和低渗尿为特征的一组临床综合征。因 AVP（ADH）分泌不足引起的称为中枢性尿崩症（central diabetes insipidus，CDI），因肾脏对 AVP（ADH）不敏感导致的称为肾性尿崩症（nephrogenic diabetes insipidus，NDI），其中以 CDI 为常见。本病可发生于任何年龄，但以青少年居多，男女比例约为 2∶1。

2. 中医认识

尿崩症在中医学中无特定的病名，在《金匮要略》中有"男子消渴，小便反多，以饮一斗，小便一斗"的记载，与尿崩症多尿、渴饮等主要临床特征相近，故通常将尿崩症归属"消渴"范畴。《诸病源候论》中指出"夫消渴者，渴不止，小便多是也"，与尿崩症的多饮、多尿症状相符。近代有学者认为，消渴病自古以来主要是指糖尿病，虽刘河间在《河间六书·三消论》中有"若饮水多而小便多者，名曰消渴；若饮食多而又甚饥，小便数而渐瘦者，名曰消中"的记载，以上、下消为消渴，中、下消为消中，似将尿崩症与糖尿病予以鉴别，但一直未被公认。故尿崩症仍被归为"消渴"范畴。近代有人提出尿崩症属中医学"肾消""消痹""渴利"范畴，以期与糖尿病之消渴相鉴别。

二、西医诊断

（一）临床表现

1. 烦渴、多饮与低渗性多尿

DI 一般起病较急，起病时间明确，突发多尿、烦渴与多饮。夜尿显著增多，24

小时尿量 >2L，多者可达 5 ~ 10L，一般不超过 18L，尿比重 1.001 ~ 1.005，尿色淡如清水。尿渗透压 50 ~ 200mOsm/（kg·H$_2$O），明显低于血浆渗透压 280 ~ 320mOsm/（kg·H$_2$O）。长期多尿可致膀胱容量增大，排尿次数减少。根据 AVP 缺乏的程度，分为完全性 DI 和部分性 DI。部分性 DI 患者症状较轻，24 小时尿量在 2.5 ~ 5L，如限制饮水，尿比重可达 1.010 以上，尿渗透压可超过血浆渗透压，达 290 ~ 600mOsm/（kg·H$_2$O），称为部分性 DI。

2. 其他表现

由于低渗性利尿，血浆渗透压轻度升高，致口渴中枢兴奋，故烦渴，多喜冷饮，如饮水不受限制，仅影响睡眠，身体虚弱，智力、体格发育接近正常。多尿、烦渴在劳累、感染、月经期和妊娠期均可加重。当肿瘤等病变累及口渴中枢时，口渴感减退或消失，或因手术、麻醉、颅脑外伤等，患者处于意识不清的状态，如未及时补充大量水分，可出现严重失水、血浆渗透压与血清钠含量明显升高，表现为极度虚弱、发热，甚至死亡，多见于继发性尿崩症。DI 合并腺垂体功能减退时，症状可减轻，糖皮质激素替代治疗后症状再现或加重。继发性 DI 除上述表现外，尚有原发病的症状与体征。

（二）病史

遗传性 NDI 较罕见，多有家族史，以女性遗传男性为主。出生后即有多尿、多饮的症状，如未及时发现，患者常因严重失水、高钠血症和高渗性昏迷而夭折；幸存者成长发育缓慢，但成年后症状减轻或消失。因患者在婴儿期反复出现失水和高渗，可致智力迟钝和血管内皮受损，颅内血管可有弥漫性钙化。继发性 NDI 尚有原发疾病的临床表现，多见于成年人，主要表现为多饮、多尿，特别是夜尿增多。

（三）实验室及其他检查

1. 尿量测定

DI 患者尿量多可达 4 ~ 20L/d，尿比重常在 1.005 以下，部分性尿崩症患者尿比重有时可达 1.010。

2. 血、尿渗透压测定

血浆渗透压正常或稍高，尿渗透压多低于 300mOsm/（kg·H$_2$O），严重者可低至 60 ~ 70mOsm/（kg·H$_2$O）。

3. 血浆 AVP 测定

正常人血浆 AVP 为 2.3 ~ 7.4pmol/L（RIA 法），禁水后可明显升高。但本症患者则不能达到正常水平，禁水后血浆 AVP 值也不增加或小幅增加。

4. AVP 抗体和抗 AVP 细胞抗体测定

有助于特发性 DI 的诊断。

5. 其他检查

（1）禁水 - 加压素试验（vasopressin test）：正常人禁水后血浆渗透压升高，循环血容量减少，二者均刺激 AVP 释放，使尿量减少，尿比重及尿渗透压升高，而血浆渗透压变化不大。比较禁水前后与使用血管加压素前后的尿渗透压变化。禁水一定时间，当尿浓缩至最大渗透压而不能再上升时，注射加压素。正常人注射外源性 AVP 后，尿渗透压不再升高，而尿崩症患者体内 AVP 缺乏，注射外源性 AVP 后，尿渗透压进一步升高。

方法：禁水 6 ~ 16 小时不等（一般禁水 8 小时），视病情轻重而定。试验前测体重、血压、血浆渗透压和尿比重。禁水期间每小时测尿量、尿比重和尿渗透压。当尿渗透压达到高峰平顶值，即两次尿渗透压之差 < 30mOsm/（kg · H_2O），且继续禁饮尿渗透压不再增加时，测定血浆渗透压，而后立即皮下注射加压素水剂 5U，分别于 1 小时和 2 小时后留取尿液，测定尿量和尿渗透压。

结果判断：正常人禁水后体重、血压、血浆渗透压变化不大 [< 295mOsm/（kg · H_2O）]，尿量明显减少，尿比重超过 1.020，尿渗透压可大于 800mOsm/（kg · H_2O）。注射加压素后，正常人尿渗透压一般不升高，仅少数人稍升高，但不超过 5%。精神性多饮、多尿者接近正常或与正常人相似。CDI 患者在禁水后体重下降 > 3%，注射加压素后，尿渗透压进一步升高，较注射前增加 9% 以上。部分性尿崩症血浆渗透压平顶值不高于 300mOsm/（kg · H_2O），尿渗透压可稍高于血浆渗透压，注射加压素后尿渗透压增加在 9% ~ 50%；完全性尿崩症血浆渗透压平顶值大于 300mOsm/（kg · H_2O），尿渗透压低于血浆渗透压，注射加压素后尿渗透压升高增加 50% 以上，甚至成倍升高。NDI 患者在禁水后尿液不能浓缩，注射加压素后仍无反应。

本试验简单、可靠，但应在严密观察下进行，以免在禁水过程中出现严重脱水。

（2）视力和视野测定：继发性 CDI 需进行视力和视野测定，并行头颅 CT、MRI 等检查以明确病因。针对 AVP（包括 AVP - NPⅡ）基因、AVP 受体基因、AQP - 2 基因等基因突变的分析可从分子角度明确部分 NDI 的病因。

三、病因病机

1. 病因

尿崩症病因多与禀赋不足、饮食失节、情志不畅、劳欲过度等因素相关。其病变部位在肾，病机关键为肺脾肾功能失常，特别是肾之开阖功能失司。

（1）先天禀赋不足：先天禀赋不足，气血亏虚，气虚则无力摄水，血虚则无以生津，气血虚弱导致各脏腑功能失调，五脏虚弱，特别是肾阴素亏之阴虚体质，易诱发消渴。《灵枢·五变》曰："夫一木之中，坚脆不同，坚者则刚，脆者易伤，况其材木之不同，皮之厚薄，汁之多少，而各异耶？"阐述了人的禀赋体质不同，对某种致病因素和某种疾病的易感性也不同。西医学则认为本病是由遗传基因缺陷造成的。

（2）饮食不节：脾为后天之本，气血生化之源，主运化水谷精微。长期过食肥甘、醇酒厚味、辛辣炙煿，损伤脾胃，致脾胃运化失司，积热内蕴，化燥伤津，津液干枯，真阴亏耗，肾失固藏，发为消渴。

（3）情志失调：肝为刚脏，体阴而用阳，主疏泄，使全身脏腑经络之气运行畅达有序。若肝失疏泄，则全身气血运行不畅。长期情志刺激，如郁怒伤肝，肝气郁结，郁久化火，火热内燔，上灼胃液，下耗肾液，肾阴亏虚，开阖失司，导致消渴；恐伤肾，思伤脾，脾肾阳虚，水失敷布，而致津不上奉而渴饮，液不下化而尿频，导致消渴。《临证指南医案》云："心境愁郁，内火自燃，乃消症大病。"

（4）劳欲过度：肾为先天之本，为一身精气阴阳的根本。房事不节，劳欲太过，则肾精亏损，虚火内生。阴虚火旺，消灼津液而发为消渴。《外台秘要》曰："房室过度，致令肾气虚耗，下焦生热，热则肾燥，肾燥则渴。"说明房事过度，肾虚精竭，与消渴的发病有一定关系。

（5）刀刃外伤：跌仆损伤或颅脑手术而致气血瘀滞于脑，五脏四肢失于濡养，血不循脉，津液亏乏，三焦气化失司，水液输布失常。西医学也认为，外伤、垂体术后引起的脑垂体抗利尿激素分泌减少会导致尿崩症的发生。

2. 病机

本病多由外感六淫、内伤七情、饮食不节、跌扑损伤等原因，导致脏腑虚弱、阴虚燥热、肾精不足而诱发。本病的性质是本虚标实，阴虚为本，燥热为标。初起一般偏于阴虚燥热，火盛内扰，使肺胃燥热津亏，水津不能敷布，故烦渴多饮；肺燥津枯，金水不能相生，有开无阖，饮一溲一；或因中焦受寒，运化失常，不能运化水液，津液不能上承，故口干、多饮、多尿。阴损及阳，可致阴阳两虚。若颅脑创伤或手术后，元神受损，肾气受戕，则进一步发展成脾肾阳虚，后期则致阴阳两虚，成为永久性尿崩症。

本病的病靶在肾，涉及肺、脾等脏。病性属于本虚标实，阴虚为本，燥热为标，可分为热、虚、损三个阶段。根据疾病所处阶段不同，早期多以虚热为主，随着病情进展，则演变为虚实错杂。本病证靶主要为口渴、多饮、多尿等，标靶则为血浆AVP、尿渗透压、尿比重等。

四、辨治思路

（一）辨证要点

1. 症状分类辨证要点

（1）口渴：烦渴多饮，消谷易饥，多食，尿频量多，色黄浑浊，舌红苔燥，脉滑数，属肺胃热盛；烦渴多饮，渴喜冷饮，饮而不解其渴，咽干舌燥，属阴虚燥热；烦渴喜热饮，尿清长，频多，以夜尿为著，形寒肢冷，属脾肾阳虚；若口干但漱水不欲咽，兼舌暗或有瘀点瘀斑者，属瘀血阻滞。

（2）多饮：渴喜冷饮，属阴虚燥热；渴喜热饮，属脾肾阳虚。

（3）多尿：小便频数，色黄浑浊，属热；小便频数，尿清长，以夜尿为著，属脾肾阳虚。

2. 疾病转归的辨证要点

初起一般偏于阴虚燥热，火盛内扰，使肺胃燥热津亏，水津不能敷布，故烦渴多饮；肺燥津枯，金水不能相生，有开无阖，饮一溲一；或因中焦受寒，运化失常，不能气化津液，水津不能上承，降而不升，故口干多饮、多尿。阴损及阳，可致阴阳两虚之候。若颅脑创伤或手术后，元神受损，肾气受戕，则进一步发展，而成脾肾阳虚，水失敷布之情形，后期则致阴阳两虚，成为永久性尿崩症。

（二）鉴别诊断

1. 口渴症

口渴症是指口渴饮水的临床症状，可出现于多种疾病过程中，尤以外感热病多见。但这类口渴多随其所患病证的不同而出现相应的临床表现，不伴有多食、多尿、尿甜、消瘦等消渴病的特点。

2. 消渴病

消渴病是由于多种原因导致阴津亏损、燥热偏盛，临床以多饮、多食、多尿、形体消瘦或尿有甜味为特点的一种疾病，为中老年人的常见病、多发病。

（三）治疗原则

本病的性质是本虚标实，阴虚为本，燥热为标，故清热润燥、养阴生津为其治疗大法。清与补是治疗尿崩症的两大方法，清法重在治标，《医贯》云："故治消之法，无分上中下，先治肾为急。"补虚乃治本之策，重在治肾，且不可只求于阴，正如尤在泾云："夫岂知饮入于胃，非得肾中真阳，焉能游溢精气而上输脾肺耶。"在治疗过程中，滋补肺肾，调理肺、胃（脾）、肾的功能，滋阴清热治其标，培补脾肾治其本，以清热泻火、益气养阴、固肾摄津为治法。

五、辨证论治

1. 脾肾阳虚证

症状：烦渴多饮，尿清长，频多，以夜尿为著，形体消瘦，神疲乏力，气短懒言，形寒肢冷，面色萎黄或面白无华。舌淡红，苔白，脉沉细。

治法：温阳益气，固肾缩尿，健脾助运。

方药：真武汤（《伤寒论》）加减。茯苓、白芍、白术、生姜、附子。

加减：肾阳虚者用金匮肾气丸加减；脾胃气虚，面色萎黄，语声低微者用四君子汤加减。

2. 阴虚燥热证

症状：烦渴多饮，喜冷饮，尿频量多，尿清长，饮而不解其渴，咽干舌燥，无汗或盗汗，头痛头晕，耳鸣目眩，心悸烦躁，夜不能寐，手足心热，便秘。舌红，苔少或见黄苔，舌面干燥，脉虚弦细数。

治法：滋阴津，清虚热，生津止渴。

方药：知柏地黄丸（《景岳全书》）或玉女煎（《景岳全书》）加减。知母、熟地黄、黄柏、山茱萸（制）、山药、牡丹皮、茯苓、泽泻、石膏、麦冬、牛膝。

加减：肝肾阴虚者用六味地黄丸加减；虚火内扰、骨蒸痨热者，用清骨散加减；邪伏阴分者用青蒿鳖甲汤加减；肺阴虚者用百合固金汤加减。

3. 肺胃热盛证

症状：烦渴多饮，消谷易饥，多食，尿频量多，色黄浑浊，舌红苔燥，脉滑数。

治法：清解阳明，润养肺胃。

方药：白虎加人参汤（《伤寒论》）加减。知母、石膏、甘草、粳米、人参。

加减：若见口干、口渴，可用桑菊饮加减；津伤甚者，用玉液汤加减；若燥热内生，可加黄连清热解毒；气津两伤者用竹叶石膏汤加减。

4. 气阴两虚证

症状：乏力，自汗，气短，腰酸，五心烦热，多饮，多尿，大便秘结，舌淡红，苔薄白少津或少苔，脉细弱。

治法：益气养阴，生津止渴。

方药：生脉散（《医学启源》）合六味地黄丸（《小儿药证直诀》）加减。麦冬、五味子、熟地黄、山萸肉（酒制）、牡丹皮、山药、茯苓、泽泻。

加减：阴虚火旺之征明显者，加知母、黄柏；若症见神疲乏力，面色萎黄，纳差腹胀，大便溏薄等以脾虚气弱为主者，可用补中益气汤或参苓白术散化裁治疗。

5. 阴阳两虚证

症状：烦渴多饮，尿频量多，夜间遗尿，口干舌燥，腰膝酸痛，畏寒，性欲减退，头晕乏力，五心烦热，形体消瘦，纳差，大便溏薄或秘结，舌淡苔干，脉沉弦细。

治法：温阳滋阴，缩尿生津。

方药：金匮肾气丸（《金匮要略》）合缩泉丸（《魏氏家藏方》）加减。地黄、山药、山茱萸（酒炙）、茯苓、牡丹皮、泽泻、桂枝、附子（制）、牛膝（去头）、车前子（盐炙）。

加减：畏寒肢冷、小便清长者，用右归丸加减以温补肾阳；肾阴虚者用左归饮加减。

六、其他疗法

1. 针刺

（1）耳穴配体穴：①耳穴：主穴为内分泌、遗尿点、膀胱点、交感、神门、渴点和口穴。配穴可根据临床辨证灵活加减应用，如肺肾阴虚型的可酌加肺、肾；胃阴不足者可酌加胃、脾；三焦输布失常者可酌加三焦；阴津亏损者可酌加肺、胃、肾等。②体穴：命门、肾俞（双）、三阴交（双）、太溪（双）、复溜（双）、关元、气海、中极、归来（双）、金津、玉液。方法：耳针每次取4穴，每天1次，使针感向耳根放射，留针30分钟；体针每次取2~4穴，每天1次，其中命门、肾俞、三阴交用弱刺激加艾灸，关元、气海、中极、归来针尖向下斜刺，进针2~2.5寸，使针感向外生殖器放射；金津、玉液针刺放血（约10mL），每天1次，至症状消失后改为2天1次，巩固疗效3~5天即可。

（2）腹针：主穴为中脘、水分、肓俞、天枢、气海、关元、中极、气冲、水道、归来。按上述顺序进针，进针时应避开毛孔、血管及体表瘢痕，迅速刺入皮下，缓慢进针。手法柔和轻缓，针尖抵达预计深度后只捻转不提插。施针分3步进行，即候气、行气、催气，进针后停留3~5分钟为候气，3~5分钟后捻转1次为行气，再隔5分钟再捻转行针1次为催气。留针约30分钟，然后按进针顺序起针。治疗每天1次，14天为1个疗程，连续治疗3个疗程。

2. 耳穴贴压

取穴：主穴为内分泌、遗尿点、膀胱点、交感、神门、渴点和口穴。配穴可根据临床辨证灵活加减应用，如肺肾阴虚型的可酌加肺、肾；胃阴不足者可酌加胃、脾；三焦输布失常者可酌加三焦；阴津亏损者可酌加肺、胃、肾等。

操作：先行耳部常规消毒，然后将贴有王不留行籽的胶布贴在相应的耳穴上，同时嘱咐患者每天自行按压耳穴3次，每次20分钟，按压强度以患者能忍受为度，3~4天更换一侧耳穴继续进行治疗，连续30天为1个疗程。

七、各家经验

1. 孟澍江

孟澍江教授认为本病发病之初多为肾阴不足，治疗当以滋阴收涩为主，临床善用六味地黄丸、增液汤合水陆二仙丹加减，本病后期则阴中求阳，使已失之津液渐复，在滋阴方药中加一味黄芪以阴中求阳，另外，久病阴伤及阳，补阳也可起到补气固肾之效。同时注重补泻兼施，擅用滋阴方合猪苓汤加减。

2. 林兰

林兰教授认为本病的病因为素体五脏柔弱，加之外感六淫、情志内伤、饮食不节、劳逸失度或外伤导致气血亏虚，病变常累及肺、脾、肾三脏。病机主要在于津液代谢失调，气血运行失常。该病初起多为气阴两虚证或阴虚燥热证，病程日久阴损及阳可表现为阴阳两虚证，也可表现为夹痰、夹瘀证。治疗本病常中西药联合应用，西药以醋酸去氨加压素片补充激素水平，中药以益气养阴为主，以金匮肾气丸、六味地黄丸为主加减。

3. 范仁忠

范仁忠教授根据多年临床经验，认为尿崩症的病机为热灼心胃，阴津耗损，脾肾不足，治疗当以滋阴清热、益脾补肾之法，使体内水液正常输布，创立的"范氏验方"临床广泛应用于治疗本病。

4. 吕宏升

吕宏升教授认为本病虚证最多，实证鲜见，多由禀赋不足，脏腑虚损，劳欲过度，耗伤阴津，阴亏火旺，肾阳衰微，开阖失司所致。病位主要在肾，治疗当根据阴阳的偏盛偏衰程度，或补阴，或补阳，使阴平阳秘，肾元得复，病可向愈。

5. 冯志海

冯志海教授认为尿崩症病因较为复杂，多为素体阴虚，情志不调，饮食偏嗜，劳欲过度或外伤及手术创伤等导致，病变常累及肺、胃、肾等脏腑。病机主要在于阴津亏损，燥热偏盛。以阴虚为本，燥热为标，两者互为因果。治疗当以清热润肺、生津止渴为主，临床常以《丹溪心法》中的消渴方为主加减辨证治疗。

八、转归与预防调护

1. 转归

转归取决于基本病因，轻度脑损伤或感染引起的一过性 DI 可完全恢复，颅内肿瘤或全身性疾病所致的继发性 DI，预后不良。特发性 DI 常属永久性，在保持充分饮水和适当的抗利尿治疗下，可以基本维持正常生活，对寿命影响不大。

2. 预防调护

（1）注意安全，避免头部外伤。注意休息，慎防劳累太过及出汗过多。预防感冒及胃肠道、呼吸道感染。

（2）在治疗期间，应注意休息，密切观察。治疗本病的中药不宜久煎，宜温服，服后注意避风。

第二节　神经性厌食症

一、概述

1. 西医认识

神经性厌食（anorexia nervosa，AN），又称厌食症，指个体通过节食等手段，有意造成并维持体重明显低于正常标准的进食障碍。高发人群是 13～20 岁的青少年，特别是女性。其主要生理异常特征是极度消瘦，常伴随营养不良、代谢、内分泌障碍和睡眠障碍等一系列症状，女性可出现闭经。严重患者可因极度营养不良而出现恶病质状态或机体功能衰竭而危及生命，5%～15% 的患者最后死于心脏并发症、多器官功能衰竭、继发感染、自杀等。特别值得注意的是神经性厌食往往伴随心理及行为异常。心理异常主要表现为体像障碍、内感受器紊乱、抑郁、焦虑、恐惧等。共病情感障碍多见于该病患者，其中双相情感障碍多见于年轻女性，且具有更高程度的自杀倾向。行为异常主要表现为限制或拒绝进食、偏食挑食、行为退缩、人际交往减少等。

2. 中医认识

中医学中无 AN 直接相关病名，依据其主要表现可归属于"虚劳""纳呆""闭经"等范畴，又因与心理精神因素相关，也可参考"郁证"辨证治疗。虚劳亦称虚损，是因禀赋薄弱、烦劳过度、饮食不节等原因而致脏腑虚弱、形体消瘦的一类病证。如《诸病源候论》曰："夫虚劳者，五劳、六极、七伤是也。"虚劳之症发于女子，则可出现月经量少并渐至闭经。正如《素问·阴阳别论》云："二阳之病发心脾，有不得隐曲，女子不月，其传为风消，其传为息贲者，死不治。"肠胃为病，心脾受之，女子有不得隐曲之事，郁之于心，母病及子，心不生血，血不养脾，脾不运化，胃不受纳，继则水谷衰少，生化无源，血脉枯竭而女子月事不下。中医认为以上心理行为的异常与肝气郁结、肝失疏泄关系密切，并进一步影响脾胃功能，引起厌食等临床表现。《丹溪心法》云："气血冲和，万病不生，一有怫郁，诸病生焉。故人身诸病，多生于郁。"清代唐宗海在《血证论》中云："木之性主于疏泄，食气入胃，全赖肝木之气以疏泄之，而水谷乃化。"

二、西医诊断

依据《中国精神障碍与诊断标准第 3 版（CCMD-3）》，神经性厌食的诊断标准为：

1. 明显的体重减轻比正常平均体重减轻 15% 以上，或者 Quetelet 体质量指数为 17.5 或更低，或在青春前期不能达到所期望的躯体增长标准，并有发育延迟或停止。

2. 自己故意造成体重减轻，至少有下列 1 项：①回避"导致发胖的食物"。②自我诱发呕吐。③自我引发排便。④过度运动。⑤服用厌食剂或利尿剂等。

3. 常可有病理性怕胖：异乎寻常地害怕发胖，患者给自己制订一个过低的体重界限，这个界值远远低于其病前医生认为是适度的或健康的体重。

4. 常可有下丘脑－垂体－性腺轴的广泛内分泌紊乱。女性表现为闭经（停经至少已 3 个连续月经周期，但妇女如用激素替代治疗可出现持续阴道出血，最常见的是用避孕药），男性表现为性兴趣丧失或性功能低下。

5. 症状至少已 3 个月。

6. 可有间歇发作的暴饮暴食。

7. 排除躯体疾病所致的体重减轻（如脑瘤、肠道疾病例如克罗恩病或吸收不良综合征等）。

三、病因病机

1. 病因

（1）情志失调：AN 的一个重要特征是疾病过程中往往伴随心理及行为异常，大部分患者有异常肥胖恐惧，部分患者有双相情感障碍、抑郁表现甚至自杀倾向。中医学认为以上心理及行为异常与肝气郁结、肝失疏泄关系密切，并进一步影响脾胃功能，引起厌食等临床表现。《女科经纶》云："人有隐情曲意，难以舒其衷，则气郁而不畅，不畅则心气不开，脾气不化，水谷日少，不能变化气血，以入二阳之血海，血海无余，所以不月也。"肝为五脏之贼，肝气条达则脏腑功能正常，肝气郁结不仅影响肝藏血、藏魂等功能，还会影响全身脏腑经络，导致气血紊乱，百病丛生。

（2）脾胃虚弱：中医认为纳呆、食少、呕吐均与脾胃功能关系密切，多见于饮食不节或先天禀赋不足所致脾胃虚弱、脾失健运、胃失摄纳，引发食少纳呆、食后腹胀欲呕等症状，故其病位主要在脾胃，病机为脾胃虚弱，胃气上逆。

（3）先天禀赋不足：部分患者先天禀赋不足，长期食少纳呆，气血化源不足，体重明显下降，久病肾精匮乏，后天失养，女性患者可出现月经量少并渐至闭经，或五脏皆虚、气血衰竭而成虚劳羸弱之征。

2. 病机

AN 的主要病机为情志失调导致肝郁乘脾或肝气犯胃，患者食少纳呆，脾胃虚弱，久病则心脾两虚、气血不足，产生虚劳、闭经。

综上所述，AN 因长期食少消瘦，精神倦怠导致气血衰竭，其病性属虚，病位核心在脾胃，但久病又与肝胆、心肾相关。按照其病理表现和病程进展，神经性厌食早期往往表现出食欲尚可，但有主动少食、进食欲呕、食后即吐的症状，体形消瘦但精神正常，此期病靶在肝脾或肝胃，治疗以疏肝和胃为主。厌食症中期因纳呆日久，患者气血化源不足，体重明显下降，体质虚弱，呈现身体羸弱不足之征，女性此阶段可能出现闭经，多归属于"虚劳""闭经"范畴。此期病位主要在脾胃，累及心肾。主要病机为心脾两虚，气血不足，此期病靶在心脾，治疗以调理气血为主。神经性厌食晚期由于形体极度消瘦，可出现恶病质状态、凝血功能障碍、电解质紊乱、多器官衰竭而危及生命。中医辨证认为久病及肾，阴阳两衰，终至阴阳离决，病终不治，此期病靶在肾，治疗以救阴扶阳为主。

四、辨治思路

1. 辨证要点

（1）症状分类诊断要点：AN 的主要症状包括纳呆、情志抑郁、消瘦、月经量少甚则闭经以及气血衰竭等。其症状的诊断要点为早期往往表现出食欲尚可，但主动少食或进食欲呕、食后即吐，体形消瘦但精神正常，此类纳呆可以称为"主动性"食少，患者体重远低于正常标准，且因偏执思维不顾身体健康坚持不良生活方式。在此基础上，逐渐出现身体极度消瘦，女性患者月经量少或闭经。情志改变在疾病发展早中期具有重要作用。

（2）疾病转归诊断要点：AN 病位核心在脾胃，以虚为主，早期往往为肝郁脾虚的虚实夹杂之证，中期表现为心脾两虚、气血不足。患者气血化源不足，体重明显下降，体质虚弱，呈现身体羸弱不足之征，女性此阶段可能出现闭经，多归属于"虚劳""闭经"范畴。此期病位主在脾胃，兼及心肾。晚期由于形体极度消瘦，可出现恶病质状态、凝血功能障碍、电解质紊乱、多器官衰竭从而危及生命，引起死亡。中医辨证认为久病入肾，阴阳两衰，终至阴阳离决，病终不治。

2. 鉴别诊断

与虚劳、闭经的病因不同，AN 患者早期往往伴有肝郁气滞所致的精神－神经障碍，即表现为食欲尚可，但人为控制饮食，并有偏执倾向，最终导致脾胃虚弱、气血不足。整个病程的早中期都伴有情志障碍，在药物治疗的同时辅以心理治疗能获得更好疗效。

3. 治疗原则

AN 病程较长，初起症状往往不明显，仅有体重下降，此时以邪盛为主。病情进一步发展，损伤脾胃之气，则纳食减少，体重明显下降，形成虚实夹杂之证。久病及肾，可见骨瘦如柴，此时以正虚为主。在治疗上，初期邪实者，以祛邪、理气、开胃为主；中期正邪交织，以祛邪扶正为主，佐以补肾；后期正虚者以扶正为主，并兼顾"先天"与"后天"的关系。

五、辨证论治

（一）AN 早期

1. 肝郁脾虚、痰瘀互结证

症状：患者性格孤僻，节食减肥，有强迫倾向，可出现恶食呕吐，嗳气吞酸，舌暗红，苔腻，脉弦滑。

治法：疏肝健脾，化痰解郁。

方药：以气郁食少为主症者，逍遥丸（《太平惠民和剂局方》）加减。组成：柴胡、白芍、当归、白术、茯苓、炙甘草、薄荷、生姜。以痰阻纳呆为主症者，温胆汤（《三因极一病证方论》）加减。组成：半夏、竹茹、枳实、陈皮、甘草、茯苓。

加减：若心热烦甚者，加黄芩、黄连、栀子、淡豆豉以清热除烦；失眠者，加琥珀粉、远志以宁心安神；呕吐呃逆者，酌加紫苏叶或紫苏梗、枇杷叶、旋覆花以降逆止呕。

2. 阴虚肝郁、肝胃不和证

症状：患者不思饮食，食则干呕，消瘦，心烦不寐，五心烦热，口干，便秘，舌质红，舌中可有裂纹，脉细数或细弱无力。

治法：滋阴疏肝，养阴和胃。

方药：一贯煎（《续名医类案》）加减。北沙参、麦冬、当归、生地黄、枸杞子、川楝子。

加减：大便秘结加瓜蒌仁；虚热或汗多加地骨皮；痰多加川贝母；纳呆加陈皮、砂仁；腹痛加白芍、甘草；不寐加酸枣仁；口干、口苦加黄连。

（二）AN 中期

1. 脾胃虚弱、气血不足证

症状：患者形体消瘦，食少纳呆，神疲体倦，心悸气短，面容憔悴，自汗盗汗，或五心烦热，畏寒肢冷，舌淡苔薄，脉虚无力。

治法：益气健脾，和胃养血。

方药：薯蓣丸（《金匮要略》）加减。本期患者病程较久，脾胃虚弱，食少难入，故以丸剂缓图之。组成：山药、人参、白术、茯苓、甘草、熟地黄、当归、白芍、川芎、阿胶、大枣、神曲、大豆黄卷、苦杏仁、桂枝、柴胡、防风、干姜、桔梗、白蔹、麦冬。

加减：伴呕吐者可加姜半夏、砂仁；伴纳呆者可加焦麦芽、焦神曲。

2. 肝肾不足、气虚血弱证

症状：常见于女性患者，头晕目眩，腰酸乏力，脱发耳鸣，大肉尽消，月经量少渐至闭经，舌质瘦薄，脉微细。

治法：滋补肝肾，养血调经。

方药：归脾汤（《正体类要》）合大补元煎（《景岳全书》）加减。白术、人参、黄芪、当归、甘草、茯苓、远志、酸枣仁、木香、龙眼肉、生姜、大枣、山药、熟地黄、杜仲、山萸、枸杞子、升麻、鹿角胶。

加减：如胃滞纳呆者，去熟地黄、山萸肉，加砂仁或麦芽；如元阳不足多寒者，加少量附子、肉桂、炮姜；睡眠尚可者，可去酸枣仁、远志。

（三）AN 晚期

脾肾不足、阴阳两虚证

症状：身体消瘦，少气无力，肢冷自汗，五心烦热，纳呆，闭经，舌红无苔，舌体瘦薄，脉微细或虚大无力。

治法：此期急则治标，可以四逆汤回阳救逆或生脉饮顾护气阴，待患者病情稳定再以健脾补肾之剂辅以营养支持缓图其本。

方药：四逆汤（《长沙方歌括》）加减。附子、干姜、炙甘草、人参、麦冬、五味子。

加减：如有大汗欲脱，可加人参急煎兑入；如有汗出如油，可重用山萸肉。

六、其他疗法

1. 针灸

主要取背俞穴及胃、脾、肝经穴位配合进行针刺治疗。

2. 情志治疗

可采取谈话、音乐、放松等心理疗法。

3. 认知行为治疗（CBT）及心理教育

以上治疗是基于汉密尔顿抑郁量表（HAMD）、贝克抑郁量表（BDI）评估的对患者源于错误认知的不良行为和心理思维方式进行矫正，主要是矫正自动消极思维以及饮食、体重和体形相关的功能失调。CBT 是目前西医学治疗进食障碍最常用的方法。

七、各家经验

1. 俞瑾

俞瑾认为肝旺肾虚、子盗母气为本病的主要病机，以清肝益肾补脾之法针刺太冲、三阴交、足三里配合中药治疗，可明显改善患者纳呆、闭经等症状，疗效较好。

2. 陈雅民

陈雅民将针刺与点刺放血相结合，治疗一例 AN 患者，前期取肝俞、脾俞、足三里、中脘、天枢、膻中、百会等穴位，并于四缝穴点刺放血；中期治疗取百会、中脘、内关、神门、章门、三阴交；后期取内关、足三里、中脘、天枢等治疗，4 天后患者即痊愈出院。

3. 张玖云

张玖云运用中医的情志相胜法、暗示疗法、转移注意法、从欲顺志法、移情易性法、开导劝慰法结合辨证用药进行治疗，疗效确切。

八、转归与预防调护

临床研究发现 AN 的发病率具有明显的性别差异，男女比例为 1：(10～20)，且患者大多为正处在身心发育关键时期的青少年，此阶段的诊断治疗和预后对于患者今后的人生发展有重要意义，治疗上应注重情绪及心理健康的维护疏导。中医对于神经性厌食症的治疗尽管前景可观，临床疗效较好，但治疗周期长，需要患者及家庭的积极配合，特别是家长的关心和耐心对青少年 AN 患者健康人格和健康行为的形成有重要意义。

第二章 腺垂体疾病

第一节 腺垂体功能减退症

一、概述

1. 西医认识

腺垂体功能减退症（hypopituitarism）指垂体或者下丘脑的多种病损导致垂体的全部或大部分被毁坏，影响腺垂体的内分泌功能，引发一系列内分泌腺功能减退的症状。主要累及的靶腺为性腺、甲状腺及肾上腺皮质。按发病部位和病因，本病可分为原发性和继发性两类。

成人腺垂体功能减退症又称 Simmond 病，最常见的病因为产后垂体缺血性坏死（亦称席汉综合征）和垂体瘤。本病临床常见，病因及临床表现多样，具体视发病年龄、垂体损伤程度、不同病因以及发展速度而定，大多是多种垂体激素缺乏所致的复合症候群，也可是单个激素缺乏的表现。一般来讲，获得性腺垂体功能减退症以生长激素（GH）、黄体生成素（LH）、促卵泡激素（FSH）、促甲状腺素（TSH）、促肾上腺皮质激素（ACTH）、泌乳素（PRL）的顺序依次出现相关功能减退的表现，多见于成年女性，常有明确的原发病因，如产后大出血、垂体肿瘤、垂体手术、放射治疗、颅脑外伤、感染或炎症、全身性疾病（白血病、淋巴瘤、脑动脉硬化、营养不良）以及免疫性垂体炎等。

2. 中医认识

中医学中无"垂体前叶功能减退症"的病名，但有关类似本病的病因、病机和治法的论述在历代著作中都有涉及，该病属中医学"虚劳""阴痿""血枯""经闭"的范畴。

《素问·腹中论》有关于"年少时有所大脱血"致使肝肾两虚，"月事衰少不来"之"血枯"经闭病的叙述。《难经·十四难》谓："一损损于皮毛，皮聚而毛落；二损损于血脉，血脉虚少，不能荣于五脏六腑也；三损损于肌肉，肌肉消瘦，饮食不为肌肤；四损损于筋，筋缓不能自收持也；五损损于骨，骨痿不能起于床。"其中部分证候颇似本病之临床表现。《金匮要略》中立"血痹虚劳"之专篇，其病证与本病相吻合，故大部分学者认为本病属"虚劳"范畴。隋代巢元方《诸病源候论》称："凡产后皆血虚……则虚乏短气，身体柴瘦，唇口干燥，久变经水断绝，津液竭故也。"另外还提到："夫产损动腑脏，劳伤气血……故虚羸。然产后虚羸，将养所失，多沉滞劳瘠……甚伤损者，皆着床，此劳瘠也。"可见产时损伤脏腑，劳伤气血，亏损精气，终致虚劳。此与席汉综合征之病机相吻合，故该病有关记载散见于《诸病源候论》中"产后痨""干血痨""闭经"等章节。

二、西医诊断

1. 诊断依据

腺垂体功能减退症主要包括各靶腺（性腺、甲状腺、肾上腺）功能减退的临床症状。临床表现与发病年龄、垂体受损的严重程度密切相关，一般当垂体组织丧失达95%时，临床表现为重度，丧失75%为中度，丧失60%为轻度，丧失50%以下者一般不出现功能减退的症状。

临床多以GH缺乏和性腺功能减退为首发症状，继而TSH缺乏，随后出现ACTH缺乏，最后出现PRL缺乏症状。新生儿及婴幼儿发病多与遗传缺陷有关，主要表现为低血糖症、小阴茎、肾上腺皮质危象及神经系统发育异常。青少年则主要表现为身材矮小、生长迟缓、青春期发育延迟或不发育、肥胖、虚弱或纳差。成年发病者可视垂体损伤程度出现性腺、肾上腺皮质、甲状腺功能低下表现。垂体瘤诱发者除垂体前叶功能低下症状外，可伴垂体占位症状，如视野缺损、颅内高压等。产后腺垂体坏死者，一般先出现PRL、LH/FSH、GH分泌不足的症状，继而出现TSH缺乏，最后为ACTH分泌不足所致的肾上腺皮质功能不全的症状。

2. 临床表现

（1）性腺（卵巢、睾丸）功能减退：女性有产后大出血、休克、昏迷病史，产后乳汁减少或缺乳，月经紊乱或闭经，性欲减退，乳房萎缩，腋毛、阴毛脱落，生殖器萎缩。成年男子性欲减退，阳痿，睾丸松软缩小，胡须稀少，无男性气质，肌力减弱，皮脂分泌减少，骨质疏松。

（2）甲状腺功能减退：表现为怕冷，动作缓慢，反应迟钝，面容虚肿，皮肤干燥，声哑，心率缓慢。

（3）肾上腺功能减退：与原发性慢性肾上腺皮质功能减退症相似，不同的是本病由于缺乏促黑激素，故有肤色浅淡、面色苍白、乳晕色素浅淡。另外，在全垂体功能减退基础上，各种应急感染可以诱发垂体危象。

（4）生长激素、促黑激素分泌不足：可表现为低血糖，体脂增加，肌力下降，骨量减少，骨密度降低，工作生活能力下降，情绪低落，生活质量下降，肤色变淡（特别是色素沉着部位如乳晕、腹中线）等。

（5）垂体危象：本病患者如未获得及时诊治，发展至后期，特别是在急性应激时往往可发生垂体危象。前期可见机体软弱无力，精神萎靡，表情淡漠，嗜睡，伴厌食、恶心、呕吐，合并中上腹痛、消瘦、脱水等，后期可出现昏迷、休克等症状。其常见诱因是感染、使用镇静药与麻醉药、腹泻、呕吐、低温、手术等。

3. 辅助检查

（1）一般检查：血常规可表现为正细胞正色素性贫血。血生化示低血糖、糖耐量曲线低平，血钠和氯化物常偏低，血钾大多正常。

（2）内分泌功能检查：腺垂体激素及各靶腺激素均低于正常。①垂体－性腺功能检查：血 LH、FSH、PRL、睾酮通常低于正常。②垂体－甲状腺功能检查：血 FT_3、FT_4、TSH 均低于正常。③垂体－肾上腺皮质功能检查：血皮质醇、ACTH 基础值降低，尿 17－羟脱氧皮质醇（17－OHCS）、17－羟脱氧皮质酮（17－KS）降低。④GH、胰岛素样生长因子 1（IGF－1）低于正常参考值。GH 正常参考值范围大，生长激素缺乏（GHD）的确诊一般须行 GH 激发试验。有三种或者三种以上垂体激素缺乏症以及 IGF－1 低于参考值的患者患有生长激素缺乏的概率高达 97%，因此不需要做激发试验。

（3）影像学检查：垂体 MRI 可发现垂体瘤、垂体炎、垂体萎缩、空泡蝶鞍、下丘脑肿瘤等。

三、病因病机

中医学认为该病多因大量出血，或经血暴崩不止，或外邪侵犯脑络，或因劳伤惊恐，或因病久失治，营血日亏逐渐损伤肝、脾、肾，致其肝、脾、肾三脏亏虚。

1. 病因

（1）先天不足：因父母体弱多病，年老体衰，孕育不足，胎中失养，或生后喂养不当，水谷精气不充，均可导致先天不足，体质薄弱，易于罹患疾病，并在病后易于久虚不复，使脏腑亏虚日甚，而成为虚劳。

（2）产后失血过多：产后大量出血、难产、多产下血过多，致损伤胞宫脉络，气血大亏，或烦劳过度、惊恐，精血暴崩不止，或多产，元气大伤，脏腑虚损，气不摄血。以上病因均可伤及冲任，冲任空虚，气血两亏，而致闭经、产后无乳等。

（3）后天失养：饮食不节、饥饱不调，或禀赋不足、后天脾胃失养，或因情志抑郁、肝郁克脾等导致脾胃失调、后天失养，或脾失健运，不能化生水谷精微，气血来源不充，脏腑经络失于濡养，日久形成虚劳。

（4）失治误治：大病、久病失治，营血日亏，累及阴精，精血枯竭，肝肾阴虚，日久阴损及阳，肾阳因之虚衰，温煦失职，脾阳亦微，先天与后天之本皆摇，精血更无生化之由，可见经少、闭经、产后无乳等症。

（5）外感毒邪：体虚外感毒邪，毒邪侵犯脑络，脑络失养，肾主骨，骨生髓，诸髓者皆属于脑，脑为髓海，为奇恒之腑，清气上扬而浊气下降，若正气虚则清气不得上升，浊气不得下降，阴浊积于脑，则出现头痛、女子月事不调、闭经等。

2. 病机

《素问·通评虚实论》云："精气夺则虚。"本病是由于各种原因导致气血阴阳虚损，累及肾、脾、肝等脏腑。既病之后，则以气虚为主，兼有气血双亏之象。少数患者由于气虚而致气机涩滞、血行缓慢，而呈现气虚血瘀之症状，为本虚标实之证，但其本仍为气血不足。

综上所述，本病病性属虚证。肾虚是其主要原因，可涉及脾、肝。脾为气血生化之源，后天之本，产后血崩与脾失于统摄也有关联；且肾阳不足，脾失温煦，脾阳亦衰，故脾虚常与肾虚并存，临床以脾肾阳虚证最为多见。肝主藏血，且女子以肝为先天，女子失血易与肝脏有关；乙癸同源，肾之精血不足，也势必导致肝阴不足，肝血不运，可见经少、闭经之症，故临床亦可见肝脾肾阴虚之证，并非一派阳虚之候。肾与下丘脑－垂体－靶腺的关系密切，垂体病变病靶在肾与脑。本病病势有缓急之分，如为外伤、经血暴崩所致，常发病急骤，如久病失治伤及脑络，常病势较缓。

四、辨治思路

（一）辨证要点

1. 症状分类辨证要点

（1）乏力：本病为虚证，故乏力是其主要临床表现。如因产后失血所致，则气随血脱，出现气血双亏之证候。若见久病失治，则以相应脏腑亏虚为主要表现，如以肾虚为主者，可见头晕、健忘、闭经、毛发脱落、腰膝酸软、性欲淡漠、不孕等证；以脾虚为主者，常见饮食减少、腹胀、腹泻、便秘、四肢乏力、口淡无味等症；肝血不足者，可见眩晕、眼花、肢体麻木、血枯闭经、爪甲不荣、筋脉拘急，甚者可见肢体手足震颤、抽搐等虚风内动之象；失血亡精日久，肾水不能上济心火，使心火偏亢，扰乱心神，心脉失养可见心悸、失眠、多梦、心前区空虚感；或病久心阳被耗，肾阳不能上温心阳，症见心悸、怔忡、胸闷喘促、心前区冷痛、脉细微结代等。

（2）闭经：如产后大出血所致闭经，主因血伤气耗，出现气血双亏、冲任损伤，则见闭经、无乳，周身乏力，食欲不振，阴毛腋毛脱落；日久可出现肝肾阴虚之证，临床可见腰膝酸软、头眩耳鸣、两颧潮红、盗汗、五心烦热等症；亦可见腰膝酸软而痛，畏寒肢冷，头目眩晕，精神萎靡等肾阳亏虚之证。

2. 疾病转归辨证要点

病本在肾，肾虚易受邪犯，加之脾亦虚损，正气虚弱，不能抵御外邪，在内外因素的作用下导致心阳虚衰，出现脾肾阳虚及心肾阳虚之危象。

（二）鉴别诊断

1. 与痨病相鉴别

痨病系正气不足而被痨虫侵袭所致，具有传染性。以阴虚火旺为病理特点，以咳嗽、咯痰、咯血、潮热、盗汗、消瘦为主要临床表现；而本病属多种原因所致虚劳，久虚不复，病程较长，无传染性，以脏腑虚弱所致气血阴阳亏虚为基本病机，主要表现为脾肾亏虚所致的多种症状。

2. 与内科疾病的虚证相鉴别

内科疾病所致虚证多表现为本脏疾病证候，如重度贫血所致血虚证，以乏力、纳呆、倦怠嗜卧等表现为主，补益气血后可缓解。

（三）治疗原则

本病治疗原则为调补脏腑、益气养血、填精，临床需辨别脏腑、气血、阴阳虚损的不同，灵活施治。

五、辨证论治

（一）基本证型

1. 气血两亏证

症状：乏力倦怠，纳呆食少，消瘦，头晕目眩，面色淡白或萎黄，心悸失眠，月经量少，甚至闭经，舌淡少苔，脉细。

治法：补气养血。

方药：八珍汤（《瑞竹堂经验方》）加减。当归、川芎、熟地黄、白芍、党参、炒白术、茯苓、炙甘草。

加减：心悸甚者，加阿胶；乏力甚者，加黄芪；兼畏寒怕冷者加淫羊藿、巴戟天、肉桂；失眠甚者，加大枣、远志。

2. 肾阳虚衰证

症状：形寒肢冷，气怯神疲，面色苍白，唇淡无华，腰膝酸软，闭经，纳差，舌淡苔白，脉沉弱。

治法：温肾壮阳，填精补血。

方药：右归丸（《景岳全书》）合四物汤（《太平惠民和剂局方》）加减。熟地黄、附子、肉桂、山药、山茱萸、菟丝子、当归、川芎、白芍。

加减：闭经者，加牛膝、茜草；便溏者，加干姜。

3. 脾肾阳虚证

症状：周身乏力，下肢浮肿，形寒怯冷，饮食减退，闭经，性欲减退，尿清长，便溏，舌淡苔白，脉细弱。

治法：健脾温肾，调理冲任。

方药：肾气丸（《金匮要略》）加减。熟地黄、山药、山茱萸、牡丹皮、茯苓、泽泻、附子、桂枝、牛膝。

加减：面容虚肿、嗜睡困倦者，加薏苡仁、佩兰、藿香；全身浮肿尿少者，加猪苓、木通、金钱草；性欲减退者，加仙茅、淫羊藿；饮食减退者，加白术、焦三仙。

4. 肝肾阴虚证

症状：闭经，消瘦，面色无华，皮肤干燥，头晕目眩，耳鸣，烦躁失眠，毛发稀疏，阴毛腋毛脱落，乳房萎缩，无性欲要求，舌淡少苔少津，脉沉细无力。

治法：滋补肝肾，养血益精。

方药：大补元煎（《景岳全书》）加减。人参、熟地黄。

加减：纳差消瘦者，加鸡内金、莱菔子、炒神曲；腰膝酸软者，加续断、桑寄生；闭经者，加益母草、茺蔚子；耳鸣、烦躁失眠者，加炒酸枣仁、茯神、磁石。

5. 气滞血瘀证

症状：闭经腹胀，少腹刺痛，脘腹胀满，精神抑郁，烦躁易怒，头晕眼花，肤干甲错，扪之碍手，毛发枯落，舌质淡红兼见瘀斑，脉弦细数。

治法：活血化瘀，疏肝理气。

方药：血府逐瘀汤（《医林改错》）合四乌鲗骨—芦茹丸（《内经》）加减。生地黄、桃仁、红花、当归、炙甘草、赤芍、桔梗、枳壳、柴胡、川芎、牛膝、乌贼骨。

加减：头痛明显者，可改用通窍活血汤。

（二）危象

1. 脾肾阳衰证

症状：此型多见于危象早期，表现为神疲乏力，畏寒肢冷，全身虚肿，双目呆滞，面色苍白，皮肤干燥，毛发脱落，头晕耳鸣，纳少，腹胀，便秘，阳痿或闭经，不育，性欲减退，舌苔白润，脉沉迟细弱。

治法：温肾健脾，固阳扶危。

方药：真武汤（《伤寒论》）合肾气丸（《金匮要略》）加减。白术、甘草、生姜、熟地黄、山药、山茱萸、牡丹皮、茯苓、泽泻、附子、桂枝、牛膝。

加减：神疲乏力甚者，加黄芪、党参；腰膝酸软者，加桑寄生、淫羊藿；食少纳呆腹胀者，加山楂、炒神曲。

2. 心肾阳衰证

症状：此型多见于危象中晚期，表现为全身浮肿，大汗淋漓，心悸胸闷，呼吸低微，四肢厥冷，尿少或无尿，甚至昏迷，舌质淡，舌体胖，脉微欲绝。

治法：回阳固脱。

方药：参附汤（《校注妇人良方》）。人参、附子。

加减：汗出不止者，加煅龙骨、煅牡蛎；心悸不宁者，加远志、酸枣仁；全身浮肿者，加泽泻、茯苓。

六、其他疗法

（一）单方验方

1. 羊肾丸

药物组成：山茱萸、干姜、巴戟天、白芍、泽泻、细辛、菟丝子（酒浸）、远志、桂心、黄芪、石斛、熟地黄、附子、当归、牡蛎、蛇床子、甘草、肉苁蓉（酒浸）、党参各 60g，石菖蒲 30g，防风 45g，茯苓 15g。

用法用量：共为细末，以羊肾（睾丸）一对同捣，酒制为丸，如梧桐子大，每服30～50 粒（相当于 12g），每日 3 次，淡盐汤或黄酒送下。

2. 甘草人参煎剂

药物组成：生甘草 30g，人参 6g。

用法用量：每次煎液 200～300mL，每日 3 次。

（二）针刺

1. 体针

治法：益气养血，温补脾肾。

取穴：①关元、中脘、足三里、三阴交。②肾俞、脾俞、胃俞、膈俞、太溪。两组穴交替使用，每日 1 次，10 次为 1 个疗程，休息 3 日再进行下一个疗程。

操作：三阴交、太溪只针不灸用补法，其余穴位均用温针灸。火力务必要充足，以针下有温热感为宜，每次留针 30 分钟。

加减：形寒肢冷者，加命门、气海温肾健脾；纳差消瘦者，加天枢、大肠俞健运脾胃；闭经、性功能减退者，加中极、血海、子宫养血调经。

2. 垂体前叶功能减退症危象的处理

治法：温肾健脾，回阳救逆。

取穴：以水沟、涌泉、大陵、神门为主，配以内关、足三里、太冲、气海、关元。

操作：手法用补法，留针 20～30 分钟。

加减：神志不清者，加百会、风池以开窍醒神；心悸多汗者，加三阴交、血海、心俞穴以养血安神；高热谵妄者，加大椎、十宣、劳宫以泄热安神。

（三）膏方

1. 精血亏损证

症状：产后闭经，毛发脱落，枯槁无华，头晕目眩，腰膝酸软，性欲丧失，甚或生殖器官萎缩，阴道干涩，舌淡苔白，脉沉细数。

治法：滋阴养血，填精益髓。

方药：人参鳖甲汤（《圣济总录》）加减。

基本用药：南沙参、北沙参、天门冬、麦门冬、龟甲、鳖甲、黄精、枸杞子、石斛、女贞子、旱莲草等以滋补肾阴；太子参、党参、白扁豆、神曲、怀山药、炒谷芽、香橼、陈皮以培元护胃；精细料加生晒参、黑芝麻、胡桃肉、阿胶；伴瘀血阻滞者，加桃仁、红花、川牛膝、益母草、鸡血藤；便秘者，加柏子仁、杏仁、松子仁、火麻仁等。

2. 脾胃虚损证

症状：产后闭经，形寒怕冷，四肢不温，易感风寒，纳呆食少，腹泻便溏，容颜憔悴，毛发枯萎，肌肤不荣，或宫寒不孕，性欲丧失，子宫萎缩，舌淡苔白，脉沉细无力。

治法：峻补脾肾，益气养血。

方药：黄芪散（《太平圣惠方》）加减。

基本用药：太子参、党参、白扁豆、山药、大枣、黄芪以健脾益气；菟丝子、淫羊藿、鹿角片、蛤蚧、补骨脂、益智仁、续断、杜仲、巴戟天以补益肾阳；麦门冬、龟甲、鳖甲、黄精、枸杞子、女贞子、旱莲草、五味子以滋养肾阴；制何首乌、熟地黄、紫河车以补益精血；薏苡仁、白扁豆、焦山楂、六神曲、怀山药、炒谷芽、木香、陈皮以培元护胃；精细料加生晒参、黑芝麻、胡桃肉、阿胶；形寒肢冷明显者，加柴胡、枳壳、白芍、川芎、桂枝、肉桂；伴有失眠多梦者，加茯神、夜交藤、酸枣仁、合欢皮、远志。

3. 具有类激素作用的方剂

方剂 1：生地黄 20g，巴戟天、僵蚕、五味子各 10g，甘草 5g。

方剂 2：秦艽、防己、郁金各 10g，人参 5g。注意妊娠期禁用郁金，血压偏高者慎用人参。

方剂 3：生地黄 20g，巴戟天、僵蚕、五味子、秦艽各 10g。

上述方剂均具有兴奋垂体、类似糖皮质激素的作用，可用于男女性器官发育不良、性功能减退、严重感染与休克、过敏性疾病、结缔组织疾病、血液疾病、肿瘤等。

七、各家经验

1. 朱良春

朱良春认为席汉综合征起于产后大出血，导致耗气伤精，损及肝、脾、肾，在久治不愈缠绵难复的情况下，大多数患者会出现肾阳虚衰的征象，因此肾阳虚是本病的主要病机，亦是本病的基本证型。肾中真阳乃先天真火，亦即命门之火，它是人身生化之源泉，是人体生命活动的基本动力。根据阳生阴长的规律，命火盛衰对机体发病、生殖、发育、衰老等过程均有重要作用，西医学的肾上腺、性腺、肾脏和内分泌器官等功能的发挥均与命门之火"肾中真阳"有关。

2. 郑王巧

郑王巧认为本病中医辨证属肾阴阳两虚，脾气不足，肝血内亏。治疗以气血双补，壮阳益阴为大法。拟方复方甘草煎剂。药用生甘草、人参、制附子、熟地黄、锁阳、麦冬、菟丝子、草石斛。方中甘草为君，《神农本草经》谓其能"坚筋骨，长肌肉，倍力气"，甘草配附子以壮肾阳，配熟地黄以补肾阴，配人参以补肾之阳气，配锁阳以固肾之精气。人参可以大补元气，与石斛、麦冬配伍，补脾脏之阴，使气得以生。诸药相须为用，补阴阳、益气血，从而增强体质。

3. 夏善玲

夏善玲善用温经汤治疗席汉综合征。她认为本病属于中医学的"虚劳"范畴，患者素体阳虚，常有产后大出血，多表现为气血两虚，冲任虚寒，故用温经汤加味以补元气、温冲任、益精血，使气血旺盛，阳复寒散。气血旺盛，血海充盈，月事依时而下；气血充盛，毛发得以再生；血能化精，肾有所藏，脏腑器官得气血温煦濡养，子宫功能得以恢复。

4. 张耀宗

张耀宗主张用温补脾肾法治疗本病。他认为本病多因产后大出血所致，血为气之母，血脱则气耗，加之日久失治，调摄不当，导致肾失封藏，精血亏损，肾阳虚衰，不能温煦脾阳，最终形成脾肾阳虚、气血双亏之证。治疗以温补脾肾、益气养血为法。拟方：肉桂、陈皮、熟附子、当归、白术、云苓、党参、菟丝子、枸杞子、熟地黄、怀山药、黄芪。附、桂入脾、肾两经，前人称附子能救阴中之阳，二者相配，补阳益火，佐黄芪补气以资生血之源，更加当归、熟地黄益精生血，配党参增强扶阳益气之功效。

5. 戴德英

戴德英采用温肾填精通络法治疗本病。她认为本病多由产后失血致脏腑气血虚弱，肾阳衰竭，精血不生，脑髓失养，血海空虚，导致本病。治疗以强肾填精通络为法。拟方：肉苁蓉、巴戟天、鹿角片、阿胶、磁石、鸡血藤、黄芪、熟地黄、泽兰、当归、川芎、白芍、河车粉。方中肉苁蓉、巴戟天温肾壮阳，阿胶补血，鸡血藤活血补血通经。诸药合用，使肾精充足，脑髓得养，血海充盈，月事恢复。随症加减：若服药后上腹胀痛，可改用桃红四物汤加补肾通经之品；若腹痛而经血不下，可再服温经汤。

6. 匡伟

匡伟认为可将本病归入中医学"虚劳""水肿"之范畴。本病病位在脾肾两脏，以元气亏虚、命门火衰为主要病机，常伴水湿内停、瘀血内阻。

7. 孙昌茂

孙昌茂认为本病属中医"虚劳"范畴，多由"产后百脉空虚"，加之产后骤然出血，血海空虚，伤及命门所致。"命门者，为水火之府，为阴阳之宅，为精气之海，为死生之窦"，损伤命门即损伤肾阴肾阳，因此采用滋肾补髓、活血调经为主治疗。结合补充性激素替代治疗，同步进行针灸治疗，中西医结合，标本兼治，可取得显著的效果。

8. 胡中英

胡中英认为本病病因病机主要是由于产后大出血，气随血耗，血少而不生精，致气耗精伤，以温补方药为主是治疗本病的特点。在治疗中要注意辛热壮阳之品，如肉桂、附子、仙茅、淫羊藿等不宜早用过用，应在大补精血的基础上加用，应注意选用血肉有情之品。若见真阳欲脱者，必先用附子汤救其欲脱之阳，或结合应用西药施治，待病情稳定后再用其他温补药。合并应用西药行人工周期疗法治疗闭经时，可先以熟地黄、黄芪、当归、党参等补益气血，复其元气后，再行西药人工周期法，可提高疗效。结合现代中药药理研究结果选择用药也值得提倡，如治疗黄体功能不足宜重用紫河车、肉桂、人参等，这些药物可促进卵巢功能的恢复及乳腺发育。

9. 李相中

李相中认为席汉综合征除一派功能减退的虚象外，还有"血瘀证"的特征性表现，如闭经、头痛等。因此，治疗时在补益的基础上应酌加活血之剂。调补肾之阴阳有助于调整神经内分泌系统的功能，为治本之法；而活血通窍则有助于改善垂体血液循环，促进腺垂体神经细胞的修复和再生，两法合用，相辅相成。

10. 卢存寿

卢存寿擅长单纯用地黄治疗席汉综合征。每日取生地黄90g，切成碎片，加水约900mL，煮沸并不断搅拌1小时，滤出药液约200mL，1次服完，连服3天。隔3天再连续服药3天，再隔6天、14天分别连服药3天，共35天，12个服药日。此后每隔1~3个月视病情重复上述治疗1次。身体虚弱或服药后轻度腹泻者，将生地黄剂量改为45~50g，并每日加炮姜1.6g，白术8g煎服，隔5天服药5天，间歇服用。治疗3~5个月后，症状缓解或消失时停药；若停药后复发但症状较轻，则可再用地黄饮治疗，效果较好。

八、转归与预防调护

1. 转归

产后出血或放疗、手术治疗引起本病者，给予相应的靶激素替代治疗，维持体内激素水平，可缓解症状，延续生命；对由肿瘤引起本病者，采取手术、放疗或药物治疗等方法，并针对激素水平给予替代治疗，亦可维持激素水平，缓解症状，但肿瘤常易复发，故应定期检查，随时治疗。

如患者病情发展至危重阶段，危及生命，抢救或治疗稍不到位，难以挽救患者生命，会导致死亡。

2. 预防调护

（1）做好产前检查，积极预防和妥善处理分娩，积极防治产后大出血及产褥热。早期发现垂体瘤，应给予合理治疗，可避免肿瘤发展至晚期导致本病。垂体瘤手术、放疗中也应注意预防。如已患有本病，应积极预防危象的发生。预防感冒，积极控制感染，避免外伤及颅脑手术损伤垂体前叶。

（2）保持身心健康，加强身体锻炼，注意保暖，避免感染、过度劳累与情绪波动。慎用镇静剂，节欲保精，培固真元，积极防治垂体前叶功能减退症危象的发生。慎用抗凝剂、胰岛素、镇静剂等药物。

第二节　垂体瘤

一、概述

1. 西医认识

垂体瘤是一组从垂体前叶、后叶及颅咽管上皮残余细胞发生的肿瘤，约占颅内肿瘤的10%，临床上有明显症状者约占中枢神经系统肿瘤的30%。根据肿瘤细胞有无合成和分泌激素的功能，将垂体瘤分为功能性垂体瘤和无功能性垂体瘤，也可按肿瘤分泌的激素命名，如催乳素（PRL）瘤、生长激素（GH）瘤、糖皮质激素（ACTH）瘤、促甲状腺激素（TSH）瘤、促黄体生成素或促甲状腺激素（LH/FSH）瘤及混合瘤等。

垂体瘤可发生于任何年龄，以青壮年居多，男性略多于女性，常常会影响患者的生长发育、生育功能、学习和工作能力。临床表现为激素分泌异常症候群、肿瘤压迫垂体周围组织的症候群、垂体卒中和其他垂体前叶功能减退的表现。

2. 中医认识

中医学无本病的专著、专文记载，根据瘤体占位所造成的局部症候群，本病可归属于中医学"风痰""头风""眩晕""头痛""脑瘤""青盲"等范畴；根据垂体瘤造成激素分泌异常的症候群，可将本病归属于中医学"虚劳""阳痿""闭经""乳泣""不孕"等范畴。

在头局部占位性表现方面，中医古籍对于"脑瘤"虽无明确记载，但其症状表现散在于相关疾病论述中，如《素问·至真要大论》言："头项囟顶脑户中痛，目如脱。"《灵枢·厥病》载："真头痛，头痛甚，脑尽痛，手足寒至节，死不治。"《灵枢·九针论》曰："时者四时八风之客于经络之中，为瘤病者也。"《中藏经》说："头目久痛，卒视不明者死。"

在其功能作用方面，垂体位于丘脑下部的腹侧，控制多种对代谢、生长、发育和生殖等有重要作用激素的分泌。中医学认为肾为先天之本，主藏精，主骨、生髓、通于脑，与人的生长、发育和生殖密切相关。早在《素问·上古天真论》就明确指出人生、长、壮、老、已的物质基础主要是肾气与肾精。因此，垂体瘤出现内分泌异常的种种证候，中医辨证可归之于肾。如垂体瘤致高泌乳素血症对女子月经的影响，如女子闭经、乳房溢乳等在《竹林女科·论闭经》中早有记载。这种高泌乳素所致的闭经、乳房溢乳等与中医学的"肾虚"理论相吻合。肾虚则闭藏失职，气化功能受累，不能使脏腑、冲任、胞宫功能协调，故经血不能下达胞宫而上行出现溢乳。

该病的病机首先是正气不足。如《外证医案汇编》指出："正气虚则成岩。"脑之生瘤，必责脑中元气虚。头为诸阳之会，手足三阳经皆交会于头面，是属阳；脑为髓海，奇恒之腑，是属阴；脏腑清阳之气和精华之血皆上会于头目。若阴平阳秘，邪不得人，清阳之气上升，浊阴之气下降，则百病不生。《灵枢·海论》云："脑为髓之海，其腧上在于其盖，下在风府……髓海有余，则轻劲多力，自过其度；髓海不足，则脑转耳鸣，胫酸眩冒，目无所见，懈怠安卧。"

同时，邪气致病在该病中亦有重要作用，如《内经》中所论之"肠瘤""昔瘤"，为邪气内居，津液久留，阻碍血运，凝痰聚瘀而成，在治法上提出了"留者攻之，坚者削之，结者散之，逸者行之"等一系列原则。元代朱震亨强调肿瘤的发生与"痰"有关，《丹溪心法·积聚痞块》言："气不能作块成聚，块乃有形之物也，痰与食积、死血而成也。"清代唐容川认识到痰瘀互结是形成积证的主要病机，《血证论》有"血病不离水""水病则累血"之说，并强调"须知痰水之壅，由瘀血使然，但去瘀血使然，则痰水自消"。

二、西医诊断

（一）诊断依据

垂体瘤的诊断主要依据病史、临床症状及体征、垂体影像学检查和内分泌功能检查等进行综合判断。所以，完整的垂体瘤诊断应包括：

1. 临床症状诊断（如肢端肥大症，库欣综合征等）。

2. 肿瘤的大小（微腺瘤、大腺瘤）、性质（良性或恶性）与侵袭性。

3. 肿瘤的病因（靶腺体功能减退、异位分泌促垂体激素的肿瘤、G 蛋白病等）。

4. 垂体激素分泌水平与靶腺功能。

5. 手术后病理诊断与免疫组化分型及预后评估。

（二）临床表现

垂体瘤可能有一种或几种垂体激素分泌亢进的临床表现。此外还可能有因肿瘤周围的正常垂体组织受压和破坏引起不同程度的垂体功能减退的表现，以及肿瘤向鞍外扩展压迫邻近组织结构的表现。

1. 激素分泌过多症候群

（1）PRL 瘤：女性多见，典型表现为闭经、溢乳、不孕。男性则表现为性欲减退、阳痿、不育等。

（2）GH 瘤：未成年患者可出现生长过速，如巨人症；成年后表现为肢端肥大等。

（3）ACTH 瘤：临床表现为向心性肥胖、满月脸、水牛背、多血质、皮肤紫纹、毳毛增多等；重症者闭经、性欲减退、全身乏力，有的患者合并有高血压、糖尿病、血钾降低、骨质疏松等。

（4）TSH 瘤：少见。由于垂体促甲状腺激素分泌过多，引起甲状腺功能亢进的症状，如体重下降、多汗、心悸、乏力等。

（5）FSH/LH 瘤：非常少见，有性功能减退、闭经、不育、精子数目减少等表现。

2. 垂体激素分泌减少

常因为某种激素分泌过多干扰了其他激素的分泌，或者肿瘤压迫正常垂体组织而使激素分泌减少。成人患者的垂体激素分泌减少表现一般较轻，进展较慢，直到垂体的 3/4 被毁坏后，临床上才出现症状，表现为继发性性腺功能减退（最为常见）、甲状腺功能减退（次之）和肾上腺皮质功能减退。但儿童患者的垂体激素缺乏表现往往很明显，多数表现为身材矮小和性发育延迟。

3. 肿瘤压迫引起的症状

（1）头痛：见于 1/3 ~ 2/3 的患者，初期头痛不甚剧烈，以胀痛为主，可有间歇性加重，头痛部位多在两颞部、额部、眼球后或鼻根部。

（2）视野缺损与视力减退：垂体瘤向鞍上扩展，压迫视交叉引起视野缺损，伴或不伴视力减退。垂体瘤可引起双颞侧偏盲、双颞侧中心视野暗点、同向性偏盲、单眼失明、一侧视力下降伴对侧颞侧上部视野缺损等 5 种类型的视野缺损及视力减退。

（3）垂体卒中：由瘤体内发生出血、坏死导致，特别是体积较大的 GH 瘤和 PRL 瘤。诱发因素多为外伤、放射治疗，亦可无明显诱因。起病急骤，头痛剧烈，并迅速出现不同程度的视力减退，严重者可在数小时内双眼失明，伴眼外肌麻痹，出现神志模糊、定向力障碍、颈项强直甚至突然昏迷。

（4）压迫与浸润引起的其他症状：当肿瘤向蝶鞍两侧扩展压迫海绵窦时，引起海绵窦综合征，可见上睑下垂、眼外肌麻痹和复视，肿瘤向上方发展，影响下丘脑引起下丘脑综合征，可见尿崩症、睡眠异常、体温调节障碍、饮食异常、性格改变等。

（三）影像学检查

1. X 线体层摄片

典型垂体瘤的 X 线表现为蝶鞍扩大（蝶鞍可向各方向增大）、鞍壁变薄、鞍底变阔、前后床突变细甚至缺损，彼此分开、鞍口扩大、鞍底腐蚀下陷。

2. CT 和 MRI

普通 X 线检查不能诊断者需要进行高分辨率 CT、MRI 及其增强显像或三维构象。一般宜首选 MRI，因其能更好显示肿瘤及其周围组织的解剖关系。

3. PET 和核素显像

正电子断层扫描（PET）、铟二乙烯三戊乙酸 – 奥曲肽扫描以及 ^{123} 碘 – 酪氨酸 – 奥曲肽扫描已用于垂体瘤的诊断。

4. 其他检查

视力、视野检查可以了解肿瘤向鞍上扩展的程度。

（四）实验室检查

根据患者的临床表现选择相应的垂体激素测定及其动态试验。一般应检查 6 种腺垂体激素水平，当某一激素水平有变化时应检测其靶腺激素水平。

三、病因病机

本病病因可概括为外邪入侵，禀赋不足，年迈体虚，情志失调，饮食不节等；其基本病机以气滞、痰凝、血瘀、毒聚为标，肝阴亏虚、肾精不足、脾胃失调为本。

1. 病因

（1）外邪侵袭：头为诸阳之会，手足三阳经交会于头面。外感主要为寒湿之邪，侵袭机体手足三阳经，致气血凝滞，痰饮上泛侵扰于脑部，日久邪毒瘀积，蕴结成瘤。

（2）禀赋不足：《外证医案汇编》指出"正气虚则成岩"。脑之生瘤，必责脑中元气虚。脑之不充，必责之于生髓之肾。先天肾精不足，精血不能上升养脑，髓海空虚，经络运行闭涩，津液痰湿积聚脑海，闭阻脑络，则聚湿成痰，凝血成瘀，痰瘀交结成瘤。

（3）后天失养：饮食不节，后天脾胃失调，脾失健运，气血不足，痰湿内生，阻滞脑络，痰瘀互结成瘤。

（4）肝失疏泄：因情志抑郁、气机不畅，或因肝肾阴虚、肝失疏泄，导致肝气郁结，气滞血瘀，血行受阻，久而为积。

2. 病机

目前多数学者认为本病基本病机以气滞、痰凝、血瘀、毒聚为标，肝阴亏虚、肾精不足、脾胃失调为本，为本虚标实之证。病位在脑，与肝、肾、脾关系密切。垂体瘤的病机变化可归属内外两种。在外主要是外感六淫毒邪，由表入里，影响脏腑功能，气血水代谢失调，生痰成瘀，痰瘀互结，留于局部发为癥积；在内多由先天禀赋不足，肝肾亏虚，脑髓失养，后天脾胃失调，气血不足，痰浊内生，阻碍气机，气滞血瘀与湿聚痰凝，日积月累，痰瘀交结盘踞于脑部，日久化生包块而成瘤。

综上所述，本病病性属虚实夹杂，本虚标实。虚者以肾虚为主，实者多为痰浊、瘀血等。虚主在肾，兼及肝脾，可表现为肝肾阴虚、脾肾阳虚、肾阳不足等；实主在痰，包括痰、湿、气、瘀等，可表现为肝郁气滞、痰湿阻滞、痰瘀互结等。临床上尚可表现为虚实夹杂者，如肝郁脾虚、肝郁肾虚、肾虚血瘀等。本病的病靶主要在脑，临床表现既可见局部的头部症状，如头痛、头昏、目无所见等；还可见到除本靶症状外所引发的身体其他症状异常的标靶表现，如周身乏力、闭经、泌乳、性功能减退、不孕不育等。指标靶多为瘤体本身引起的激素紊乱，如泌乳素、生长激素的升高，促甲状腺素、促肾上腺素、黄体生成素等激素的降低。本病病势有缓急轻重之不同，人们的生活方式、饮食习惯等因素对本病发生发展有一定影响，但嗜食肥甘厚味，脾运不及而痰湿阻滞，痰浊内生，日积月累，痰瘀互结，可加重本病的发病进程。又如情志因素所致，以肝郁气滞为主的患者，经久不治郁而化热，热灼津液，炼液为痰，结聚成块，推进病情发展。

四、辨治思路

1. 辨证要点

（1）症状分类辨证要点：针对无症状性垂体瘤，临床治疗以缩减瘤体体积为主；以脑部症状为主，见头痛头晕者多属痰瘀互结之范畴，治宜活血祛瘀、散结消痰之法；表现为目疾所见视物不清、视野缺损，甚至失明者多属气血亏虚、痰瘀阻络，治宜益气活血、散结明目之法；表现为周身乏力、闭经溢乳、阳痿早泄等周身症状者多属气血亏虚、脾肾不足，治宜益气养血、健脾补肾填精之法。

（2）疾病转归辨证要点：早期多见实证，应以祛邪为主，如化痰消肿、活血消肿、清热解毒等；中后期虚证和虚实夹杂证居多，应以扶正为主，固本清源，扶正达邪。

2. 鉴别诊断

与外感头痛相鉴别：本病早期约2/3的患者有头痛症状，痛处主要位于眶后、前额和双额部，程度轻，间歇性发作；随着病情的进展，可发展为久痛不愈，进行性加重，伴恶心呕吐、双目失明、神疲乏力等症状；而外感头痛发病较急，痛势较剧烈，性质多表现为跳痛、胀痛、灼痛、重痛，痛无休止，常伴有恶寒发热，或脊背酸痛，或项背强直不舒，或鼻塞流涕、咳嗽、脉搏加快等表现，多兼风、寒、热等表证。

3. 治疗原则

辨治垂体瘤以辨病为纲、辨证为目，先以内分泌功能亢进之有无，划分无功能性与功能性之垂体瘤。无功能性垂体瘤治以行气化痰、软坚消瘤、活血化瘀；功能性垂体瘤据其虚实及阴阳偏颇，虚者治以益气养血、疏肝健脾、温阳、补肾填精等法，实者治以泻肾、行气等法。

五、辨证论治

1. 肝肾阴虚证

症状：头痛头晕，耳鸣目眩，视力障碍，口苦咽干，闭经溢乳，口干欲饮，多尿，失眠多梦。重则肝风内动，抽搐震颤，昏迷项强，舌红少苔，脉细弦。

治法：补肝益肾，滋阴潜阳。

方药：杞菊地黄汤（《医级》）加减。枸杞子、菊花、熟地黄、牡丹皮、山药、茯苓、山茱萸、泽泻。

加减：潮热、盗汗者加石斛、龟甲、鳖甲；眩晕者加玄参、栀子；若有如头痛、恶心等颅内高压征兆者则投三甲复脉汤予以潜降。

2. 痰湿内阻证

症状：头痛头晕，恶心呕吐，视力障碍，肢端肥大，月经不调，喉中痰鸣，形体肥胖，身重倦怠，舌胖白腻，脉弦滑。

治法：化痰祛湿，开窍醒脑。

方药：涤痰汤（《奇效良方》）加减。胆南星、半夏、枳实、茯苓、橘红、石菖蒲、人参、竹茹、甘草。

加减：头痛重者，加三棱、莪术、川芎；兼腹胀纳呆者，加党参、白术；乏力甚者，加黄芪、山药；有痰者，加瓜蒌、黄芩；呕吐者加竹茹、旋覆花；视力模糊者加决明子、青葙子。

3. 脾肾阳虚证

症状：精神不振，腰膝酸软，形寒肢冷，头昏头晕，视力模糊，畏寒怕冷，面色苍白，神疲乏力，阳痿或闭经不孕，舌淡，苔白润，脉细软无力。

治法：温阳益气，补益脾肾。

方药：肾气丸（《金匮要略》）合月蓉生精丸。熟地黄、山药（麸炒）、茯苓、五味子（醋制）、肉桂、泽泻（盐制）、附子（制）、牡丹皮、菟丝子、肉苁蓉、黄精、生地黄。

加减：乏力便溏者，加黄芪、人参、白术；兼水肿者，加桂枝、车前子、猪苓；

兼潮热心烦者，加知母、黄柏、地骨皮。

4. 气血亏虚证

症状：头晕目眩，少气懒言，乏力自汗，面色淡白或萎黄，心悸失眠，月经量少，性欲低下，不孕不育，舌质淡，苔薄白，脉细弱。

治法：气血双补，健脾养胃。

方药：当归补血汤（《兰室秘藏》）或八珍汤（《证治准绳》）加减。黄芪、当归、熟地黄、白芍、川芎、党参、茯苓、白术、甘草。

加减：兼胁肋胀满者，加柴胡、川芎、香附；兼周身疼痛者，加桃仁、红花；兼痰湿者，加陈皮、半夏、胆南星；兼口苦者，加栀子、黄芩、牡丹皮。

5. 肝郁热蕴证

症状：胸胁胀闷，闭经，少量泌乳，伴情绪不稳定，郁闷不乐，或多疑善虑，甚则急躁易怒，失眠多梦，口苦咽干，大便秘结，舌苔薄黄，脉弦数。

治法：疏肝解郁，清热泻火。

方药：加味逍遥散（《内科摘要》）加减。当归、白芍、柴胡、茯苓、白术、甘草、生姜、薄荷。

加减：夜寐不安者，加远志、酸枣仁、百合；口苦黏腻者，可用龙胆泻肝汤；头痛剧烈者，加川芎、全蝎。

生麦芽善疏肝气，现代研究亦证实生麦芽所含维生素 B_6 能促进体内多巴胺的转化，白芍养血柔肝敛阴，能提高多巴胺与垂体受体的亲和性，二者均可抑制泌乳素的分泌，发挥回乳、退乳的作用，可作为高泌乳素血症的靶药，临床报道生麦芽用量为 $30\sim60g$，白芍用量为 $30\sim120g$，小剂量不能起到降低泌乳素的作用。

六、其他疗法

1. 单方验方

（1）何绍奇主张温补脾肾，补脑填髓，以金匮肾气丸加软坚散结及抗肿瘤的中药治疗本病，如黄芪、三七、巴戟天、浙贝母、蒲公英、远志、白花蛇舌草等。

（2）陈炳旗认为垂体瘤出现内分泌异常的种种证候，中医辨证主要归之于肾，为肾阳衰微所致，故应以温补肾阳为主要治法，药用仙茅、淫羊藿、附子、生黄芪、海藻、昆布、僵蚕、三棱、莪术、川芎、红花、丹参、当归、全蝎、蜈蚣等。旨在温补肾阳、益气固本，以达到散结消肿的目的。

（3）周容华在治疗本病时以化瘀通络、软坚散结、清热息风、滋补肝肾为基本方法，常用全蝎、僵蚕、蜈蚣、地龙、归尾、赤芍、桃仁、红花、丹参、钩藤、天麻、半夏、川贝母、半枝莲、白花蛇舌草等组成专方。

（4）王琦主张应用调肝补肾法，以专病专方治疗本病，药用柴胡、白芍、枳壳、仙茅、淫羊藿、巴戟天、当归、白蒺藜、生麦芽、生山楂、甘草等。

（5）叶伟洪自拟通络地黄汤（生地黄、茯苓、山萸肉、牡丹皮、泽泻、怀山药、薏仁肉、女贞子、旱莲草、白芍、丹参、田七末），治疗肝肾两虚、脉络瘀阻型垂体瘤术后患者，全方旨在养肝明目、滋肾通络。

2. 针灸

（1）刘一凡等应用针刺结合足疗辨证干预垂体瘤，取神庭、攒竹、太阳、外关、中脘、悬钟、太冲为主穴，同时结合足疗基本反射区（肾、输尿管、膀胱）。

（2）李平以针刺治疗垂体瘤卒中术后失明患者1例，予风府辅以上星、印堂、水沟、风池、完骨、翳风捻转补泻，局部取攒竹、睛明、承泣、内关、足三里、三阴交、光明、太溪平补平泻，头维、太阳、合谷、中渚、太冲、足临泣用泻法，治疗半年后，患者视力有所恢复。

（3）冯宝兰采用神庭、百会、足三里、三阴交为主穴，配以中脘、合谷、关元、子宫、血海等穴，联合中药六味地黄汤加柴胡、白芍、枳壳、香附、蔓荆子等治疗脑垂体催乳素瘤，具有较好的临床效果。

七、各家经验

1. 张秋娟

张秋娟主张辨病－辨证－辨体质相结合，自拟垂体瘤协定方（天南星、姜半夏、三棱、莪术、海藻、昆布、生牡蛎、瓦楞子等）为基础方，以补益气血、化痰祛湿、开窍醒脑、补肝益肾、滋阴潜阳、温补脾肾、壮阳补脑等方法辨证加减治疗。

2. 潘国贤

潘国贤提出以全蝎、蜈蚣、僵蚕、地龙为鞍部肿瘤之首选靶药，这些药物具有活血祛瘀、化痰散结、祛风止痉、通络止痛之效。

3. 赵培

赵培将垂体泌乳素微腺瘤分为5型进行论治，肝气郁结证治以疏肝解郁、柔肝缓急，常用柴胡、麦芽、夏枯草、郁金、绿萼梅、白芍、甘草等；肝郁化火证治以清肝泻火、潜镇降逆，常用栀子、牡丹皮、枳壳、钩藤、黄芩、龙骨、牡蛎等；肾精亏损证治以补肾益精、培育下元、荣通脑络，常用桑寄生、续断、女贞子、菟丝子、杜仲、山萸肉、补骨脂等平补而不过滋腻之品；气血两虚兼瘀滞证治以补气养血，佐以活血化瘀，常用黄芪、太子参、白术、茯苓、当归、鸡血藤、三七粉、制鳖甲等；脾虚痰湿证治以健脾除湿、化痰散结，常用薏苡仁、冬瓜皮、半夏、莱菔子、天竺黄、夏枯草、鸡内金等。

4. 燕波和小白

傣医认为垂体腺瘤是由于"四塔五蕴"功能失调所致。人体的"四塔五蕴"应协调平衡才会健康快乐，由于自身体质、外界环境、情志多方面的影响导致"四塔五蕴"功能失调，"五蕴"中的形体蕴和知觉蕴过旺，"四塔"中的土塔、水塔不足，风塔、火塔过盛，上扰上盘，加上自身体弱不能及时清除邪气，无法调平"四塔五蕴"功能而发为此病。治疗当清过盛之风塔、火塔，调平形体蕴和知觉蕴，补不足之水塔、土塔，恢复"四塔五蕴"的功能。通关散、大钩藤具有清热解毒、息风镇惊、通窍醒脑之功，可以补水塔、清火塔；通血香、松尖具有理气活血通脉之功，以补土塔、清风塔；七叶莲具有止痛消肿、舒经通窍之力；益母草具有理气活血调经之功。诸药合用共达调和"四塔五蕴"功能、消瘤调经之目的。

5. 罗颂平

罗颂平根据垂体泌乳素瘤病机，提出治疗当以柔肝疏肝解郁、活血豁痰调经为原则，以逍遥散为基础方，重用麦芽，佐以活血和引血下行之益母草、牛膝、赤芍，酌加少量开窍豁痰镇静之药，如石菖蒲、蚕沙、远志、钩藤等。

6. 颜乾麟

颜乾麟指出本病早期应以祛邪为主，如化痰消肿、活血消肿、清热解毒等，祛痰与化瘀并重，化痰多用半夏、夏枯草、牡蛎、象贝母、海藻等药；祛瘀则常用水蛭行搜剔之功，川芎可透过血脑屏障，增强药效；中后期应以扶正为主，固本清源，扶正达邪，药用大补元气之人参、黄芪等。

7. 潘文奎

潘文奎将无功能性垂体瘤据其痰瘀孰轻孰重分为两型，痰浊内蕴型多见于垂体微腺瘤，治以化痰涤浊、软坚消瘤，常投昆藻二陈汤合羡贝软坚汤；瘀血阻脑型常见于垂体瘤伴颅内高压征象，或蝶鞍已有病理损害、肿瘤较大者，治以活血化瘀，方以四物汤为主，气滞者予血府逐瘀汤，气虚者予补阳还五汤。功能性垂体瘤据其虚实及阴阳偏颇分为 3 型：肾精壅盛型，治以泻肾汤合大承气汤化裁；肝肾阴虚型，以月蓉生精汤加减；脾肾阳虚型，基于精不足之内因，采用补肾填精与温阳益气并举之法，以金匮肾气丸合月蓉生精汤治疗。对于蝶鞍骨质破坏者，先软坚散结，再行骨质修复，常用淫羊藿辅以鹿角霜、龟甲、鳖甲等含钙中药。生化检验中，PRL 高者，选用补骨脂补虚，菟丝子收敛，其他内分泌激素升高者，从肾精壅盛论治，予以泻肾。

8. 周容华

周容华提出脑部肿瘤多以剧烈头痛、眩晕、目疾等为主要表现。在治疗时以化瘀通络、软坚散结、清热息风、滋补肝肾为基本治法，常用全蝎、僵蚕、蜈蚣、地龙、归尾、赤芍、桃仁、红花、丹参、钩藤、天麻、半夏、川贝母、半枝莲、白花蛇舌草等药物组成专方。初期头痛剧烈者，用全蝎、僵蚕、蜈蚣、地龙等虫类药与桃仁、红花、丹参、钩藤、天麻、法半夏、川贝母等合用，有显著的化瘀通络、软坚散结、息风止痉的功效，对消散肿块，解除刀割样的剧烈头痛有效；头痛缓解后，应及时加入滋养肝肾之品以滋水涵木，扶正祛邪；脑内占位性病变常致颅内压增高，故辛燥助阳之品如细辛、川芎、白芷、吴茱萸等应慎用，用之常使风火肆虐，于病有害无益。

八、转归与预防调护

垂体瘤治疗目标为纠正激素自主性高分泌状态，缓解临床症状，最大程度去除肿瘤，恢复正常垂体功能。绝大部分垂体腺瘤均为无功能垂体微腺瘤，患者终身无症状和体征，无需治疗。PRL 瘤首选药物治疗，其他垂体瘤首选手术治疗。经蝶手术难以避免急慢性并发症，但急性并发症多为一过性，少数为永久性。如果术后发生腺垂体激素缺乏，则需要补充相应靶腺激素，如甲状腺激素、糖皮质激素、性腺类固醇激素等。

针对垂体腺瘤患者需减少术后脑脊液漏，并及时修补、加强留置引流管护理，严格掌握术后糖皮质激素的应用指征，另外合理预防性应用抗菌药物可防止颅内感染的发生。

第三章　甲状腺疾病

第一节　非毒性甲状腺肿

一、概述

1. 西医认识

甲状腺肿（goiter）指良性甲状腺上皮细胞增生形成的甲状腺肿大。弥漫性非毒性甲状腺肿（diffuse nontoxic goiter）称为单纯性甲状腺肿（simple goiter），是指非炎症和非肿瘤原因，出现甲状腺呈弥漫性，而甲状腺功能正常的疾病。弥漫性非毒性甲状腺肿患者约占人群的5%，在不同地区可有明显差异。本病散发，女性发病率是男性的3~5倍。非毒性多结节性甲状腺肿（nontoxic multinodular goiter）是指甲状腺结节性肿大，而甲状腺功能正常的疾病，成人患病率高达12%。

如果一个地区儿童中非毒性甲状腺肿的患病率超过5%，称之为地方性甲状腺肿。本节所述为散发类型甲状腺肿，指由先天遗传性甲状腺激素合成障碍或致甲状腺肿的物质所引起的甲状腺肿。散发类型甲状腺肿更为常见，常影响患者颈部外观，肿大较明显者，可压迫局部组织器官，严重者可发生甲状腺功能减退症。

2. 中医认识

非毒性甲状腺肿属中医学"瘿病""瘿气""瘿囊""瘿肿"等范畴。瘿病首见于《诸病源候论》，"瘿者，由忧恚气结所生，亦曰饮沙水，沙随气入于脉，搏颈下而成之。初作与瘿核相似，而当颈下也，皮宽不急，垂捶捶然是也"，指出瘿的部位及形态。《医学入门》又将瘿病称为瘿气或瘿囊，瘿气与瘿囊均表现为肿大的甲状腺对称、光滑、柔软，而从肿大的程度上来讲，瘿囊比瘿气大。《诸病源候论》最早将瘿病分为气瘿、肉瘿、血瘿。气瘿多归因于肝郁气滞；肉瘿多因肝气乘脾，脾运化失司所致；血瘿多由肝郁化火，热入血中，血行加速或血溢脉外而成。

《吕氏春秋》曰："轻水所，多秃与瘿人。"不仅记载了瘿病的存在，而且观察到瘿的发病与地理环境密切相关。《诸病源候论》谓："瘿者，由忧恚气结所生。"指出瘿病多由于精神及情志因素影响气的运动，于甲状腺部位郁结而发病。《济生方》言："夫瘿瘤者，多由喜怒不节，忧思过度，而成斯疾也。"说明七情太过与不及、脏腑气化失常均可形成瘿病。《圣济总录》云："由忧恚之气，在于胸膈，不能消散，搏于肺脾故也。咽门者，胃气之道路，喉咙者，肺气之往来，今二经为邪所乘，致经络否塞，气不宣通，结聚成瘿。"由于情志不畅导致气的分布异常，可累及肺脾两脏，又肺脾两经循行均通过颈部，气不行，结聚于此而生瘿病。《丹溪心法》曰："痰之为物，随气升降，无处不到。""凡人身上中下有块者，多是痰。"指出人体凡生有形之肿大，多责之于痰。《丹溪心法》中提及的"痰夹瘀血碍气而病"，即所形成的痰浊、瘀血等病理产物，有碍于气之功能的发挥，气机不畅，积聚于甲状腺部位可发生瘿病。正因气不条达，又会进一步加重痰瘀之病变，形成恶性循环。

《肘后备急方》首载用海藻酒治疗瘿病，而《儒门事亲》主张将海藻浸入水缸内饮用，即可预防瘿病的发生。《千金要方》所载内服治疗瘿病的九首方剂中有八首皆用含碘较丰富的海藻、昆布，这两味药皆为咸寒之品，入肝、肾经，可起祛痰软坚、散结消肿之功。《外台秘要》所载方药中使用了羊、鹿的甲状腺作脏器疗法。《外科正宗》的海藻玉壶汤、《证治准绳》的藻药散、《疡医大全》的四海舒郁丸均为现在临床治疗瘿病的常用方药。

二、西医诊断

1. 诊断依据

（1）居住于碘缺乏地区，或具有高碘饮食史，或环境内分泌干扰物所致，部分患者有典型甲状腺肿大家族史。

（2）甲状腺肿大。

（3）血清总三碘甲腺原氨酸（TT_3）、血清总甲状腺激素（TT_4）正常，TT_4/TT_3的比值增高。血清甲状腺球蛋白 Tg 水平增高，增高的程度与甲状腺肿的体积呈正相关。促甲状腺激素（TSH）水平一般正常。

（4）B 超见弥漫性甲状腺肿。

2. 临床表现

早期无毒性甲状腺肿多无明显症状。甲状腺肿大多在青春期、妊娠期及哺乳期发生，起病缓慢。最常见到的有颈部变粗，患者常诉颈部不适、衣领发紧等。当甲状腺肿明显时，气管或食管等受压或有移位，可有咳嗽、声音嘶哑、咽下困难、憋气、呼吸不畅、恶心、呕吐、面部水肿、颈部和上胸部浅静脉扩张等表现。甲状腺肿一般无疼痛，如有结节内出血则可出现疼痛。在严重的地方性甲状腺肿地区，可见散发性呆小病，表现为生长发育障碍，智力迟钝，全身弥漫性黏液水肿。

查体可见肿大的甲状腺表面光滑，质地较软，随吞咽上下活动，无震颤，无血管杂音。随着病程的发展，逐渐出现甲状腺结节性肿大，一般为不对称性、多结节性、结节大小不等、质地不等、位置不一。若甲状腺结节质硬、活动度欠佳，应警惕恶变可能。

甲状腺肿可分为 3 度：外观没有肿大，但是触诊能及者为 I 度；既可见又能触及，但肿大没有超过胸锁乳突肌者为Ⅱ度；肿大超过胸锁乳突肌外缘者为Ⅲ度。

三、病因病机

1. 病因

（1）情志内伤：患者长期忿郁恼怒，久而伤肝，致肝气郁结，疏泄失司；津液流通不利，气滞津停，加之肝旺侮土，或脾失健运，导致津液凝聚成痰成瘀。气滞痰凝血瘀，壅结颈前，乃成瘿肿之疾，质较软，消长常与情志变化有关。

（2）饮食和水土失宜：饮食失调，或居于高原山区，久之致甲状腺肿的物质随气入脉，结于颈下，而动气结痰凝血，乃成瘿肿之疾。

（3）体质因素：妇女的经、孕、产、乳等生理特点及素体阴虚之人，常引起气郁化火、痰瘀互结及阴虚阳亢等病理变化，易患瘿肿。

2. 病机

本病病机关键为气、痰、瘀阻滞于甲状腺，引起甲状腺不同程度的肿大。初期多气机郁滞，津凝痰聚，血脉瘀阻，甚者气、痰、瘀三者合而为患，日久损伤阴阳，产成变证。

本病可按照气、痰、瘀、虚四个阶段加以动态分析。气证阶段是疾病早期，主要表现为长期情志失调或忧思郁怒，导致肝失疏泄，郁而气滞，壅结于颈前，引起甲状腺弥漫性肿大，且消长常与情志有关；痰证阶段代表疾病的发展，肝气横逆，疏泄太过，影响脾胃运化功能，水液输布失常，炼液为痰，出现颈部肿胀，形成结节性肿大；瘀证阶段表示疾病进一步发展，气不行则血不行，气滞则血瘀，痰凝日久，阻滞气血运行而致瘀，瘀结于颈前而肿大；虚证阶段是疾病的终末期，气滞、痰凝、血瘀造成全身气血运行不畅，组织器官功能紊乱，气血津液生成代谢障碍，气阴两伤为始，进而阴损及阳，出现阴虚阳亢之证。

本病早期以实证居多，与气、血、津液运行失常密切相关。气滞、痰凝、血瘀是基本病机，早期一般无明显临床表现，肿大明显者可以压迫呼吸道、食管。病久则耗伤气血，阴精受损，由实转虚，其中尤以阴虚阳亢多见，进而发展为虚中有实、实中有虚之虚实夹杂证。

综上所述，非毒性甲状腺肿可分气、痰、瘀、虚四个阶段，早、中期以局部邪实为主，晚期以虚损为主，属虚实夹杂证。本病症靶为单纯的甲状腺肿大，通过疏肝理气、软坚散结、活血化痰之品治之。随着疾病的进展，甲状腺肿大往往会伴有结节，且肿大越明显，越易导致甲状腺功能减退症。

四、辨治思路

1. 辨证要点

（1）症状分类辨证要点：颈部肿大的鉴别。肿而绵软不痛者为"气瘿"，肿而内全成块者为"血瘿"。肿大质软，皮宽不急，不痛，逐渐长大，多为气滞、痰凝，质硬或有结节，经久未消多为瘀血，痛者多为离经之血。有情志不畅、急躁易怒、随喜怒消长者多为气郁或郁久化火。因痰而肿大者，边界清楚，按之较软，因瘀而肿大者，按之较硬。腠理不密，外寒搏之，亦可表现为颈部肿大，肿大明显者可因痰瘀互结压迫气管而引起胸闷、憋气、咳嗽、压迫感等。

（2）疾病转归辨证要点：疾病早期多因肝郁气滞或郁久化火，故甲状腺多为轻度弥漫性肿大，可随喜怒消长。气不行则血瘀，气不温则水聚为痰，或火热炼津为痰，郁火在内，煎熬津血，血液黏滞而成瘀，痰瘀形成之后，既可因痰致瘀，亦可因瘀致痰，形成痰瘀互结，甲状腺肿大进展为中重度，按之较硬，甚者可以出现呼吸困难，胸闷气短。进一步发展，郁火、痰凝、血瘀使津液亏耗，形成阴虚，表现为消瘦无力、日晡潮热、盗汗等。阳气失去制约，就会产生亢盛的病理变化，出现眼睛突出、手指颤抖等。甲状腺肿大不明显、质软，治疗及时多可治愈。若出现严重胸闷、烦躁不安、高热、神昏谵语等为病情危重；若甲状腺突然明显肿大，质地坚硬，移动性差，提示可能有恶变倾向；日久阴损及阳，致阴阳亏虚，可发生虚劳；若出现全身弥漫性黏液水肿，则归属水肿范畴。

2. 鉴别诊断

瘿囊与瘿瘤：瘿囊颈前肿较突出，两侧相对对称，肿块光滑，柔软，主要病机为气郁痰阻，若日久兼瘀血内停者，局部可出现结节。瘿瘤表现为颈前肿块偏于一侧，或一侧较大，或两侧均大，肿物大小如桃核，质较硬，病情严重者，肿块迅速增大，质地坚硬，表面高低不平，主要病机为气滞、痰结、血瘀。

3. 治疗原则

遵循局部治疗与整体治疗相结合、治本与治标相结合的原则，在理气化痰、消肿散结的基础上，肿大质硬有结节者，配合活血化瘀；气郁化火当泻火；火郁伤阴，而阴虚阳亢者，以滋阴降火为主。

五、辨证论治

1. 气郁化火证

症状：颈部呈弥漫性肿大，情志不畅，郁闷不舒，急躁易怒，皮色如常，边缘不清，柔软不痛，可随喜怒消长，纳差，月经不调，舌质淡红，舌苔薄白或薄黄，脉弦。

治法：疏肝解郁，消肿散结。

方药：四海舒郁丸（《疡医大全》）合消瘰丸（《医学心悟》）加减。木香、陈皮、海蛤粉、海藻、昆布、牡蛎、贝母、玄参、栀子等。

加减：若渴饮多食，消瘦者加石膏、知母、黄芩等；若头晕目眩，烦躁易怒者加龙胆草、夏枯草、决明子等；小便黄者加淡竹叶、通草等。

2. 痰瘀互结证

症状：颈部逐渐肿大，边界清楚，按之软或较硬，咳嗽有痰，肿胀明显者，可伴有呼吸困难，胸闷气短，舌质暗，苔薄白，脉弦涩。

治法：理气活血，化痰消肿。

方药：海藻玉壶汤合活血散瘿汤（《外科正宗》）加减。海藻、昆布、青皮、陈皮、半夏、贝母、当归、川芎、牡丹皮等。

加减：纳差、吞咽不畅，加桔梗、射干、牛蒡子以利咽；肿块较硬及有结节者，加三棱、莪术、丹参、水蛭等。

3. 阴虚阳亢证

症状：颈部肿大或有结节，情绪不畅，喜怒无常，消瘦无力，日晡潮热，盗汗，眼睛突出，手指颤抖，舌红苔黄，脉细数。

治法：滋阴潜阳，平肝消肿。

方药：玉女煎（《景岳全书》）加减。石膏、生牡蛎、熟地黄、玄参、麦冬、知母、牛膝、夏枯草、贝母、钩藤。

加减：耳鸣，腰酸膝软者加龟甲、桑寄生、怀牛膝、菟丝子等；疲乏无力、体瘦者加黄芪、当归、生地黄等；眼睛突出者加黄芩、决明子。

六、其他疗法

1. 中成药

（1）夏枯草口服液：用于非毒性甲状腺肿气郁化火证，一次 10mL，一日 2 次。

（2）五海瘿瘤丸：用于非毒性甲状腺肿痰瘀互结证，一次 1 丸，一日 3 次。

（3）小金丸：用于非毒性甲状腺肿痰瘀互结证，一次 1.2 ~ 3g，一日 2 次。

2. 针刺

主穴：阿是穴、合谷、足三里。

配穴：胸闷、气短、泛恶者配内关，吞咽不适者配天突，胸胁胀满者配太冲。留针30 分钟，其间行针 2 次，采用捻转运气法。每日或隔日针刺 1 次，10 次为 1 个疗程。

3. 穴位埋线

主穴：天突、人迎、廉泉、肝俞、脾俞等。

配穴：肝气郁结加曲泉、膻中；气郁化火加太冲、行间、阳陵泉；痰气郁结加膻中、丰隆、阴陵泉；阴虚阳亢加太溪、三阴交。20 ~ 30 天埋线 1 次，6 次为 1 个疗程。

七、各家经验

1. 任继学

任继学认为瘿病系指缨脉（甲状腺）之疾，认为非毒性甲状腺肿是以情志、饮食、居处不当及先天亏损等，引起甲状腺机能与脏腑功能失调，水火偏盛偏衰，阴阳失衡，痰、气、火交织而成，阴虚阳亢为其主要病机。本病的治法是甘寒养阴，理气豁痰，酸以软之，咸以润之，辛以散之。但要辨明气滞痰凝、瘿肿囊胀，分而治之，方可收效。

2. 徐经世

徐经世认为非毒性甲状腺肿大多虚实夹杂，以实证为多，其发病之关键归因于肝经有火。患者多因愤郁忧愁、嗜食辛辣等导致肝失舒畅，气机郁滞，聚而不散，日久化火则生肿；火热内炽，炼液生痰，痰火凝聚则生肿；热迫血分，损伤络脉，血液外溢或瘀滞皆可生肿；火热内盛，耗气伤阴，不荣失养而生肿。徐老临证善内外合治，外治取麝香1g，冰片5g，米醋300g，混合放入瓶中，浸泡旬日后用棉签蘸醋涂抹局部，起到改善病位处血液循环及散结消肿的作用。特殊情况时可选琥珀10g代替麝香，疗效亦显。

3. 仝小林

仝小林认为甲状腺肿大属肝胆郁火者，取清肝散结第一圣药夏枯草最为适宜，剂量从30g起，最大可用至120g。赞曰"少阳火郁夏枯草，清肝散结肿毒妙"。病情缓解后，可用夏枯草熬膏外用，巩固疗效。

4. 方朝晖

方朝晖认为结节性甲状腺肿大与脾土息息相关，因脾气虚弱，化生乏源，脏腑经络、四肢百骸、筋肉皮毛不得充养则易感受外邪或邪从内生，又脾主运化水液，脾失健运，水湿内生，凝聚成痰，壅结颈前而肿。治疗当顾护脾土，选用黄芪、白术、茯苓、党参、黄精等健脾益气之品以化痰湿而消肿。

5. 李春有

李春有治疗本病常取穿山甲研末，每次10g，米酒为糊，采用药物离子导入治疗机局部导入，每日1次，每次50分钟，20天为1个疗程。疗程间休息20~30天，平均2~3个疗程即可治愈。

八、转归与预防调护

1. 转归

中医学认为青春期甲状腺肿属正常现象，不需特殊治疗，预后良好；单纯性甲状腺肿或伴有结节形成，经中医药治疗后甲状腺肿可缩小或消失，症状和体征改善或缓解，预后较好；适当应用中医药治疗，有助于降低复发率，提高生存率。应用甲状腺激素的患者，口服甲状腺激素3~6个月，甲状腺肿明显改善，但停药后易复发，必要时可考虑长期服用甲状腺激素。病程较长的多结节性甲状腺肿，甲状腺激素疗效差。甲状腺激素治疗6~12个月而甲状腺肿块缩小不明显者，不建议继续服用。

2. 预防调护

对于非毒性甲状腺肿应以预防为主，保持精神愉快，防止情志内伤，水土因素诱发者则应注意饮食调摄，这是预防甲状腺肿的两个重要方面。患者应尽量做到食物种类多样，多食新鲜蔬菜水果，同时患者应在适宜的环境中休息，并适当运动，避免感染、创伤及精神刺激，可有效预防非毒性甲状腺肿的发生。

非毒性甲状腺肿患者应定期进行随诊，至少应每年复查一次甲状腺功能，并做全面体格检查，根据实际情况进行影像学检查。

第二节 甲状腺功能亢进症

一、概述

1. 西医认识

甲状腺功能亢进症（hyperthyroidism）是指血液循环中甲状腺激素过多，作用于全身组织器官，造成机体的神经、循环、消化等系统兴奋性增高、代谢亢进为主要表现的一组临床综合征。主要包括弥漫性毒性甲状腺肿（Graves disease）、结节性毒性甲状腺肿、甲状腺自主高功能腺瘤。

Graves病是甲状腺功能亢进症中最常见的类型，占全部甲状腺功能亢进症的80%～85%，作为本节主要讨论的内容。该病可见于各年龄段，20～40岁多发，男女受累比例为1:（4～6），每年新发病人数有逐渐增加的趋势。目前认为，本病是在遗传易感的基础上，由于碘摄入过量、感染、自身免疫、精神创伤等应激因素而诱发的一种自身免疫性甲状腺疾病。

2. 中医认识

甲状腺功能亢进症属于中医学"瘿病""瘿气""瘿瘤""心悸""颤证""汗证"等范畴，其主要临床表现为急躁易怒、怕热多汗、多食善饥、消瘦、疲倦乏力、心悸气短、甲状腺肿、手抖、排便次数增加等症状。

瘿病首见于《诸病源候论》，"瘿者，由忧恚气结所生，亦曰饮沙水，沙随气入于脉，搏颈下而成之。初作与瘿核相似，而当颈下也，皮宽不急，垂捶捶然是也"。《证治汇补》曰："有阴气内虚，虚火妄动，心悸体瘦，五心烦热，面赤唇燥，左脉微弱，或虚火无力者是也。"指出阴虚可以出现甲状腺功能亢进症的典型临床表现。《济生方》言："夫瘿病者，多由喜怒不节，忧思过度，而成斯疾焉。"认为情绪波动，过度忧思会导致甲状腺功能亢进症的发生。《圣济总录》载："妇人多有之，缘忧恚有甚于男子也。"首次提出女性多受情志因素影响而导致该病的患者率高于男性。《诸病源候论》曰："诸山水黑土中，出泉流者，不可久居，常饮令人作瘿气，动气增患。"《外科正宗》提出"夫人生瘿瘤之症，非阴阳正气结肿，乃五脏瘀血、浊气、痰滞而成"。指出饮食、环境失宜，或气血运行不调，气滞、痰凝、瘀血结于颈前可发生本病。

《证治准绳》的藻药散、《医宗金鉴》的四海舒郁丸、《医学心悟》的消瘰丸均为治疗本病的常用方剂，要慎用海藻、昆布、海螵蛸等含碘量较高的药物。黄药子性凉，有化痰、消肿、凉血之功，对于痰瘀互结及肝火旺盛证可结合临床使用，另其有小毒，长期服用对肝脏损害较大，必须慎用，剂量一般不超过10g。《诸病源候论》最早提出瘿病分为三种，其中"有气瘿，可具针之"，指出甲状腺功能亢进症可采用针灸治疗，如《针灸甲乙经》曰："瘿瘤，气舍主之。"《针灸集成》曰："灸法治瘿，灸天突……又灸肩髃。"天突具有理气化痰的功效，而肩髃可通经活络，采用灸法可使气机通畅，增强温经活血的功效。《三国志·魏书》记载贾逵"发愤生瘿，后所病稍大，自启愿欲令医割之"，指出外科手术可作为治疗甲状腺功能亢进症的手段。《丹溪心法》曰："瘿气，必须断厚味。"指出应当控制摄入过多含碘量高的食物以预防甲状腺功能亢进症。

二、西医诊断

（一）诊断依据

典型 Graves 病根据高代谢症状和体征，以及甲状腺弥漫性肿大，血清总甲状腺激素（TT_4）、游离甲状腺激素（FT_4）增高，促甲状腺激素（TSH）减低等指标变化容易诊断。Graves 病患者有突眼者占 50% 左右，5% 患者伴有胫前黏液性水肿，可有促甲状腺素受体抗体（TRAb）、甲状腺过氧化物酶抗体（TPOAb）、甲状腺球蛋白抗体（TgAb）阳性。

（二）临床表现

1. 甲状腺毒症表现

（1）高代谢症候群：患者常有怕热多汗，皮肤温暖而潮湿，体重下降，多食善饥，神疲乏力等表现。

（2）神经精神症状：常表现为兴奋多动，话多，性情急躁易激动，失眠，甚至躁狂或焦虑抑郁，表情淡漠，手、舌震颤，腱反射活跃。

（3）心血管系统：可有心悸、胸闷、气短，多数有心动过速，休息和睡眠时心率仍明显增快。严重者可发生 Graves 性心脏病，常见心尖区第一心音亢进。有时出现心律失常，尤以房性早搏和房颤多见，部分患者有心脏增大，甚至心力衰竭。此外还有收缩压上升和舒张压下降，导致脉压差增大，有时出现周围血管征。

（4）消化系统：表现为肠蠕动加快，大便频数，重者腹泻，但无黏液和脓血，转氨酶升高，偶有黄疸。

（5）血液系统：白细胞减少，淋巴细胞相对增加，可伴发血小板减少性紫癜。

（6）生殖系统：女性月经减少或闭经，男性可有阳痿或乳房发育。

（7）运动系统：肌肉软弱无力，甚至发生甲状腺功能亢进症性肌病或重症肌无力。

2. 甲状腺肿大

大多数患者有轻度至中度弥漫性、对称性甲状腺肿大，质软、无压痛，两侧上下极可听到收缩期吹风样动脉血管杂音，有时能扪及震颤。

3. 突眼

大部分 Graves 病患者有眼部受累，25%～50% 的病例出现眼征，此为重要而较特异的体征之一。

（1）单纯性突眼：又称良性突眼，约占 Graves 患者的 50%。常见眼球突出，睑裂增大，少瞬目。上视时前额皮肤不能皱起，俯视时眼睑不能随眼球下落，双眼看近物时眼球辐辏不良。

（2）浸润性突眼：又称恶性突眼。眼球突出明显，伴有眼睑肿胀肥厚，结膜充血、水肿。球后组织体积增大，并有眼外肌受累，眼肌麻痹，眼球活动度小，复视，瞬目少，眼睑不能完全闭合。角膜易发生炎症、溃疡。

三、病因病机

1. 病因

（1）情志内伤：患者长期情志不畅，情绪骤变，久而伤肝，致肝失条达，气机郁滞，疏泄失司，津液失布，凝结成痰，碍血运行，气滞痰凝血瘀，壅结颈前，发生本病。

（2）饮食和水土失宜：长期饮食失调，或久居偏远山区，一则影响脾胃的运化功能，脾失健运，水湿不运，聚而生痰；二则影响气血的正常运行，气郁血滞，痰气瘀结于颈前而发本病。

（3）体质因素：素体阴虚，或肝郁化火伤阴，或产后气阴俱亏，或女子发育、哺乳期间出现气郁化火，肝火亢盛，易患本病。

（4）失治误治：过用伤阴药物，而致肝肾受损，阴液亏耗，阴虚阳亢而形成本病。甲状腺功能减退症治疗不规范，用药过度则成药物性甲状腺功能亢进症等。如过用含碘量高的中药、长期使用治疗心律失常或慢性咽炎的高碘药物等，均可导致本病。

2. 病机

甲状腺功能亢进症的病机为情志内伤、饮食和水土失宜、体质因素、失治误治等引起肝失疏泄、郁久化火。

本病可按照郁、热、虚、损四个阶段加以动态说明。郁证阶段代表疾病早期，主要表现为长期情志失调或突发精神刺激，导致肝失疏泄，郁而气滞，而肝经走行"循喉咙之后"，故可引起甲状腺功能亢进症。热证阶段代表疾病的进展期，肝郁不解，久之化火，急躁易怒，怕热多汗；肝火上炎，横逆犯胃，引起胃热，腐熟食物而易饥饿多食；肝火扰心，出现心悸失眠，肝火乘脾，形成肝旺脾虚，脾虚固摄失司，导致排便次数增加。虚证阶段亦代表疾病进一步发展，肝火未除，火热煎灼脏腑之阴，导致阴精亏损而消瘦，阴虚风动可出现手抖，阴虚不足不能载气，出现气阴两虚，表现为气短、疲倦乏力等。损证阶段代表疾病的终末期，甲状腺功能亢进症诸虚渐重，或久病入络，瘀血阻滞，或脾虚生湿，运化无权，津液停滞可为痰，痰瘀结于颈部成瘿病，又肝开窍于目，痰瘀积于眼部可导致突眼。

中医药治疗本病具有一定效果，可以明显缓解甲状腺功能亢进症的临床症状，但容易反复发作。患者情志不遂，郁怒伤肝，致气机不畅，病在气分，气之温煦推动之力减弱而致痰凝血瘀，产生甲状腺肿大、突眼、月经失调。肝乘脾土，致使脾胃的运化机能减退，渐至阳亏。脾为后天之本，不能运化水谷精微于肝，肝体阴而用阳，肝不得养，阳无以用，则进一步加重肝失疏泄，久之肝郁化火，横逆犯胃，上扰心脑，出现高代谢症候群。火炼液为痰，结聚于颈前，火耗气伤阴，表现为气阴两虚、肝肾阴虚之象。

综上所述，甲状腺功能亢进症可分为郁、热、虚、损四个阶段。本病属虚实夹杂，早、中期以肝郁、肝火等实证为主，晚期以肝肾阴虚、气阴两虚、痰瘀互结等虚证为主。本病的病靶分为标靶和症靶，标靶为调节甲状腺激素，症靶随着所处阶段不同而有异，早、中期症靶可为体重减轻、多食善饥、心悸等，晚期则随其疾病进展而有不同症靶，如严重突眼、昏迷等。

四、辨治思路

1. 辨证要点

（1）症状分类辨证要点：①易饥：易饥总因胃中有火，腐熟太过所致。若消谷善饥、食欲旺盛、大便干结、性情急躁易激动者体重减轻，属肝火犯胃；若消谷善饥，而大便反溏泄者，属胃强脾弱；若饥不欲食者，属胃阴不足。②手震颤：手震颤多分虚实两端。若手震颤，情志不畅时加重，伴眩晕耳鸣，属肝郁气滞，化火生风；若手震颤，神疲乏力，动则心悸，属气阴两虚；若手震颤，伴腰膝酸软，失眠心烦，头晕耳鸣，属肝肾阴虚。③突眼：引起突眼的病理产物为痰、瘀。若突眼，目赤肿痛，羞明畏光，多属火热上灼于目；若突眼，眼睑肿胀，结膜水肿，多属痰湿壅滞；若突眼，结膜充血，视物模糊，多属瘀血阻滞。

（2）疾病转归辨证要点：疾病早期肝郁气滞、忧思过度，故甲状腺功能亢进的症状会随着情绪波动而消长。郁久化火，则可表现为一系列热证，如燥热汗出、目睛突出，犯胃后出现消谷善饥、形体消瘦等。火热伤阴，肝肾同居下焦，表现为目胀干涩，腰酸乏力，月经量少等肝肾阴虚症状，若心阴亏虚，或痰瘀痹阻心脉而变生甲状腺功能亢进症性心脏病。阴损及阳，气阴两虚，则有气短乏力，肢体无力等症状出现。气虚、阳虚导致痰瘀内生，表现为甲状腺肿大或有结节，眼突，闭经。甲状腺功能亢进症症状加剧，伴有发热、恶心、呕吐、心悸、大汗，甚至昏迷等，易发生甲状腺功能亢进症危象。甲状腺肿大越明显，说明气、痰、瘀、热损伤严重，就有可能越早发生甲状腺功能减退症。严重的痰瘀所致的突眼得不到缓解，可发生视力减退，甚至失明。

2. 鉴别诊断

（1）甲状腺功能亢进症与甲状腺肿：两者均可以甲状腺肿大为主要表现。甲状腺功能亢进症还有怕热多汗、消瘦、多食善饥、急躁易怒、心悸气短、手抖等症状，而甲状腺肿的上述表现不明显。

（2）甲状腺功能亢进症与绝经前后诸症：两者均表现为烦躁易怒、汗出、心悸失眠、情志不宁、月经紊乱。甲状腺功能亢进症还伴有多食善饥、疲倦乏力、甲状腺肿、手抖、排便次数增加等。而绝经前后诸症为女性在绝经前后表现出的潮热面红、腰背酸楚、面浮肢肿、皮肤蚁行感等症状。

3. 治疗原则

在辨病的基础上凸显辨证论治。实证从气、火、痰、瘀入手，治疗以理气、降火、祛痰、化瘀为主；虚证从气虚、阴虚着手，治疗以益气养阴为要。急者治标，缓则治本。

五、辨证论治

1. 肝郁气滞证

症状：甲状腺肿大，质软，随情绪波动而消长，急躁易怒，焦虑，失眠，眼干目胀，乳房胀痛，月经不调，舌质红，苔薄黄，脉弦。

治法：疏肝理气，消瘿散结。

方药：柴胡疏肝散（《景岳全书》）加减。柴胡、白芍、沙参、郁金、枳壳、龟甲、夏枯草等。

加减：若胸胁胀痛加香附、合欢皮；气郁化火，症见口苦口干，烦躁易怒，舌红苔黄者，加栀子、牡丹皮、赤芍、黄芩。

2. 肝火犯胃证

症状：甲状腺肿大，质稍硬，目睛突出，形体消瘦，燥热自汗，消谷善饥，烦渴多饮，急躁易怒，手抖，便溏或便秘，月经量多，舌质红，苔黄，脉弦数。

治法：清肝泻火，散结消瘿。

方药：玉女煎（《景岳全书》）加减。生石膏、知母、玉竹、生地黄、麦冬等。

加减：若肝火旺盛，烦躁易怒，脉弦数者，可加龙胆草、黄芩、柴胡等；眼睛突出加夏枯草、荆芥、决明子；火郁伤阴，阴虚火旺而见烦热，多汗，消瘦乏力，舌红少苔，脉细数等症者，可用二冬汤合消瘰丸（《医学心悟》）加减。

3. 肝肾阴虚证

症状：甲状腺肿大，质软或稍硬，头晕目眩，心悸，失眠，目胀干涩，口干颧红，腰酸乏力，便秘，月经量少，舌质红，苔薄黄，脉弦细。

治法：滋养肝肾，消瘿散结。

方药：一贯煎（《续名医类案》）加减。生地黄、地骨皮、女贞子、旱莲草、女贞子、何首乌、夏枯草、生甘草等。

加减：若虚风内动，手指及舌体颤抖者，加钩藤、白蒺藜、鳖甲、白芍、龙骨；脾胃运化失调致大便稀薄、便次增加者，加白术、薏苡仁、怀山药；肾阴亏虚而见耳鸣、腰膝酸软者，酌加龟甲、桑寄生、怀牛膝、女贞子等。

4. 气阴两虚证

症状：甲状腺轻、中度肿大，质软，心悸气短，倦怠乏力，肢体无力，汗多，纳差，腹泻便溏，月经量少，苔薄白，脉细或细数无力。

治法：益气养阴，消瘿散结。

方药：生脉散（《医学启源》）加减。黄芪、党参、旱莲草、麦冬、丹参、五味子等。

加减：若心悸心慌，气短乏力明显者，可加大党参、黄芪用量以益气；偏于阴虚者，可加生地黄、白芍以养阴；腹泻便溏明显者，可加茯苓、白术健脾益气。

5. 痰瘀互结证

症状：甲状腺肿大，质软或硬，或有结节，目睛突出，胸闷，纳差，情绪低落，舌质暗，苔薄白，脉弦或涩。

治法：理气活血，化痰消瘿。

方药：海藻玉壶汤（《外科正宗》）合血府逐瘀汤（《医林改错》）加减。海藻、昆布、半夏、陈皮、连翘、贝母、当归、川芎、桃仁、红花、赤芍等。

加减：结块较硬或结节明显者，可加黄药子、海浮石、三棱、蜂房、丹参等以加强活血化瘀、消瘿散结之功。

本病的标靶为调节甲状腺激素，可选雷公藤、穿山龙、昆明山海棠等。因雷公藤有较为严重的不良反应，故未生育者慎用。在应用肝毒性较强的药物时，常配伍五味子、茵陈、生甘草等以保肝，以期在保证安全的同时最大限度发挥靶药的作用。症靶中突眼者在消瘰丸基础上加夏枯草、黄芩等，白细胞减少加黄芪、仙鹤草等，黄连、玄参、龟甲、鳖甲等能改善心悸气短之症，生地黄能改善脾胃功能，口干加西洋参、石斛。

六、其他疗法

1. 中成药

（1）甲亢丸

适应证：用于甲状腺功能亢进症肝郁气滞证。

用法用量：一次 1 丸，一日 2 次。

（2）柴胡疏肝丸

适应证：用于甲状腺功能亢进症肝郁气滞证。

用法用量：一次 1 丸，一日 2 次。

（3）复方甲亢宁片

适应证：用于甲状腺功能亢进症肝火犯胃、气阴两虚证。

用法用量：一次 10 片，一日 3 次。

（4）丹栀逍遥丸

适应证：用于甲状腺功能亢进症肝火犯胃证。

用法用量：一次 6~9g，一日 2 次。

（5）天王补心丹

适应证：用于甲状腺功能亢进症气阴两虚证。

用法用量：一次 9g，一日 2 次。

（6）甲亢灵

适应证：用于甲状腺功能亢进症肝肾阴虚证。

用法用量：一次 6~7g，一日 3 次。

（7）知柏地黄丸

适应证：用于甲状腺功能亢进症肝肾阴虚证。

用法用量：水蜜丸一次 6g、大蜜丸一次 1 丸，一日 2 次。

七、各家经验

1. 朴春丽

朴春丽认为甲状腺功能亢进症的初期因痰凝、气滞、血瘀所致，日久均可化热，热损瘿络，久病入络，瘿络阻滞，发为甲状腺功能亢进症。病变部位在瘿络，病机关键为毒损瘿络，提出解毒调瘿法在甲状腺功能亢进症治疗中的运用。方中常用栀子、牡丹皮、连翘、半枝莲、半边莲、白花蛇舌草等清热解毒，夜交藤、鸡血藤、忍冬藤等活血通络，半枝莲、半边莲、白花蛇舌草及藤类药物经过现代药理研究证实均具有调节自身免疫的作用，故符合调瘿之法。

2. 王旭

王旭认为甲状腺功能亢进症突眼的发病与肝、脾、肾三脏功能失调密切相关，其基本病机为肝郁化火生痰，痰火上扰清窍，日久损及脾肾，痰浊瘀血是其重要病理因素，因此主张从肝脾肾分期论治。临床常用龙胆泻肝汤合一贯煎加减以清肝养肝，用四君子汤合二陈汤加减以健脾祛湿、化痰祛瘀，用杞菊地黄丸加减以滋补肝肾，临床行之有效。

3. 高天舒

高天舒认为甲状腺功能亢进症发病以气阴两虚为主，致病的关键因素为痰阻、血瘀，病理特点为寒热错杂，以热为主，虚实夹杂，以虚为主。临床分为肝郁火旺型和气阴两虚型，前者方用龙胆泻肝汤加减，后者方选三甲复脉汤，同时分别配合小剂量抗甲状腺药物治疗，以达到最佳疗效。

4. 岳仁宋

岳仁宋基于《伤寒论》对心悸的证治，认为甲状腺功能亢进症性心脏病当辨证论治，以小柴胡汤和解少阳，畅达气机；以桂枝甘草汤补心阳而生津液；以小建中汤气血双补。

八、转归与预防调护

1. 转归

中西医结合治疗可明显改善甲状腺功能亢进症患者的临床症状与体征，提高生存质量，并积极调控甲状腺激素水平，使其维持在正常水平，随访 2 年无复发者称为临床治愈。本病通常预后良好，患者的年龄、性别、病程、甲状腺肿大与突眼程度等与其预后无明显相关性。中药复方治疗时要考虑含碘类药物使用的利弊，避免造成病情加重或症状复发。对于久治不愈、病情反复发作者，可因甲状腺功能亢进症性心脏病或肝脏损伤等导致疾病恶化，甚至死亡。中西医结合治疗可显著提高临床疗效，减少甲状腺功能亢进症危象的发生。

2. 预防调护

忌辛辣刺激及寒凉食物，戒烟，适当运动，调整心态，避免情绪激动，防止用眼疲劳，遇强光需戴墨镜，严重突眼而睑裂闭合不全者需涂眼膏保护。服用抗甲状腺激素治疗，要定期复查肝功能、血常规等。病情稳定的患者，停药后应至少每半年复查一次甲状腺功能，根据实际情况必要时进行影像学检查。若出现高代谢症候群，应立即进行复查。

第三节 甲状腺功能减退症

一、概述

1. 西医认识

甲状腺功能减退症（hypothyroidism）简称甲减，是由各种原因导致的低甲状腺激素血症或甲状腺激素抵抗而引起的全身性低代谢综合征，其病理特征是黏多糖在组织和皮肤堆积，形成黏液性水肿。按发病年龄可分为以下三型：起始于胎儿或新生儿者，称呆小病；起病于儿童者，称幼年型甲状腺功能减退症；起病于成年者，称成年型甲状腺功能减退症。国外报告的临床甲状腺功能减退症患病率为 0.8%~1.0%，发病率为 3.5/1000；我国学者报告的临床甲状腺功能减退症患病率是 1.0%，发病率为

2. 9/1000。

2. 中医认识

在中医学中甲状腺功能减退症无特定的专用病名，根据元气亏乏、气血不足、脏腑受损等病机，将其归属于"虚劳"范畴。《素问·通评虚实论》指出："精气夺则虚。"《金匮要略·血痹虚劳病脉证并治》首先提出了虚劳的病名，详述证因脉治，并提出扶正祛邪、祛瘀生新等治法，首倡"补虚不忘治实"的治疗要点。张景岳从精气损伤的因果关系立论，提出"其有气因精而虚者，自当补精以化气；精因气而虚者，自当补气以生精"。以此确立了甲状腺功能减退症的治疗大法。甲状腺功能减退症有原发和继发两类。继发者多为做甲状腺次全切手术后或[131]I治疗后；也有系患慢性淋巴细胞性甲状腺炎，当甲状腺组织破坏到一定程度后出现甲状腺功能减退症的症状。所以从中医而论，甲状腺功能减退症亦归于"虚损"之范畴。李用粹在《证治汇补·虚损》中指出"虚者，血气之空虚也；损者，脏腑之损坏也"，明确了本病的病机。呆小症与幼年型甲状腺功能减退症因其发育生长迟缓与中医"五迟"有类似之处。甲状腺功能减退症合并冠心病时则属于"胸痹""心悸"等范畴。

二、西医诊断

参考 2017 年 2 月中华中医药学会内分泌学分会发布的《成人甲状腺功能减退症诊治指南》，本病结合病史、典型临床表现及辅助检查即可诊断。

1. 病史

应详细询问患者有无甲状腺手术及[131]I治疗史，以及 Graves 病、桥本甲状腺炎病史和家族史等。

2. 临床表现

本病发病隐匿，病程较长，不少患者缺乏特异症状和体征，主要以代谢率减低和交感神经兴奋性下降等表现为主，病情轻的早期患者可以没有特异性症状。典型症状有畏寒、乏力、手足肿胀感、嗜睡、记忆力减退、少汗、关节疼痛、体重增加、便秘，女性月经紊乱或月经过多、不孕等。本病累及心脏可以出现心包积液和心力衰竭，重症患者可发生黏液性水肿昏迷。

（1）体格检查：典型患者可有表情呆滞，反应迟钝，声音嘶哑，听力障碍，面色苍白，颜面和（或）眼睑水肿，唇厚舌大，毛发稀疏干燥，跟腱反射时间延长，脉率缓慢等表现，少数病例出现胫前黏液性水肿。

（2）实验室及辅助检查：血清 TSH 增高、FT_4 减低，原发性甲状腺功能减退症即可成立；如果甲状腺过氧化物酶（TPOAb）阳性，可考虑自身免疫性甲状腺炎；如血清 TSH 减低或正常，TT_4、FT_4 减低考虑中枢性甲状腺功能减退症，应做 TRH 刺激试验证实，再进一步寻找垂体和下丘脑病变。

三、病因病机

1. 病因

甲状腺功能减退症大都由于禀赋不足或后天失养致脾肾虚弱所致，也可由情志内伤、手术损伤脏器所致。多种病因作用于人体，引起脏腑、气血、阴阳的亏虚，日久不复渐致本病。概言之，不外先天、后天两大因素。结合临床所见，引起本病的病因主要有以下五个方面。

（1）先天不足：《订补明医指掌》谓"小儿之劳，得于母胎"。在胎儿期，因母体体弱多病，气血亏虚，胎儿失养，或其母进食有毒食物，影响胎儿的发育。肾为先天之本，主骨生髓。先天禀赋不足，则肾精亏虚，致五脏形体失养，脑髓失充，故见形体发育迟缓，智力障碍，严重者可出现"五迟""五软"的表现。

（2）饮食不节：暴饮暴食、饥饱失常、偏食及水土失宜等损伤脾胃，脾胃运化失常，不能化生水谷精微，气血生化乏源。

（3）情志内伤：情志失调，长期忧愁思虑，可致心脾两伤。长期烦躁易怒致肝气郁结，疏泄失司，肝气犯脾，肝郁脾虚，运化失职。

（4）年老体衰：本病在老年人群中患病率较高。年老体衰，肾中精气及命门之火不足，最终导致肾阴阳俱衰。

（5）手术损伤：甲状腺手术或放射性碘的治疗均伤及正气，损伤气血，致脏腑失养，功能衰退。

2. 病机

本病的病机关键在肾阳衰微。因肾为先天之本，为真阳所居之处，人身五脏诸阳皆赖肾中元气生发。肾中真阳虚衰则无以温煦五脏之阳故见形寒肢冷、神疲等症。激素为阴精，甲状腺激素分泌不足实为肾之阴精不足，阳虚之象为"无阴则阳无以生"的病理表现，是阴病及阳所致，部分患者有皮肤粗糙、干燥、少汗、大便秘结、舌红少苔等阴津不足的表现。肾主骨生髓，脑为髓之海，元神之府，"肾者主水，受五脏六腑之精而藏之"，若肾藏精功能下降则表现为健忘、神情呆钝、毛发脱落、性欲减退等。肾阳虚衰不能温暖脾土，则脾阳亦衰，肌肉失之荣养，而见肢体无力、手足麻木、肌肉疼痛或痉挛等。脾主统血，脾虚则血失统藏，女性可见月经过多、崩漏等症状，常伴有贫血。肾阳不足，心阳亦鼓动不足，可见脉沉迟缓。脾肾阳气衰微，阳气不运，气化失司，气滞则血瘀，水湿不化则痰浊、水湿内停。如病至阴阳俱衰，则见嗜睡、昏迷、脉微欲绝等。

综上所述，本病病性属本虚标实，虚实夹杂，以虚为主。本虚为肾虚，标实为痰浊、水湿及瘀血。肾虚是主要病理，肾精不足是其病因，肾阳不足是其核心，病变可导致脾肾阳虚、心肾阳虚，病位在甲状腺，与心脾肾有关。症状靶为畏寒纳呆、神情萎靡、头昏嗜睡、神疲乏力、皮肤干燥、毛发脱落、面浮肢肿、腹胀便秘等。本病指标靶为升高甲状腺激素。温肾助阳益气是基本治法。本病早期以肾精不足为主，病变过程中阴损及阳渐至脾肾阳虚、心肾阳虚，疾病后期因病程日久，终致阳气衰败，最终阴阳俱虚。

四、辨治思路

1. 辨证要点

（1）症状分类辨证要点：本病的病理性质为本虚标实，而以本虚为主。其中本虚以肾阳虚衰为基础，即患者均有肾阳不足的病理表现，其他证型均是在此基础上有脾阳、心阳虚衰或阴阳两虚的表现。在病情发展过程中可见虚实夹杂、本虚标实之证候，标实主要为水湿、痰浊、瘀血为患。

（2）疾病转归辨证要点：本病病程较长，多为久病痼疾，症状逐渐加重，短期不易康复。疾病早期以肾精不足为主，病变过程中阴损及阳渐至脾肾阳虚、心肾阳虚，疾病后期因病程日久，终致阳气衰败，最终阴阳俱虚。

2. 鉴别诊断

本病患者严重时可有黏液性水肿，肿胀随按随起不留凹陷，与凹陷性水肿有别，此与《灵枢·水胀》"寒气客于皮肤之间，空空然不坚"之"肤胀"相似，古人有"肿为水溢，胀为气凝"的说法，因此此类肿胀当责之气虚，治疗不宜单用淡渗利湿之剂，而应以补虚化浊为法。

3. 治疗原则

本病以温肾、助阳、益气为主要治疗大法。针对其虚实夹杂的特点当以"寒者温之""虚者补之""损者益之""逸者行之"分别采用温阳益气、健脾益肾、补肾养心、调补阴阳兼以化痰、利湿、祛瘀等法。

五、辨证论治

1. 肾精亏虚证

症状：神疲嗜睡，记忆力减退，表情呆滞，头痛眩晕，耳鸣耳聋，腰膝酸软，乏力懒言，步履不稳，皮肤干燥，口干咽燥，声音低哑，毛发干枯、脱落，男子阳痿，女子闭经，性欲淡漠，舌红少津，脉细弱。

治法：补髓填精，滋阴潜阳。

方药：河车大造丸（《活人方》）加减。紫河车、人参、龟甲、熟地黄、牛膝、杜仲、鹿角胶、麦冬、天冬、生白术、山药、甘草。

加减：耳鸣耳聋、腰膝酸软者，可加肉苁蓉、女贞子、续断、桑寄生以补髓填精；神疲嗜睡、记忆力减退、表情呆滞者，可加石菖蒲、郁金、胡桃肉、淫羊藿以补肾益气；男子阳痿者，可加肉苁蓉、巴戟天、阳起石以温阳补肾；女子闭经、性欲淡漠者，可加淫羊藿、仙茅、黄芪、当归、益母草以养血通经。

2. 脾肾阳虚证

症状：面色苍黄或苍白无华，神疲乏力，少气懒言，手足麻木，头昏目眩，形寒肢冷，口淡无味，腰膝酸软，纳呆腹胀，便溏，男子阳痿，女子月经不调或见崩漏，夜尿频多，或小便不利，面浮肢肿，舌质淡胖，舌苔白滑或薄腻，脉弱或沉迟无力。

治法：温阳补气，补脾益肾。

方药：附子理中汤（《三因极一病证方论》）合肾气丸（《金匮要略》）或右归丸（《景岳全书》）加减。制附子、黄芪、党参、白术、茯苓、炙甘草、当归、怀山药、巴戟天、补骨脂、桂枝、陈皮、干姜、大枣。

加减：脾虚纳食减少明显者，可加木香、砂仁以行气醒脾；食滞腹胀者，可加大腹皮、鸡内金、炒山楂以消食化滞；脾虚中气下陷者，可加红参（另煎）以大补元气；妇女月经过多，可加阿胶（烊化）、旱莲草、三七以固冲调经；形寒肢冷甚者，可加大制附子、干姜用量以增温补脾肾之力。

3. 心肾阳虚证

症状：形寒肢冷，心悸怔忡，面白虚浮，身倦欲寐，头昏目眩，耳鸣失聪，肢软无力，嗜睡息短，或有胸闷胸痛，舌淡暗或青紫，舌苔薄白，脉沉迟缓微弱或见结代。

治法：温补心肾，强心复脉。

方药：肾气丸（《金匮要略》）合独参汤（《医方论》）加减。熟附子、肉桂、党参、黄芪、当归、川芎、白芍、炙甘草。

加减：心阳虚、心动过缓者，可酌加麻黄、细辛以振奋心阳；脉来结代者可用炙甘草汤以温阳复脉；头昏肢软甚者，可加升麻、柴胡、桂枝以助其升提之力。

4. 阴阳两虚证

症状：畏寒乏力，腰膝酸软，小便清长，眩晕耳鸣，面浮肢肿，皮肤粗糙，干燥少汗，动作迟缓，表情呆板，面色苍白，头发干枯，稀疏色黄，声音低哑，口干咽燥但喜热饮，月经量少或闭经，大便秘结，舌淡苔白或苔少，脉迟细或细弱。

治法：温肾滋阴，调补阴阳。

方药：肾气丸（《金匮要略》）加减。熟附子、肉桂、熟地黄、山茱萸、怀山药、泽泻、茯苓、菟丝子、肉苁蓉、何首乌、当归、枸杞子、党参、炙黄芪。

加减：头晕耳鸣者加菊花、青葙子、磁石以清肝潜阳；口干咽燥者加麦冬、玉竹以养阴润燥；大便干结难下者，若阳虚明显可加大肉苁蓉剂量至30g，若阴虚明显可酌加火麻仁，或加用蜂蜜以润导之；若兼浮肿者，茯苓剂量可用 30 ～ 50g，另加赤小豆以利水消肿。

5. 阳微欲脱，气阴两竭证（甲状腺功能减退症危候）

症状：体温骤降至35℃以下，神昏肢厥，呼吸低微，冷汗自出，肌肉松弛无力，舌淡胖，脉微欲绝。

治法：回阳救逆，益气固脱。

方药：参附汤（《圣济总录》）合桂枝甘草汤（《伤寒论》）加减。制附子、人参、干姜、桂枝、炙甘草。

六、其他疗法

（一）中成药

1. 金匮肾气丸

功效：温补肾阳，化气行水。

适应证：适用于肾阴阳两虚者。

用法用量：每次1丸，每日2次。

2. 补中益气丸

功效：补中益气，升阳举陷。

适应证：适用于脾虚为主，伴有中气下陷者。

用法用量：每次1丸，每日2次。

3. 金水宝胶囊

功效：补益肺肾，填精益气。

适应证：适用于肺肾两虚或肾阴阳两虚者。

用法用量：每次3粒，每日3次。

4. 济生肾气丸

功效：温肾化气，利水消肿。

适应证：适用于肾阳虚见浮肿者。

用法用量：每次1丸，每日2次。

5. 附子理中丸

功效：温中健脾。

适应证：适用于脾阳虚，脘腹冷痛，肢冷便溏者。

用法用量：每次1丸，每日3次。

6. 参鹿片

功效：温补肾阳。

适应证：适用于肾阳虚衰者。

用法用量：每次5片，每日3次。

（二）单方验方

1. 验方1

药物组成：桂枝10g，川椒2g，冬葵子12g。

用法用量：共研细末，分 8 次开水送服。

2. 验方 2

药物组成：鹿茸 30g，浸泡于 500mL 黄酒中，3 个月后服用。

用法用量：每次 10mL，每日 2 次。

3. 验方 3

药物组成：鹿茸粉 1g。

用法用量：温开水冲服，每日 3 次。

4. 验方 4

药物组成：冬虫夏草，研为细末。

用法用量：每次 3g，温开水冲服，每日 3 次。

5. 验方 5

药物组成：土人参 15~30g，墨鱼干 1 只。

用法用量：酒水炖服。

6. 验方 6

药物组成：菟丝子 30g，红糖 6g。

用法用量：水煎服或研末为丸，每次 10g。

7. 验方 7

药物组成：菟丝子 150g（酒浸 5 日，晒干捣为末），车前子 30g，熟地黄、干地黄各 90g，共为末，炼蜜和丸如梧桐子大。

用法用量：每于晨起空腹以温酒送服 30 丸，晚饭前再服 30 丸。

（三）穴位贴敷

取穴与针刺疗法相同，选用温补脾肾中药如生附子、生鹿角屑、雄黄、益智仁、白术、党参、川芎、当归、蛇床子、细辛、延胡索、甘遂、川椒、胡椒、干姜等研末备用。用时可取适量药粉用生姜汁或白醋汁调成膏状，再在 4cm×4cm 的胶布中心位置放适量药膏，固定于所选穴位上。每日或隔日 1 次，如觉局部皮肤灼热，可揭去膏药，一般每次可持续贴敷 4~12 小时。

（四）针灸

1. 体针

（1）肾阳虚衰证

取穴：气海、命门、肾俞、关元、太溪、三阴交。

操作：均采用补法，留针时间为 20 分钟，14 天为 1 个疗程。

（2）脾肾阳虚，阴阳两虚证

取穴：气海、肾俞、关元、太溪、脾俞、阴陵泉、三阴交、足三里。

操作：均采用补法，留针时间为 20 分钟，14 天为 1 个疗程。

（3）心肾阳虚证

取穴：气海、肾俞、关元、太溪、脾俞、三阴交、足三里、心俞、内关。

操作：均采用补法，留针时间为 20 分钟，14 天为 1 个疗程。

2. 灸法

可在辨证取穴后在针刺的同时加用艾条温灸，或取背腹部穴位施以隔附子饼灸，灸 5～10 壮，14 天为 1 个疗程。灸肾俞、脾俞、命门、足三里以扶正培元，温经散寒，疏通经络，调和气血。每周 3 次，每次 3 穴，每穴 3～5 壮，4 个月为 1 个疗程；也可将附子、补骨脂、肉桂、仙茅等温肾壮阳的药物研末铺在穴位上施灸，或用附子、干姜等量研末铺在穴上施灸，疗效更好。

3. 耳针

可取脾、肾、皮质下、内分泌等穴，留针 20 分钟左右，或用埋针治疗。

4. 砭石疗法

（1）阳虚为主者

砭石温法：先将砭石块放在 50～70℃的水中浸泡 1 分钟，擦干后置于患者的背腧穴上，令患者安静仰卧 30 分钟。每日 1 次，10 次为 1 个疗程。

砭毯温法：将砭毯先置于电热毯上加热至砭毯有温热感（约39℃），患者仰卧于砭毯上 30 分钟。每日 1 次，10 次为一个疗程。

（2）阳虚水泛者

砭石运水法：将大砭石 2 块，置于45℃水中 10 分钟，取出后置于双下肢内侧 30 分钟。每日 1 次，7～10 天为 1 个疗程。

5. 药膳疗法

（1）当归生姜羊肉汤：当归 150g，生姜 250g，羊肉 500g 共炖煮，肉熟后食肉喝汤。适用于气血虚者。

（2）烧海参：海参 200～300g，加佐料烧熟食之。适用于肾阳虚者。

（3）参芪粳米粥：人参 6g，炙黄芪 45g，枸杞子 20g，粳米 100g，大枣 5 枚。人参、黄芪先煎取汁，后加入粳米、枸杞子、大枣煮成粥即可食用，每日 1 次。适用于脾阳（气）虚者。

七、各家经验

1. 邓铁涛

国医大师邓铁涛采用甲方、乙方交替应用治疗由冲任耗损、营血亏乏、脾肾阳气衰微所致之甲状腺功能减退症。患者症见面部及双手明显肿胀，按之随按随起，恶寒，全身无力，嗜睡，记忆力差，感情淡漠，性欲减退，闭经，毛发脱落，舌质淡白，苔白润而厚，脉沉迟细。甲方组成：黄芪 30g，党参 18g，白术 24g，当归 12g，炙甘草6g，柴胡6g，升麻6g，巴戟天9g，枸杞子9g，陈皮3g。乙方组成：黄芪18g，茯苓30g，白术24g，何首乌24g，泽泻9g，桂枝9g，怀山药9g，淫羊藿9g，菟丝子12g。嘱患者两方交替服用，甲方服3天，乙方服1天。

患者之肿胀，按之随手而起，不留凹陷，与水肿按之凹陷不起者有别，先贤有"肿为水溢，胀则气凝"之说，故本证实属"肤胀"。王九峰谓"脏寒生满病，脾虚生气胀"；马培之谓肤胀是"肺脾肾三脏同病"。甲方着重补气健脾，兼顾滋肾；乙方温补肾阳，化气行水，益气健脾。两方交替使用，脾肾同治而获效。

2. 高天舒

高天舒将该病分为肝郁、脾虚、肾虚三期论治。发病之初即存在肝气郁结的表现，肝郁及脾是本病发病初期的重要病机，辨证要点为情志抑郁，善太息，伴面色无华或虚浮，眼睑浮肿，肢体倦怠，舌淡苔白，脉弦或缓。此期临床症状较轻，尚无记忆力、智力等改变，应尽早治疗。治宜疏肝解郁，方用逍遥散加减。脾阳虚弱、气血不足为本病中期的主要病机，辨证要点为面色萎黄，乏力纳差，眼睑及胫前浮肿，畏寒但无腰膝酸冷，记忆力减退，舌淡胖，苔白滑，脉沉无力。治以补益脾气、升举清阳，方用补中益气汤加味，适当合用活血、化痰、利水的药物。肾阳虚衰、水湿内停为本病后期的主要病机，此期治宜温肾健脾、通阳利水，方用金匮肾气丸合防己黄芪汤、五皮饮加减。高教授指出，本病发展至此期，多由脏腑机能衰退，气血生化不足导致，临床表现复杂多样，须分清主次，灵活用药。

3. 谢春光

谢春光认为本病病机以脾肾阳虚为主，水湿、痰浊、瘀血为标。根据病机特点，治宜从虚实两端入手，以虚为主，重视先天、后天的调养。遵循"虚则补之，实则泻之""形不足者，温之以气，精不足者，补之以味""阴中求阳，阳中求阴"的原则，以温补脾肾为主，佐以养阴，配合利湿化痰、活血化瘀，创立了温补脾肾方，该方由附子、肉桂、杜仲、菟丝子、熟地黄、山药、黄芪、当归、山茱萸、泽泻等组成。方中附子、肉桂补火助阳，温肾散寒，共为君药。杜仲补肝肾，强筋骨，能治肝肾亏虚之腰膝酸痛，下肢痿软；菟丝子补肾阳，益肾精，主治肾虚不固之证；山茱萸补益肝肾，收敛固涩，既能补精，又能助阳；熟地黄滋阴、益精、补血，主治肾阴亏虚；山药补气益阴，能补脾肺肾之气阴亏虚；五药合用补肾温阳，益气健脾，共为臣药。黄芪补脾肺气，升阳举陷，益卫固表，利水消肿；当归补血活血；泽泻渗湿利水，为治疗水肿、痰饮之要药；三者共为佐药。诸药合用，共奏温补脾肾、祛湿化痰活血之效。以此方治疗脾肾阳虚型甲状腺功能减退症患者均可获得满意的疗效。

4. 李寿山

李寿山认为本病属"虚劳证"，其病理变化可分为两个阶段。第一阶段以脾肾阳虚，痰湿内阻，气血瘀滞为主；第二阶段以元气亏虚为突出表现。同一疾病在不同阶段应采用不同治法。第一阶段治以温阳祛瘀、化痰消肿，处方：巴戟天 25g，肉桂 10g，当归 15g，白术 15g，茯苓 25g，冬葵子 30g，莪术 15g，党参 15g，淫羊藿 15g，黄芪 30g，益母草 20g，三棱 10g。第二阶段以益气升陷汤加减，处方：生晒参 15g，党参 15g，太子参 15g，柴胡 10g，升麻 15g，桂枝 10g，麦冬 15g，五味子 6g，玉竹 20g，黄芪 30g，甘草 6g。

5. 刘红梅

刘红梅诊治 1 例先天性甲状腺功能减退症患者。患者 3 岁，男，甲状腺功能减退症病史 1 年，因呕吐频繁就诊。出生时评分正常，1 岁时发现运动障碍，2 岁时因发育迟缓就诊，诊断为先天性甲状腺功能减退症。现口服优甲乐每日 50μg，患者呕吐频繁，甲状腺激素补充不足。诊断为五迟、呕吐。第一诊处方为吴茱萸汤加减，方药组成：制吴茱萸 15g，生晒参片 5g，生姜 6g，大枣 9g，芦根 30g。此方煎煮方法较为特别，用滚开水将吴茱萸浸泡至刚刚出颜色，味淡为宜，患者口服很快停止呕吐，再用其煎药。二诊处方：生晒参片 5g，生姜 6g，大枣 9g，芦根 30g，制吴茱萸 5g，肉桂 3g，砂仁 5g。三诊处方为二仙汤加减，四诊处方为薯蓣丸加减。前三诊疗程为一周，第四诊服药百天。刘红梅医师对该患者进行分步治疗，一诊先止呕治标，二诊引虚火下行，三诊振奋肾阳，四诊培补脾肾气血阴阳。前两诊重在治标，后两诊重在治本。经上述治疗后患者呕吐明显减轻，大便通畅，优甲乐用量减至每日 12.5μg，临床疗效显著。

八、转归及预防调护

本病的预后与病因及防治条件有关，因服抗甲状腺药物引起的甲状腺功能减退，停药或减量后可以恢复正常，其他原因引起者多属永久性，常需终身进行替代治疗。若治疗失当，可导致病情加重，影响患者的生活质量。

黏液性水肿昏迷是甲状腺功能减退症的一个严重并发症，若不及时救治，病死率很高，故应给予足够的重视。常用治疗方法有及时应用甲状腺激素及肾上腺皮质激素，吸氧，注意保暖，保持呼吸道通畅，必要时用机械通气辅助呼吸，积极防治感染，积极治疗心力衰竭与心律失常等，以挽救患者生命。

甲状腺功能减退症患者机体代谢率降低，产热量减少，故饮食应以富含热量的食物为主，如乳类、鱼类、蛋类、豆制品及瘦肉等，还可适当进食一些甜食，以补充热能，维持机体的能量代谢。这部分患者还多有脾虚的表现，常见口淡无味、食欲不振、消化不良等症状，因此饮食应注意调味，以刺激食欲，并以易于消化吸收的食物为主，生硬、煎炸及过分油腻的食品不适宜这类患者食用。还应慎食肥甘滋腻之品，注意调整饮食结构，特别是生冷寒凉饮食易损伤脾阳，更应少食。

第四节 甲状腺结节和甲状腺癌

一、概述

1. 西医认识

甲状腺结节是指甲状腺细胞在局部异常生长所引起的散在病变，体检未触及而在影像学检查偶然发现的结节称为"甲状腺意外结节"，5%～15%的甲状腺结节为恶性，即甲状腺癌。

甲状腺癌（carcinoma of thyroid）是对发生于甲状腺滤泡上皮、滤泡细胞及甲状腺间质的恶性肿瘤的统称，是颈部较常见的恶性肿瘤，占全身恶性肿瘤的1%～2%。本病好发于女性，女性发病率通常为男性的2～3倍。本病的病因尚不明确，已知分化性甲状腺癌（乳头状腺癌和滤泡状癌）与放射线及流行性甲状腺肿有关；髓样癌有家族遗传性；部分未分化癌可能来自分化性乳头状腺癌和滤泡状癌。

甲状腺癌的病理分型：①乳头状癌。②滤泡状癌。③未分化癌。④髓样癌。⑤恶性淋巴瘤。⑥其他原发肿瘤。⑦转移癌。其中以前四种最为常见。乳头状癌以淋巴道转移为主，儿童颈部淋巴结转移率可高达80%；滤泡状癌则常见血道远位转移至骨和肺；髓样癌易转移至区域淋巴结，远端转移也较为常见；未分化癌呈弥漫性生长，侵犯邻近组织而固定，常累及两侧腺体。

2. 中医认识

中医学没有"甲状腺结节"和"甲状腺癌"的病名，可归属于"瘿积"范畴。

战国时期的《庄子·德充符》即有"瘿"的病名，而《吕氏春秋·尽数》所说的"轻水所，多秃与瘿人"，记载了瘿的发病与地理环境密切相关。《三国志·魏书》引《魏略》有"发愤生瘿"及"十人割瘿九人死"的记载，提示当时已经认识到本病的发生与情志因素有关，并有手术治疗瘿病的探索。晋代《肘后备急方》最早使用昆布、海藻治疗瘿病。隋代《诸病源候论·瘿候》谓："瘿者，由忧恚气结所生。亦由饮沙水，沙随气入于脉，搏颈下而成之。"《养生方》云："诸山水黑土中，出泉流者，不可久居，常食令人作瘿病，动气增患。"指出瘿病的病因主要是情志内伤及水土因素。分类上，隋代医家巢元方将瘿病分为血瘿、息肉瘿、气瘿三种，是关于瘿病最早的分类；唐代《千金要方》提出了石瘿、气瘿、劳瘿、土瘿、忧瘿等五种瘿病。《千金要方》及《外台秘要》中记载了数十个治疗瘿病的方剂，其中常用的药物有海藻、昆布、羊靥、鹿靥等，表明当时已经应用含碘药物和动物甲状腺来治疗瘿病。《太平圣惠方》言："夫瘿气咽喉肿塞者，由人忧恚之气在于胸膈，不能消散，搏于肺脾故也。咽门者，胃气之道路；喉咙者，肺气之往来。今二经俱为邪之所乘，则经络痞塞，气不宣通，故令结聚成瘿，致咽喉肿塞也。"《圣济总录》指出，瘿病以山区发病较多，"山居多瘿颈，处险而瘿也"，并从病因的角度进行了分类，"石瘿、泥瘿、劳瘿、忧瘿、气瘿是为五瘿，石与泥则因山水饮食而得之；忧、劳、气则本于七情"。《三因极一病证方论》按瘿肿之形色不同分为气、血、筋、肉、石五种，"坚硬不可移者，名曰石瘿；皮色不变，即名肉瘿；筋脉露结者，名筋瘿；赤脉交络者，名血瘿；随忧愁消长者，名气瘿""五瘿皆不可妄决破，决破则脓血崩溃，多致夭枉"。其对本病的分类更切合临床实际，强调治疗以内服药物为主，不可轻易施以刀针。《儒门事亲》指出，常食海带、海藻、昆布可消瘿，以此作为防治瘿病的方法，"海带、海藻、昆布三味，皆海中之物，但得二味，投之于水瓮中，常食亦可消矣"。《医学入门》又将瘿病称为瘿气或瘿囊，在病因和发病方面，强调了情志因素的重要作用，"原因忧患所致，故又曰瘿气，今之所谓瘿囊者是也"。《本草纲目》明确指出黄药子有凉血降火、消瘿解毒的功效，并记载了在用黄药子酒治疗瘿病时，"常把镜自照，觉消便停饮"以免过量的用药方法，以及"以线逐日度之，乃知其效也"的观察疗效的方法。《外科正宗》言："夫人生瘿瘤之症，非阴阳正气结肿，乃五脏瘀血、浊气、痰滞而成。"指出瘿瘤主要由气、痰、瘀壅结而成，采用的主要治法是行散气血、行痰顺气、活血散坚，该书所载的海藻玉壶汤与《证治准绳》的藻药散、《医宗金鉴》的四海舒郁丸均为现在临床常用之方剂。《杂病源流犀烛》指出瘿又称为瘿气、影袋，多因气血凝滞，日久渐结而成。

《内经》首提积证病名。《灵枢·百病始生》曰："虚邪之中人也……留而不去，传舍于肠胃之外、募原之间，留著于脉，稽留而不去，息而成积。"这段有关积证形成的论述，与肿瘤的发生及转移极其相似，初步阐明了积证的发病及形成过程。《灵枢·卫气》曰："积不痛，难已也。"恶性肿瘤多为无痛性肿块，这进一步证明了积证中有一部分可能为恶性肿瘤。《金匮要略·五脏风寒积聚病脉证并治》曰："积者，脏病也，终不移。"《脉因证治》曰："其在脏者，始终不移为积。""终不移"与西医学中恶性肿瘤的浸润性生长相符合。《临证指南医案》曰："着而不移，是为阴邪聚络。"再次说明了积证固定不移的特点。《灵枢·百病始生》曰："积之所生，得寒乃生，厥乃成积。"《难经·五十五难》曰："积者，阴气也，五脏所生，其始发有常处，其痛不离其部。"《证治汇补》曰："积属阴，五脏所主，发有常处，痛不离部。"说明积证的阴阳属性当为阴，这为后世的肿瘤辨证论治提供了依据。《肘后备急方》曰："凡癥坚之起，多以渐生，如有卒觉便牢大，自难治也，腹中癥有结节，便害饮食，转羸瘦。"《圣济总录》曰："积气在腹中，久不瘥，致腑脏虚弱，食饮不消；久不已，令人身瘦而腹大，至死不消。"以上论述表明，古人对肿瘤晚期出现的恶病质已经有了初步的认识。

从发病及疾病状态方面看，甲状腺结节与气瘿、肉瘿、忧瘿相似，甲状腺癌与石瘿及积证相似，但又有不同之处，同样单纯性甲状腺肿等也与气瘿等病相似，某些甲状腺结节也与石瘿及积证表现类似，从而出现病名混淆的情况。现代的甲状腺结节和甲状腺癌都有甲状腺彩超及病理诊断，古代并无现代的诊断设备，多由视诊、触诊及分析病因病机来诊断，所以按照此诊断方式，甲状腺结节及甲状腺癌属于"瘿积"范畴。

二、西医诊断

甲状腺结节及甲状腺癌的诊断应综合病史、临床表现、甲状腺彩超及甲状腺 CT 等必要的辅助检查结果。

1. 甲状腺结节的临床表现

大多数甲状腺结节患者没有临床症状，合并甲状腺功能异常时可出现相应的临床表现。部分患者由于结节压迫周围组织，会出现声音嘶哑、呼吸或吞咽困难等症状。

2. 甲状腺癌的临床表现

甲状腺癌的症状因不同的病理类型和生物学特性而表现各异，局部体征也不尽相同，可与多发性甲状腺结节同时存在，发病初期多无明显症状，只是在甲状腺组织内出现质硬而高低不平的肿块。有些患者甲状腺肿块并不明显，而以颈、肺、骨骼的转移癌为突出表现，因此当颈部、肺、骨骼有原发灶不明的转移癌存在时，应仔细检查甲状腺。

3. 甲状腺癌的诊断

（1）既往有头颈部的 X 线照射史。研究显示约有 85% 的儿童甲状腺癌患者都有头颈部放射史。

（2）有多发性内分泌腺瘤病史的家族史，常提示甲状腺髓样癌。

（3）孤立性甲状腺结节质硬、固定或合并有压迫症状。

（4）存在多年的甲状腺结节，突然生长迅速。

（5）有侵犯、浸润邻近组织的证据，或触及分散的、肿大而坚硬的淋巴结。

（6）借助 ^{131}I 甲状腺扫描、B 型超声波、细胞学检查、颈部 X 线平片、血清降钙素测定、间接喉镜等检查，可明确诊断。

三、病因病机

1. 病因

（1）外邪侵袭：有过头颈部放射史，加之素体脾虚，郁久化毒，痰毒互结，发为瘿瘤。

（2）情志内伤：患者长期忿郁恼怒或忧思焦虑，致肝气郁结，气滞血瘀，肝旺侮土，脾失健运，湿痰内生。气滞血瘀与湿痰互结于颈部而成瘿积。正如《济生方·瘿瘤论治》云："夫瘿瘤者，多由喜怒不节，忧思过度，而成斯疾焉。大抵人之气血，循环一身，常欲无滞留之患，调摄失宜，气凝血滞，为瘿为瘤。"

（3）饮食和水土失宜：饮食失调，或居于高原山区，水土失宜，致脾失健运，水湿不化，聚而生痰，痰阻气机，痰气瘀结，或感山岚水气，不能濡养筋脉，致气血郁滞，津液内停，凝聚成痰，气血痰饮郁结，形成瘿积，年深日久，遂致恶变。

（4）体质因素：由于妇女的生理特点与肝经气血有密切关系，遇有情志、饮食等致病因素，常易引起气郁痰结、气滞血瘀及肝郁化火伤阴等病理变化，故女性比男性更易患本病。

2. 病机

本病属虚实夹杂，早、中期以局部邪实为主，晚期以全身虚损为主。本病早期以实证者居多，但病久则耗伤气血，阴精受损，病常由实转虚，其中尤以阴虚、气血虚多见，以致虚中有实、实中有虚之虚实夹杂证。气滞、痰凝、血瘀三者壅结颈前是甲状腺结节和甲状腺癌形成的基本病机。瘿积分为阴积和阳积，阴积为因郁致虚，无热象；阳积为因郁致热，伴有火热炎上之热象。

（1）郁：包括气郁、血郁、痰郁。郁的阶段代表疾病早期，多为甲状腺结节及甲状腺癌早期或非手术期。此期多为实证，因多无明显典型的颈部症状，多由甲状腺超声发现。外邪侵袭，内因七情忧恚怒气，饮食水土失宜，素体肝郁等多种病因导致患者肝气失和，肝郁气滞，气机失调，导致气郁；肝旺侮土，脾运化失职，湿痰内阻，导致痰郁；气机不利，气行失职，血行受阻，加之痰湿内阻，更加阻碍气血运行通导，导致血郁。发病之初，气郁、血郁、痰郁可相互搏结于颈前，发为瘿病。此时甲状腺超声示纯囊性结节，由多个小囊泡占据50%以上结节体积，呈海绵状改变的结节。一般甲状腺结节及乳头状甲状腺癌多为此阶段。

（2）热：包括实热和虚热。实热多表现为肝火上炎，虚热多表现为阴虚火旺。热的阶段多为甲状腺结节及甲状腺癌中期，发病日久，发展迅速，或伴甲状腺功能亢进症的临床表现。此时患者可出现颈部疼痛，声音嘶哑及全身症状，较郁的阶段临床症状明显。一般滤泡癌、髓样癌、未分化癌多为此阶段。

肝郁气滞，日久可结而化火，灼津成痰，肝火上炎进一步加重颈部壅结而成瘿。肝脾不和，肝郁土壅，气滞、血瘀、痰阻导致病理产物长期积聚，结而化火伤阴，实火伤阴可导致虚火，阴虚火旺，加之气血痰搏结于颈前而加重瘿肿。

（3）虚：包括肝肾阴虚，气血双亏，虚的阶段多为甲状腺结节后期，或伴甲状腺功能减退症，甲状腺癌后期或术后，因早期临床症状多不典型，不易被患者主动发现，临床就诊时多为甲状腺结节及甲状腺癌后期虚证多见。甲状腺癌发展迅速，消耗正气，伤气耗血，亦可表现为肝脾肾虚衰之症。

晚期患者颈前瘿结日久，因实致虚，多累及肝脾肾，后期可见气虚、阴虚的表现。肝郁日久化火伤阴，肝肾同源，日久导致肝肾阴虚；脾虚生痰，运化不利，气血生化乏源，日久可导致气血两亏。

（4）损：包括阴虚、阳虚、气血不足。损的阶段多为甲状腺结节术后，甲状腺癌术后及放、化疗后，正气亏损，精血耗伤，肾阳不足，加之正虚邪恋，甲状腺结节及甲状腺癌多易复发。

四、辨治思路

（一）辨证要点

1. 症状分类及辨证要点

甲状腺肿块生长较缓慢，皮色不变，质稍硬者，以痰为主；局部皮色暗，青筋显露，坚硬如石，固定不移者以瘀为主；肿块生长快，病情重，病程短，则为毒聚，毒聚易致阴伤及气血虚损。痰、瘀、毒并非单独为患，多以一方为主互相影响，故辨证需全面。

2. 疾病转归的辨证要点

（1）甲状腺结节：早期为肝郁气滞，后期为气郁、血瘀、痰阻互结，早期以实证为主，后期虚证明显。合并甲状腺功能亢进症者多从实火和虚火辨证，合并甲状腺功能减退症者多从脾肾阳虚辨证，甲状腺功能正常者多从肝郁痰凝、痰瘀互结辨证。

（2）甲状腺癌：手术仍为首选治疗方法。中医治疗多在非手术期及甲状腺癌术后。早期为肝郁气滞，无明显症状，多在体检中发现，确诊为甲状腺癌多已到中晚期，有明显症状。乳头状癌、滤泡癌多表现为肝郁痰凝、气滞血瘀、痰瘀互结证；髓样癌及未分化癌多表现为肝火上炎证及阴虚火旺证。手术及放化疗后多表现为全身虚损、肝肾阴虚、脾肾阳虚等。

无论甲状腺结节及甲状腺癌，正气亏损、肝郁气滞都贯穿疾病始终，所以治疗上疏肝散结和扶助正气应引起足够重视。

（二）鉴别诊断

1. 病证类别

（1）辨病应参考年龄、性别等因素。注意肿块的硬度、边界、大小、数目等。本病女性高发，但男性甲状腺结节的恶性率及恶性程度均较女性高。年龄越大，恶性程度越高，预后越差。肿块质硬、有浸润感是恶性变的特征表现。

（2）辨证要局部与全身结合。本病局部多邪实，以痰、瘀、毒为患，全身辨证以肝郁脾虚、肝肾阴虚、气血双亏、脾肾阳虚为主。

2. 鉴别诊断

古代有五瘿之分，瘿亦与瘤有区别。

明代龚廷贤所著的《万病回春》曰："瘿多著于肩项，瘤则随气凝结。此等年数深远，侵大侵长，坚硬不可移者，名曰石瘿；皮色不变者，名曰肉瘿；筋脉露结者，名曰筋瘿；赤脉交结者，名曰血瘿；随忧愁消长者，名曰气瘿。五瘿者，不可决破。

决破则脓血崩溃，多致夭枉难治。瘤则有六种，骨瘤、脂瘤、肉瘤、脓瘤、血瘤、筋瘤。亦不可决破，决破则亦难医。肉瘤尤不可治，治则杀人。唯脂瘤破而去其脂粉则愈。"

古代文献中多不区分"瘿"与"瘤"，笼统地阐述两者的病因病机及治疗。古代文献中的瘤大多属于西医学肿瘤类的疾病，"瘿"也并不是指甲状腺疾病。甲状腺癌归属于"石瘿"范畴，甲状腺结节归属于"肉瘿""气瘿"等范畴，但不能完全等同。

3. 治疗原则

甲状腺结节和甲状腺癌以颈前喉结两旁结块为特征表现，以气滞、痰凝、血瘀三者壅结于颈前为基本病机，据中医学"坚者削之，结者散之"的原则，本病以"消散法"为治疗大法，多采用行气散结、化痰散结、活血散结等具体治法。晚期病久伤及正气，或伤及肝肾之阴，或伤及肝脾气血，治以培补滋阴、益气养血，并配合散结药物。

手术仍然是甲状腺癌及部分甲状腺结节的首选治疗方法。中医药作为非手术阶段的甲状腺结节及甲状腺癌的辅助治疗手段，可使部分甲状腺结节减小或消失，抑制甲状腺癌细胞生长，帮助甲状腺癌患者术后及放化疗后病理损伤的恢复，起到恢复正气及预防复发的作用。

有报道称活血化瘀药物能防止或破坏肿瘤周围及病灶纤维蛋白凝集，能改善肿瘤组织的微循环，增加血流量，帮助抗癌药物和免疫活性细胞深入瘤内，杀灭肿瘤细胞，还可增强单核细胞的吞噬活性，并直接作用于肿瘤细胞的代谢。

五、辨证论治

瘿积分为阴积和阳积两类。阴积多为良性甲状腺结节、乳头状甲状腺癌、滤泡状甲状腺癌等恶性率相对较低，以及术后甲状腺功能减退症，及术后及放化疗后正气亏损。

（一）郁阶段

一般甲状腺结节及乳头状甲状腺癌、滤泡癌多为此阶段。

1. 气滞血瘀证

症状：颈前肿块活动受限且质硬，胸闷憋气，心烦易怒，头晕目眩，舌质紫暗，脉弦数。

治法：理气化瘀，消瘿散结。

方药：通气散坚丸（《外科正宗》）或四海舒郁丸（《疡医大全》）加减。党参、当归、天花粉、黄芩、贝母、川芎、胆南星、海藻、莪术、丹参、夏枯草、蜀羊泉、龙葵、猪苓、茯苓、石菖蒲。

加减：声音嘶哑者，加山豆根、冬凌草等。

2. 肝郁痰凝证

症状：瘿囊内肿物质硬，皮色如常，无痛，生长缓慢，伴性情急躁或郁闷不舒，胸胁胀满，口苦咽干，食少纳呆，舌淡红，苔薄白或薄黄，脉弦滑。

治法：疏肝解郁，化痰散结。

方药：海藻玉壶汤（《外科正宗》）合开郁散（《洞天奥旨》）加减。海藻、浙贝母、昆布、半夏、青皮、陈皮、川芎、当归、柴胡、栀子、香附、茯苓、白术、白芥子、僵蚕、桔梗、干蟾皮。

加减：声音嘶哑者，加玄参、白英、山豆根、冬凌草等。

3. 痰瘀互结证

症状：瘿囊肿块生长快，坚硬如石，凸凹不平，边界不清，推之不动，或有轻度疼痛，或皮肤青筋显露，或声音嘶哑，呼吸不畅，面色晦暗，神疲乏力，舌质暗红或舌红有瘀斑，苔薄黄，脉弦滑数。

治法：化痰解毒，活血散结。

方药：散肿溃坚散（《普济方》）合西黄丸（《外科传薪集》）加减。柴胡、黄芩、甘草、桔梗、昆布、当归尾、赤芍、白芍、三棱、莪术、白术、黄药子、天花粉、夏枯草、干蟾皮。

口服西黄丸，每次6g。

加减：进食障碍者，加皂角刺、威灵仙、急性子、硇砂。

（二）虚损阶段

多为甲状腺结节术后，甲状腺癌术后及放、化疗后。

1. 阴虚火旺证

症状：晚期患者经放、化疗或手术后复发，肿块坚硬如石，推之不移，局部皮肤紫暗，形体羸瘦，皮肤枯槁，头晕耳鸣，腰膝酸软，五心烦热，声音嘶哑，舌体瘦小，舌质红，少苔或花剥苔，脉沉细数。

治法：滋阴降火，软坚散结。

方药：调元肾气丸（《外科正宗》）加减。生地黄、山茱萸、山药、牡丹皮、茯苓、泽泻、麦冬、党参、牡蛎、地骨皮、知母、砂仁、木香、黄药子、夏枯草、猫爪草。

加减：声音嘶哑者，加白英、山豆根等。

2. 气血两虚证

症状：神疲乏力，心悸气短，面色无华，自汗盗汗，头晕目眩，肿块较大，坚硬如石，呼吸不畅，声嘶懒言，舌质淡，苔白，脉沉细无力。

治法：益气养血，化痰散结。

方药：香贝养荣汤（《医宗金鉴》）加减。香附、贝母、人参、茯苓、陈皮、熟地黄、川芎、当归、白芍、白术、桔梗、甘草、夏枯草、山慈菇、黄药子、鳖甲、牡蛎、丹参。

加减：进食障碍者，加皂角刺、急性子、硇砂。

3. 正虚邪恋证

症状：颈部瘿肿，疼痛固定，肢倦乏力，形体消瘦，精神不振，心悸气短，纳差，手术或放、化疗后局部复发，舌质暗淡，苔白，脉沉细无力。

治法：温阳散结，培补脾肾。

方药：扶正解毒汤（《名医治验良方》）加减。太子参、夏枯草、玄参、黄芪、草河车、当归、赤芍、白芍、白术、白芷、鹿角霜等。

加减：进食梗阻者，加威灵仙、急性子、硇砂。

（三）热阶段

一般甲状腺髓样癌、未分化癌合并甲状腺功能亢进症者多为此阶段。

1. 肝火上炎证

症状：颈前肿块增长速度快，常伴有瘰疬丛生，咳吐黄痰，声音嘶哑，面红，小便黄，舌质红绛，舌苔黄，脉滑数。

治法：疏肝泻火，软坚消瘿。

方药：清肝芦荟丸（《外科正宗》）或龙胆泻肝汤（《医方集解》引《太平惠民和剂局方》）加减。川芎、当归、熟地黄、芦荟、白芍、昆布、海蛤粉、猪牙皂、青皮、天花粉、瓜蒌、鱼腥草、紫河车、野菊花、土贝母。

加减：呼吸困难者，加沉香、瓜蒌等。

2. 肝肾阴虚证

症状：患者多为老年，或患甲状腺病多年，突然出现甲状腺增大，烦热，盗汗，声音嘶哑，憋气，呼吸困难，吞咽困难。舌红，苔少，脉弦细。

治法：滋养肝肾，软坚散结。

方药：都气丸（《张氏医通》）或镇肝息风汤（《医学衷中参西录》）加减。牡丹皮、泽泻、熟地黄、山药、女贞子、墨旱莲、夏枯草、海蛤壳、黄药子。

加减：呼吸困难者，加苏子、沉香等。

六、其他疗法

1. 单方验方

（1）蟾狼丸

药物组成：蟾酥 10g，狼毒 20g，芦荟 30g，半枝莲、半边莲各 60g。

用法用量：共为末，水泛为丸，每次 10~30g，每日 2~3 次。

（2）破结散

药物组成：海藻、龙胆草、海蛤壳、通草、昆布、矾石、松罗各 15g，麦冬 20g，半夏 10g。

用法用量：共研细末，黄酒送服，每次 3g。

（3）黄白汤

药物组成：夏枯草 15g，山豆根 6g，牡蛎 15g，黄药子 15g，白药子 15g，橘核 12g，王不留行 12g，天葵子 12g，紫苏梗 9g，射干 9g，马勃 9g，昆布 30g。

用法用量：水煎服，每日 1 剂。

（4）黄独两根汤

药物组成：黄药子 30～60g，藤梨根 60～120g，野葡萄根 60～120g，紫草 60g，马钱子 0.3g，蜈蚣 6g。

用法用量：水煎服，每日 1 剂。

（5）平消片

药物组成：枳壳 30g，火硝 18g，五灵脂 15g，郁金 18g，白矾 18g，仙鹤草 18g，干漆 6g（炒），制马钱子 12g。

用法用量：共研细粉，水泛为丸，每次服 1.5～6g，每日 3 次。

（6）五海丸

药物组成：海螺、海蛤粉各 20g，海藻、海螵蛸各 15g，昆布、龙胆草、青木香各 10g。

用法用量：共研细末，炼蜜为丸，每丸 6g。每次 2 丸，每日 3 次。用于各型甲状腺癌。

（7）消平丹

药物组成：枳壳 3g，郁金、火硝、仙鹤草各 18g，五灵脂 15g，制马钱子 12g，干漆 6g。

用法用量：共为细末，水泛为丸。每次服 1.5～6g，每日 3 次。用于各型甲状腺癌。

（8）消坚丸

药物组成：蜈蚣 6 条，全蝎 30 只，僵蚕、山甲珠、炙蜂房、皂角刺各 9g。共为细末，炼蜜为丸。

用法用量：每次 3g，每日 3 次。

2. 中成药

（1）五海瘿瘤丸

药物组成：海藻、海带、海螵蛸、海蛤粉、煅海螺、夏枯草、白芷、川芎、木香等。

功效：软坚散结，理气活血，化痰消肿。

适应证：对瘿瘤表现为颈部瘿肿质硬，疼痛，胸腹满闷，两肋胀痛，舌质淡暗，苔白腻，脉弦，辨证属痰瘀互结证者较为适宜。

用法用量：每次 1 丸，每日 3 次。

（2）内消瘰疬丸

药物组成：夏枯草、海藻、天花粉、浙贝、海蛤粉、大青盐等。

功效：清肝降火，软坚散结，化痰消肿。

适应证：对瘿瘤表现为颈部瘿肿，疼痛剧烈，发热口渴，心烦易怒，小便短赤，大便秘结，舌红苔黄，脉弦数，辨证属痰火互结证者较为适宜。

用法用量：每服 6~9g，每日 2 次。

（3）琥珀黑龙丹

药物组成：琥珀 30g，血竭 60g，京墨 15g，五灵脂 15g，海带 15g，海藻 15g，五灵脂 15g，胆南星 15g，木香 9g，麝香 3g。研细末，炼蜜为丸，每丸重 3g，金箔为衣。

用法用量：每次 1 丸，以热酒送下。

3. 外治法

（1）瘿瘤膏

药物组成：蜈蚣 3g，全蝎 3g，儿茶 3g，升药 1.5g，凡士林 20g。

用法用量：诸药共为细末，凡士林调和备用。视肿瘤大小取药膏适量涂于纱布上，贴肿块处。贴后若皮肤发红、瘙痒，待皮肤恢复正常后再使用。有止痛作用。

（2）黄芷消瘿散

药物组成：生马钱子 30g，蜈蚣 50g，冰片 10g，乳香 60g，黄药子 80g，大黄 100g，白芷 50g，姜黄 60g。

用法用量：上药共研极细末，视癌痛范围大小，取药物适量加蜂蜜、米醋调成糊状，布包外敷患处，数小时后取下，以防止皮肤受药物刺激而发生溃烂。

（3）红灵丹掺膏药外敷，有活血消坚化痰之功。

（4）独角莲捣烂外敷。鲜独角莲 100g 去皮，捣成糊状，敷于肿瘤部位，上盖玻璃纸并固定。24 小时更换一次。若为干独角莲，则研细末，温水调服。有解毒祛痰消坚之功。

4. 气功疗法

甲状腺癌患者多性情急躁或抑郁不舒，适合气功锻炼，调畅气机，开郁化痰，也可练习太极拳、八段锦等。

5. 针刺

（1）体针：取扶突、合谷、风齿痛（内关穴直上 5 分处），皮肤消毒后，快速进针，待有酸、麻、胀感后，留针 10 分钟。

（2）耳针：取神门、皮质下、肺、咽喉、颈，用耳穴针在上述穴位上轻度刺激，

5 日为 1 个疗程。

七、各家经验

1. 刘红梅

刘红梅主张甲状腺结节不全部治疗，针灸治疗疼痛性甲状腺结节及甲状腺乳头状癌疗效肯定，可以降低手术率。针灸方式可以选择甲状腺局部艾灸，或者按摩臂臑穴，如果甲状腺结节有明确压痛，可以用针灸针直刺，或针刺气瘿穴。

2. 贾堃

贾堃认为甲状腺癌治疗的基础是软坚、散结、化瘀。症状表现为胸闷、咳嗽、多痰，颈部有时发胀、疼痛，舌暗灰，苔薄白或腻，脉弦滑。此属痰湿凝聚，表明癌毒炽烈，且灼液成痰，妨碍了气血运行，需理气消癌，化痰解凝，以攻其结。

甲状腺癌能迅速耗伤气血，如症见心悸气短，全身无力，自汗盗汗，声音嘶哑，口干欲饮，头晕目眩，纳少，二便不调，舌暗淡少苔，脉沉细无力。此属气血双亏、正气虚弱，此时应益气养血、扶正祛邪。

甲状腺癌多与情志因素关系密切。肝郁气滞，则气血运行受阻，郁而化火，则灼津成痰，癌细胞迅速增殖，耗伤气血，正气日衰，癌毒日盛。肝郁气滞实为元凶，所以疏肝解郁、理气止痛非常重要。肝郁气滞必然导致化火，因而在舒肝解郁法中也一定要有清热解毒之药，故清肝泻火、化毒散结亦为常用之法。

八、转归与预防调护

1. 转归

本病的预后与其病理类型、临床分期、性别、年龄、治疗效果等诸多因素有关。一般而言，乳头状癌与滤泡癌恶性程度低，预后良好；未分化癌恶性程度高，预后不良；髓样癌介于两者之间。一旦原发灶向外浸润（T3 期），预后亦不佳；患者生存率随年龄增长而下降。

2. 预防

（1）减少尤其是儿童对颈部放射线的接触；如儿童接受放射治疗，应注意保护甲状腺区。

（2）适量摄入碘。

（3）甲状腺良性疾病如甲状腺瘤、腺肿、淋巴性甲状腺炎等，都有癌变的可能，应定期复查。

（4）避免应用雌激素，其可引起甲状腺癌的发生。

3. 调护

（1）患者可选择练习气功、太极拳、八段锦等。

（2）避免情绪激动，保持轻松平静、乐观开朗的心境。

（3）注意精神心理调护，消除紧张、X 恐惧情绪，树立战胜疾病的信心，积极配合治疗。

第五节 亚急性甲状腺炎

一、概述

1. 西医认识

亚急性甲状腺炎（subacute thyroiditis）又称为肉芽肿性甲状腺炎（gramalomatous thyroiditis）、巨细胞性甲状腺炎（giant cell thyroiditis）和 De Quervain's 甲状腺炎，是一种与病毒感染相关的自限性甲状腺炎，一般不遗留甲状腺功能减退，为发病率最高的疼痛性甲状腺疾病。本病约占甲状腺疾病的 5%，其中发病率女性是男性的 3 ~ 6 倍，以 40 ~ 50 岁女性最为多见。

2. 中医认识

亚急性甲状腺炎属中医学"瘿痈""瘿瘤""气瘿""痛瘿"等范畴。瘿病首见于《诸病源候论·瘿候》，"诸山水黑土中出泉流者，不可久居，常食令人作瘿病，动气增患。"《吕氏春秋·尽数》曰："轻水所，多秃与瘿人。"《圣济总录·瘿瘤门》也提出"山区多瘿颈，处险而瘿也"。《济生方·瘿瘤论治》曰："夫瘿瘤者，多由喜怒不节，忧思过度，而成斯疾焉。大抵人之气血，循环一身，常欲无滞留之患，调摄失宜，气凝血滞，为瘿为瘤。"均提示了瘿病的发生与水土因素、情志内伤有关。《外科正宗·瘿瘤论》言："夫人生瘿瘤之症，非阴阳正气结肿……乃五脏瘀血、浊气、痰滞所成。"指出瘿瘤主要由气、痰、瘀壅结而成。《医宗金鉴·瘿瘤》中提出"瘿者，如缨络之状……多外因六邪，荣卫气血凝郁，内因七情，忧恚怒气，湿痰瘀滞，中风水气而成，皆不痛痒"。《本草纲目》明确指出黄药子有凉血降火、消瘿解毒的功效。《外科正宗·瘿瘤论》提出了行散气血、行痰顺气、活血散坚等治法，所记载的海藻玉壶汤等方剂至今仍在临床应用。

二、西医诊断

根据 2015 版《ATA 甲状腺结节和分化型甲状腺癌诊治指南》，本病的诊断依据包括以下方面：①起病前 1 ~ 3 周常有病毒性咽炎、腮腺炎、麻疹或其他病毒感染的症状。②甲状腺区发生明显疼痛，可放射至耳部，吞咽时疼痛加重，可有全身不适、食欲减退、肌肉疼痛、发热、心动过速、多汗等症状。③少部分患者有颈部淋巴结肿大。④实验室检查结果可分为 3 期，即甲状腺毒症期、甲状腺功能减退症期和恢复期。甲状腺毒症期表现为血沉加快，血 T_3、T_4 升高，^{131}I 摄取率降低，呈"分离现象"，此为亚急性甲状腺炎的特征性表现。甲状腺功能减退期：血 T_3、T_4 低于正常水平，而

TSH 高于正常水平。恢复期：血 T_3、T_4、TSH、^{131}I 摄取率恢复正常。彩色多普勒超声检查对该病的诊断有意义。⑤彩超多以低回声，光点稀疏，边界欠清晰为共性。甲状腺多数为对称性、弥漫性中度肿大，也有单叶弥漫性或局限性肿大，病灶局限性单发或多发，为形态不规则低回声，病灶中心部位最低，边界模糊不清，后方回声增强；CDFI 检查为异常回声，周边有较丰富的血流信号，而内部血流信号少数较丰富或无血流显示。⑥甲状腺细针穿刺或活检有多核巨噬细胞或肉芽肿改变。

三、病因病机

1. 病因

（1）感受外邪：素体气虚，卫表不固，感受风寒之邪，郁而化热，邪犯颈咽，或感受风热，郁结于上，或热毒直接侵犯颈咽而发病。

（2）情志失调：长期愤郁恼怒或忧郁思虑，使肝气失于条达，肝气郁结，气滞血瘀，津液不能正常输布，聚湿成痰，气滞痰凝，结于颈前，形成瘿病；或气郁化火，火热互结于颈部而致病。

（3）饮食、水土失宜：饮食失调，水土失宜，影响脾胃正常功能，脾失健运，不能运化水湿，聚湿成痰；或深居高山，感受山岚之气，气机失调，气滞血瘀，津液内停，凝聚成痰，年深日久，形成瘿病。

（4）劳倦内伤：长期内伤劳倦，损伤脾气，导致脾胃运化失司，水液输布失常，痰湿内聚，遇情志因素，痰湿随气火上行聚结于颈前。

（5）体质因素：妇女经、孕、产、乳等生理特点与肝经气血密切相关。妇人以血为本，经、孕、产、乳均以血为用。气为血之帅，血为气之母，故血病及气，气病又可及血，导致女性更易患瘿病，另外素体阴虚的患者，痰气郁滞后更易化火伤阴，导致病机复杂，病程缠绵。

（6）正气不足：正气不足、气血两虚为本病发生的根本内因，正气不足亦是六淫邪毒侵袭人体导致发病的先决条件。

2. 病机

病初因外感风寒、风热、暑湿或热毒等邪气，致卫表不和而见发热、恶寒、咽喉肿痛、周身酸楚，此为表证阶段。外邪客于肝胆，结于颈咽，致颈部肿胀疼痛，肝经气滞化火，则可见急躁易怒，口苦胁胀，或湿盛之体，与热相合，湿热缠绵，致头昏身重，或素体阴亏，外热内火相合，则潮热盗汗，日益消瘦，此为郁证阶段。气能行津，气滞则津液输布障碍，可形成气滞痰凝之证。又气为血之帅，气滞则血行不畅，此为瘀证阶段。若邪气未除，痰瘀不祛，新无以生，则可见诸气血阴阳不足之症，此为虚证阶段。

综上所述，本病可分为表、郁、瘀、虚四个阶段。随着病情进展，邪气由外入里，病性由实转虚。根据疾病所处阶段不同，早期多以表证、实证为主，进一步发展为表里虚实错杂之证，最后则为纯虚无邪之证。本病之症靶也随所处阶段不同而有异，早中期症靶可为发热、颈痛、咽痛等，标靶为甲状腺炎症，晚期则随其变证不同而症靶、标靶各异，详见本书相关章节。

四、辨治思路

（一）辨证要点

1. 症状分类辨证要点

（1）发热：外邪侵袭，正邪相争，可致发热。本病发热多为中热或中高热，若热势高，咳嗽咳痰，甚或胸痛，属肺热病；若发热，头痛，鼻塞流涕，全身酸痛，而无颈部肿痛，属感冒；若长期低热不退，咳嗽，潮热，乏力，甚或咯血，为肺痨病。

（2）颈痛：颈痛可因局部气血不畅引起。亚急性甲状腺炎颈痛多并见颈部肿大，触之碍手，若兼高热，咳嗽，咽干，咽喉红肿，属乳蛾；若颈项皆痛，兼头晕，肢体麻木疼痛，属项痹；若兼畏寒发热，颈前红肿，触之波动，属颈痈。

2. 疾病转归辨证要点

本病大致可分为表、郁、瘀、虚四个阶段。

表证阶段为疾病前期，亚急性甲状腺炎的发病前病毒感染阶段多属此期。患者多因劳累或受凉后卫表不固，邪气入侵，正邪交争，临床多表现为发热恶寒，身痛，鼻塞流涕，咽痛咽干。

郁证及瘀证阶段多属本病"甲状腺毒症期"。患者情志不遂，表邪入里，肝失疏泄，气机郁滞，邪气郁久化火，或素体湿盛，可形成肝胆湿热之证；火热炼液为痰，或气不行津，而成气滞痰凝之证；气滞血行不畅，则形成血瘀之证。患者多表现为颈部肿块疼痛明显，胸胁胀满，心悸，烦躁易怒。

虚证阶段多属本病"甲状腺功能减退期和恢复期"。后期正气耗损，可形成气血不足之证；火热灼伤阴血，又可形成气阴两虚之证；日久阴损及阳，则成阴阳俱虚之证。

表、郁、瘀、虚概括了亚急性甲状腺炎的疾病发生发展过程，代表了疾病的各个时期，故多数患者均会经历这四个阶段。把握亚急性甲状腺炎的整体发展脉络，对于认识、理解疾病，判断预后，并根据病情发展演变予以正确治疗有重要的指导意义。

（二）鉴别诊断

1. 瘰疬

瘰疬病变部位在颈项的两侧或颔下，肿块一般很小，个数不等，《素问病机气宜保命集·瘰疬论》说："夫瘰疬者，经所谓结核是也。或在耳前后，连及颐颔，下连缺盆，皆为瘰疬。"《外科正宗·瘰疬论》曰："瘰疬者，累累如串珠，连接三五枚。"

而瘿病的肿块位于颈前，肿块较大，可通过肿块的大小、性质及部位鉴别。

2. 消渴

消渴病以多饮、多食、多尿为主要表现，3 种症状常同时出现，尿中常有甜味，而颈部无瘿肿。瘿病中阴虚火旺证患者虽有多食易饥，但无多饮、多尿，以颈前有瘿肿为主要特征，并伴有急躁易怒、突眼等特征性表现。

（三）治疗原则

本病的基本治疗方法是消瘿散结，但须根据各阶段特点而采取不同的治法。病初外感邪气，当先解表，属风寒者宜祛风散寒，风热者宜疏风散热，暑湿者宜清暑利湿，热毒者宜清热解毒。若病及肝胆，则当疏畅肝气，兼热者疏肝清热，兼湿者清肝利湿，兼阴虚火旺者清热养阴。若痰瘀互结，则当行化痰祛瘀之法。日久正气耗损，则各随其不足而补之。

五、辨证论治

（一）表证期

1. 外感风寒证

症状：初起发热，恶寒，头身疼痛，颈部轻度肿痛，鼻塞流涕，咽痛咽痒，舌淡红，苔薄白，脉浮缓或浮紧。

治法：祛风散寒解表。

方药：荆防败毒散（《摄生众妙方》）加减。荆芥、防风、羌活、独活、柴胡、前胡、枳壳、桔梗、茯苓、川芎、甘草。

加减：口苦、涕黄者加黄芩、瓜蒌皮；项强背痛者加葛根；咽痛者加桔梗。

2. 外感风热证

症状：颈部肿痛较甚，吞咽困难，咽干咽痛，发热，头痛，咳嗽，舌质红，苔薄黄，脉浮数。

治法：疏散风热解毒。

方药：银翘散（《温病条辨》）或桑菊饮（《温病条辨》）加减。金银花、连翘、淡竹叶、牛蒡子、薄荷、荆芥、桔梗、浙贝母等。

加减：颈肿咽痛明显者加马勃、玄参；口干身热者加石膏。

3. 外感暑湿证

症状：夏季发病，颈痛，身热，心烦，微恶风寒，头胀，身困体乏，脘痞满闷，纳差食少，大便黏腻，小便黄赤，舌红苔厚腻，脉濡数。

治法：宣畅三焦，清利湿热。

方药：三仁汤（《温病条辨》）或甘露消毒丹（《医效秘传》）加减。杏仁、半夏、滑石、生薏苡仁、通草、白蔻仁、竹叶、厚朴、黄芩、茵陈、石菖蒲、川贝母、木通、藿香、连翘、薄荷、射干等。

加减：发热者加香薷；腹泻者加陈皮、苍术；口黏者加佩兰；大便黏滞不爽者加瓜蒌皮。

4. 热毒壅盛证

症状：起病急，高热寒战，头痛咽痛，颈部肿痛，肤色微红，舌红，苔薄黄，脉浮数。

治法：疏风清热，解毒消肿。

方药：普济消毒饮（《东垣试效方》）加减。蒲公英、板蓝根、金银花、射干、连翘、牛蒡子、牛膝、大青叶、知母、桔梗、赤芍、白芍、甘草等。

加减：高热者加石膏、知母、栀子；大便秘结者加瓜蒌、玄明粉、大黄。

（二）郁证期

1. 肝郁化火证

症状：颈部肿胀疼痛，心悸，胸胁胀满，急躁易怒，多汗手颤，口渴口苦，大便秘结，舌红，苔黄或黄腻，脉弦数。

治法：疏肝解郁，泻火消肿。

方药：龙胆泻肝汤（《医方集解》）加减。夏枯草、龙胆草、生地黄、牡丹皮、白芍、浙贝母、泽泻、柴胡、栀子、黄芩、郁金、甘草等。

加减：颈痛较甚者加制乳香、制没药；心悸、多汗、手颤明显者加炒酸枣仁、麦冬、煅龙骨、煅牡蛎、天麻。

2. 肝胃郁热证

症状：颈部肿块疼痛，胁痛，泛酸，恶心，胃脘嘈杂，乳胀，心烦，舌质红，苔黄腻，脉弦数。

治法：清热解毒，益气养阴，疏肝理气，通络止痛。

方药：逍遥散（《太平惠民和剂局方》）或玉女煎（《景岳全书》）加减。柴胡、黄芩、知母、夏枯草、连翘、板蓝根、玄参、生石膏、黄连、牡丹皮、栀子、白芍等。

加减：泛酸者加瓦楞子、代赭石；胁痛者加川楝子、延胡索。

3. 肝胆湿热证

症状：颈部肿块，头晕多梦，痰多而黏，疲乏，舌质红，苔黄腻，脉弦。

治法：疏肝泄热，消痰软坚。

方药：柴胡疏肝散（《医学统旨》）合海藻玉壶汤（《外科正宗》）加减。柴胡、白芍、连翘、枳壳、竹茹、海浮石、制半夏、海藻、昆布、浙贝母等。

加减：头重加白术、陈皮、天麻；口苦口干者加龙胆草、栀子；带下色黄者加黄柏、苍术。

4. 阴虚火旺证

症状：发热渐轻，颈前肿块质硬疼痛，乏力，五心烦热，渴饮盗汗，潮热或低热，舌体瘦，质红，少苔或无苔，脉细数。

治则：滋阴泻火，散结止痛。

方药：补心丹（《校注妇人良方》）合一贯煎（《续名医类案》）或知柏地黄汤（《医宗金鉴》）加减。生地黄、麦冬、天冬、白芍、枸杞子、当归、玄参、鳖甲、地骨皮、青蒿、柴胡、夏枯草、黄连、知母、黄柏、生石膏、金银花、连翘等。

加减：乏力明显者加西洋参、沙参；阴虚而火旺不甚者去黄连、黄柏。

（三）瘀证期

1. 气郁痰凝证

症状：颈前肿块缩小或消失，质软或韧，疼痛渐轻，无发热，胁肋不舒，易怒，善太息，肢体困重，纳差，舌淡红，薄白苔或薄腻苔，脉弦滑。

治法：理气解郁，化痰散结。

方药：四逆散（《伤寒论》）合二陈汤（《太平惠民和剂局方》）加减。柴胡、白芍、枳实、甘草、半夏、橘红、茯苓等。

加减：肿块坚硬、舌紫或舌底络脉瘀者加用莪术、丹参。

2. 瘀痰互结证

症状：瘿肿坚硬，压之疼痛，咽部不适，胸闷纳呆，舌质暗苔白，脉沉涩。

治法：活血化瘀，祛痰散结。

方药：补阳还五汤（《医林改错》）或消瘰丸（《医学心悟》）加减。当归、川芎、赤芍、桃仁、地龙、半夏、瓜蒌、陈皮、郁金、柴胡、枳实、浙贝母、夏枯草、山慈姑等。

加减：结节硬者加莪术。

（四）虚证期

1. 气阴两虚证

症状：咽干或声音嘶哑，干咳，气短，瘿肿坚硬且有触痛，倦怠乏力，自汗，舌淡红，苔薄，脉细或细数。

治法：益气养阴，通络散结。

方药：生脉散（《医学启源》）加味。黄芪、麦冬、五味子、夏枯草、丹参、生地黄、当归、茯苓、白芍等。

加减：声音嘶哑者加桔梗、玄参；潮热者加白薇。

2. 气血亏虚证

症状：瘿肿，面色白，神倦乏力，纳呆便溏，气短懒言，口干咽燥，腰膝酸冷，失眠多梦，舌淡苔薄，脉沉细。

治法：益气养血，健脾补肾。

方药：补中益气汤（《内外伤辨惑论》）合四物汤（《仙授理伤续断秘方》）加减。黄芪、党参、白术、茯苓、山药、麦冬、五味子、当归、熟地黄、白芍、陈皮等。

加减：肿块坚硬者加浙贝母；腰酸怕冷加杜仲、淫羊藿。

3. 脾肾阳虚证

症状：颈部瘿肿，疼痛不甚或隐痛，神疲乏力，腰酸，畏寒喜暖，腹胀纳呆，少气懒言，眩晕嗜睡，阳痿滑精，妇女闭经，四肢浮肿，心悸怔忡，大便溏薄，舌体胖大，边有齿痕，苔薄白或白腻，脉沉细或沉缓无力。

治法：温阳健脾，益气活血化痰。

方药：参苓白术散（《太平惠民和剂局方》）加味。生黄芪、白术、茯苓、生甘草、生薏苡仁、白豆蔻、砂仁、郁金、枳壳、陈皮、金银花等。

加减：嗜睡者加麻黄、附子、细辛；滑精、遗精者加杜仲、覆盆子、沙苑子等。

六、其他疗法

1. 中成药

（1）六神丸

适应证：可用于亚急性甲状腺炎热毒炽盛、痰凝血瘀证患者。

用法用量：一次10粒，一日3次。

（2）清开灵片

适应证：用于表现为发热、咽喉肿痛等风热壅盛证的亚急性甲状腺炎患者。

用法用量：一次1~2片，一日3次。

（3）小金胶囊

适应证：临床适用于痰凝血瘀证的亚急性甲状腺炎患者。

用法用量：一次3~7粒，一日2次。

（4）夏枯草胶囊

适应证：可用于以颈部肿大或伴有结节、淋巴结肿大为主的火热内蕴证亚急性甲状腺炎的患者。

用法用量：一次2粒，一日2次。

（5）抑亢丸

适应证：可用于表现为心慌、手抖、多汗、消瘦等阴虚阳亢证亚急性甲状腺炎的患者。

用法用量：一次9g，一日2次。

（6）二仙膏

适应证：可用于表现为畏寒肢冷、便秘、皮肤干燥等脾肾阳虚证亚急性甲状腺炎的患者。

用法用量：一次 20g，一日 2 次。

2. 外用中药

（1）黄连膏

药物组成：黄连、黄柏、姜黄、生地黄、当归。

用法用量：制成膏剂。每次取少量于甲状腺处外敷，每日 2 次。

（2）金黄膏

药物组成：雄黄、白矾、枯矾、凡士林。

用法用量：外敷，每日 1 次。

（3）如意金黄散

药物组成：天花粉、姜黄、白芷、苍术、胆南星、甘草、大黄、黄柏、厚朴、陈皮、麻油、铅丹。

用法用量：用植物油或蜂蜜调敷。一日数次。

七、各家经验

1. 许芝银

许芝银认为亚急性甲状腺炎急性期多因热毒侵袭，邪入颈项，局部肿痛，气滞血瘀，痰瘀互结。治以清热解毒、活血化瘀，方以清解散结汤加减。伴发热恶寒者，加薄荷、荆芥；咽痛甚者，加牛蒡子、玄参；伴有烦躁不安，心悸，乏力，畏热多汗，手抖，消瘦等甲状腺功能亢进症状者，加麦冬、五味子。

2. 于世家

于世家认为亚急性甲状腺炎的发病与外感六淫，内伤七情以及体质因素有关。起病多由风温邪热袭表，热毒壅盛，灼伤津液，炼液为痰，痰阻气机，血行不畅，或气郁生痰，痰随气逆，最终致气血痰热互结于颈前而发"瘿瘤"。随着病情及治疗的进展，大多数患者正气恢复，毒邪消散，疾病痊愈，部分患者由于病程迁延日久或失治误治，加之素体阳虚阴盛，或先天肾阳不足，损伤后天脾胃，导致阳证转阴证，出现阳气虚衰、阴寒内盛的表现。

3. 魏子孝

魏子孝辨治亚急性甲状腺炎，针对疾病表现及甲状腺功能变化的不同阶段，强调西医辨病与中医辨证相结合，善于先抓主症，辨明标本，再确立基础方辨证论治。疾病初期以清热解毒、利咽散结为先；伴见暂时性甲状腺功能亢进症，治疗分标本先后；甲状腺功能减退阶段以益气温阳为主；甲状腺肿大当行气解郁、健脾化痰。

4. 王旭

王旭认为，本病初由风热毒邪蕴于颈部经络，气血壅滞所致；久则肝郁热蕴，经络瘀滞，或热毒伤阴，阴虚内热，或热伤气阴，痰气瘀结，颈络失宣，终致气血痰热互结于颈前而发"瘿瘤"。病机总属风热毒邪为先，气滞与痰凝夹杂。本病的治疗原则为清热和营，化痰消瘿。临床可根据病程长短，甲状腺肿痛程度及兼症情况，分别选用疏风清热、疏肝泄热、养阴清热等治法。

八、转归与预防调护

1. 疾病转归

本病属自限性疾病，预后良好，大多数患者可自行痊愈，但易复发，约5%的患者发生永久性甲状腺功能减退症。

2. 预防调护

增强机体抵抗力，避免上呼吸道感染及咽炎对预防本病发生有重要意义。亚急性甲状腺炎患者的饮食以易消化的食物为主，忌油煎、烧烤等燥热及油腻食物，避免烟酒刺激等。日常饮食注意补充营养，日常饮食中注意维生素及必需微量元素的摄入，适量进食富含高热量、高维生素、高蛋白质和糖类的食物。当亚急性甲状腺炎患者并发甲状腺功能亢进症时，饮食方面尽量以清淡为主，忌食含碘高的食物及刺激性食物。

第六节 桥本甲状腺炎

一、概述

1. 西医认识

桥本甲状腺炎是最常见的甲状腺无菌性炎症性疾病，是一种具有明显遗传倾向和器官特异性的自身免疫性疾病，最早由日本学者桥本（Hashimoto）于1912年报道，本病以甲状腺肿和甲状腺自身抗体增高为特征。该病在我国发病率为（0.3～1.5）／1000，男女比例为1∶（15～20），以30～50岁女性居多，男性患者的发病年龄较女性晚10～15岁，儿童和老年人均可发病。随着生活节奏的加快，工作压力的增加和饮食结构的改变，桥本甲状腺炎的发病率呈逐年上升和日益年轻化的趋势。

2. 中医认识

中医学对桥本甲状腺炎并无专门记载，根据甲状腺弥漫性、无痛性肿大且质地坚硬的临床特点，将其归属于中医"瘿病"范畴。明代李梴在《医学入门》中指出："瘿、瘤所以两名者，以瘿形似樱桃，一边纵大亦似之，椎槌而垂，皮宽不急。"说明了"瘿"具有"形似樱桃""皮宽不急"的特点，故"瘿"应该指的是甲状腺肿大。宋代陈无择在《三因极一病证方论》中言："坚硬不可移者，曰名石瘿；皮色不变，即名肉瘿；筋脉漏结者，名筋瘿；赤脉交络者，名血瘿；随忧愁消长者，名气瘿。"

依据甲状腺弥漫性无痛性肿大、质地坚硬的表现，甲状腺功能正常时桥本甲状腺炎命名为"肉瘿"较为合适，"肉瘿"即甲状腺肿大而柔韧者；而甲状腺肿大不明显，以甲状腺自身抗体升高为主者，应命名为"瘿气"。桥本甲状腺毒症也可命名为"瘿气"，《中医内科学》记载："瘿气，是颈前轻度或中度肿大，其块触之柔软光滑，无根无结，可随吞咽活动，并见急躁易怒，眼球外突，消瘦易饥等为特征的颈前积聚之病证。"桥本甲状腺炎患者甲状腺滤泡细胞被破坏，使甲状腺激素释放增多，临床可出现以高代谢为主的甲状腺功能亢进症状。而以心慌为主要临床表现时，可命名为"瘿病·心悸"。随着疾病的发展，甲状腺不断被破坏，导致激素水平下降而出现甲状腺功能低下，表现为倦怠乏力、畏寒、肢肿、表情呆滞等，与"劳瘿"类似，但"劳瘿"更符合病因的论述，将桥本甲状腺炎伴甲状腺功能减退症命名为"瘿劳"更切合其临床表现，瘿劳即由瘿病所致的虚损性疾病。《外科正宗》指出："夫人生瘿瘤之症，非阴阳正气结肿，乃五脏瘀血、浊气、痰滞而成。"桥本甲状腺炎因肝气郁滞而致痰血瘀阻，可表现为结节性桥本甲状腺炎，可命名为"瘿结"，瘿结系甲状腺肿伴有结节者。此外，以疼痛为主要表现的痛性桥本甲状腺炎可命名为"瘿痛"，瘿痛即甲状腺发生疼痛的一类疾病。以黏液性水肿为主要表现者可命名为"瘿病·脚气"，正如《备急千金要方》中所述"因即胫肿，时人号为脚气"。桥本甲状腺炎出现心悸、胸闷等心肝阴虚症状，当属中医学"心悸"范畴；桥本甲状腺炎合并神经、精神异常，出现黏液性水肿，则归属于中医学"健忘""痴呆""水肿""痰饮""肤胀""虚劳"等范畴。

二、西医诊断

1. 诊断标准

（1）弥漫性甲状腺肿 20 ~ 80g，表面不平。

（2）甲状腺扫描呈现点状、不均匀的缺损。

（3）鞣化红细胞检测甲状腺抗体滴度 1∶32 以上。

（4）血清 TSH 浓度为 20mU/L 或更高，或 TSH 兴奋后 24 小时^{131}I 吸收率增加低于15%。

（5）过氯酸钾排泄率大于甲状腺聚集^{131}I DE20%。

以上五项中有两项以上是阳性可诊断为本病。

2. 临床表现

（1）症状：患者多无明显症状，最初仅觉颈部有无痛性发胀，偶有轻度颈部不适及吞咽困难，部分患者在甲状腺肿大较快时，可出现疼痛或压痛。

（2）体征：①甲状腺肿大：多数患者有甲状腺肿大或结节。甲状腺多呈典型的对称性弥漫性肿大，为正常甲状腺的 2 ~ 4 倍。甲状腺质地坚实，有弹性，如橡皮，有结节感或小颗粒感，特别伴有锥体叶的肿大，表面光滑，大腺体表面可呈分叶状，可仍保持正常腺体的外形，甲状腺局部无疼痛，很少引起呼吸困难等压迫症状。②突眼：本病可有一过性甲状腺毒症，可与 Graves 病同时存在，突眼程度一般较轻。③黏液性水肿：病情发展至后期，可出现甲状腺功能减退症或黏液性水肿的表现。

3. 实验室及其他检查

（1）抗甲状腺球蛋白抗体测定最具诊断价值。血清抗甲状腺微粒体抗体（TMA）在 95% 的患者中明显增高，甲状腺球蛋白抗体（TGA）的阳性率在 50% 以上。其他早期血 FT_3、FT_4 可在正常范围或升高，晚期 FT_3、FT_4 减低，50% 以上的患者血 TSH升高。晚期基础代谢率降低，甲状腺摄取 ^{131}I 量减少。

（2）影像学检查对鉴别诊断及预后有一定价值。B 超示甲状腺有稀疏区或分布不均匀。约 20% 的慢性淋巴细胞性甲状腺炎患者有弥漫性甲状腺低回声，这预示着发展为甲状腺功能减退症。甲状腺核素扫描显示不规则的摄碘区，扫描结节因不同病理时期而异，参考价值不大。

（3）甲状腺穿刺活检或切取活检是诊断本病最可靠的方法，甲状腺中见淋巴细胞浸润最具特征性，但因获取组织量有限，可出现假阴性。

三、病因病机

1. 病因

（1）情志内伤：颈部属于肝经循行之部位，肝属木，喜条达。长期精神抑郁，情志不畅，或忧思太过，影响肝之疏泄和脾之运化功能，致肝气郁结，气滞血瘀，郁而化火，灼津成痰，或脾气不足，聚湿为痰，痰瘀之邪循肝经结于颈部而发病。所以《诸病源候论·瘿候》说："瘿者，由忧恚气结所生。"《济生方·瘿瘤论治》曰："夫瘿瘤者，多由喜怒不节，忧思过度，而成斯疾焉。大抵人之气血，循环一身，常欲无滞留之患，调摄失宜，气凝血滞，为瘿为瘤。"《灵枢·百病始生》云："若内伤于忧怒则气上逆，气上逆则六输不通，温气不行，凝血蕴里而不散。"

（2）饮食起居失常：饮食起居调摄不当，影响脾之运化，致脾虚失运，痰湿内生，痰瘀互结而为病。长期暴饮暴食，饥饱失常，嗜欲偏食，损伤脾胃，导致气血生化乏源，脏腑失于濡养，即《素问·生气通天论》所说"阴之所生，本在五味；阴之五宫，伤在五味"。长期起居失常，如长期深夜工作，常易导致形气损伤。

（3）先天体质因素：先天肾气不足，肾气虚弱，或房事不节，致肾精亏耗，影响后天脾之生化功能，脾气虚弱，脾肾亏虚，痰瘀互结于颈前。中医学有"百病皆因痰作祟"之说。《杂病源流犀烛·痰饮》指出"痰之为物，流动不测，故其为害，上至颠顶，下至涌泉，随气升降，周身内外皆到，五脏六腑俱有"。痰随气而无处不到，至于颈前则为瘿。又因女子以肝血为先天，由于经、孕、产、乳而"数脱其血"，故常处于"有余于气，不足于血"的状态，每易出现肝郁不舒、气机不畅，气不行则津停，遂致津液留滞，聚而成痰，气郁痰结，血行瘀滞，故瘿病多发于女性。

（4）水土失宜：中医学早就认识到瘿病与水土因素密切相关。《杂病源流犀烛·瘿瘤》也谈到"西北方依山聚涧之民，食溪谷之水，受冷毒之气，其间妇女，往往生结囊如瘿"。瘿病多发生在离海较远的高原山区，居住在高山地区，水土失宜，一则影响脾胃的功能，使脾失健运，不能运化水湿，聚而生痰；二则影响气血的正常运行，痰气瘀结颈前则发为瘿病。

2. 病机

患者情志不畅，肝失条达，肝郁脾虚，津液输布失常，凝聚成痰，壅结颈前；肝郁则气滞，脾伤则气结，气滞则津停；脾虚则酿湿生痰，痰气交阻，血行不畅，则气滞、痰凝、血瘀交阻颈前，而成此疾。早期（甲状腺功能亢进期）肝气郁结，气郁化火，火热伤阴，因此除局部表现为甲状腺弥漫性肿大外，亦可出现心肝阴虚之表现，如多汗、手颤、多食善饥等全身症状。中期（甲状腺功能正常期）郁热渐退，阴精得复，邪实壅结颈前而表现以实证为主，全身症状并不典型。气、瘀、痰三邪或独立致病，或合而为患，可分别表现为气滞、血瘀、痰凝的症状，但大多数情况下三者互相掺杂而表现为气滞血瘀或气滞痰凝或痰瘀互结的症状。后期（甲状腺功能减退期）因病程日久，阳气亏耗，除局部甲状腺肿大外，多表现为脾气不足、脾肾阳虚之证候，如精神不振、少气懒言、动作迟缓、黏液性水肿等。

本病的病靶在甲状腺，涉及肝、脾、肾、心等脏。病性属于虚实夹杂，早期以肝郁气滞、血瘀痰凝等实证为主，后期以心肝阴虚、脾肾阳虚等虚损为主，病机关键在于肝郁气滞、脾失健运、脾肾阳虚，其主要病理产物和致病因素是气滞、痰凝、血瘀，以气、痰、瘀三者合而为患。病态表现为气、痰、瘀之间相互影响，互为因果，诸邪可各自为攻，也可兼而有之。故病初属实，病久由实转虚，尤以气虚、阳虚为主，终成虚实夹杂之证，病势可分为郁、虚两个阶段。

早期气、瘀、痰三邪或独立致病，或合而为患，可分别表现为气滞、血瘀、痰凝的症状，但大多数情况下三者互相掺杂而表现为气滞血瘀或气滞痰凝或痰瘀互结的症状。

早期发病如甲状腺功能亢进症在气机郁滞的基础上，可同时出现心肝阴虚之表现，如多汗、手颤、多食善饥等全身症状。后期（甲状腺功能减退期）因病程日久，阳气亏耗，除局部甲状腺肿大外，全身症状多表现为脾气不足、脾肾阳虚之证候，如精神不振、少气懒言、动作迟缓、黏液性水肿等。

总之，本病的基本病机为气滞、痰凝、血瘀壅结于颈前。

四、辨治思路

（一）辨证要点

1. 症状分类辨证要点

（1）气滞血瘀证：甲状腺质地坚硬，可伴有疼痛，部位固定，有时疼痛可向下颌角或颈部放射，部分患者可有皮下青紫，刷牙时牙龈易出血，女性可有月经不调，经行血块，舌紫暗，苔薄白，脉细涩。

（2）气滞痰凝证：甲状腺肿大，按之质地柔软，可随情志波动而消长，未触及明显肿块，嗳气叹息，伴有胸闷心慌，情志抑郁，急躁易怒，舌淡红，苔白腻，脉弦或滑。

（3）痰瘀互结证：甲状腺坚韧如皮革或有结节，皮色不变，疼痛不显，全身症状可伴有下肢非指凹性水肿，或有关节酸痛，表情淡漠，女性可有月经不调，经行血块，舌淡胖边有齿痕或有瘀斑，苔薄白腻，脉滑或涩。

（4）气阴两虚证：甲状腺弥漫性肿大，按之质地柔软，伴有倦怠乏力，易疲劳，多汗，怕热，手颤，心悸，舌质红，舌苔薄，脉细或细数。

（5）脾肾阳虚证：甲状腺弥漫性或结节性肿大，质地坚硬，可伴有疼痛，全身乏力，精神萎靡，表情淡漠，少言懒语，动作及反应迟缓，胫前水肿，脘腹胀闷，心悸气短，畏寒肢冷，面色㿠白，腰膝酸软，小便清长，大便稀溏或夜尿频多，少寐多梦，舌淡胖嫩，苔白，脉沉细或沉迟无力。

2. 疾病转归辨证要点

在瘿病发展过程中，肝气不舒，影响血行，痰瘀互结则肿甚；气郁日久化火，心肝火旺，火盛伤阴，壮火食气，则脾肾不足、心肝同亏是必见之证。所以辨证过程中，根据本病的临床特点及发病经过，当以虚实为纲，若瘿肿质地较柔软者多为实证，当辨气郁、痰阻、血瘀之象；若病久甚，虚象尽显，亦应分清在气在血，是心肝阴虚还是脾肾阳虚之证。

（二）鉴别诊断

1. 与单纯甲状腺肿大相鉴别

单纯甲状腺肿大仅有甲状腺肿的症状，而桥本甲状腺炎不同病机状态下多合并多种症状，可资鉴别。

2. 与绝经前后诸证相鉴别

两者均可表现出烦躁、易怒、汗出、心悸失眠、情志不遂等症。但绝经前后诸证为女性在绝经期前后表现潮热面红、腰背酸楚、面浮肢肿、皮肤蚁行感等症，本病常伴有甲状腺肿大，质地坚韧等症。

（三）治疗原则

本病早期以疏肝解郁、活血消瘿为基本治则，后期如损伤心肝阴气、脾肾阳气则以益气养阴、温肾助阳为法。

五、辨证论治

（一）实证阶段

1. 气滞血瘀证

症状：甲状腺质地坚硬，可伴有疼痛，部位固定，有时疼痛可向下颌角或颈部放射。全身症状多不典型，部分患者可有皮下青紫，刷牙时牙龈容易出血，女性可有月经不调，经行血块，舌紫暗，苔薄白，脉细涩。

治法：行气活血散结。

方药：血府逐瘀汤（《医林改错》）加减。桃仁、红花、当归、赤芍、生地黄、川芎、丹参、柴胡、川楝子、香附、夏枯草、枳壳、甘草、桔梗、牛膝等。

加减：痛甚者可加三棱、莪术。

2. 气滞痰凝证

症状：颈前肿大，按之质地柔软，可随情志波动而消长，未触及明显肿块，嗳气叹息，全身症状可伴有胸闷心慌，情志抑郁，急躁易怒，舌淡红，苔白腻，脉弦或滑。

治法：理气解郁，化痰消瘿。

方药：柴胡疏肝散（《医学统旨》）合四海舒郁丸（《疡医大全》）加减。柴胡、橘叶、香附、郁金、夏枯草、浙贝母、瓜蒌皮等。

加减：颈咽部不适者，加桔梗、射干、牛蒡子，如有异物感，加半夏、厚朴、紫苏；局部颈肿明显者，加青皮、枳壳、橘核、荔枝核、八月札等。

3. 痰瘀互结证

症状：甲状腺坚韧如皮革或有结节，皮色不变，疼痛不显，伴下肢非指凹性水肿，或有关节酸痛，表情淡漠，女性可有月经不调，经行血块，舌淡胖边有齿痕或瘀斑，苔薄白腻，脉滑或涩。

治法：活血化瘀，化痰散结。

方药：桃红四物汤（《医宗金鉴》）合二陈汤（《太平惠民和剂局方》）加减。桃仁、红花、当归、赤芍、川芎、三棱、莪术、法半夏、化橘红、茯苓、甘草、麻黄、夏枯草、防己等。

加减：局部较韧或硬经久不消，瘀血甚者，加蜈蚣、水蛭、土鳖虫、鬼箭羽；痰浊甚者，加猫爪草、穿山龙、浙贝母；伴有瘀毒者，加露蜂房、龙葵、白花蛇舌草、石见穿。

（二）虚证阶段

1. 心肝气阴两虚证

症状：颈部弥漫性肿大，按之质地柔软，伴有倦怠乏力，易疲劳，多汗，怕热，手抖，心悸。舌质红，舌苔薄，脉细或细数。

治法：益气养阴，柔肝消瘿。

方药：二至丸（《医便》）合生脉散（《医学启源》）加减。黄芪、牡蛎、女贞子、太子参、郁金、麦冬、钩藤、五味子、旱莲草、玄参等。

加减：气虚甚者，加党参、白术益气健脾；虚风内动肢体颤抖者，加钩藤、石决明、白芍等平肝息风；痰偏盛者，加浙贝母、山慈菇、瓜蒌皮等化痰消瘿；阴虚甚者，加生地黄、鳖甲、龟甲等滋阴清热；血瘀偏甚者，加鬼箭羽、急性子、莪术等活血消肿。

2. 脾肾阳虚证

症状：甲状腺弥漫性或结节性肿大，质地坚韧或硬，可伴有疼痛，患者全身乏力，精神萎靡，表情淡漠，少言懒语，动作迟缓，对答反应慢，胫前水肿，脘腹胀闷，心悸气短，畏寒肢冷，面色㿠白，腰膝酸软，精神萎靡不振，小便清长，大便稀溏或夜尿频多，少寐多梦，舌淡胖嫩，苔白，脉沉细或沉迟无力。

治法：温补脾肾，软坚散结，利水消肿。

方药：右归丸（《景岳全书》）合济生肾气丸（《张氏医通》）加减。鹿角霜、熟地黄、肉桂、夏枯草、制附子、菟丝子、山茱萸、枸杞子、当归、山药、茯苓、泽泻、牡丹皮、牛膝、车前子、浙贝母、生牡蛎等。

加减：肿甚者加猪苓、桂枝；气短便溏者，加党参、黄芪，不思饮食者加砂仁、陈皮、紫苏叶。

六、其他疗法

1. 专方验方

（1）扶正消瘿方

药物组成：党参 15g，茯苓、丹参、赤芍各 10g，青皮、陈皮、法半夏、炙甘草各 6g。

加减：甲状腺功能亢进者加天冬、麦冬各 12g，五味子 10g，生地黄 15g；甲状腺功能减退者加桂枝 6g，鹿角霜、淫羊藿各 10g；病程长，甲状腺肿硬，有血瘀征象者加三棱、莪术各 10g。

用法用量：日 1 剂，水煎服，6 个月为 1 个疗程。

（2）益气养阴消瘿方

药物组成：生黄芪、太子参、丹参各 30g，白术、茯苓、白芍、黄精、何首乌各 15g，生地黄 18g，天冬、枸杞子、玄参各 12g，夏枯草、浙贝母各 9g，红枣 20g，炙甘草 6g。

用法用量：每日 1 剂，先用清水浸泡生药 2～3 小时，头煎煮沸后持续煎煮 45 分钟，二煎煮沸后持续煎煮 30 分钟，两次煎煮的药汁混合，早晚分服，以 3 个月为 1 个疗程。

2. 隔药饼灸

（1）方法 1

取穴：大椎、命门、膻中、中脘、关元、肾俞、足三里。

药饼制法：把附子、肉桂、五灵脂和乳香共 4 味中药按照 5∶2∶1∶1 的比例，共研细末，用黄酒调制，制成直径 3cm、厚 0.8cm 的圆饼，中间用针刺数孔，再以塑料薄膜保湿以备用。

艾炷：特制的器械按压加工的大艾灸炷，每个重 2g。

灸法：采用间隔灸的方法，在相应的腧穴上垫上纱布，放置准备好的药饼，行大艾炷灸 5 壮，以局部潮红为度。

疗程：每日 1 次，30 天为 1 个疗程，每疗程之间休息 2 天，6 个疗程为宜。

（2）方法 2

取穴分两组：①膻中、中脘、关元。②大椎、肾俞、命门。

灸法：两组穴位交替，轮流施灸，每次每穴 3 壮，每壮含纯艾绒 2g。隔天治疗 1 次。

3. 体针疗法

取穴：内关、阳陵泉、合谷。

方法：用 1.0~1.5 寸、直径 0.32mm 的不锈钢毫针，匀速进出针，针刺手法以"泻实"为主，强刺激，每次留针 30 分钟，10 分钟行针 1 次，出针后按压针孔以防出血，每日 1 次。

4. 中药外敷疗法

方名：愈瘿二号方

药物：夏枯草、三棱、莪术、半夏、人工麝香等。

方解：夏枯草味辛苦寒，辛以散结，苦寒以泄热，有良好的清肝泄热之功；三棱、莪术均属破血消癥药，三棱偏于破血，莪术偏于破气，两者相须而用，有化瘀消肿止痛之功；半夏味辛温，外用消肿止痛；麝香辛香，开通走窜，可行血中瘀滞，开经络之壅遏，以通经散结止痛，也有较好的消肿止痛的作用。诸药合用，以收化痰消瘿、软坚散结、消肿止痛之功。

七、各家经验

1. 陈如泉

陈如泉在中药内服的基础上，还善于运用中药膏剂外敷治疗，其常用的中药膏剂有四种：①理气消瘿膏，由紫苏子、莱菔子、牛蒡子、香附等组成，用于甲状腺质地柔软，随情志消长变化的气滞型。②活血散结膏，由水蛭、猫爪草、夏枯草等组成，用于甲状腺质地坚硬、经久难消的痰阻血瘀型。③金黄消瘀膏，由赤芍、白芷等组成，用于甲状腺局部疼痛或压痛的肝经郁热型。④温阳散结膏，由麻黄、白芥子等组成，用于病久阳虚兼痰瘀者。

2. 唐汉钧

唐汉钧认为本病的病机与机体的内在"气虚"和外感"邪毒"有密切关系，临床中常见患者多因劳累体虚复感"邪毒"而诱发本病，治疗中亦每因工作或生活忙碌而加重病情，正虚邪恋交互影响而成本病。唐教授以扶正祛邪为治疗原则，以益气养阴消瘿法辨治。处方：黄芪、太子参、丹参、磁石各30g，白术、茯苓、黄精、何首乌、白芍各15g，生地黄18g，天冬、枸杞子、玄参、海藻各12g，红枣20g，夏枯草9g，炙甘草6g。方中以海藻为引经药，引诸药直达病所；黄芪、太子参、白术、茯苓益气健脾；生地黄、天冬、黄精、何首乌、枸杞子、白芍滋补阴血，阴生方能制虚阳之亢；玄参、夏枯草清热解毒；丹参、浙贝母活血散结消肿，瘀邪祛则正气按。临证中，若T_3、T_4升高，有脉数、心悸、手抖等表现者，可重用生地黄，酌加生牡蛎、磁石、五味子等以滋阴潜阳安神；局部肿块肿硬者，可加莪术、三棱理气开郁散结；T_3、T_4降低伴有少气懒言疲乏者，可酌加淫羊藿、山茱萸、肉苁蓉等。

八、转归和预防调护

本病病程较长，数月至数年不等。轻症或早期病例经治疗后，甲状腺可明显缩小或恢复正常，症状缓解，体征消失，甲状腺功能恢复正常，预后良好。但免疫调节的紊乱难以在短期内恢复，故遇情志不畅或感染等诱因易复发。瘿肿体积较大者不易完全消散，而且由于甲状腺封闭抗体或破坏性抗体参与的免疫反应，使甲状腺分泌减少或滤泡结构不断遭到破坏，最终可能发展为甲状腺功能减退症，约1/6的患者伴有黏液性水肿。若甲状腺肿经前述治疗，质地仍坚硬，活动性差，且增长迅速者，应考虑有恶变可能，本病癌变的发生率为5%~17.7%。

本病发生与情志因素密切相关，因此应注意保持精神愉快，心情舒畅，加强体育锻炼，增强体质和抗病能力，患病后应及时治疗。

第七节　急性化脓性甲状腺炎

一、概述

1. 西医认识

急性化脓性甲状腺炎（acute suppurative thyroiditis，AST）是甲状腺的非特异性感染性疾病，多发生于左叶，属全身性脓毒血症在甲状腺的一种局部表现或为甲状腺的孤立性感染。在无抗生素时期，AST的发病率在甲状腺外科疾病中占0.1%。随着抗生素的应用，AST已较为罕见，其发病率尚无明确报道，该病的特征性表现是喉结两侧有结块，伴肿胀、灼热、疼痛，且为急性发病。

2. 中医认识

急性化脓性甲状腺炎属于中医学"颈痈"范畴，又叫"夹喉痈"，俗名"痰毒"。痈早在《内经》中就有记载，"痈者，其皮上薄以泽，此其候也"。明代汪机在《外科理例》中说："痈者，初生红肿突起，阔三四寸，发热恶寒，烦渴或不热，抽掣疼痛，四五日后按之微软。"详细描述了本病症状。而《景岳全书》则指出了本病的病因、症状及转归，"痈者，热壅于外，阳毒之气也，其肿高，其色赤……其来速者，其愈亦速"。清代高锦庭言："颈痈生于颈之两旁，多因风湿痰热而发。盖风湿外袭，必鼓动其肝木，而相火亦因之俱动，相火上逆，脾中痰热随之。颈为少阳络脉循行之地，其循经之邪至此结，故发痈也。"

二、西医诊断

1. 临床表现

全身中毒症状明显，甲状腺局部红肿，呈弥漫型或局限型肿大，伴耳、下颌或头枕部放射痛，可有声嘶、呼吸不畅或吞咽困难等神经、气管、食管受压迫症状。

2. 体格检查

甲状腺局部触痛显著，颈部活动受限，形成脓肿时，局部可有轻微波动感。

甲状腺功能基本正常，血常规检查提示有感染病灶，血中白细胞和中性粒细胞升高，红细胞沉降率加快，C反应蛋白升高，甲状腺影像检查提示局部脓肿形成的可能，甲状腺核素扫描可发现凉结节或冷结节。

三、病因病机

1. 病因

（1）外感六淫：多为风热、风火客于肺胃或内有肝郁胃热，内蕴湿热火毒，以致气血、痰热凝滞于肺胃之外系或喉结部而成，也可因穿刺检查、外伤等感受毒气诱发。颈为少阳络脉循行之处，邪毒循经至此而壅聚，致使营卫失和，经络阻塞，气血凝滞而发病。

（2）内伤七情：素体肝郁，情志不遂，气机郁滞于颈前，加之外感风邪，内而化热，郁热毒壅结于颈前而致；或素体脾阳不足，痰湿内阻，外邪引动内湿，壅结颈前。

2. 病机

本病多由外感风热，蕴毒于内，加之素体肝胃郁热，气血、痰热凝滞，邪毒壅聚于颈前而发病；或素体脾阳不足，不能运化痰湿，外邪引动内湿，气机失调，气血运行不畅，邪壅成毒，结于颈前而发病。

（1）基本病机：热毒壅结于颈前甲状腺。

（2）病靶：病位在甲状腺，与肺胃肝脾关系密切。

（3）病性：属本虚标实，实证表现为风热、风火上扰、肝郁胃热，本虚表现为气阴两虚、阴虚火旺、阳虚痰凝。

（4）病态病势：化脓性甲状腺炎整个病程呈现"郁、热、虚、损"的病理变化。

（5）病机归纳：①郁：化脓性甲状腺炎患者多素体肝郁，气机失和，情志不畅，复感外邪而发病。②热：热的阶段包括外感风热及肝胆郁热，初起多因感受外邪，风热侵袭，热毒壅结于颈前而发病，患者内有肝胆郁热，则外感引动内热而出现甲状腺肿痛，伴畏寒发热、多汗、指颤等全身热盛的症状。③虚：虚的阶段包括气阴两虚及阴虚火旺，如患者素有脾阳不足，或气阴两虚，则出现甲状腺肿胀疼痛反复发作，伴心悸、神疲乏力、五心烦热、自汗、眠差等症状。④损：如患者素有脾阳不足，痰湿内阻，则发病后期出现甲状腺漫肿不痛或痛势缠绵，伴心悸、乏力、手足不温等全身虚损的症状。

四、辨治思路

（一）辨证要点

1. 症状分类辨证要点

（1）辨成脓与否：如甲状腺部肿块中央变软，按之有波动感，则示脓已成，如肿块坚硬，压痛明显示脓未成，并可结合全身症状而辨证。

（2）辨虚实：如甲状腺肿胀疼痛较甚，伴发热畏寒、多汗、指颤等外感及全身症状，为实证；如甲状腺肿胀疼痛反复发作，或漫肿不痛，伴心悸、乏力、盗汗、手足不温等全身虚损症状，为虚证。

2. 疾病转归辨证要点

化脓性甲状腺炎初起多因感受外邪，风热侵袭，热毒壅结于颈前而发病，患者内有肝胆郁热，复以外感引动内热而出现甲状腺肿痛，伴发畏寒发热、多汗、指颤等全身症状。后期如患者素有脾阳不足或气阴两虚，则会出现甲状腺漫肿不痛或痛势缠绵，伴心悸、乏力、手足不温等全身虚损症状。

（二）鉴别诊断

1. 单纯性甲状腺肿

单纯性甲状腺肿仅有甲状腺肿的症状；而本病除具有甲状腺肿胀症状之外，可伴有疼痛较甚、发热畏寒、头痛咽痛等全身症状，可资鉴别。

2. 瘰疬

瘰疬病变部位在颈项的两侧或颌下，肿块一般很小，个数不等；而本病的肿块位于颈前，伴有疼痛及发热恶寒等全身症状。

（三）治疗原则

疏风散邪，清热解毒，补虚散结。

五、辨证论治

（一）郁热阶段

1. 外感风热证

症状：甲状腺肿胀，疼痛较甚，并向耳枕部放射，同时伴发热畏寒，头痛咽痛，骨节酸痛，舌质红，苔薄黄，脉浮数等。

治法：疏风清热，和营消肿。

方药：银翘散（《温病条辨》）加减。连翘、金银花、桔梗、薄荷、竹叶、生甘草、荆芥穗、淡豆豉、牛蒡子。

加减：高热、头痛甚者，加生石膏、薄荷；咽痛甚者，加玄参、桔梗；甲状腺肿而有结块者，加贝母、僵蚕。

2. 肝胆郁热证

症状：畏寒发热，多汗，口苦口干，渴而欲饮，手指震颤，心悸，急躁易怒，多食善饥，颈部肿痛，舌质红，苔薄黄，脉弦细数。

治法：清肝养阴，消肿软坚。

方药：丹栀逍遥散（《太平惠民和剂局方》）加减。白术、柴胡、当归、茯苓、甘草、牡丹皮、栀子、白芍。

加减：热盛加蒲公英、龙胆草；阴伤加生地黄、麦冬；血瘀加丹参、赤芍。

（二）虚损阶段

1. 气阴两伤证

症状：甲状腺肿胀疼痛反复发作，伴心悸，神疲乏力，五心烦热，自汗，眠差，舌质偏红，苔薄，脉细数等。

治法：益气养阴，活血消肿。

方药：生脉散（《医学启源》）合四物汤（《太平惠民和剂局方》）加减。人参、麦冬、五味子、生地黄、白芍、当归、川芎。

加减：手抖者，加钩藤、珍珠母；性情急躁者，加柴胡、黄芩；胸闷不舒者，加郁金、川楝子。

2. 阴虚火旺证

症状：甲状腺漫肿疼痛，伴五心烦热，盗汗，失眠，心悸，舌红苔少，脉细。

治法：滋阴降火。

方药：一贯煎（《续名医类案》）合六味地黄丸（《小儿药证直诀》）加减。北沙参、麦冬、熟地黄、当归、枸杞子、川楝子、山茱萸、山药、泽泻、牡丹皮、茯苓。

加减：潮热盗汗者，加地骨皮、龟甲；心烦失眠者，加酸枣仁、丹参、柏子仁；颈项肿痛者，加夏枯草、浙贝母；虚热甚者加黄柏、知母；肝阳上亢者加龙骨、牡蛎。

3. 阳虚痰凝证

症状：甲状腺肿胀隐痛反复发作，病程较长，或甲状腺肿硬，疼痛不甚，可伴面色㿠白，畏寒，手足不温，舌质淡，苔薄白，脉沉紧。

治法：温阳化痰，散结消肿。

方药：阳和汤（《外科证治全生集》）加减。熟地黄、肉桂、麻黄、鹿角胶、白芥子、姜炭、生甘草。

加减：甲状腺肿硬者，加三棱、莪术；伴有水肿者，加淫羊藿、泽泻；腹胀纳呆者，加木香、陈皮。

六、其他疗法

1. 药物疗法

（1）金黄散

药物组成：大黄、黄柏、姜黄、白芷、天南星、陈皮、苍术、厚朴、甘草、天花粉等。

功效：清热解毒，散瘀化痰，止痛消肿。

适应证：急性化脓性甲状腺炎。

用法用量：红热肿痛，用清茶调敷；漫肿无头，用醋或葱酒调敷。每日数次。

（2）夏枯草膏

药物组成：夏枯草。

功效：清火明目，散结消肿。

适应证：急性化脓性甲状腺炎。

用法用量：口服，每次9g，每日2次。

2. 针灸

（1）体针

主穴：膻中，肩井，天宗。

配穴：胃热加丰隆；气郁加期门、太冲。泻法运针，持续20分钟，每日1次。

（2）灸法

将艾灸悬于患者颈部8～10cm，以患者不觉灼热痛为度，每日1～2次，每次30分钟，5天为1个疗程。

3. 药膳疗法

（1）佛手粥：佛手9g，海藻15g，粳米60g，红糖适量。将佛手、海藻用适量水煎汁去渣后，再加入粳米、红糖煮成粥即可。每日 1 剂，连服 10 ~ 15 天，能疏肝清热，调节精神情绪。

（2）昆布海藻饮：昆布、海藻、牡蛎用水煎汁。每日 1 次，连服数日，能疏肝清热，理气解郁。

七、转归与预防调护

选择有效抗生素治疗效果甚佳，化脓时需穿刺抽脓或切开引流排脓，均可缓解疼痛与发热，如有梨形陷窝内瘘亦应及时手术切开治疗。患病时应卧床休息，增加营养。本病病程 2 ~ 4 周，预后良好，多无并发症与后遗症，但个别患者可因治疗不及时发生败血症，使病情加重。

第八节　产后甲状腺炎

一、概述

1. 西医认识

产后甲状腺炎（postpartum thyroiditis，PPT）是自身免疫性甲状腺炎的一个类型，一般在产后发病，整个病程持续 6 ~ 12 个月。本病典型病例临床经历 3 期，即甲状腺毒症期、甲状腺功能减退症期和恢复期。非典型病例可仅表现为甲状腺毒症期或甲状腺功能减退症期。实验室检查 TPOAb 和（或）TGAb 阳性。TT_4、FT_4 先升高后降低，^{131}I 碘摄取率先降低后升高。目前该病患病率约为 8.1%，患有其他免疫性疾病的患者患该病的风险增加。

2. 中医认识

中医文献中并无关于本病的直接描述，但根据其不同分期的临床表现，可相应归入中医学"瘿气""瘿病""瘿肿"等范畴。古代中医将甲状腺称为"靥"，《备急千金要方》中就记载了孙思邈用羊靥、猪靥、鹿靥治疗甲状腺肿的案例。晋代《小品方》曰："瘿病者，始作与瘿核相似，其瘿病喜当颈下，当中央不偏两边也，则是瘿也。"《济生方》云："夫瘿瘤者，多由喜怒不节，忧思过度，而成斯疾焉。"

关于本病不同证候的症状，古代文献多有论述，如甲状腺功能亢进时的心悸、乏力、消瘦、肢体震颤等；甲状腺功能减退时的乏力、浮肿、面色萎黄等。例如明代李梴在《医学入门》中述："瘿气，今之所谓瘿囊者是也，由忧虑伤心，心阴虚损，症见心悸、失眠、多汗、舌质红。七情不遂，则肝郁不达，郁久化火化风，证见性情急躁，眼球突出，面颊升火，脉弦，震颤。肝火旺盛，灼伤胃阴，阴伤则热，热则消谷善饥。若肝旺犯脾，脾失运化，证为大便溏泄，消瘦疲乏。"后世有医家提出根据本病的进展和分期，结合颈前瘿肿的特性，分别将各期归为瘿病、瘿气、瘿病、瘿劳等。

二、西医诊断

1. 分娩或流产 1 年内出现甲状腺功能异常。
2. 病情呈现甲状腺毒症和甲状腺功能减退症的双相变化或自限性。
3. 甲状腺有轻、中度肿大，质地中度，无触痛。
4. 血清 TPOAb 和（或）TGAB 阳性，TRAb 阴性，无突眼症。

三、病因病机

1. 病因

本病的病因与禀赋不足、饮食不节、情志不畅、产后起居失调有关。气阴两虚为病之本，同时又可伴有脾虚和肝郁，痰结于颈前则见瘿肿。从病因的角度来分类，《圣济总录》记载："石瘿、泥瘿、劳瘿、忧瘿、气瘿是为五瘿，石与泥则因山水饮食而得之，忧劳气则本于七情。"

（1）禀赋不足：研究表明患有其他自身免疫性疾病的患者发生 PPT 的可能性风险增加，另外孕期检测 TPOAb 阳性的妇女发生 PPT 的可能性也上升，由此可见禀赋不足是导致本病发生的重要原因。

（2）饮食不节：中医学认为瘿病与饮食关系密切。《诸病源候论》记载："瘿者由忧恚气结所生。亦曰饮沙水，沙随气入于脉，搏颈下而成之。"是中医文献中最早提出瘿病与饮食习惯相关的文献。现代研究也表明孕妇过量摄入碘，尿碘≥500μg/L，发生该病的可能性会明显上升。因此，饮食不节也是导致本病的重要原因之一。

（3）情志不畅：《济生方》记载："夫瘿瘤者，多由喜怒不节，忧思过度，而成斯疾焉。大抵人之气血，循环一身，常欲无滞留之患，调摄失宜，气凝血滞，为瘿为瘤。"现代研究也表明产后抑郁可能是引起产后甲状腺炎的重要原因。

（4）产后失调：产后气血亏虚，兼有七情郁结，起居失调，肝失条达，肝体失养，皆可使肝气横逆乘脾，《医宗金鉴·外科心法要诀》言："脾主肌肉，郁结伤脾，肌肉浅薄，土气不行，逆于肉里，致生肉瘿。"

2. 病机

一般认为本病病位在心、肝、脾，病性为本虚标实。症状可随疾病阶段不同有所变化，病初起时因产后饮食、情志、起居失调，兼有产后阴血亏虚，气郁化火，君相火动，炼液成痰，壅结于颈前，可见颈前肿大、心悸、怕热多汗、纳多、消瘦、乏力、焦躁、失眠等症状。中期耗伤气阴，而见神疲气短，乏力懒言，口干咽燥，心悸失眠，头晕目眩，善忘，大便干燥或闭结，舌质淡或红，边有齿痕，苔薄白或苔少，脉细弱等。甚者元气耗伤，产后元阳不振，阳虚痰凝，症见面部浮肿、乏力、嗜睡、怕冷、纳差、体重增加、舌质淡胖有齿痕、脉沉细等阳虚表现。恢复期元气渐复，但产后气血亏虚仍在，仍可见乏力多梦，舌淡红，脉细等气阴不足、血虚不能柔肝之候。但如调养不当，病及脾肾，仍可出现面部浮肿、乏力、嗜睡、怕冷、纳差、体重增加、舌质淡胖有齿痕、脉沉细等阳虚症状。其转归有自愈倾向，但也有部分人群经久不愈。

四、辨治思路

（一）辨证要点

（1）甲状腺功能亢进期：可见颈前肿大、心悸、怕热多汗、食欲亢进、消瘦、乏力、焦躁、失眠等，查体可见心动过速、颈部弥漫性肿大、舌苔薄、脉数、舌苔薄。本期多因产后阴血虚损，正气不足，饮食、情志、起居失调，以致气郁化火，引动君相之火。同时气机失调，致痰凝血瘀，壅结于颈前。

（2）甲状腺功能减退症期：前期君相之火妄动，耗伤气阴，而见神疲气短、乏力懒言、口干咽燥、心悸失眠、头晕目眩、善忘、大便干燥或秘结、舌质淡红、边有齿痕、苔薄白或少、脉细弱等气阴耗伤之象。正如《外科正宗·瘿瘤论》指出"夫人生瘿瘤之症，非阴阳正气结肿，乃五脏瘀血、浊气、痰滞所成"。此阶段为本虚标实，标实为痰，本虚以阳虚为主，病位在脾肾，症见面部浮肿、乏力、嗜睡、怕冷、纳差、体重增加、舌质淡胖有齿痕、脉沉细等阳虚症状。

（3）恢复期：元气渐复，但产后气血亏虚仍在，可见乏力多梦，舌淡红，脉细等气阴不足、血虚不能养肝之侯。病及脾肾，可出现甲状腺功能减退症期的阳虚证候。

（二）鉴别诊断

1. 瘰疬

瘿病与瘰疬均可在颈项部出现肿块，但二者的具体部位及肿块的性状不同。瘿病肿块在颈部正前方，肿块一般较大。正如《外台秘要·瘿病》说："瘿病喜当颈下，当中央不偏两边也。"瘰疬的病变部位在颈项的两侧或颌下，肿块一般较小，如蚕豆大，数量不等，如《河间六书·瘰疬》说："夫瘰疬者，经所谓结核是也。或在耳前后，连及颐颔，下连缺盆，皆为瘰疬。"《外科正宗·瘰疬论》言："瘰疬者，累累如贯珠，连接三五枚。"

2. 消渴

本病早期可出现多食、消瘦等症状，与消渴相似，但消渴还伴口渴多饮、多尿等症状，而瘿病中的阴虚火旺证虽有多食易饮，但无多尿。

3. 虚劳

本病在第二、三阶段易与虚劳相混淆。虚劳是由于禀赋薄弱、后天失养及外感内伤等多种原因引起的，以脏腑功能衰退，气血阴阳亏损，日久不复为主要病机，以五脏虚证为主要临床表现的多种慢性虚弱证候的总称。本病中后期可出现气阴两虚或阳虚的症状，但还可见颈前肿大，发病与情志相关，治疗时除注意补虚外尚需注意条达肝气，化痰散结，可资鉴别。

（三）治疗原则

本病总体病机是本虚标实，虚实夹杂，因此治疗的原则是治病求本，标本兼治。还应注意病患产后气血亏虚、肝气郁结的特点，治疗总体不离益气养阴，疏肝柔肝，兼以化痰消瘿。

五、辨证论治

（一）甲状腺功能亢进症期

1. 心肝火旺证

症状：颈前肿大，心悸，怕热多汗，烦躁易怒，食欲亢进，消瘦，乏力，手指震颤，舌红，苔薄白腻或薄黄腻，脉细数。

治法：养阴清热，疏肝健脾，化痰消瘿。

方药：柴胡清肝汤（《外科正宗》）合四君子汤（《太平惠民和剂局方》）加减。川芎、当归、白芍、生地黄、柴胡、黄芩、栀子、天花粉、防风、牛蒡子、连翘、甘草、党参、茯苓、白术、夏枯草、白芥子、玄参。

加减：心悸明显者，加麦冬、五味子；情绪波动、手指震颤明显者，加生栀子、鳖甲、珍珠母、生牡蛎。

2. 气阴两虚证

症状：神疲乏力，气短心悸，自汗，消瘦，手指轻颤，舌淡红，苔薄白，脉细数。

治法：益气养阴，疏肝理气。

方药：生脉散（《医学启源》）加减。黄芪、党参、麦冬、五味子、白芍、山药、龟甲、地黄、制首乌、夏枯草、制香附、当归。

加减：汗多者加碧桃干、浮小麦；肢体震颤者加生龙骨。

（二）甲状腺功能减退症期

1. 肝郁血虚证

症状：颈下瘿肿，咳痰不爽或见身形肥胖，面色苍白或萎黄，胸胁满闷，易怒，善太息，烦热自汗，经前乳胀，舌红，苔薄黄，脉弦数。

治法：养血柔肝，化痰消瘿。

方药：逍遥散（《太平惠民和剂局方》）加味。柴胡、当归、白芍、白术、茯苓、生姜、薄荷、炙甘草、夏枯草、牡丹皮、海浮石、浙贝母、玄参、鳖甲。

加减：失眠者加酸枣仁、川芎、知母；痰多者加川贝母、马勃；颈下瘿肿明显者加夏枯草、玄参、猫爪草。

2. 脾肾阳虚证

症状：面部浮肿，乏力，嗜睡，怕冷，纳差，体重增加，舌淡胖有齿痕，脉沉细。

治法：温阳益气。

方药：金匮肾气丸（《金匮要略》）。熟地黄、山药（麸炒）、茯苓、五味子（醋制）、肉桂、泽泻（盐制）、附子（制）、牡丹皮。

加减：水肿明显者加猪苓、茯苓、干姜、白术。

（三）恢复期

1. 肝血不足证

症状：神疲气短，心悸失眠，头晕目眩，善忘多梦，大便干燥或秘结，舌淡红，脉细。

治法：养血柔肝。

方药：归脾汤（《济生方》）加味。党参、当归、茯苓、白术、远志、白芍、酸枣仁（炒）、木香、炙甘草、玄参、贝母、陈皮。

加减：失眠者加酸枣仁、川芎、知母；心悸者加煅龙骨；胸闷胁胀者加夏枯草、牡丹皮、川楝子。

2. 气阴两虚证

症状：神疲气短，乏力懒言，口干咽燥，心悸失眠，舌淡红，脉细。

治法：益气养阴，化痰消瘿。

方药：生脉散（《医学启源》）合四君子汤（《太平惠民和剂局方》）加减。黄芪、党参、麦冬、五味子、白术、茯苓、当归、浙贝母、莪术、玄参、鳖甲。

六、其他疗法

1. 中成药

（1）归脾丸

功效：益气健脾，养血安神。

适应证：适用于恢复期心脾两虚、气血不足的患者。

用法用量：一次 8~10 粒，一日 3 次。

（2）逍遥丸

功效：疏肝健脾，养血调经。

适应证：适用于中后期肝郁脾虚的患者。

用法用量：一次 8 粒，一日 3 次。

（3）内消瘰疬丸

功效：软坚散结。

适应证：适用于颈部瘿瘤肿大明显的患者。

用法用量：一次8粒，一日3次。

（4）小金丸

功效：散结消肿，化瘀止痛。

适应证：主治痰气凝滞所致的瘰疬、瘿瘤。适用于颈部瘿瘤肿大、质地偏硬的患者。

用法用量：一次1.2~3g，一日2次。

（5）夏枯草膏

功效：清火，散结，消肿。

适应证：适用于心肝火旺、气滞痰凝所致心悸易怒伴颈前肿大的患者。

用法用量：一次9g，一日2次。

2. 灸法

临床常用灸法而不用针刺。临床报道甲状腺功能减退症期使用灸法治疗疗效最佳，灸法治疗以温补脾肾为原则。常选用任脉、督脉、膀胱经、肝经、脾经等经脉的穴位，可采用艾灸或隔姜灸。

3. 中药外敷

部分文献报道用夏枯草等中药外敷能有效改善甲状腺肿大的症状。

七、各家经验

目前中医治疗产后甲状腺炎的复方种类颇多，但本病总体病机是本虚标实、虚实夹杂，因此复方治疗的原则是治病求本、标本兼治、分期辨证论治，并注意患者产后气血亏虚、肝气郁结的特点，总体不离益气养阴、疏肝柔肝、化痰消瘿。

1. 顾军花

顾军花认为本病的辨证主要在辨虚实，实证需辨有无火和瘀。病程短，瘿肿明显，质地软硬不一，伴胸闷胁胀、烦躁易怒、脉弦有力，此为实证。肝火旺盛的实证，用清肝泻火、消瘿散结的方法，方选栀子清肝汤合藻药散。气郁痰阻，治宜理气舒郁、化痰消瘿，方选四海舒郁丸加减。有瘀属痰结血瘀者，治宜理气化痰、活血消瘿，方选海藻玉壶汤加减。病程长，瘿肿或大或小，质地柔软，伴心悸少寐，口干手抖，脉细无力者为虚证，多属心肝阴虚，治宜滋阴养精、宁心柔肝。

2. 许芝银

许芝银提出产后甲状腺炎宜分期论治，甲状腺功能亢进症期多因产后阴血虚损，正气不足，加之情志不畅，气机郁滞，郁而化火，而致痰凝血瘀，壅结于颈前，本虚标实，标实为热、痰、瘀互结，本虚为气阴两虚，病位主要在心、肝、脾、肾，治疗以清火养阴为主，兼用补血益气之品。甲状腺功能减退症期病机是因甲状腺功能亢进症期元阳耗散，或产后元阳不振痰凝所致，本期本虚标实，标实为痰，本虚为阳虚，病位在脾、肾，故治以温补脾肾、散寒化痰，基本方为阳和汤。恢复期以肝血不足为主要病机，以养肝柔肝、补益气血为主要治法，方中多重用黄芪。

八、转归与预防调护

1. 转归

一年内有 10%～20% 的甲状腺功能已经恢复正常的妇女会发展为永久性甲状腺功能减退症。5～8 年约有 50% 的妇女发展为永久性甲状腺功能减退症。发生永久性甲状腺功能减退症的危险因素包括甲状腺功能减退的程度、TPOAb 滴度、产妇年龄及流产史。

预防及治疗的措施包括：①患者在发病后的 8 年内应每年复查 TSH，尽早发现，尽早治疗。②发展为永久性甲状腺功能减退症后使用左旋甲状腺素片（LT4）进行补充或替代治疗。

2. 预防调护

（1）饮食调护：甲状腺功能亢进症期间应注意忌碘饮食，哺乳期妇女每天要保证至少 250μg 的碘摄入量，可以服用碘化钾或含相同剂量的碘化钾复合维生素。

（2）起居调护：①生活规律。②注意避免情绪波动。

（3）产前及妊娠期间注意筛查和随访。目前指南支持对妊娠早期妇女开展甲状腺疾病筛查，筛查指标包括 FT_4、TSH、TPOAb，筛查时间为妊娠 8 周前，妊娠期甲状腺疾病的高危人群最好应在怀孕前筛查。高危人群包括既往有甲状腺疾病史和（或）甲状腺手术史（或）核素治疗史的人群，主要包括：①甲状腺疾病家族史。②甲状腺自身抗体阳性的女性。③有甲状腺功能减退症或甲状腺功能减退症的症状。④其他自身免疫性疾病。⑤1 型糖尿病。⑥不孕症。⑦有流产、早产史。⑧有头颈部放射治疗史。⑨肥胖症（体重指数 $>40kg/m^2$）。⑩居住在已知的中、重度缺碘地区的妇女等。

第四章　甲状旁腺疾病

第一节　甲状旁腺功能减退症

一、概述

1. 西医认识

甲状旁腺功能减退症（hypoparathyroidism，HP）简称甲旁减，是指甲状旁腺素（PTH）分泌过少和（或）效应不足而引起的一组临床综合征。其临床特点是手足抽搐、癫痫样发作、低钙血症和高磷血症。临床常见类型有特发性甲旁减、继发性甲旁减、低血镁性甲旁减和新生儿甲旁减，少见类型包括假性甲旁减（pseudohypoparathyroidism，PHP）等。长期口服钙剂和维生素 D 制剂可使病情得到控制。该病为少见病，多数国家和地区缺乏患病率资料。最常见的是术后甲旁减，其次是自身免疫性疾病和罕见遗传性疾病导致的甲旁减，更罕见的包括甲状旁腺浸润性疾病、外照射治疗和放射性碘治疗甲状腺疾病。我国缺少该病的流行病学资料，但临床上术后甲旁减患者逐渐增多。

2. 中医认识

中医学无"甲状旁腺功能减退症"病名，对本病也未见系统论述。结合此病证候表现将其归属中医学"痉病""瘛疭"范畴。痉病源于《内经》，"诸暴强直，皆属于风"。提出颈项强直为痉病的主要特征，并指出风邪与湿邪为致病之因，奠定了外邪致痉的理论基础。《金匮要略》在继承《内经》理论的基础上，以表虚有汗和表虚无汗将痉病分为柔痉、刚痉，并提出了误治致痉的理论，其有关"津液消亡而致痉"的认识为后世医家提出"内伤致痉"理论奠定了基础。《三因极一病证方论》明确了瘛疭的病变部位在筋，病机是筋无所营。《景岳全书》说："凡属阴虚血少之辈，不能养营筋脉，以致搐挛僵仆者，皆是此证。"在清代以前"瘛"与"痉"属同一个病证，直到清代的吴鞠通在《温病条辨》中才明确了"瘛"与"痉"的概念，"痉者，强直之谓，后人所谓角弓反张，古人所谓痉也。瘛者，蠕动引缩之谓，后人所谓抽掣、抽搐，古人所谓瘛也"。温病学说的发展与成熟，更进一步丰富了本病的病因病机。如《温病条辨》曰："热邪久羁，吸烁真阴……神倦瘛疭。"《温热经纬》说："木旺由于水亏，故得引火生风，反焚其木，以致痉厥。"

二、西医诊断

2018 年 7 月中华医学会骨质疏松和骨矿盐疾病学分会联合中华医学会内分泌学分会骨代谢学组相关专家共同制定的《甲状旁腺功能减退症临床诊疗指南》指出：甲状旁腺功能减退症的典型生化特征是低钙血症、高磷血症、PTH 水平降低，结合临床表现，可进行诊断。

1. 病史

本病常有手足抽搐反复发作史。

2. 临床表现

甲状旁腺功能减退症的症状取决于血钙降低的程度、持续时间以及下降的速度。

（1）神经肌肉应激性增高表现：可出现指端或口周麻木和刺痛，手足与面部肌肉痉挛，严重时出现手足抽搐（血清钙一般 <2mmol/L），典型表现为双侧拇指强烈内收，掌指关节屈曲，指骨间关节伸展，腕、肘关节屈曲，形成鹰爪状。有时双足也呈强直性伸展，膝关节与髋关节屈曲。发作时可有疼痛，但由于形状可怕，患者常异常惊恐，因此加重手足抽搐。有些轻症或久病患者不一定出现手足抽搐，其神经肌肉兴奋性增高主要表现为面神经叩击征（Chvostek 征）阳性、束臂加压试验（Trousseau 征）阳性。

（2）神经、精神表现：有些患者，特别是儿童可出现惊厥或癫痫样全身抽搐，如不伴有手足抽搐，常误诊为癫痫大发作，手足抽搐发作时也可伴有喉痉挛与喘鸣，常由于感染、过劳和情绪等因素诱发，女性在月经期前后更易发作。除上述表现外，长期慢性低钙血症还可引起锥体外神经症状，包括典型的帕金森病表现，纠正低血钙可使症状改善。少数患者可出现颅内压增高与视盘水肿，也可伴有自主神经功能紊乱，如出汗、声门痉挛、气管呼吸肌痉挛及胆、肠和膀胱平滑肌痉挛等。慢性甲状旁腺功能减退症患者可出现精神症状，包括烦躁、易激动、抑郁或精神病。

（3）外胚层组织营养变性：低血钙严重影响视力，常引起白内障，纠正低血钙可使白内障不再发展。低血钙还会导致牙齿发育障碍，牙齿钙化不全，齿釉发育障碍，呈黄点、横纹、小孔等病变。长期甲状旁腺功能减退症患者皮肤干燥、脱屑，指甲出现纵嵴，毛发粗而干，易脱落，易患念珠菌感染。血钙纠正后，上述症状能逐渐好转。

（4）其他：转移性钙化多见于脑基底节（苍白球、壳核和尾状核），常对称性分布，出现较早，并可能成为癫痫的重要原因，也是本病特征性表现。其他软组织、肌腱、脊柱旁韧带等均可发现钙化。心电图检查可发现 Q-T 间期延长，主要为 S-T 段延长，伴异常 T 波。脑电图可出现癫痫样波。血清钙纠正后，心、脑电图改变也随之消失。慢性低钙患者常感无力，头疼，全身发紧，举步困难，张口困难、口吃或吐字不清，智力可减退。

3. 实验室及辅助检查

多次测定血清钙均低于 2.2mmol/L，说明存在低血钙现象。有症状者，血清总钙一般≤1.88mmol/L；血游离钙≤0.95mmol/L；多数患者血清磷增高，部分正常；尿钙、尿磷排出量减少；碱性磷酸酶正常；血 PTH 多数低于正常值，也可在正常范围。因低钙血症对甲状旁腺是一种强烈刺激，血清总钙≤1.88mmol/L 时，血 PTH 值应增加 5～10 倍，所以低钙血症时，如血 PTH 水平在正常范围，仍属甲状旁腺功能减退。因此，检测血 PTH 时应同时测定血钙，两者一并分析。术后甲旁减常于甲状腺或甲状旁腺手术后发生。

三、病因病机

1. 病因

本病病因有禀赋不足、情志失调、手术损伤等，引起气血匮乏或运行不畅，壅阻经络，或阴虚血少，筋脉失养，终致本病。

（1）禀赋不足：先天禀赋不足，五脏虚弱，真元本虚，复外感六淫，津血亏少，无以滋养经脉，致抽挛僵仆。清代医家何秀山在《重订通俗伤寒论》中言："血虚生风，非真风也，实因血不养筋，筋脉拘挛，伸缩不能自如，故手足瘛疭，类似风动，故名曰内虚暗风，通称肝风。"

（2）情志内伤：情志失调，肝气郁结，疏泄失司，肝郁化风，风气内动，清代医家林佩琴在《类证治裁》中说："风依于木，木郁则化风。"肝气犯脾，脾气不足，或久思伤脾，导致气血生化乏源，筋脉失养。

（3）手术损伤：甲状旁腺手术伤及正气，导致脏腑功能失调，肝血亏虚，脾肾阳虚，气血凝滞，筋脉失养，则筋脉拘挛，关节屈伸不利。

2. 病机

本病早期由于多种因素导致肝失疏泄，气机升降失常，肝气郁滞，肝阳化风。木旺侮土，导致脾虚痰湿内阻；肝气郁久，血随气滞，瘀阻经络，痰瘀相夹，风痰阻络，筋脉失养而僵硬强直。气郁日久化火，消灼肝肾之阴，阴亏无以制阳则肝阳上亢，引动肝风，出现眩晕、肢面麻木等症状，阴气亏虚，不能濡养筋脉，可引起手足震颤等风动证候。清代俞根初认为：阴虚则内风窜动，上窜脑户，则头摇晕厥，横窜筋脉，则手足瘛疭。肝郁日久，阴血暗耗，筋脉失养，则手足蠕动。疾病晚期正气虚损，精血耗伤，脾肾虚衰，阳虚无以温煦通达四肢，致筋脉拘挛、屈伸不利。

综上所述，本病病位在甲状旁腺，发病在筋脉，与肝、脾、肾关系密切，病性属虚实夹杂。早中期以邪实为主，包括风、痰、火、瘀等；晚期以虚为主，主要为气血两虚，肝肾阴虚，脾肾阳虚。本病症状靶为手足抽搐，筋脉拘挛，屈伸不利；指标靶为调节甲状旁腺激素及血钙的水平。其基本病机为肝风内动，筋脉失养。以肝郁风动为先导，气郁化火过程中出现肝阳上亢、阴虚内热等表现，此阶段多见于本病的早中期，随着疾病进一步发展表现为肝肾气血亏虚，晚期则出现阴损及阳、脾肾阳虚之证。

四、辨治思路

1. 辨证要点

（1）症状分类辨证要点：以角弓反张，四肢抽搐频繁有力而幅度大为主要表现者，多属实证，由肝阳化风所致；以手足蠕动，或抽搐时休时止，神疲倦怠为主要表现者，多属虚证，由气血阴液不足所致。气血亏虚，肝肾阴虚为病之本，属虚；风、火、痰等病理因素多为病之标，属实。

（2）疾病转归辨证要点：本病初期以肝郁风动为先导，随着疾病进一步发展表现为肝肾气血亏虚之证，晚期阴损及阳可见脾肾阳虚、阴阳两虚之证。

2. 鉴别诊断

（1）痉病与痫证：痫证是一种发作性的神志异常疾病，其大发作的特点为突然仆倒，昏不知人，口吐涎沫，两目上视，四肢抽搐，或口中如作猪羊叫声，大多发作片刻即自行苏醒，醒后如常人。鉴别要点：痫证多为突然发病，其抽搐、痉挛症状发作片刻即可自行缓解，既往有类似发病史；痉证的抽搐、痉挛发作多呈持续性，不经治疗难以自行恢复。

（2）痉证与中风：中风以突然昏仆，不省人事，或无昏仆而表现以半身不遂、口舌歪斜为主要特点。痉证以项背强急、四肢抽搐、无偏瘫症状为临床特点。

3. 治疗原则

本病治疗原则为急则治其标，缓则治其本。治标应舒筋解痉，肝郁致肝阳化风者治以疏肝理气，息风解痉；治本以养血滋阴，温煦脾阳，疏筋止痉为主。津伤血少在本病的发病中具有重要作用，所以滋养营阴、潜阳息风亦是治疗本病的重要方法。

五、辨证论治

1. 肝郁络阻证

症状：情绪忧郁，心烦易怒，头晕目眩，胁肋疼痛，夜寐不安，手足拘急，舌苔薄，脉弦。

治法：疏肝理气，舒筋活络。

方药：柴胡疏肝散（《景岳全书》）加减。柴胡、香附、当归、白芍、川芎、夜交藤、红花、郁金、枳壳、青皮。

加减：胁痛剧烈者，加丝瓜络理气通络；气郁甚者，加沉香、木香行气降气；夜寐不安甚者，加远志、酸枣仁解郁安神；头晕目眩甚者，加夏枯草、珍珠母平肝潜阳。

2. 气血亏虚证

症状：面色苍白，唇甲淡白，爪甲色淡，头晕目眩，心悸失眠，神疲乏力，动则气短，肌肉抽搐，四肢麻木或刺痛，自汗失眠，妇女月经稀少，色淡甚或闭经，舌质淡，舌苔薄白，脉细无力。

治法：益气养血，濡养筋脉。

方药：人参养荣汤（《太平惠民和剂局方》）加味。熟地黄、当归、白术、人参、茯苓、白芍、黄芪、天麻、炙甘草、钩藤、珍珠母、五味子、远志、肉桂。

加减：肌肉抽搐甚者，可加豨莶草、桑枝；血虚甚者，加制首乌、枸杞子、鸡血藤增强补血养肝的作用。

3. 脾虚风动证

症状：手足抽搐，肌肉痉挛，甚则癫痫发作，常见恶心呕吐，痰鸣，苔白腻，舌震颤，舌体胖，脉沉弦而缓。

治法：健脾益气，息风止痉。

方药：醒脾散（《中医内科辨病治疗学》）加减。党参、黄芪、白芍、甘草、全蝎、白附子、茯苓、莲子、白术、天麻、木香、煅龙骨、煅牡蛎。

加减：痰热明显者，加人工牛黄、白僵蚕；风痰盛者，加天南星、竹沥、蜈蚣等。

4. 肝肾阴亏证

症状：头晕目眩，肌肉痉挛，手足抽搐，项背强急，头发脱落，肌肤甲错，指甲薄脆，潮热盗汗，五心烦热，虚烦少寐，舌红或红绛少津，舌苔薄，脉沉缓或细数。

治法：滋补肝肾，潜阳息风。

方药：大定风珠（《温病条辨》）加减。白芍、阿胶、龟甲、熟地黄、鳖甲、生牡蛎、麦门冬、五味子、茯神、龙骨、炙甘草。

加减：神志不清者加菖蒲、远志；虚烦不寐者加酸枣仁、柏子仁养心安神；手足挛急重者，加钩藤、全蝎平肝息风止痉；潮热盗汗者，加白薇敛阴止汗。

5. 阴阳两虚证

症状：手足及面部肌肉痉挛，惊厥，咽喉痉挛，喘鸣，自汗盗汗，烦躁，面色㿠白，皮肤粗糙，毛发脱落，形寒肢冷，指（趾）甲脆软甚或脱落，精神萎靡，甚或记忆减退，舌淡，苔少，脉沉细或沉微等。

治法：滋阴补阳，温煦筋脉。

方药：右归丸（《景岳全书》）加减。

组成：熟地黄、山药、枸杞子、山茱萸、甘草、肉桂、杜仲、人参、附子。

加减：阴虚甚者，加鳖甲、龟甲滋阴息风；精神萎靡，记忆减退者，加远志、益智仁养心安神益智；手足挛急发作频繁者，加钩藤、全蝎以息风止痉；咽喉痉挛者加蜈蚣、桔梗以祛风利咽；惊厥者，加琥珀、紫石英以重镇安神。

六、其他疗法

1. 单方验方

（1）单方验方 1

药物组成：煅蛤粉，加糖口服。

用法用量：每次 0.5～1g，每日 3 次。

（2）单方验方 2

药物组成：吴茱萸 2.5g，木瓜 4g。

用法用量：水煎服，每日 3 次。

（3）单方验方 3

药物组成：全蝎、蜈蚣各等分，共为细末。

用法用量：口服，每次 0.1g，每日 3 次。

2. 针灸

主穴：风府、哑门。

配穴：内关、后溪、风池、四神聪、水沟。

操作：采用强刺激手法，每日 1 次，7 天为 1 个疗程。

七、各家经验

1. 李书香

李书香采用当归四逆汤加减治疗甲状旁腺功能减退症。她认为本病虽不尽为厥阴病，而病机同是寒在经脉，脉络不利，均具有肢厥、脉细、血虚寒厥等表现，故以当归四逆汤去通草加川芎为基本方治疗。方中当归甘温，补血和血，为温肝之要药；桂枝辛温，温通经脉，以祛寒邪；白芍养血和营，缓急止痛；细辛辛温，外温经脉，内暖脏腑，通达表里；川芎辛香走窜，上走心胸，下通血海，旁达四肢，通络止痛；甘草、大枣甘温，益气健脾，调和诸药。全方共奏温经通脉之功，使阴血充，寒邪除，阳气振，经脉通，手足温而脉亦复。同时结合季节气候、经期失血等因素对疾病的影响，分别加用黄芪、炮附子益气壮阳，重用酒白芍养血和营，煅龙骨、全蝎潜肝息风止痛，阿胶兼养筋脉，后期改汤剂为丸剂，以善其后。

2. 张俊

张俊治疗 1 例甲状旁腺功能减退症患者。初诊时症见神疲乏力，面色无华，纳呆，多梦，舌淡苔黄腻，脉沉细弱。属气血两虚，筋脉失养，兼下焦湿热，虚实并见之证。处方：薏苡仁、炙甘草、白芍各 30g，枳壳、黄柏各 10g，龙骨、牡蛎、黄芪各 20g，茯苓 12g，木瓜 25g。水煎 2 次，每晚顿服，连服 5 剂。发作次数明显减少，程度减轻。继服 20 剂后抽搐未再发作，后改为丸剂继续服用，随访 10 年未复发。此方中白芍含牡丹酸，枳壳含维生素 C，茯苓含茯苓酸，木瓜含苹果酸、柠檬酸等，龙骨、牡蛎含大量碳酸钙、磷酸钙。以上诸药共煎，其汁呈酸性，有利于钙盐的溶解及在肠道的吸收，从而改善机体对钙的吸收功能，纠正低血钙，达到治病求本的目的。此方药能否恢复甲状旁腺的功能，尚有待进一步研究。

3. 袁铣帆

袁铣帆研究发现瓦楞子、龙骨、龙齿、石燕、石蟹5种中药用于治疗甲状旁腺功能减退症，对纠正低钙有较好疗效。但钙的煎出量与炮制方法有密切关系，不同的炮制方法钙的煎出量从少到多依次为生品，煅品，生醋煮品，煅醋淬品，煅醋煮品。因此应用上述5种药物时，应先煅醋煮制，这样疗效更好。

4. 王保贤

王保贤认为本病之病机为水不涵木，血不养肝，虚风内动。新产之后，血气亏虚，复因感冒发热，阴液被耗，以致阴血两虚，筋脉失养。治疗以养血滋阴息风为法，方以大定风珠加味，使阴血得复，筋脉得养。

5. 司马亭

司马亭认为本病辨证属肺门开阖失司，气机升降失调。因肝血不足，血虚生风，筋脉拘挛，故发为痉，以海藻玉壶汤加减治之，随症加健脾益气、柔肝养血之品，则症状得以缓解。

八、转归与调摄护理

本病预后根据甲状旁腺功能情况、低血钙程度、血钙下降速度和持续时间、症状轻重和是否及时治疗而有所不同。轻症患者单纯服用钙剂，进食高钙低磷食物即可；重症患者手足抽搐反复发作甚至惊厥，或全身癫痫样抽搐，发作持续时间长，若不及时抢救，可危及生命，若发生喉头和支气管痉挛者，病情更加危重。

甲状旁腺减退症患者可多食高钙低磷食物，如豆腐、蛋清、白面粉等，慎食蛋黄、菜花、鱼类、花生等食品，宜远寒湿、避风寒，防止过劳过累、精神刺激等诱发因素。

第二节 甲状旁腺功能亢进症

一、概述

1. 西医认识

甲状旁腺功能亢进症（hyperparathyroidism）简称甲旁亢，可分为原发性、继发性和三发性3种，在临床上以原发性甲状旁腺功能亢进症最多见。原发性甲状旁腺功能亢进症是由于甲状旁腺本身病变（肿瘤或增生）引起的甲状旁腺激素（PTH）合成与分泌过多，通过其对骨和肾的作用，导致高钙血症和低磷血症，其主要临床表现为反复发作的肾结石、消化性溃疡、精神改变与广泛的骨吸收。

2. 中医认识

中医学无甲状旁腺功能亢进的病名，但历代典籍中对其相关症状有很多描述，多归于"郁证""石淋""骨痿""痹证""腰痛""消渴"等范畴。元代王安道在《医经溯洄集·五郁论》中说："凡病之起，多由于郁。郁者，滞而不通之义。"《丹溪心法·六郁》中提出"气血冲和，万病不生，一有怫郁，诸病生焉。故人身诸病，多生于郁"。淋证之名，首见于《内经》，有"淋""淋溲""淋病"等别称。汉代张仲景的《金匮要略·消渴小便不利淋病脉证并治》对本病的症状作了描述，"淋之为病，小便如粟状，小腹弦急，痛引脐中"，并把其病机责之"热在下焦"。北周姚僧坦在《集验方》中提出"五淋"一名。隋代巢元方在《诸病源候论·诸淋病候》中阐明了淋证的发病机制，"诸淋者，由肾虚而膀胱热故也"。这种以肾虚为本、膀胱热为标的淋证病机分析为后世医家所宗，成为临床上诊治淋证的主要病机理论。对于淋证的治疗，张景岳在《景岳全书·淋浊》中倡导"凡热者宜清，涩者宜利，下陷者宜升提，虚者宜补，阳气不固者宜温补命门"。《难经·骨痿》指出："五损损于骨，骨痿不能起于床。"说明久病亏虚则损于骨。

二、西医诊断

参考 2014 年 7 月中华医学会骨质疏松和骨矿盐疾病学分会联合中华医学会内分泌病学分会骨代谢学组颁布的《原发性甲状旁腺功能亢进症诊疗指南》，根据病史、骨骼病变、泌尿系统结石和高血钙的临床表现，以及高钙血症和高 PTH 血症并存可做出定性诊断（血钙正常的原发性甲状旁腺功能亢进症例外）。

1. 病史

有甲状旁腺本身病变（肿瘤或增生）以及反复发作的肾结石、消化性溃疡、精神改变与广泛的骨吸收等病史。

2. 临床表现

（1）高钙血症：临床表现涉及多个系统，症状的出现和轻重程度与血钙水平升高速度及患者的忍耐性有关。①中枢神经系统可出现记忆力减退，情绪不稳定，表情淡漠，性格改变，有时由于症状无特异性，患者可被误诊为神经症。②神经肌肉系统可出现肢体倦怠无力，以近端肌肉为甚，肌肉萎缩，常伴有肌电图异常，当血清钙超过 3mmol/L 时，易出现明显的精神症状，如幻觉、狂躁，甚至昏迷。③消化系统可表现为食欲减退，腹胀，消化不良，便秘，恶心呕吐，约 5% 的患者伴有急性或慢性胰腺炎发作。临床上慢性胰腺炎为甲状旁腺功能亢进症的一个重要诊断依据，一般胰腺炎发作时血钙降低。④软组织钙化影响肌腱、软骨等处，可引起非特异性关节痛。⑤皮肤钙盐沉积可引起皮肤瘙痒。

（2）骨骼系统：患者早期可出现骨痛，主要发生于腰背都、髋部、肋骨与四肢，局部有压痛，后期主要表现为纤维囊性骨炎，可出现骨骼畸形与病理性骨折，身材变矮，行走困难，甚至卧床不起。部分患者可出现骨囊肿，表现为局部骨质隆起。

（3）泌尿系统：长期高血钙可影响肾小管的浓缩功能，出现多尿、夜尿、口渴等症状，还可出现肾结石与肾实质钙化，反复发作的肾绞痛与血尿。尿路结石可诱发尿路感染或引起尿路梗阻，或进一步发展成慢性肾盂肾炎，影响肾功能。肾钙质沉着症可导致肾功能逐渐减退，最终引起肾功能不全。

（4）其他：甲状旁腺功能亢进症患者可有家族史，常为多发性内分泌腺瘤病的一部分，为常染色体显性遗传。可与垂体瘤及胰岛细胞瘤同时存在，即多发性内分泌腺瘤病Ⅰ型，也可与嗜铬细胞瘤及甲状腺髓样癌同时存在，即多发性内分泌腺瘤病 2A 型。另外约 1/3 的患者属无症状型甲状旁腺功能亢进症，或仅有一些非本病特有的症状，经检查血钙而发现。

（5）高钙危象：严重病例可出现重度高钙血症，伴明显脱水，威胁生命，应紧急处理。

3. 实验室及辅助检查

（1）血：血清总钙多次超过 2.75mmol/L 或血清游离钙超过 1.28mmol/L 应视为疑似病例。如同时伴有维生素 D 缺乏，肾功能不全或低白蛋白血症，血清总钙可不高，但血清游离钙水平增高。血清磷一般降低，但在肾功能不全时血清磷可不降低。血清碱性磷酸酶常增高，骨骼病变比较显著的患者尤为明显。血氯常升高，可出现代谢性酸中毒。

（2）尿：尿钙常增加，但由于甲状旁腺激素（PTH）降低钙的清除率，当血清钙低于 2.87mmol/L 时，尿钙增加可不明显。尿磷常增高，由于受饮食等因素的影响，诊断意义不如尿钙增多可靠。尿羟脯氨酸常增加，与血清碱性磷酸酶增高一样，均提示骨骼明显受累。

（3）血清 PTH 测定：测定血清 PTH 可直接了解甲状旁腺的功能。主要检测方法有免疫放射法和免疫化学发光法。全分子 PTH1 - 84 测定是原发性甲状旁腺功能亢进症的主要诊断依据。免疫化学发光法血清 PTH 正常范围为 1 ~ 10pmol/L，平均值为 3.42pmol/L，本症患者血清 PTH 在 10pmol/L 以上。血 PTH 水平增高结合血清钙值一起分析有利于鉴别原发性甲状旁腺功能亢进症和继发性甲状旁腺功能亢进症。

（4）X 线检查：X 线表现与病变的严重程度相关。典型表现为普遍性骨质疏松，弥漫性脱钙；头颅相显示毛玻璃样或颗粒状，少见局限性透亮区；指（趾）有骨膜下吸收，皮质外缘呈花边样改变；牙周膜下牙槽骨硬板消失；纤维性囊性骨炎在骨的局部形成大小不等的透亮区，长骨骨干多见；腹部平片示肾或输尿管结石、肾钙化。

（5）骨密度测定和骨超声速率检查：骨密度测定和骨超声速率检查显示骨量丢失和骨强度减低。

三、病因病机

1. 病因

本病形成的原因颇为复杂。外感湿热毒邪、饮食不节、内伤情志、久病房劳、年老体虚等，均可使五脏受损，精津不足，气血亏耗，肌肉筋脉失养，脏腑功能失调，而发为本病。

（1）湿热浸淫：外感湿热或感受寒湿之邪郁而化热，濡滞肌肉，浸淫经脉，气血不运，肌肉筋脉失养而发为痿病。此即《素问·生气通天论》所谓"湿热不攘，大筋软短，小筋弛长，软短为拘，弛长为痿"之义。

（2）饮食不节："脾受胃禀，乃能熏蒸腐熟五谷者也"。水谷为气血生化之源，而器官、脏腑功能活动的物质基础是气血，故人以水谷为本。因此，脾胃对维持机体的生命活动有非常重要的作用。脾胃虚弱或饮食不节，或久病致虚，脾气受损，脾胃受纳、运化、吸收和输布水谷精微的功能失司，气血津液生化不足，无以濡养脏腑四肢，乃致脾虚骨痿。

（3）情志内伤：情志不遂，肝脏失于疏泄，气机运行不畅，肝郁气结，日久化火，思虑过甚，精神紧张，脾胃失于健运。《医门补要》言："善怒多思之体，情志每不畅遂。怒则气结于肝，思则气并于脾，一染杂症，则气之升降失度，必加呕恶胸痞胁胀烦冤。"

（4）久病房劳：先天禀赋不足，或久病劳伤体虚，或房劳过度，损及肾肝，精血亏虚，或劳逸太过而致肾伤，损及阴精，肾精亏虚，筋脉骨骼失于濡养。正如《医精经义》曰："肾藏精，精生髓，髓生骨，故骨者肾之所合也。髓者肾精所生，精足则髓足，髓在骨内，髓足者则骨强。"

2. 病机

本病是由情志所伤，肝郁脾结，健运失常，湿热内生，或外感湿热之邪，湿热蕴结，壅滞气机，脏腑气机不利，升降失常，可见食欲不振、恶心呕吐、腹胀满而痛，热邪偏重者则见口渴多饮、大便干结等。湿热下注膀胱则见小便频数、涩滞，甚则血尿、小便灼热刺痛等。湿热日久不去，煎熬尿液成石，则见尿有砂石、腰痛，并可向外阴部放射。若湿热与秽浊之气互结，壅滞于胃肠则可见剧烈恶心呕吐、厌食、食入即吐、高热、昏迷等危重证候。先天不足，后天失养，或病久伤及脾肾，脾肾双亏，可见表情淡漠，嗜睡懒言，健忘，倦怠乏力，腰膝酸软，下肢痿弱，肌肉瘦削等症。肝肾亏虚，筋骨失养，则见关节或周身疼痛，屈伸不利，关节畸形，驼背，身材变矮，易骨折等症。

综上所述，本病病性起病多属实，日久虚实夹杂或转为虚证，虚者多见肾虚，实者多见于湿热、郁火、血瘀之证。本病由情志不畅，肝郁化热，横逆犯胃，或由气滞血瘀于内，或由湿热内盛，下注膀胱，病久及肾，可造成肝肾两虚。本病症状靶为情绪不稳，倦怠乏力，纳差腹胀，恶心呕吐，口渴，腰痛，尿有砂石，腰膝酸软，肌肉瘦削等。指标靶为甲状旁腺激素的水平。本病早期以肝胃郁热、瘀血阻络多见，随着病情的发展，晚期多见肾虚、湿热下注膀胱。

四、辨治思路

1. 诊断要点

（1）症状分类辨证要点：本病临床证候复杂，以情绪不稳，恶心呕吐为主者，多责之肝经郁热横逆犯胃；以腰痛如刺，痛不减者，多责之于瘀血阻络；腰部酸软，乏力无神或面红心热者，多责之于肾虚；以尿中涩痛，腰腹酸痛为主者，多为湿热下注，侵及脉络或结聚为砂石而致。临床当详加辨之。

（2）疾病转归辨证要点：本病早期以肝胃郁热，瘀血阻络多见，随着病情发展，晚期多见肾虚不足，湿热下注膀胱。若病久不愈，反复发作，或因结石过大，或肾虚肝旺，可转变成水肿、癃闭、关格、头痛、眩晕等。

2. 鉴别诊断

石淋与癃闭：二者均有小便量少、排尿困难的症状，淋证尿频而尿痛，每日排尿总量多正常；癃闭则无尿痛，每日排尿总量少于正常，严重时甚至无尿，石淋日久不愈亦可发展成癃闭，癃闭复感湿热常并发淋证。

3. 治疗原则

本病的治疗以实则泻之，虚则补之为原则。血瘀者活血化瘀，血热者清热凉血，湿热者清热化湿，而对其虚者则可补益肾阴或肾阳。虚实夹杂者，又当审其主次缓急兼顾之。

五、辨证论治

1. 肝胃郁热证

症状：胃脘灼痛，痛势急迫，反酸嘈杂，恶心呕吐，口干口苦，大便秘结，舌红苔黄，脉弦或数。

治法：泄热和胃。

方药：化肝煎（《景岳全书》）加减。陈皮、青皮、白芍、牡丹皮、栀子、黄连、吴茱萸、大黄、柴胡。

加减：大便干结，加芒硝10g以软坚散结；痛势缓和，肝脾未调者，可用逍遥散疏肝解郁，健脾养血。

2. 瘀血阻络证

症状：痛如针刺，痛有定处，轻则俯仰不便，重则因腰痛剧烈而不能转侧，痛处拒按，舌质紫暗或有瘀斑，脉涩。

治法：活血化瘀，理气止痛。

方药：活络效灵丹（《医学衷中参西录》）加减。当归、丹参、乳香、没药、川牛膝、土鳖虫。

加减：夹有风湿者，加独活、秦艽各 10g，威灵仙 12g 以祛风除湿；兼有肾虚者，加续断、杜仲、怀牛膝各 10g 以补肾益气。

3. 肾虚证

症状：腰痛酸软，喜按喜揉，腿膝无力，遇劳更甚，卧则减轻，常反复发作，偏阳虚者，则少腹拘急，面色㿠白，手足不温，舌淡，脉沉细；偏阴虚者，则心烦失眠，口燥咽干，面色潮红，手足心热，舌红，脉弦细数。

治法：偏阳虚者，宜补肾助阳；偏阴虚者，宜补肾滋阴。

方药：偏阳虚者以右归丸（《景岳全书》）为主方，偏阴虚者以左归丸（《景岳全书》）为主方。右归丸：肉桂、附子、鹿角胶、熟地黄、山药、山萸肉、枸杞子、杜仲、菟丝子、当归。左归丸：生地黄、枸杞子、龟甲胶、菟丝子、鹿角胶、牛膝、山萸肉。

加减：如腰痛日久不愈，并无阳虚或阴虚症状者，一般属于肾虚，可加服青娥丸补肾。

4. 湿热下注证

症状：尿中有时夹有砂石，小便艰涩，或排尿时突然中断，尿道刺痛窘迫，少腹拘急，或腰腹绞痛难忍，甚则尿中带血，舌质偏红，久则舌质淡，苔薄黄，脉数。

治法：清热利湿，通淋排石。

方药：八正散（《太平惠民和剂局方》）或石韦散（《外台秘要》）加减。木通、车前子、萹蓄、滑石、大黄、栀子、甘草、瞿麦。

加减：发热者，加蒲公英 30g，黄芩 10g 以清热解毒；尿血者，加小蓟 10g 清热凉血；便秘者，加生大黄 10g 以泻火通便；出血甚者，加龙骨、牡蛎各 10g；热甚心烦者，可加莲子心 10g，丹参 30g 以清心泄热。

六、其他疗法

1. 单方验方

（1）石韦、滑石各 30g，黑豆 60g，六一散 30g。

用法用量：水煎服，每日 3 次。

（2）健步壮骨丸

用法用量：每服 1 丸，每日 2 次。

（3）河车大造丸

用法用量：每服 1 丸，每日 2 次。

（4）参茸大造丸

用法用量：每服 1 丸，每日 2 次。

（5）金匮肾气丸。

用法用量：每服1丸，每日2次。

2. 外治法

（1）石淋膏方1

适应证：适用于腰痛、尿痛、尿中有砂石者。

用法用量：生葱3~5茎，生白盐少许。二者混合捣碎如膏，用时取如枣大药膏1块，放胶布中间，贴敷于神阙、小肠俞、膀胱俞，每日更换1次。

（2）石淋膏方2

药物组成：虎杖根100g，乳香15g，琥珀10g，麝香1g。以鲜虎杖根和诸药混合，捣碎如膏（如无鲜根，可取干粉为末，过筛，用葱白和诸药捣碎如膏）。

适应证：用于腰痛、尿痛、尿中有砂石者。

用法用量：取适量药膏贴敷于神阙、膀胱俞、肾俞。每日更换1次。

3. 针刺

取穴：肝俞、肾俞、风池、百会、神庭、行间、侠溪、丰隆、神门。

采用平补平泻手法，留针30分钟，每日1次，10天为1个疗程。

4. 耳针

取穴：神门、交感、肾上腺、皮下质、胃、大肠、心、肺、肝等。

每次选取3~5个穴位，采用毫针针刺，每日1次，10天为1个疗程。

5. 耳穴压豆

取穴：肝、肾、输尿管、膀胱、交感、内分泌等穴。

采用王不留行贴压，两耳交替，每天按压数次，每次10分钟，7天为1个疗程。

6. 熨法

药物组成：肉桂30g，吴茱萸90g，生姜120g，葱头30g，花椒60g。

用法用量：以上共炒热，以布包裹，熨痛处。

七、各家经验

1. 臧天霞

臧天霞采用补肾益骨中药治疗甲状旁腺功能亢进症继发骨质疏松。该法是根据中医"肾主骨"理论而确立的。方中申姜补肾，黄芪补气，当归、首乌补血养血，丹参、牡蛎活血壮骨止痛，以上诸药相合，共收补肾益气、养血活血壮骨之功，起到消除骨痛，恢复骨质，减轻症状的作用。

2. 陈爱平

陈爱平运用益肾活血方治疗慢性肾衰竭甲状旁腺功能亢进症患者。肾主骨生髓充脑，脾主运化，化生精微，慢性肾功能衰竭乃脾肾两虚、湿浊瘀毒壅阻气机所致，PTH升高并产生的一系列毒性反应也可认为因上述病机使然。益肾活血方中运用生地黄、黄芪、牡蛎、龙骨强肾健脾，壮骨治本；生大黄、川芎、苍术化瘀解毒，泄浊治标。诸药配合，则具有排毒不伤脾肾、补益不助邪，标本虚实同治之功效。研究表明益肾活血方对甲状旁腺功能亢进症患者的 PTH、Ca^{2+}、P^{3-}、BUN、SCr、Hb、血压等多项指标均有良好的恢复作用，推测其机理可能是抗损伤、抗氧化、抗凝血，保护了残存的肾单位，加强了体内 PTH、尿素氮、肌酐、磷等尿毒物质的排泄。研究还显示该方具有调节慢性肾衰竭患者钙磷代谢紊乱和抑制甲状旁腺素过高分泌的作用。

3. 刘旭生

刘旭生认为甲状旁腺功能亢进症患者多表现为热毒血瘀生风之候，治疗应以清热解毒、潜阳息风、活血祛瘀为原则。自拟升钙方，方中鳖甲滋阴潜阳息风，川芎、赤芍活血祛瘀，蝉衣、苦参祛风止痒，半枝莲、大黄清热解毒凉血。诸药合用共奏清热解毒、潜阳息风、活血祛瘀之功。

八、转归与预防调护

本病可采取手术治疗，血清钙水平是判断手术是否成功的指标。手术成功者，高钙血症和高甲状旁腺激素血症被纠正，不再形成新的泌尿系统结石，术后 1 ~ 2 周骨痛开始减轻，6 ~ 12 个月症状明显改善，骨结构修复需要 1 ~ 2 年或更久。手术前后采用中西医结合治疗，一般预后良好。

手术前给予低钙、高磷饮食，如常食鱼、虾可防止术前高钙危象。手术后应给予高钙、低磷饮食，如海蜇、海参、鱿鱼等，对术后恢复有利。

第五章　肾上腺疾病

第一节　库欣综合征

一、概述

1. 西医认识

库欣综合征又称皮质醇增多症，是由多种病因引起的肾上腺分泌过多糖皮质激素（主要是皮质醇）所致疾病的总称，该病临床表现多样，异质性强，主要表现为满月脸、向心性肥胖、多血质外貌等，长期的糖皮质及蛋白质代谢紊乱可引起多种并发症（如高血压、继发性糖尿病、骨质疏松及代谢综合征），增加了患心血管疾病的风险，严重影响患者的生活质量和生命，是一种临床表现复杂、诊断困难的内分泌代谢病。库欣综合征并非一种常见疾病，其发生率为每年（1.8~2.4）/100万，其中女性患者较男性多，男女比例为1:3。

库欣综合征病因主要有垂体肿瘤或异位神经内分泌肿瘤分泌过多促肾上腺皮质激素（ACTH）刺激肾上腺分泌皮质醇，肾上腺肿瘤或增生自主分泌皮质醇过多，前者称为ACTH依赖性库欣综合征，后者称为ACTH非依赖性库欣综合征。长期应用外源性肾上腺糖皮质激素或饮用大量酒精饮料引起类似库欣综合征的临床表现，称为外源性、药源性或类库欣综合征。

2. 中医认识

库欣综合征在中医学中无相应的病名，根据本病的临床表现，可将本病归于"肥胖""水肿""消渴"和女子"闭经""月经后期"等范畴。现代中医对库欣综合征的认识多从"肾实证"辨治，"肾实"之说早在《内经》中就有较为详细的论述，《灵枢·本神》言："肾藏精，精舍志，肾气虚则厥，实则胀，五脏不安。"明确指出了肾气虚、肾气实之分。《素问·脏气法时论》曰："肾欲坚，急食苦以坚之，用苦补之，咸泻之。"明确指出肾实证宜用泻法。可见《内经》对于肾实证的脉象、症状和治法已有了初步的认识。后世医家对肾实证的病因病机有所论述，唐代孙思邈《千金要方》云："肾邪实则精血留滞而不通。"金元时期刘河间《河间六书》说："肾实，精不运。"明代张介宾《景岳全书》中有"肾实者，多下焦壅闭，或痛或胀，或热见于二便"的记载，对"肾实证"的临床表现进行了论述。清代叶天士《临证指南医案》提出"精瘀"一证。清代江涵暾《笔花医镜》中记述:"泻肾猛将猪苓,次将泽泻、知母、赤苓、苡仁。"丰富了本病的治则及用药。

二、西医诊断

目前该病国际通用的诊断标准是 2008 年发布的《库欣综合征的诊断:内分泌学会临床实践指南》。

1. 病因诊断

(1)血浆促肾上腺皮质素(ACTH)测定:ACTH 降低或测不出为 ACTH 非依赖性库欣综合征,病因可能为肾上腺腺瘤或肾上腺腺癌。皮质醇增高而 ACTH 不降低或增高为 ACTH 依赖性库欣综合征,病因可能为库欣病,或为异位 ACTH 综合征。通常库欣病血浆 ACTH 水平为正常高限或略高,而异位 ACTH 综合征血浆 ACTH 显著升高。

(2)大剂量地塞米松抑制试验:口服地塞米松每日 8mg(2mg,每 6 小时 1 次),服药 2 日,于服药前和服药第二天测定 24 小时尿游离皮质醇或尿 17 - 羟皮质醇类固醇(17 - OHCS)。该检查用于鉴别库欣病和异位 ACTH 综合征,如用药后 24 小时尿游离皮质醇、24 小时尿 17 - OHCS 被抑制超过对照组的 50% 则提示库欣病,不足 50% 提示为异位 ACTH 综合征或为肾上腺疾患。

(3)促肾上腺皮质激素释放激素(CRH)兴奋试验:静脉注射合成的羊或人 CRH 1μg/kg 或 100μg,于用药前(0 分钟)和用药后 15 分钟、30 分钟、45 分钟、60 分钟、120 分钟分别取血测定 ACTH 和皮质醇水平。如果 ACTH 在 15 ~ 30 分钟比基线升高 35% ~ 50%,或皮质醇在 15 ~ 45 分钟升高 14% ~ 20% 为阳性。如结果提示为库欣综合征,而 ACTH 非依赖性库欣综合征患者通常对 CRH 无反应,其 ACTH 和皮质醇水平不升高。

(4)影像学检查:推荐对所有 ACTH 依赖性库欣综合征患者进行垂体增强 MRI 或垂体动态增强 MRI。肾上腺影像学 B 超、CT、MRI 检查,对诊断 ACTH 非依赖性库欣综合征患者有很重要的意义,推荐首选双侧肾上腺 CT 薄层(2 ~ 3mm)增强扫描,可行三维重建以更清晰地显示肾上腺病变的立体形态。如果怀疑异位 ACTH 综合征,应拍胸部 X 线或行 CT、PET - CT 检查。

(5)双侧岩下窦插管取血:ACTH 依赖性库欣综合征患者如临床、生化、影像学检查结果不一致或难以鉴别库欣综合征或异位 ACTH 综合征时,可行双侧岩下窦插管取血来鉴别 ACTH 来源。经股静脉、下腔静脉插管至双侧岩下窦后,可应用数字减影血管成像术证实插管位置是否正确和岩下窦解剖结构是否正常。岩下窦与外周血浆 ACTH 比值大于 2 则提示库欣综合征,反之则为异位 ACTH 综合征。

2. 功能诊断

(1)血皮质醇、24h 尿游离皮质醇测定(UFC)及其代谢产物尿 17 - OHCS 测定增高。

（2）皮质醇与 ACTH 昼夜节律测定：正常人的节律是早 8 时血中水平最高，16 时下降为 8 时的一半，0 时为最低或皮质醇绝对值 < 1.8μg/dL（50nmol/L）。库欣综合征患者节律紊乱，下午和夜间不相应下降或高于早晨，一般午夜皮质醇高于 1.8μg/dL。

（3）唾液皮质醇测定：唾液皮质醇水平的昼夜节律改变和午夜皮质醇低谷消失是库欣综合征患者较稳定的生化改变。但该测定方法目前尚未普及。

（4）过夜地塞米松抑制试验：是诊断库欣综合征最简单的筛查试验。前一日测 8 时皮质醇，于 23 时口服地塞米松 1mg，次日 8 时取血测皮质醇，切点值为 1.8μg/dL。如抑制率不低于对照组的 50%，或测定值 > 1.8μg/dL 为不能抑制，应怀疑库欣综合征。

（5）小剂量地塞米松抑制试验：皮质功能正常者口服地塞米松第 2 日，24 小时尿游离皮质醇 < 27nmoL/24h（10μg/24h）或尿 17 - OHSC < 6.9μmoL/24h（2.5mg/24h）或血清皮质醇 < 1.8μg/dL（50nmol/L）。超过上述数值即可确定有高皮质醇血症存在，可确诊为库欣综合征。

三、病因病机

1. 病因

（1）禀赋异常：先天禀赋异常，肾精壅聚，精壅血瘀，是发为本病的重要内在因素。肾藏精，精者，精微之极也，具有量小而效宏之特性，然肾精贵在斡旋输布，若不得敷布，瘀滞郁结则呈"肾实精不运"之候。

（2）饮食失节：长期饮食不节，过食肥甘厚腻，一方面可致水谷精微在人体内堆积成为膏脂，使人体态肥胖，面如满月；另一方面也可损伤脾胃，脾胃运化失权，不能布散水谷精微及运化水湿，致使湿浊内生，聚湿成痰，痰湿聚集体内，发为肥胖及水肿。痰湿郁而生热，火热上炎，则见多血质外貌及痤疮。

（3）情志失调：忧思恼怒，五志过极，则气机郁结，肝失疏泄，横逆犯脾，湿浊内生，痰浊胶着黏滞于内，或有郁久化火，火热炽盛，相火既旺，壮火食气灼阴，而使肾阴肾精耗损，诚如张景岳曰："相火之病，能燔能燎。"邪火而成"元气之贼"，相火燔燎，内在精壅外露，发为本病。

（4）劳逸失度：久卧伤气，久坐伤肉。长期喜卧好坐，缺乏运动，则气血运行不畅，脾胃呆滞则运化失司，水谷精微失于输布，化为膏脂痰浊，内聚于肌肤、脏腑、经络而致体态臃肿，面如满月。气血不行，气滞血瘀则紫纹隐隐。

（5）药食所伤：外源性皮质醇摄入过多，先期多致肾阳亢奋，相火焚燎，后期则因遏制了肾上腺皮质功能的发挥，而致肾上腺皮质萎缩，阴病及阳，而致阳衰。

2. 病机

中医对库欣综合征病因病机的认识可追溯到唐代，孙思邈在《千金要方》中云："肾邪实则精血留滞而不通。"明确指出了肾实证为肾精壅聚，精血不通。《河间六书》说："肾实，精不运。"表达的观点与孙思邈不谋而合。《临证指南医案》中指出"精瘀"为本病的根本病机，肾精壅塞，精不运则气不化，留而为瘀，精血难行，更加重了肾精的壅塞，如此循环，疾病难已。由此可见库欣综合征多由先天禀赋异常、肾精壅聚所致，后天饮食失节、情志失调、劳逸失度为诱因，病位主要在肾，与肝、脾功能失调有关，病机关键为肾精壅聚、精壅血瘀。

先天禀赋异常，肾精壅聚，精壅血瘀，是本病的重要内因。肾藏精，精者，精微之极也，具有量小而效宏之特性，然肾精贵在斡旋输布，若其不得敷布，郁滞淤结则呈"肾实精不运"之候。长期饮食不节，过食肥甘厚味，一方面可致水谷精微在人体内堆积成为膏脂，使人体态肥胖，面如满月；另一方面也可损伤脾胃，脾胃运化失权，不能布散水谷精微及运化水湿，致使湿浊内生，聚湿成痰，痰湿聚集体内，发为肥胖及水肿。忧思恼怒，五志过极，则气机郁结，肝失疏泄，横逆犯脾，湿浊内生，痰浊滞涩于内，或有郁久化火，火热炽盛，相火既旺，壮火食气灼阴，而使肾阴肾精亏耗，诚如张景岳言"相火之病能燔能燎"，邪火而成"元气之贼"，相火燔燎，内在精壅外露，发为本病。外源性皮质醇摄入过多，先期多致肾阳亢奋，相火焚燎，后期则因遏制了肾上腺皮质机能的发挥，而致肾上腺皮质萎缩，阴病及阳，而致阳衰。

综上所述，库欣综合征多由先天禀赋异常、肾精壅聚，加之后天饮食失节、情志失调、劳逸失度所致。本病主要与肾、肝、脾三脏功能失调有关。病机关键为肾精壅聚，精壅血瘀。

四、辨治思路

（一）辨证要点

1. 症状分类辨证要点

库欣综合征典型表现为满月脸、向心性肥胖、多血质外貌、紫纹、痤疮、高血压、继发性糖尿病和骨质疏松。早期轻症患者可能仅表现为体重增加或血压升高，随病情进展可逐渐出现典型表现。由肾上腺恶性肿瘤引起的重症患者多表现为体重减轻、高血压、水肿、低血钾性碱中毒。病程日久者可能以并发症为主就诊，如心衰、脑卒中、病理性骨折、肺部感染、精神症状等。

（1）单纯性肥胖：本病可有肥胖、高血压、糖代谢异常、月经紊乱、皮肤白纹等表现，血尿皮质醇及其代谢产物增高，应用小剂量地塞米松可使皮质醇及 ACTH 节律正常。体重增加、头晕头痛、月经周期异常等临床表现多同时出现，而单纯性肥胖以体重增加为突出表现，未见其他症状。

（2）原发性高血压：原发性高血压除血压升高外，无向心性肥胖、满月脸、紫纹、皮肤菲薄及痤疮等临床表现。血皮质醇、24h 尿游离皮质醇测定（UFC）、血浆 ACTH 测定无异常。

（3）肥胖型消渴：库欣综合征患者也可出现血糖水平增高，但肥胖型消渴（糖尿病）以口干多饮、多食、多尿为主要表现，或无症状，体检时可发现本病。久病可出现四肢麻木、疼痛、胸痹心痛、眩晕、雀盲、中风、痈疽、水肿等并发症，可有消渴病家族史。

（4）多囊卵巢综合征：临床可有月经周期紊乱、毛发稀疏、闭经、肥胖、痤疮、黑棘皮、不孕等表现，性激素检查及妇科 B 超可明确诊断。

2. 疾病转归辨证要点

（1）分类：中医对库欣综合征多从"肾实证"辨治，以满月脸、多血质外貌、紫纹、向心性肥胖、痤疮、高血压、继发性糖尿病和骨质疏松为临床特征，以"肾精壅聚"为主要病机，治法不离泻肾泄浊。临床分类可根据病因不同分为内源性库欣综合征和外源性库欣综合征，两种分型有各自的病程及转归。

外源性库欣综合征又称药源性库欣综合征，因长期外源性补充糖皮质激素致使体内糖皮质激素水平升高，发为本病，糖皮质激素性质偏热，易助阳化火，壮火食气，耗伤阴液，故初期多表现为阴虚火旺证，若长期应用外源性糖皮质激素，长期用药突然停药或减量过快，均可造成自身肾上腺皮质萎缩或功能不全，致使体内糖皮质激素水平降低，而表现为阳气虚弱、痰湿内生之证，临床应结合患者用药疗程及临床表现辨证施治。阴虚火旺者，病位多在肝肾，治宜滋阴泻火、疏肝泄肾；阳气虚衰者，病位多在脾肾，治宜温补脾肾、利湿泄浊。

内源性库欣综合征是由于患者自身垂体或垂体以外的某些肿瘤组织以及肾上腺皮质肿瘤及结节增生，使肾上腺皮质继发性或原发性分泌过量糖皮质激素导致。因病所往往持续存在，所以患者多持续表现为肾实精壅或相火偏盛之证，故以泻肾疏肝、滋阴清热为法，若同时兼有痰湿、血瘀等病理因素，则予以化痰祛湿、活血化瘀，若病程较长，肾精壅聚日久，阴盛则阳衰，且痰浊凝结又阻遏气机，而致肾阳不足，脾阳亦衰，而出现脾肾阳虚、痰湿内阻之证，又病久入络，络脉瘀阻，故在温补脾肾的同时应兼用活血化瘀之品。

（2）分期：库欣综合征的发展演变是一个动态过程，大致可分为初期、中期和后期三个阶段。

初期以肾实精壅证居多，多因先天禀赋异常或外源性皮质醇摄入过多，加之饮食不节，情志失调而致脾失运化，肝失疏泄，导致精壅不运，气血瘀滞，症见体态臃肿，憋胀满闷，腰膝酸痛，大便干结，经少或经闭。

中期因精壅日久，化为浊精，使正常之肾精失其输布调度，犹如浊水之泛溢，清水亦为之浑浊失用，且相火既旺，少火变为壮火，壮火食气灼阴，而使肾阴精耗损，成肝郁痰蕴，阴虚火旺之证，症见形体肥胖，面如满月，郁闷沉默，寡言少语，易发痤疮，五心烦热，口干多饮，多食易饥，大便秘结，或见皮肤绷急光亮，按之凹陷，男子阳痿遗精，女子月经不调。

后期因肾精壅聚日久，阴盛阳衰，痰浊凝结，阻遏气机，而致肾阳不足，脾阳亦衰，或是长期应用糖皮质激素，其外源性激素遏制了肾上腺皮质机能的发挥，甚至导致肾上腺皮质萎缩，阴病及阳，而致阳衰，故虽见满月脸、肥胖臃肿等貌似痰湿壅盛之表现，但面虚浮、恶寒喜暖、头晕乏力、心慌盗汗、阳痿不举、性欲减退等均是一派虚寒之象。

（3）分证：本病患者普遍出现满月脸、多血质外貌、紫纹、向心性肥胖的症状，同时伴随症状及舌脉也是辨证的主要依据。辨证方法多采用脏腑辨证，并结合外源性摄入糖皮质激素剂量的调整及患者病程的长短，判断寒热虚实之偏颇。临床上可分为肾实精壅证、阴虚火旺证、肝郁痰蕴证、脾肾阳虚证。因脏腑之间相互影响，证型往往不会独立存在，应根据临床表现在分型和治法上有所侧重。

（二）鉴别诊断

1. 满月脸、向心性肥胖

肾主水之开阖，肾实则下焦壅闭，前后不通，发为胖肿。若形体丰满，四肢瘦削，面部红润，形如满月，伴腹胀憋闷，腰膝酸痛者为肾实精壅；若形体肥胖，面如满月，皮肤绷急光亮，按之凹陷，易发痤疮，毛发浓密者为肝郁痰蕴；若面如满月，颜面虚浮，面色㿠白，兼大便稀溏，夜尿频多者为脾肾阳虚。

2. 紫纹

肾精之壅聚过甚，阻遏气机，或肝失疏泄，气机郁结均致气血难行，留而为瘀，若病久入络，阳气虚衰，不能运行气血，亦可致气滞血瘀，而见患者腹股部紫纹斑斑。临床若见紫纹明显，毳毛增多，多数肾实精壅或肝郁痰蕴；若紫纹隐现，毛发色枯，则多为脾肾阳虚。

3. 多血质外貌、痤疮

痤疮、多血质外貌多数为相火偏旺，气血失调所致。若痤疮色红，上有白色脓头，多属湿热壅盛；若痤疮色暗，遗留瘀斑，多属气滞血瘀；若痤疮色红，疼痛较甚，多属肝火炽盛。多血质外貌则多因肾阳偏亢，相火燔灼所致。

（三）治疗原则

库欣综合征多由先天禀赋不足，肾精壅聚，加之后天饮食失节，情志失调，劳逸失度所致。虽病因复杂，变证多端，但均以肾精壅聚为本，故泻肾法最为常用，其中又有泻肾、清肾、利肾、温肾之异。治疗上当根据肾实精壅证、阴虚火旺证、肝郁痰蕴证、脾肾阳虚证的不同，分别采用泻肾泄浊、滋阴清肾、疏肝利肾、温肾分消等法治疗。李梴曰："肾本无泻，此言泻者，伐其邪水邪火也。"可见泻肾并非泻其本脏，而是清其贼火，导其水邪，疏其郁闭之气机，当随证施治，掌握病机，既顾护肾精肾阳，又清其相火，祛其痰湿，有的放矢。

五、辨证论治

1. 肾实精壅证

症状：形体丰满，四肢瘦削，面部红润，形如满月，紫纹明显，毳毛增多，腹胀满闷，腰膝酸痛，大便干结，经少或经闭，舌红苔薄黄，脉数有力。

治法：益肾泄浊。

方药：大承气汤（《伤寒论》）加减。大黄、芒硝、厚朴、枳实、何首乌、龙胆草、黄精。

加减：紫纹明显者加当归、丹参；夜眠不安者加炙远志、酸枣仁；心烦不宁者加天竺黄、莲心。

2. 阴虚火旺证

症状：体态丰满，面色红润，形如满月，痤疮色红，按之疼痛，或有紫纹、瘀斑，五心烦热，盗汗，口干多饮，多食易饥，大便秘结，寐少梦多，男子阳痿遗精，女子月经不调，舌红少苔，脉细数。

治法：滋阴潜阳，清泻相火。

方药：知柏地黄丸（《景岳全书》）加减。知母、黄柏、生地黄、山萸肉、山药、牡丹皮、枸杞子、黄精、龙胆草、丹参、菊花。

加减：心烦不宁者加炙远志、酸枣仁、夜交藤；头痛昏胀者加石决明、罗布麻；大便干结者加郁李仁、火麻仁；口苦咽干者加黄芩、石斛；紫纹明显者加桃仁、红花。

3. 肝郁痰蕴证

症状：形体肥胖，面如满月，皮肤绷急光亮，按之凹陷，郁闷沉默，寡欢少语，痤疮多发，毛发浓密，紫纹斑斑，头胀胁痛，肢体困倦，口干而不欲饮，月经稀发或崩漏，大便量少，多日难解，舌淡苔白滑，脉弦滑。

治法：疏肝理气，燥湿化痰。

方药：逍遥散（《太平惠民和剂局方》）合五苓散（《伤寒论》）加减。当归、白芍、柴胡、茯苓、白术、生姜、桂枝、泽泻、猪苓、甘草。

加减：头痛头晕者加川芎、菊花；口苦心烦者加龙胆草、柴胡、黄芩；腹胀纳呆者加厚朴、鸡内金；大便干燥者加郁李仁、大黄；四肢痿软者加黄芪、牛膝。

4. 脾肾阳虚证

症状：形体肥胖，面如满月，颜面虚浮，面色㿠白，毛发色枯，紫纹隐现，神疲乏力，骨软疏松，腹胀便溏，男子阳痿不举，性欲减退，女子经少经闭，纳差，大便稀溏，夜尿频多，舌质淡，苔薄白，脉沉弱。

治法：温补脾肾。

方药：真武汤（《伤寒论》）合苓桂术甘汤（《金匮要略》）加减。茯苓、白术、白芍、附子、生姜、桂枝、大腹皮、姜半夏、炙黄芪、甘草。

加减：形寒怯冷者加肉桂、鹿茸；紫纹隐现者加丹参、川芎；阳痿不举者加仙茅、巴戟天；经少经闭者加当归、熟地黄。

六、其他疗法

1. 中成药

中成药的选用必须通过明确的辨证，切忌盲目使用。建议选用颗粒剂、胶囊剂、浓缩丸或片剂。

（1）逍遥丸

适应证：用于库欣综合征肝郁痰蕴证。

用法用量：一次 1 袋，一日 2～3 次。

（2）桂附八味丸

适应证：用于库欣综合征脾肾阳虚证。

用法用量：一次 5～10 丸，一日 2～3 次。

（3）知柏地黄丸

适应证：用于库欣综合征阴虚火旺证。

用法用量：一次 5～10 丸，一日 2～3 次。

2. 穴位注射

参照赤羽氏"知热感度测定法"确定病变经络，然后取相应背俞穴，行穴位注射，其他按症状配穴，配穴可取曲池、足三里、三阴交、气海、关元等。抽取维生素 B_1、B_6、B_{12} 或当归注射液、红花注射液等 2mL，以 5 号长针头刺入皮肤，向脊椎方向作 85 度角刺入，出现麻胀感时，注入药液，左右各 1mL，虚证者缓慢进药，实证者快速进药。每日 1 次，10 天为 1 个疗程。休息 3～5 天后，再作"知热感度"测定，确定新的病变经络，继续治疗，可连续治疗 10 个疗程。

3. 按摩

肥胖或超重患者可按摩中脘、水分、气海、关元、天枢、水道等，点穴减肥常取合谷、内关、足三里、三阴交，也可以摩、揿、揉、按、捏、拿、合、分、轻拍等手法推拿面颈部、胸背部、臀部、四肢等部位。

七、各家经验

1. 周仲瑛

周仲瑛认为肾实证多是在肾虚的基础上发展而来的，他指出"肾的病理特点虽然以虚为主，但也有虚中夹实的变证，在本虚的基础上兼有标实，肾之寒属于阳虚之变，肾之热属于阴虚之变。有的病证或在病的某一个阶段，甚至以实为主"。他将泻水邪、泻相火、泄湿热、泄浊瘀四法归为泻肾，肾为水火之脏，肾实用泻肾法，当从水火求之。补肾、泻肾两法并举，而依据标实本虚的急缓，补肾与泻肾的程度有一定差异。常应用如下三类泻肾药物：第一类是清肾药，指药性寒凉，具有清泻肾火功能的药物，如苦寒泻火之黄柏、知母、苦参、牡丹皮、大黄，咸寒降火之玄参、磁石、秋石，甘寒泻火之地骨皮、知母等；第二类为温肾药，这类药物性温热，以温肾逐寒为主，如辛热逐寒的附子、肉桂、硫黄、钟乳石、天雄、川椒，辛温散寒之细辛、桂皮、沉香、茴香、乌药、丁香等；第三类是利肾药，功能利肾祛湿化瘀，包括利水渗湿之茯苓、泽泻、车前子、萆薢、猪苓，峻下逐水之牵牛、大戟、芫花，活血化瘀之牛膝、血余炭、益母草、茜草、麝香等。

2. 丁济南

20 世纪 80 年代丁济南老中医即从肺郁论治皮质醇增多症，他认为该病属实证，病机是肺郁，主要因为肺郁不宣，湿蕴不泄。治以开腠理、宣肺气为主，佐理气、清热、化湿、活血之法，对肾上腺皮质机能紊乱及双侧肾上腺结节性增生引起的皮质醇增多症有良好效果。常用药物为桑叶 15g，桔梗 9g，蝉蜕 6g，制香附 9g，广木香 9g，泽兰 9g，丹参 9g，青橘叶 18g，蛇果草 18g，甘草 3g。水煎服，平均疗程 6～12 个月。

3. 薛芳

薛芳用大承气汤加味（药物组成：大黄、芒硝、厚朴、枳实各 6g，生何首乌、龙胆草、黄精各 15g）治疗 6 例皮质醇增多症兼有糖代谢紊乱（5 例肾上腺皮质增生、1 例右侧肾上腺皮质腺瘤）患者，均收到满意疗效，证明该方对类固醇性糖代谢紊乱确有改善和治疗作用。这对于减少或消除皮质醇增多症因糖代谢紊乱合并糖尿病昏迷导致死亡等的治疗有一定意义。

4. 潘文奎

潘文奎对皮质醇增多症的中医辨证施治做了比较全面的阐述，他根据病机将该病分为四型。①肾精壅聚型：治法为泄浊泻肾，方用大承气汤。②相火偏旺型：治法为滋阴清肾，方用龙胆泻肝汤加黄精。③肝郁痰蕴型：治法为疏肝利肾，方用五苓散合青原汤、逍遥散。④脾肾阳虚型：治法为温肾分消，方用真武汤、桂附八味丸、苓桂术甘汤或桂枝茯苓丸。本证以肾实证及阴虚火旺证居多，在药物筛选上，制大黄、知母、黄柏、龙胆草、生地黄、黄精、泽泻、茯苓、柴胡等为常用药。潘氏认为医源性皮质醇增多症初起多为阴虚火旺，久则向阳虚型演变，但均有肾实之征兆，这一观点对该病的治疗具有里程碑意义。

5. 邹文森

邹文森专门对医源性皮质醇增多症进行深入研究，提出应将本病称为"医源性皮质醇过多症"。中医分为两个基本证型，即肝肾阴虚证和脾肾阳虚证。分别选用六味地黄丸与金匮肾气丸治疗。通过对 187 例（阴虚型 135 例、阳虚型 52 例）患者的临床观察，证实服用六味地黄丸对长期应用皮质醇类药物患者出现的高血压、高血糖和向心性肥胖均具有改善作用，从而验证了六味地黄丸具有对抗长期使用糖皮质激素引起的肾上腺和胸腺功能减退的功效，同时可以改善腺体萎缩，扶正固本，维护丘脑－垂体－肾上腺轴的内分泌功能。这一成果对深入研究中医治疗激素毒副作用具有重要意义。

八、转归与预防调护

1. 疾病转归

库欣综合征的治疗较困难，疗效欠佳，针对垂体 ACTH 瘤和肾上腺增生的放射治疗或手术治疗的复发率较高，而治疗过度又常导致肾上腺皮质功能减退；针对肾上腺增生的放射治疗或手术治疗过度还可引起 Nelson 综合征。中医药虽有一定疗效，但对于并发症的预防及治疗尚无明显效果，也无法彻底治愈本病，故临床多用于患病早期或手术、放射治疗后的辅助治疗，以缓解和改善症状。

2. 预防调护

（1）控制饮食：本病重在预防，饮食宜清淡，忌肥甘厚味，宜多食蔬菜水果，适当补充蛋白质，低盐、低糖、低脂饮食，养成良好的饮食习惯，忌多食、暴饮暴食，忌食辛辣刺激性食物。在平衡膳食的基础上，可用菊花、决明子、枸杞子、山楂等药物泡水代茶饮以改善脂质代谢。

（2）合理运动：适当参加体育锻炼和户外活动，可选择较平缓的有氧运动，如八段锦、太极拳、五禽戏等养身调心的传统锻炼方式适合大部分患者；年轻且体质较好者可尝试稍剧烈的运动，但要注意适度和坚持。

（3）心理调摄：应正确认识和对待疾病，加强心理建设，解除思想负担，保持心情舒畅，积极配合治疗。

第二节　肾上腺皮质功能减退症

一、概述

1. 西医认识

原发性慢性肾上腺皮质功能减退症（chronic adrenocortical hypofunction）又称 Addison 病，由于自身免疫、结核、真菌感染或肿瘤、白血病等原因破坏双侧肾上腺引起肾上腺皮质激素分泌不足所致，继发性慢性肾上腺皮质功能减退症由下丘脑－垂体病变引起。

2. 中医认识

原发性慢性肾上腺皮质功能减退症可归属于中医学"黑疸""女劳疸""虚劳"等范畴。黑疸出自《金匮要略·黄疸病脉证并治第十五》，"酒疸下之，久久为黑疸，目青面黑，心中如啖蒜齑状，大便正黑，皮肤爪之不仁，其脉浮弱，虽黑微黄，故知之"。黑疸又名女劳疸，据《金匮要略》女劳疸条文"因作黑疸"可知黑疸与女劳疸有密切联系，再据"此为女劳得之"更可知此病与肾有关。《诸病源候论》认为谷疸、酒疸、女劳疸久治不愈则变为黑疸。《灵枢·五阅五色》说："肾病者，颧与颜黑。"可见"额上黑"是肾经虚热上炎，与血相搏而致。而黑色为阴晦之色，属肾之本色。黑疸之黑即肾邪走于天庭部，肾病色素沉着则出现额上黑。

二、西医诊断

（一）临床表现

1. 特征性症状

全身皮肤色素加深，暴露处、摩擦处、乳晕、瘢痕处尤为明显，黏膜色素沉着见于齿龈、舌部、颊黏膜等处，系垂体 ACTH、黑色素细胞刺激素分泌增多所致。

2. 其他症状

（1）神经系统：乏力，淡漠，疲劳，重者嗜睡，意识模糊，精神失常。

（2）消化系统：食欲减退，嗜咸食，胃酸过少，消化不良，有恶心、呕吐、腹泻者，提示病情加重。

（3）心血管系统：血压降低，心脏缩小，心音低钝，可有头昏、眼花、直立性昏厥。

（4）代谢系统：糖异生作用减弱，肝糖原耗损，可发生低血糖症状。

（5）泌尿系统：肾排泄水负荷的能力减弱，在大量饮水后可出现稀释性低钠血症，糖皮质激素缺乏及血容量不足时，抗利尿激素的释放增多，也是造成低血钠的原因。

（6）生殖系统：女性阴毛、腋毛减少或脱落，月经失调或闭经，但病情轻者仍可生育，男性常有性功能减退。

（7）感染或外伤：对感染、外伤等各种应激的抵抗力减弱，在发生这些情况时，可出现肾上腺危象。如病因为结核且病灶活跃或伴有其他脏器活动性结核者，常有低热、盗汗等症状，体质虚弱、消瘦更严重。本病与其他自身免疫疾病并存时，则伴有相应疾病的临床表现。

（8）肾上腺危象：危象为本病突然加重的表现。常发生于感染、创伤、手术、分娩、过劳、大量出汗、呕吐、腹泻、失水或突然中断肾上腺皮质激素治疗等应激情况下。表现为恶心、呕吐、腹痛或腹泻、严重脱水、血压降低、心率快、脉细弱、精神失常，常有高热、低血糖症、低钠血症，如不及时抢救，可发展至休克、昏迷，甚至死亡。

（二）实验室及其他辅助检查

1. 生化检查

可有低血钠、高血钾。脱水严重时低血钠可不明显，高血钾一般不重，如低血钠或高血钾明显则需考虑肾功能不全或其他原因。少数患者可有轻度或中度高血钙（糖皮质激素有促进肾、肠排钙的作用），如有低血钙和高血磷则提示同时合并有甲状旁腺功能减退症。脱水明显时有氮质血症，可出现空腹低血糖，糖耐量试验示低平曲线。

2. 血常规检查

常有正细胞正色素性贫血，少数患者合并有恶性贫血。白细胞分类示中性粒细胞减少，淋巴细胞相对增多，嗜酸性粒细胞明显增多。

3. 激素检查

（1）基础激素测定：基础血、尿皮质醇，尿 17 - 羟皮质类固醇测定常降低，但也可接近正常。

（2）ACTH 兴奋试验：静脉滴注 ACTH 25U，维持 8 小时，观察尿 17 - 羟皮质类固醇和（或）血皮质醇变化，正常人在兴奋第 1 天较对照日增加 1～2 倍，第 2 天增加 1.5～2.5 倍。原发性肾上腺皮质功能减退者，尿 17 - 羟皮质类固醇无反应或增加不到 1 倍。继发性肾上腺皮质功能减退者表现为反应延迟，滴注 ACTH 2～5 天后才逐渐升高。肾上腺皮质功能减退者，血浆皮质醇常小于 280nmol/L。快速法适用于病情较危急，需立即确诊，补充糖皮质激素的患者。在静脉滴注人工合成 ACTH 0.25mg 前及 30 分钟后测血浆皮质醇，正常人血浆皮质醇增加 276～552nmol/L。对于病情较严重，疑有肾上腺皮质功能不全者，同时静脉注射地塞米松及 ACTH，在注入 ACTH 前、后测血浆皮质醇，如此既可进行诊断检查，又可同时开始治疗。

（3）血浆基础 ACTH：血浆基础 ACTH 测定明显增高，超过 55pmol/L，常介于 88 ～440pmol/L（正常人低于 18pmol/L）之间，而继发性肾上腺皮质功能减退者 ACTH 浓度降低。

4. 影像学检查

X 线、CT 或 MRI 检查于结核病患者可示肾上腺增大及钙化阴影。其他感染、出血、转移性病变在 CT 扫描时也示肾上腺增大，而自身免疫病所致者肾上腺不增大。

三、病因病机

1. 病因

本病属内伤范畴，"黑者羸肾""肾气过损，女劳黑疸"，中医认为本病的病因是先天肾气羸弱或后天肾气过损。

（1）禀赋不足：先天禀赋不足，体质虚弱，如父母体虚，先天缺陷，胎中失养，孕育不足等，均可导致五脏阴阳气血俱伤，发为本病。

（2）体虚劳倦：包括烦劳过度，饮食不节，饥饱不调，损伤脾胃，使后天化源匮乏，先天之精失后天气血所养，则肾精不足，脏腑气血阴阳日渐衰退，房事不节，纵情恣欲，使肾气耗散，肾精亏损，导致阴阳气血虚弱而致病。

（3）久病失治：大病久病治疗调护不当，迁延不愈，脏气损伤，或热病日久耗血伤阴，或瘀血内结，新血不生，或痨虫久留耗伤正气，久则五脏受损，累及于肾，而成本病。

2. 病机

本病主因在于禀赋不足，与体虚劳倦、久病失治等因素结合致脏腑虚损。早期以元气不足为主，气虚推动无力，引起血脉瘀滞，故气虚血瘀始终贯穿于各种证型之中，相兼为病，使病情趋于复杂严重。若病变进一步发展，总趋势是气血阴阳虚损日益加重，终至阴阳离决而危及生命。本病病靶在肾，与肝、脾、心、肺关系密切。

四、辨治思路

（一）辨证要点

1. 症状分类辨证要点

（1）面色晦暗，肤色由棕黄渐至黑褐色，神疲乏力，少气懒言，食欲不振，舌淡红，有瘀点瘀斑，脉缓或涩，以血瘀为主。

（2）周身皮肤黧黑，面部、牙龈、口唇、乳头、手纹等处尤甚，伴腰背酸痛，畏寒肢冷，周身浮肿，毛发失泽脱落，性欲减退，以阳虚为主。

（3）手足心热，或有低热，男子遗精，女子月经紊乱或闭经，舌质红少津为阴虚；肌肤干瘪，眼眶深陷，汗出身热，神昏谵语，口唇干燥，舌干红，脉虚数或疾，乃阴竭。

（4）四肢厥冷，大汗淋漓，如珠如油，气息微弱，舌质淡，脉微欲绝为阳脱，严重时昏迷。

2. 疾病转归辨证要点

肾为先天之本，命门附于其中，内寄元阴元阳，一旦命门火衰，温煦失职，气化无权，则出现一系列阳虚证候。肾阳不足，阴寒内盛，则气血运行失畅，而致瘀血内停。脾主运化，为气血生化之源，下焦元阳不足，则中焦脾阳亦衰。脾肾交损，血失气运，瘀浊外漏。

（二）鉴别诊断

肾劳：症见腰痛，小便不利，小腹满急，遗精，白浊，阴囊湿痒等，晚期可见皮肤色黑，乏力，疲劳等。

（三）治疗原则

脏腑虚损乃本病的基本病机，气虚血瘀贯穿始终，故中医以补虚化瘀为治疗大法，兼以滋阴扶阳。

五、辨证论治

1. 肾阳不足证

症状：面部黧黑，两手晦暗，精神不振，倦怠无力，少气懒言，畏寒肢冷，腰膝酸软，阳痿不举，下肢浮肿。舌质紫暗，舌苔薄白，脉沉细弱。

治法：温肾壮阳，化气行水。

方药：附桂八味丸（《金匮要略》）加减。附子、肉桂、党参、黄芪、熟地黄、山药、茯苓、丹参、补骨脂、鹿角胶、杜仲、甘草。

加减：形寒股软，阳虚明显者，加巴戟天、菟丝子、肉苁蓉；下肢浮肿者加苍术、藿香、糯稻根；腰痛酸楚者加蜈蚣、乌梢蛇；性欲减退者加鹿茸、淫羊藿、狗鞭。

2. 气虚血瘀证

症状：面色晦暗，肤色由棕黄渐至黑褐色，神疲乏力，少气懒言，食欲不振，舌淡红，有瘀点、瘀斑，脉缓或涩。

治法：补益元气，兼以化瘀。

方药：十全大补汤（《太平惠民和剂局方》）加减。人参、茯苓、白术、炙甘草、川芎、当归、白芍、熟地黄、黄芪、肉桂。

加减：四肢逆冷者用当归四逆汤合大黄䗪虫丸以通脉化瘀；气虚明显者以红参易人参；阳虚明显者加附子、肉桂；血虚明显者加阿胶、丹参；妇女经少加益母草、桑寄生。

3. 脾肾阳虚证

症状：周身皮肤黧黑，面部、牙龈、口唇、乳头、手纹等处尤甚，腰背酸痛，畏寒肢冷，周身浮肿，毛发失泽脱落，性欲减退，舌质淡胖嫩，苔白润而滑，脉沉细而迟或濡弱。

治法：补火生土，温肾健脾。

方药：右归丸（《景岳全书》）加减。熟地黄、炮附子、肉桂、山药、山茱萸（酒炙）、菟丝子、鹿角胶、枸杞子、当归、杜仲（盐炒）。

加减：阳虚明显者加附子、肉桂；恶心呕吐者加姜半夏、竹茹；呃逆者加柿蒂、旋覆花；腹胀者加枳壳、川厚朴、公丁香；腹痛者加延胡索、川楝子；腹泻者加砂仁、神曲、山楂。

4. 肝肾阴虚证

症状：周身皮肤黧黑，以面部、齿龈、乳头、手纹等处为甚，头晕耳鸣，腰膝酸痛，手足心热，或有低热，男子遗精，女子月经紊乱或闭经，舌质红少津，苔薄，脉弦细或细数。

治法：滋补肝肾，养血化瘀。

方药：六味地黄丸（《小儿药证直诀》）合四物汤（《太平惠民和剂局方》）加减。熟地黄、山萸肉、牡丹皮、山药、茯苓、泽泻、当归、川芎、白芍。

加减：头晕目眩者加天麻、青葙子；烦躁心悸者加磁石、五味子；有结核病灶者加黄精、白及、冬虫夏草；失眠多梦者加蚕沙、酸枣仁；腰酸膝软者加杜仲、牛膝。

5. 阴竭阳脱证

症状：阴竭者肌肤干瘪，眼眶深陷，汗出身热，烦躁昏谵，唇干齿燥，舌质干红，脉虚数或疾。阳脱者四肢厥冷，大汗淋漓，如珠如油，气息微弱，舌质淡，脉微欲绝，严重时昏迷。

治法：益气救阴，回阳固脱。

方药：阴竭者用生脉散（《医学启源》）加减，人参、麦门冬、五味子；阳脱者用四味回阳饮（《景岳全书》）加减，人参、制附子、炙甘草、炮干姜。

六、其他疗法

1. 针灸

温针治疗原发性肾上腺皮质功能减退症，取穴：关元、气海、命门、肾俞。操作：用补法，得气后在针上加艾灸20分钟，每月1次，12次为1个疗程。

2. 单方验方

（1）甘草流浸膏：每日15~30mL，分3次服，逐渐增加至每日45~60mL，也可每日80mL，分4次服，后增加至每日160mL，分4次服。

（2）甘草粉：每日3次，每次5g，后增加至每次10g。以10天为1个疗程，可连续服用。

七、各家经验

1. 杨震

杨震应用"相火虚衰"理论辨治黑疸肝气虚型者，自拟补肝益气汤（柴胡、升麻、当归、生黄芪、山萸肉、白芍、茯苓、陈皮、远志、夜交藤、合欢皮等）加减以补肝益气。对于肝阳虚者，自拟桂附二仙汤（桂枝、黑附子、白芍、炙甘草、淫羊藿、巴戟天、仙茅、石楠叶、鸡内金、醋鳖甲、青黛、白矾等）加减以生肝肾阳气。

2. 曹文康

曹永康认为辨治该病时尤须重视人体机能反应，注意调整肾中阴阳，补肾养阳兼滋阴潜阳，祛湿泄浊兼化瘀解毒，偏清偏温均非所宜。

3. 白安宁

白安宁认为黑疸之病位在肾，因肾气肾水虚损，肾之主色上泛，外溢则发为黑疸。再则由于肝脾功能失调，导致气滞，造成血瘀等兼证，并将黑疸分为两大类型：黑疸肥胖型和黑疸消瘦型，分别进行辨证治疗。

4. 刘文誉

刘文誉临床所见黑疸病多属肾阴虚与肾阳虚两类，总以肾阳虚为常见，并用温补肾阳兼活血的治法治疗。

5. 赵钟辉

赵钟辉认为黑疸病的类型不外虚实两种，实证因黄疸失治误治而致，如湿热困遏中焦，久滞浸淫血分，或酒食伤中，过食寒凉之品，寒凝血瘀，亦或脾病日久伤及他脏，脾肾两伤，瘀血内生。虚证则是未经黄疸而直接发为黑疸，如肝肾同病，精血化生异常，肝失疏泄，则血水内生。同时还认为黑疸的形成与瘀血密不可分，治疗上偏于肾阴虚者以六味地黄丸、左归丸为主；偏于肾阳虚者以肾气丸、右归丸为主；针对肝肾阴虚者，治以滋肾柔肝，佐以化瘀，方以一贯煎合六神汤加减。

八、预防与调护

及早治疗各种结核病，尽量避免使用对垂体、肾上腺有抑制作用的药物。本病属慢性，引导患者及家属掌握本病的有关知识很重要，尤其是需终生使用肾上腺皮质激素的患者，应尽量避免过劳、精神紧张、创伤、感染、暴冷暴热等，饮食应富含糖类、蛋白质及维生素，适当增加钠盐摄入，减少钾盐摄入。患者应随身携带本病诊断治疗的病历，以便一旦出现休克或昏迷，发现者能及时送医院并得到正确的治疗。

第三节　原发性醛固酮增多症

一、概述

1. 西医认识

原发性醛固酮增多症（简称原醛症）是指由于肾上腺皮质病变（多为腺瘤，少数为增生及家族遗传）致醛固酮分泌增多，导致潴钠排钾，血容量增多而抑制肾素活性，表现为高血压和低血钾综合征的一种疾病。

原醛症是继发性高血压最常见的病因，患病率在高血压患者中约为10%。临床表现以高血压、低血钾性碱中毒、肌无力、周期性麻痹、高血钠、尿 PH 值呈中性或偏碱性、血浆及尿醛固酮增高、血浆肾素活性及血管紧张素Ⅱ降低为主。

2. 中医认识

中医学无"原发性醛固酮增多症"的病名，从其临床表现和特征来看，可归属中医学多种病证。如原醛症所致难治性高血压可见头昏头痛，可参考"眩晕""头痛""肝风""心悸"等；如低钾血症所表现的神经肌肉功能障碍，可参考"痿证""痉证""痹证"；而原醛症的病因多是肾上腺本身腺瘤增生所致，又可归属到"癥瘕""积聚"的范畴。以上类似病证在历代著作中多有提及，涉及病因、病机、治法等诸多方面。如《素问·生气通天论》曰："因于湿，首如裹，湿热不攘，大筋软短，小筋弛长，软短为拘，弛长为痿。"尤其《灵枢·邪气脏腑病形》所载"风痿"一证，与低钾血症所致周期性麻痹相近。"风痿，四肢不用，心慧然若无病"形象描述了四肢不能随意运动并且无神志障碍的临床表现，且"发病急、变化快、较短时间内可恢复"的特征符合风性善行数变的特性，以"风"言其性，以"痿"言其形，顾名"风痿"以区别于一般的痿证。明代孙一奎所著《赤水玄珠》中有"软风""骨软风"的治疗方药，但未详述其症状表现。《素问·至真要大论》云："诸风掉眩，皆属于肝……诸痉项强，皆属于湿。"《灵枢·海论》曰："髓海不足则脑转耳鸣，胫酸眩冒。"《证治汇补·眩晕》云："以肝上连目系而应于风，故眩为肝风，然亦有因火、因痰、因虚、因暑、因湿者。"这些都可以为原醛症的中医诊治提供参考。

二、西医诊断

1. 诊断依据

原醛症患者多有高血压和/或低血钾的病史。血浆醛固酮/血浆肾素活性比值（ARR）作为筛查原醛症最常用的指标，已被广泛应用于临床。当醛固酮单位为 ng/dL，最常用切点是 30；当醛固酮单位为 pmol/L，最常用切点是 750。当醛固酮单位为 ng/dL、血浆肾素活性单位为 ng/mL 每小时、ARR > 20 且 PAC ≥ 15ng/dL 时则怀疑为原醛症；当 ARR > 40 且肾素活性 ≤ 0.2ng/mL 每小时（低于检测下限值）时，其诊断原醛症的敏感性为 100%，特异性为 84.4%。当肾素浓度处于非常低的水平时，之前规定的 ARR 切点值对于原醛症的筛查存在假阳性。ARR 阳性的患者应进行确诊试验以明确或排除原醛症。

2. 临床表现

临床常见症状为高血压、口渴多尿、四肢乏力、四肢麻木抽搐等。原醛症临床首发症状往往是高血压，患者大多因头痛头晕症状或体检发现高血压，且在高血压多年后才因出现低血钾而确诊。高血压的特点为重度高血压，药物对其有一定效果，但不理想，易发生高血压的并发症。

不论何种病因或类型的原醛症，其临床表现均是由过量分泌醛固酮所致。原醛症的发展可分为以下阶段：①早期仅有高血压，无低血钾症状，醛固酮分泌增多及肾素系统活性受抑制，导致血浆醛固酮/肾素比值上升，利用此指标在高血压人群中进行筛查，可能发现早期原醛症病例。②高血压、轻度钾缺乏期：血钾轻度下降，或呈间歇性低血钾，或在某种诱因（如用利尿剂、或因腹泻）下出现低血钾。③高血压、严重钾缺乏期：出现肌麻痹。

3. 辅助检查

（1）四项确诊试验：口服高钠饮食、氟氢可的松试验、生理盐水输注试验及卡托普利试验，这些功能试验已得到普遍使用。然而，目前的文献并没有确定确诊试验的"金标准"。

（2）CT 扫描：当确诊试验阳性时，进行分型诊断。美国内分泌学会发布的《内分泌学会临床实践指南》建议所有原醛症患者均应进行肾上腺 CT 扫描，将其作为分型诊断的初步依据，以排除肾上腺巨大肿瘤的可能。

（3）肾静脉取血：肾静脉取血（AVS）的敏感性和特异性分别可达 95% 和100%，要明显优于肾上腺 CT。当患者愿意手术治疗且手术可行，肾上腺 CT 提示有单侧或双侧肾上腺形态异常（包括增生或腺瘤）时，指南建议进一步行双侧 AVS 以明确有无优势分泌。

（4）基因检测：目前已发现有 4 种类型的原醛症表现为常染色体显性遗传，包括：家族性醛固酮增多症Ⅰ型（FH-Ⅰ，也称为糖皮质激素可治疗的醛固酮增多症，即 GRA），家族性醛固酮增多症Ⅱ型（FH-Ⅱ），家族性醛固酮增多症Ⅲ型（FH-Ⅲ）和家族性醛固酮增多症Ⅳ型（FH-Ⅳ）。（指南建议：年龄小于 20 岁的原发性醛固酮增多症患者，和有原发性醛固酮增多症或早发脑卒中家族史的患者，应行基因检测以确诊或排除 GRA 和 FH-Ⅲ）。

三、病因病机

中医认为本病病因为肝肾亏损，精血不足，不能荣养筋脉，或兼有湿瘀互结。

1. 病因

（1）外邪侵袭：感受外来湿邪，寒湿困伤脾阳，或郁久化热，湿热浸淫经脉，营卫运行受阻而致痿。

（2）禀赋不足：先天不足，禀赋薄弱，肾水亏少，或素体多病，肾水受伤导致肾精受损，肝肾阴虚，肢体筋脉失于濡养而发为痿证；脑为髓海，精血不足，或阴虚不能制阳，肝阳亢盛，发为眩晕。

（3）后天失养：饮食不节，伤及脾胃，或情志不畅，木旺伐土，脾气受伤，或久病体虚，房劳太过，伤及肝肾，精损难复，或劳倦太过而伤肾，肾水亏虚，筋脉失于濡养而发为痿证；肾精受损，脑髓空虚，或阴不制阳，发为眩晕。

2. 病机

原发性醛固酮增多症为虚实夹杂之证，肝肾不足、脾气亏虚为其主要病理基础，上实下虚为其主要病机。本病病位在肾，与肝、脾等脏腑功能失调及湿、瘀等邪气有关。

综上所述，病性当属虚实夹杂，本虚标实，本虚为肝肾不足、脾气亏虚，标实为湿瘀互结。肝肾阴虚、肝阳上亢可以作为本病的主要病机，但病机会随病情变化而改变，在发生眩晕、痿证之前，可能会存在较长时期的稳态，即很多原醛症或者疑似原醛症的患者可能长期甚至终身不发作，或仅部分表现为高血压和低血钾综合征。中医辨证该病可为肝肾阴虚、心肾阳虚、气血两虚等虚证，或肝火上炎、肝经湿热、经脉闭阻等实证。本病的主要表现以外部表现为主，如头痛、头晕、目眩、耳鸣、全身肌肉乏力或抽搐等，这些异常表现可作为本病治疗的症靶；本病的标靶是血压控制的情况、血钾的水平和血尿醛固酮的高低。本病病势多缓，先天禀赋、生活方式等因素对本病的发生发展有一定影响。先天不足，素体多病，久病体虚，伤及肾精，脑为髓海，发为眩晕；肾水亏虚，筋脉失于灌溉濡养，或房劳太过，或感受外来湿邪，郁久化热，或平素嗜食膏粱厚味，湿热内盛，湿热浸淫经脉，营卫运行受阻，肝经湿热瘀阻，则会促进病情的发展。

四、辨治思路

（一）辨证要点

1. 症状分类辨证要点

（1）眩晕：本病可因肝肾不足、水不涵木导致上实下虚、肝阳上亢之证、出现头痛、眩晕；肾藏精而开窍于耳，肾精损伤，髓海空虚，则出现头晕、耳鸣；若外邪寒湿困脾，或脾虚湿困，蒙蔽清阳，也可见到头晕头胀、头昏蒙不清等症状。因湿为阴邪，其性重浊黏腻，故病情缠绵难愈，并有郁久化热的倾向，可见耳鸣等。

（2）乏力：肝肾久亏，精血耗损，筋骨经脉失去濡养可见周身乏力，伴腰膝酸软；寒湿困脾，或脾虚湿困，脾阳不振，可见肢懒乏力，纳呆食少。

（3）抽搐：肾精亏虚，血不养筋，筋脉失于灌溉濡养，可出现风动抽搐；湿热浸淫经脉，气血阻滞，可见筋脉弛缓。

2. 疾病转归辨证要点

本病初起多因虚致实，后期虚实夹杂。肾精不足、脾阳不振是该病发生的基础，可导致肝肾阴虚、肝阳上亢和湿邪困脾，日久耗伤气血，经脉受阻，湿瘀互结，更加重病情。

（二）鉴别诊断

1. 病证类别

本病虽为本虚标实之证，主证为肝肾阴虚、肝阳上亢，但这仅表现在原醛症的高血压和低血钾综合征发作期，部分该病患者仅表现为单纯高血压或者低血钾，此时可依气血两虚、脾虚湿困等证型辨证论治。

2. 鉴别诊断

（1）风痿与痿证：风痿为《灵枢·邪气脏腑病形》所载"风痿，四肢不用，心慧然若无病"一证，表现为四肢不能随意运动但无神志障碍，具有发病急、变化快、较短时间内可恢复的特征，以"风"言其性，符合风邪善行数变的特性，以"痿"言其形，顾名"风痿"以区别于一般的痿证。

（2）痉病与痫证：痫证是一种发作性的神志异常的疾病，其大发作的特点为突然仆倒，昏不知人，口吐涎沫，两目上视，四肢抽搐，或口中如作猪羊叫声，大多发作片刻自行苏醒，醒后如常人。鉴别要点：痫证多为突然发病，其抽搐、痉挛症状发作片刻可自行缓解，既往有类似发病史；痉证的抽搐、痉挛发作多呈持续性，不经治疗难以自行恢复。

（三）治疗原则

本病治疗以调补脏腑、益气养血、健脾调肝、益肾填精为主，兼以温阳祛湿、活血祛瘀；临床需辨别脏腑气血阴阳虚损的不同，灵活施治。

五、辨证论治

1. 肝肾阴虚、肝阳上亢证

症状：头目眩晕，耳鸣目胀，口渴多饮，心悸健忘，五心烦热，四肢乏力，腰膝酸软，夜尿频数，舌红少苔，脉弦长而硬，或弦细，或细数。

治则：平肝潜阳，宁心安神。

方药：建瓴汤（《医学衷中参西录》）加减。怀山药、怀牛膝、代赭石、生龙骨、生牡蛎、生地黄、生杭芍、柏子仁。

加减：伴水肿者加茯苓、泽泻、生姜皮、桑白皮、大腹皮、木通；舌胖大、纳差、乏力者去代赭石、生龙骨、生牡蛎，加党参、茯苓、麦芽、砂仁、黄芪、当归；头晕烦热重者加熟地黄、山茱萸、牡丹皮；口干、口渴严重者加沙参、麦冬、玉竹、陈皮；伴见头痛、面色晦暗、舌暗有瘀斑、脉沉迟或涩者加川芎、当归、丹参、益母草、桃仁、红花、地龙。

2. 脾虚湿困证

症状：头晕或昏蒙不清，脘腹胀满，纳呆食少，神疲乏力，肢体困倦、麻木、屈伸不利，呕恶，肢体浮肿、小便频数，舌淡，苔白腻或黄腻，脉缓弱或滑。

治则：健脾祛湿，升阳益胃。

方药：升阳益胃汤（《内外伤辨惑论》）加减。党参、炒白术、黄芪、黄连、半夏、炙甘草、陈皮、茯苓、泽泻、防风、羌活、独活、柴胡、白芍、生姜、大枣。

加减：若呕恶纳呆重者，可用藿朴夏苓汤；伴见心腹胀满甚者，可用柴朴汤；若畏寒肿满甚者，可用姜附五苓散；伴见口干口苦者，可用黄连温胆汤。

3. 肾精不足、下元亏虚证

症状：倦怠嗜卧，少气懒言，面色㿠白或晦暗，头晕耳鸣，畏寒肢冷，腰膝软弱，头晕心悸，肢体无力或水肿，食少，舌淡胖，苔白，脉沉细无力。

治则：补肾壮督，填精固本。

方药：右归丸（《景岳全书》）或虎潜丸（《丹溪心法》）加减。右归丸：熟地黄、附子、肉桂、山茱萸、山药、菟丝子、当归、杜仲、鹿角胶、枸杞子。虎潜丸：黄柏、龟板、知母、熟地黄、陈皮、白芍、锁阳、干姜。

加减：如尿频量多者，加益智仁、金樱子、桑螵蛸；纳差者，加炙黄芪、党参、炒白术、陈皮、焦三仙；阳虚甚者加炙附子、肉桂、仙茅、巴戟天，或用状元丸。

4. 气血两虚、经脉闭阻证

症状：四肢无力，肌肉麻木不仁，四肢不温，面色萎黄无华，舌质淡，脉细弱无力。

治则：益气补血，活血通络。

方药：黄芪桂枝五物汤（《金匮要略》）加减。黄芪、桂枝、白芍、生姜、大枣。

加减：口唇紫暗，舌有瘀斑者加川芎、红花、桃仁；乏力甚者，可用升陷汤加减；腰痛者加川续断、杜仲、怀牛膝；失眠心悸者可改用归脾汤。

六、各家经验

1. 李卫祥

李卫祥采用滋阴益气方结合西药螺内酯治疗原发性醛固酮增多症。滋阴益气方在六味地黄丸的基础上加入黄芪、北沙参、鸡血藤、白芍、百合、五味子。其中六味地黄丸滋阴潜阳，黄芪、北沙参健脾益气养阴，鸡血藤、白芍和血通络，百合、五味子宁心安神。

2. 赵玲

赵玲对107例肾上腺疾病患者进行回顾性分析，运用频数统计和证素统计方法对患者的症状、证候进行分析。纳入的原发性醛固酮增多症患者以虚实夹杂为主。虚证主要表现为气虚、脾虚、肾虚，实证主要有血瘀、痰、湿、气滞等。主要证素为血瘀、痰、脾虚、气虚、肾虚，证素组合最多为气虚＋痰＋血瘀，其次为脾虚＋肾虚＋血瘀。

3. 李晓

李晓采用升陷汤治疗原发性醛固酮增多症患者，症见面色暗黄，语声低微，头晕头痛，疲倦乏力，时胸闷心慌，手足发凉，纳可，眠差，多梦，小便正常，大便不成形，舌质暗，苔薄白，脉沉。属气虚血瘀证，本虚标实之候。治以益气升提、补血活血之法。

七、转归与预防调护

1. 转归

预后取决于原醛症的病因和患者对药物的反应，早期选择手术或药物治疗，并且合理用药，预后良好。

2. 预防调护

（1）心理疏导：患者出现肌无力、心悸等症状，以及心电监护器的应用，易使其产生紧张、激动情绪，应向患者解释疾病原因及预后转归等情况，确保治疗及时，根据具体情况选择不同方式分散其注意力，使之保持良好心态以配合治疗及护理。

（2）补钾护理：在补钾同时应观察精神的变化，肌痛、肌无力、腱反射减弱及心悸、腹胀有无改善，心电监护的患者注意观察 U 波及 T 波，及时监测血清钾、镁的变化。

（3）休息与活动：乏力症状明显者宜卧床休息，因低钾时心肌内膜处于轻度极化状态，下床活动易导致心律失常，有发生心跳骤停的危险。卧床期间鼓励患者在床上进行主动或被动运动，注意皮肤受压情况，作肢体按摩以减轻肌肉酸痛、僵硬，促进肌力的恢复，避风寒、慎起居。

（4）饮食指导：鼓励低钾血症患者进食高钾食物，如橘子、香蕉、豆类、干果类、香菇、海带等，辅以药膳补中益气健脾。避免进食大量清水和高糖食物，忌肥甘厚腻之品，并注意饮食卫生，防止食物不洁引起腹泻而加重病情。

第六章 男性性腺疾病

第一节 良性前列腺增生症

一、概述

1. 西医认识

良性前列腺增生（benign prostatic hyperplasia，BPH）是指中老年男性（50岁以上）组织学上前列腺间质、腺体成分的增生和解剖学上前列腺的增大，以尿动力学上的膀胱出口梗阻和临床主要表现下尿路症状为特征的一种疾病。

BPH的发生是一个长期、缓慢、复杂的过程，其具体形成机制尚不清楚，目前医学界较为公认的两个相关因素是年龄增长和睾丸功能的下降。另外，大量雌激素可直接促进前列腺上皮增生、鳞状细胞化生及纤维肌性基质的增生，老年男性雌雄激素比例升高可能是发生BPH的原因之一。BPH组织学上的发生率随年龄的增长而增加，通常发生在40岁以后，60岁以上发病率大于50%，80岁以上高达83%。

2. 中医认识

中医学并无"前列腺"这一器官及"良性前列腺增生"这一病名，但根据前列腺的相关功能可将其归属于中医学"精室"及"膀胱"；根据前列腺增生以排尿困难为主的临床表现，可将其归属于中医学"癃闭""淋证""精癃"等范畴。

《素问·宣明五气》曰："膀胱不利为癃，不约为遗溺。"指出癃之病位在膀胱，与膀胱约利功能相关。《素问·奇病论》记载"帝曰：有癃者，一日数十溲，此不足也。身热如炭，颈膺如格，人迎躁盛，喘息，气逆，此有余也。太阴脉微细如发者，此不足也。其病安在？名为何病？岐伯曰：病在太阴，其盛在胃，颇在肺，病名曰厥，死不治。此所谓得五有余二不足也"。明确指出太阴不足可致癃，为后世医家从脾论治此病奠定了理论基础。《神农本草经》记载冬葵子治五癃，利小便；瞿麦主关格，诸癃结，小便不通；石韦主劳热邪气，五癃闭不通，利小便水道。均从湿热在下焦论治。另外，《神农本草经》还记载了一些可治疗癃闭的动物类中药，如鼠妇、斑蝥、石蚕等，为本病的临床用药提供了参考。

《金匮要略·五脏风寒积聚病脉证并治》言："热在下焦者，则尿血，亦令淋秘不通。"并在《金匮要略·消渴小便不利淋病脉证并治》篇中详细论述了小便不利及淋病的常用治法及禁忌，提出使用五苓散、瓜蒌瞿麦丸、蒲灰散、滑石白鱼散、茯苓戎盐汤、猪苓汤等一系列方剂治疗"淋秘"之小便不利。并强调"淋家，不可发汗，发汗必便血"之禁忌。《诸病源候论》论气淋时曰："气淋者，肾虚膀胱热，气胀所为也。膀胱与肾为表里，膀胱热，热气流入于胞，热则生实，令胞纳气胀，则小腹满，肾虚不能制其小便，故成淋。其状膀胱小腹皆满，尿涩，常有余沥是也。亦曰气癃。诊其少阴脉数者，男子则气淋。"认为淋癃与肺、肾、膀胱功能失常有关。

《景岳全书》曰："凡癃闭之证，其因有四，最当辨其虚实。有因火邪结聚小肠膀胱者，此以水泉干涸，而气门热闭不通也。有因热居肝肾者，则或以败精，或以槁血，阻塞水道而不通也。"指出了小肠膀胱火邪、肝肾有热、水道干涸或瘀血阻滞等病机在此病发病中的重要作用。又言："气闭证，当分虚实寒热而治之。凡气实者，气结于小肠膀胱之间而壅闭不通，多属肝强气逆之证……凡气虚而小便闭者，必以素多斫丧，或年衰气竭者，方有此证。"指出了沉溺酒色及年老体衰是本病的主要致病因素。

现代医家结合前列腺增生的病位及临床表现，就病位言前列腺相当于中医学的"精室"，而临床表现则接近于"癃闭"，故以"精癃"命名此病。随着临床研究的不断进展，近些年形成了良性前列腺增生的中医及中西医结合的指南或专家共识，对本病的中医辨证治疗提出了指导意见，如《良性前列腺增生中西医结合诊疗指南（试行版）》将本病分为肾气亏虚、中气下陷、气滞血瘀、湿热蕴结、肾虚血瘀、肾虚湿热、湿热瘀阻、脾肾两虚8个证型，《良性前列腺增生症中医诊治专家共识》将该病分为湿热蕴结、气滞血瘀、脾肾气虚、肾阴不足、肾阳亏虚、肾虚瘀阻6个证型。

二、西医诊断

1. 临床表现

本病临床表现以下尿路症状为主，包括储尿期症状、排尿期症状以及排尿后症状。储尿期症状包括尿频、尿急、尿失禁及夜尿增多等；排尿期症状包括排尿踌躇、排尿困难及间断排尿等；排尿后症状包括排尿不尽、尿后滴沥等。根据症状评分区分严重程度（表1、表2）。

表1　国际前列腺症状评分（IPSS）

在最近一个月内，是否有以下症状	在 5 次之中					
	无	少于1次	少于半数	大约半数	多于半数	几乎每次
1. 是否经常有尿不尽感	0	1	2	3	4	5
2. 两次排尿间隔是否小于2小时	0	1	2	3	4	5
3. 是否曾有间断性排尿	0	1	2	3	4	5

续 表

在最近一个月内，是否有以下症状	在 5 次之中					
	无	少于 1 次	少于半数	大约半数	多于半数	几乎每次
4. 是否排尿不能等待	0	1	2	3	4	5
5. 是否有尿线变细现象	0	1	2	3	4	5
6. 是否需要用力才开始排尿	0	1	2	3	4	5
7. 从入睡到晨起一般需要排尿几次	无	1	2	3	4	5
症状总评分						

注：IPSS 患者，全部问题积分相加，总分 20~35 分为重度，8~19 分为中度，0~7 分为轻度。

表 2　生活质量指数（QoL）评分

8. 如果在今后生活中始终伴有现在的排尿症状，你认为如何	高兴	满意	大致满意	还可以	不太满意	苦恼	很糟
生活质量评分（QoL）	0	1	2	3	4	5	6

2. 体格检查

主要包括直肠指检、外生殖器检查及神经系统检查。直肠指检需在膀胱排空后进行，可以了解前列腺的大小、形态、质地、有无结节及压痛、中央沟是否变浅或消失，以及肛门括约肌张力等情况。外生殖器及神经系统检查主要排除尿道病变及神经源膀胱病变等引起的排尿异常。

3. 实验室检查

根据患者情况进行检查，如可查睾酮、雌二醇、黄体生成素、泌乳素、卵泡刺激素、尿常规、血清前列腺特异性抗原、血清肌酐、尿素氮等。

4. 影像学检查

可行泌尿系超声、尿路造影等检查。

5. 尿动力学检查

尿动力学检查是诊断膀胱出口梗阻的"金标准"，可以了解膀胱功能的情况。患者拟行手术及微创治疗前如出现以下情况，建议行尿动力学检查：①尿量≤150mL。②年龄 50 岁以下或 80 岁以上。③PVR＞300mL。④怀疑有神经系统病变或糖尿病所致神经源性膀胱病变。⑤双侧肾积水。⑥既往有盆腔或尿道手术史。

6. 尿道膀胱镜检查

可了解前列腺增大所致的尿道或膀胱颈梗阻特点，排除尿道及膀胱相关病变。

通过以上项目明确 BPH 诊断及分级。

三、病因病机

1. 病因

良性前列腺增生发病原因包括年老体衰、纵欲过度、饮食失节、瘀血阻滞、外邪侵袭等。

（1）年老体衰：前列腺增生组织学改变从 40 岁以后开始出现，"五八，肾气衰，发堕齿槁"，肾主水，司膀胱之开阖，体内水液之分布排泄，皆赖于肾之气化，气化不行则小便不利，肾虚日久则气化无力，虚而致瘀，瘀阻膀胱亦致小便不利。

（2）纵欲过度：张景岳认为：凡气虚而小便闭者，必以素多斫丧，或年衰气竭者，方有此证。纵欲耗伤肾精，损及肾阴肾阳，肾阴不足则小便淋涩不利；肾阳不足，不能温煦，则膀胱无以气化，即小便不利，故《辨证奇闻》曰："命门火衰而膀胱之水闭矣。"

（3）饮食失节：过食肥甘生冷，内伤脾胃，运化不及，则水谷不化精微而化为水湿，易致下窍不通，《素问·玉机真藏论》认为"脾病不及则令人九窍不通"。

（4）瘀血阻滞：《景岳全书》曰"凡癃闭之证，其因有四，最当辨其虚实……有因热居肝肾者，则或以败精，或以槁血，阻塞水道而不通也"。痰、湿、浊、毒、败精等日久致血行不畅，阻塞膀胱，络脉痹阻，可致水道不通而发生癃闭。

（5）外邪侵袭：《灵枢·本输》曰"三焦……实则癃闭，虚则遗溺"。邪盛则实，是邪气入于三焦而致小便不利。《素问·至真要大论》曰："岁太阴在泉，草乃早荣，湿淫所胜，则埃昏岩谷，黄反见黑，至阴之交。民病饮积心痛，耳聋浑浑焞焞，溢肿喉痹，阴病血见，少腹痛肿，不得小便，病冲头痛，目似脱，项似拔，腰似折，髀不可以回，腘如结，腨如别。"《素问·六元正纪大论》言："湿胜则濡泄，甚则水闭胕肿。"说明致病之邪气性质多为湿浊，湿浊性趋下，故易致此病。

2. 病机

本病病位在精室、膀胱，基本病机为本虚标实，以肾气亏虚为发病的根本，以痰、湿、热、瘀为主要致病因素。肾虚为本，涉及脾肺，瘀血、湿热、痰浊等是疾病发展过程中产生的病理产物，它们互相影响，互为因果，成为本虚标实之证。虚证以肾虚、气虚为主，实证以湿热、瘀血、痰浊多见。

综上所述，本病病性属本虚标实，肾气虚衰是该病发生的根本，瘀血、湿热、痰浊等是疾病的主要致病因素。症状靶主要为下尿路症状，包括储尿期症状、排尿期症状及排尿后症状。储尿期症状包括尿频、尿急、尿失禁以及夜尿增多等；排尿期症状包括排尿踌躇、排尿困难以及间断排尿等；排尿后症状包括排尿不尽、尿后滴沥等。另外国际前列腺症状评分（IPSS）可做为症靶评价。前列腺彩超，血睾酮、双氢睾酮、雌激素及雌雄激素比可做为参考标靶。

四、辨治思路

1. 辨证要点

在症状分类辨证方面，主要应按症状分虚实，"实则癃闭，虚则遗溺"可作为鉴别要点。尿频、尿急、尿失禁以及夜尿增多属膀胱储尿期的症状，与遗尿类似，多为下元不能固摄所致；排尿踌躇、排尿困难及间断排尿等排尿期症状则与癃闭接近，故多为湿、热、瘀诸邪互结；排尿不尽、尿后滴沥等排尿后症状多是气虚不能推动所致，邪气阻滞气机亦可出现此类症状。需要注意的是时常虚实夹杂，临证时需要细辨。

疾病初起即存在肾气不足或脾气亏虚的表现，多兼气郁、湿阻、积热及血瘀等。在疾病的发展过程中可表现为正虚或邪实，但多为虚实夹杂。后期多正虚邪盛明显，见小便点滴不出，甚至出现脾肾阴阳衰惫，湿浊毒邪上攻下闭而成关格重症。

2. 鉴别诊断

（1）石淋：石淋亦常有小便不利，甚至小便点滴难出，但其典型表现多为下焦积热所致的小便涩痛及尿出砂石。而 BPH 无尿出砂石这一表现。

（2）关格：小便不通名曰关，呕吐不止名曰格，关格的临床表现以小便不通与呕吐并见为主症，是由于脾肾阴阳衰惫，气化不利，湿浊毒邪犯胃而致的以小便不通与呕吐并见为临床特征的一种危重病证，多由水肿、癃闭、淋证等发展而来。若 BPH 不能及时治疗亦有发展成关格的可能。

（3）精浊：精浊是尿道口常有精液溢出的生殖系统炎症性疾病，其特点是尿频、尿急、尿痛，尿道口常有精液溢出，并伴有会阴部、腰骶部、耻骨上区等部隐痛不适等。相当于西医的前列腺炎，分为急性前列腺炎和慢性前列腺炎，临床也可将其分为急性细菌性前列腺炎、慢性细菌性前列腺炎、非细菌性前列腺炎及前列腺痛四类。

3. 治疗原则

首辨虚实，次辨肾、脾、肺诸脏之病位，三辨邪气之湿、热、郁、瘀。虚者以补肾、温肾、滋肾、健脾为主，实者以解郁、祛湿、清热、行气、活血为主，总以扶正祛邪为大法。

五、辨证论治

（一）虚证

1. 肾阳亏虚证

症状：排尿困难，尿频，或排尿无力，滴沥不爽，腰膝酸软，面色㿠白，畏寒肢冷，神疲乏力，夜尿增多，舌淡，苔薄白，脉沉迟或无力。

治法：温补肾阳，化气行水。

方药：济生肾气丸（《济生方》）加减。干地黄、山萸肉、山药、牡丹皮、茯苓、泽泻、肉桂、制附子、车前子、牛膝、鹿茸片等。

2. 肾阴亏虚证

症状：排尿困难，尿频数，淋漓不畅，腰膝酸软，潮热盗汗，时有头昏耳鸣，心烦，舌红少苔，脉沉细数。

治法：滋补肾阴，清利小便。

方药：知柏地黄丸（《医宗金鉴》）加减。盐黄柏、盐知母、生地黄、山药、山茱萸、茯苓、泽泻、牡丹皮、女贞子、旱莲草、川牛膝等。

3. 脾虚气陷证

症状：小腹坠胀，排尿无力，小便不畅或点滴不出，尿失禁或遗尿，少气懒言或语声低微，脱肛，纳差，乏力，舌淡，苔薄白，脉细弱。

治法：补中益气，升清降浊。

方药：补中益气汤（《内外伤辨惑论》）加减。黄芪、党参、白术、当归、陈皮、升麻、柴胡、桂枝、茯苓等。

4. 脾肾两虚证

症状：腰膝肢冷，纳差腹胀，排尿困难，面色萎黄，神疲乏力，少腹坠胀，动则气短，便溏，舌淡，苔薄白，脉细无力。

治法：补脾益气，温肾利尿。

方药：理中丸（《伤寒论》）合肾气丸（《金匮要略》）加减。黄芪、党参、白术、当归、陈皮、升麻、柴胡、肉桂、茯苓、熟地黄、菟丝子等。

（二）实证

1. 肺气郁闭证

症状：小便不通，少腹胀满，寒热咳嗽，茎中作痛，口渴喜饮，舌暗红，苔薄微黄，脉沉数。

治法：宣肺解郁，降气利水。

方药：枇杷开肺汤（《徐福松实用中医男科学》）加减。生枇杷叶、杏仁、桔梗、海金沙、蚕沙、车前子、泽泻、猪苓、木通等。

2. 湿热蕴结证

症状：小便频数短涩、灼热黄赤，或小便点滴不通，大便干结或不畅，口苦黏腻或口渴不欲饮，舌红，苔黄腻，脉滑数。

治法：清热化湿，通利小便。

方药：程氏萆薢分清饮（《医学心悟》）加减。萆薢、黄柏、石菖蒲、白术、莲子心、丹参、车前子、茯苓、瞿麦、赤芍、冬葵子、萹蓄等。

3. 气滞血瘀证

症状：小便点滴不畅，尿细如线或闭塞不通，小腹胀满隐痛，会阴或睾丸胀痛、刺痛，可见血尿或血精，舌质紫暗或有瘀斑，苔白或黄，脉沉弦或细涩。

治法：行气化瘀散结。

方药：沉香散（《三因极一病证方论》）合代抵当汤（《证治准绳》）加减。沉香、石韦、陈皮、乌药、王不留行、郁金、川牛膝、桃仁、当归等。

4. 湿热瘀阻证

症状：尿频尿急，排尿困难，小便黄，尿道灼热，小腹部、会阴部、耻骨区或腰骶及肛周疼痛，舌红，苔黄腻，舌有瘀点或瘀斑，脉沉数。

治法：活血化瘀，清热利湿。

方药：程氏萆薢分清饮（《医学心悟》）合代抵当汤（《证治准绳》）加减。萆薢、瞿麦、萹蓄、赤芍、车前子、冬葵子、甘草梢、王不留行、郁金、川牛膝、桃仁、当归等。

（三）虚实夹杂证

1. 肾虚血瘀证

症状：尿后滴沥，腰膝酸软，排尿困难，夜尿频数，神疲乏力，小腹部、会阴部、耻骨区或腰骶及肛周疼痛，舌暗淡或有瘀点瘀斑，苔薄白，脉沉涩。

治法：补肾活血，散结利尿。

方药：肾气丸（《金匮要略》）合少腹逐瘀汤（《医林改错》）加减。熟地黄、山药、山茱萸、牡丹皮、泽泻、桂枝、小茴香、干姜、延胡索、没药、当归、川芎、赤芍、蒲黄等。

2. 肾虚湿热证

症状：尿频尿急，夜尿增多，排尿无力或点滴而出，腰膝酸软，排尿困难，尿线细，小腹酸胀，排尿时间长，小便黄，舌淡，苔薄黄或黄腻，脉细数。

治法：补益肾气，清热化湿。

方药：济生肾气丸（《张氏医通》）合八正散（《太平惠民和剂局方》）加减。熟地黄、山茱萸、牡丹皮、茯苓、泽泻、肉桂、黄芪、车前子、冬葵子、瞿麦、萹蓄等。

六、其他疗法

1. 针刺

虚证为主者选肾俞、关元，用补法；实证为主者选膀胱俞、阴陵泉，用泻法；急性尿潴留者，针刺气海、中极、三阴交，用强刺激法。

肛针疗法治疗前列腺增生。患者取截石位，屈膝成35度。取穴：肛门周围11点和1点，距肛缘3分处。消毒后行肛门指诊，探摸前列腺体，同时右手进针，入穴

4.5 寸许（勿刺入直肠），至针下沉滞有力（刺入腺体），即刺中穴位。捻转针体以助得气，留针 30 分钟，每天 1 次，5 次为 1 个疗程。

火针治疗前列腺增生症。取穴会阴、曲骨、三阴交、肾俞，用细火针在酒精灯上烧至通红，迅速点刺，隔日 1 次，10 次为 1 疗程。

2. 推拿

可用穴位按摩法治疗本病。患者仰卧、屈膝，腹部放松。医者站在一侧，用双手指腹在患者下腹部作环形按摩法，至下腹部皮肤微红发热，再用拇指按压三阴交、气海、石门、关元、中极、曲骨、会阴等穴，按压时渐加压力，以患者能忍受为度。然后让患者取俯卧位，用双手拇指同时按压三焦俞、膀胱俞、阴谷、委阳、阴陵泉等穴。每穴按压 1~2 分钟，每天 1 次。

3. 中药外治

（1）敷脐法：醋制甘遂 1~2g，烘干，研为细末，用醋调膏，纱布包裹，选敷于神阙、气海和中极，外用胶布固定，适用于排尿不畅者。

（2）熏洗法：大黄、芒硝、益母草、车前草、天花粉、泽兰、艾叶、白芷、桂枝、生葱，水煎后熏洗前后阴，每日 2 次。

（3）中药直肠灌注或栓剂塞肛：治则以活血化瘀、软坚散结为主，可用下方灌肠或制成栓剂进行治疗，方剂药物组成：大黄、泽兰、王不留行、乳香、没药、猪牙皂、细辛。

七、各家经验

1. 李曰庆

李曰庆强调前列腺增生基本病机为肾虚血瘀，提出以补肾活血法为主进行治疗。常用药物包括菟丝子、肉苁蓉、牛膝、黄芪、肉桂、水蛭、王不留行、泽泻、浙贝母等。

2. 戴春福

戴春福根据该病的病理及中医辨证要点，用虫类药活血通络、散结利水。常用药物包括水蛭、土鳖虫、地龙等。强调联合应用且用量宜大，如地龙、土鳖虫常用至 30g。

3. 梁乃津

梁乃津认为前列腺增生主要病机是肺、脾、肾虚损与湿热瘀阻，强调益气化瘀及虚实并治。自拟通癃方（王不留行 15g，淫羊藿 15g，怀牛膝 15g，黄芪 60g，穿山甲 10g，生大黄 10g）治疗本病。尤其强调黄芪当重用至 60g 以上，可肺、脾、肾三脏并补，力专效宏，直达下焦。

4. 印会河

印会河认为前列腺为中医学足厥阴肝经循行之地，将前列腺增生视为肝经癥积所致。提出疏肝散结法，并拟疏肝散结方：柴胡、牛膝、生牡蛎、丹参、当归、赤芍、海浮石、海藻、昆布、夏枯草、玄参、川贝、肾精子。

5. 施汉章

施汉章采用补中益气法治疗该病，常用药为黄芪、人参、白术、陈皮、升麻、柴胡、当归、山药、泽泻、茯苓等；温肾化瘀法常用药为补骨脂、益智仁、巴戟天、菟丝子、肉桂、黄芪、益母草、王不留行、皂角刺、海藻、生牡蛎等；清利散结法常用中药包括龙葵、土茯苓、当归、浙贝母、苦参、泽泻等。

6. 徐福松

徐福松以补肾化瘀软坚为常法，常用验方为二海地黄汤。蒲公英、葫芦茶加理气药对气机郁滞者效好，后期加入海藻、昆布可缩小前列腺体积；通后窍以利前窍，常用大黄；病在下取之上，认为开宣肺气有利于本病治疗；常用对药包括五味子与车前子、升麻与牛膝、乌药与小茴香、三棱与莪术、黄芪与杏仁，前列腺增生稳定期可加怀山药与麦芽；以虫类药活血化瘀，常用水蛭、蜈蚣等。

八、转归与预防调护

1. 转归

良性前列腺增生经治疗，症状可获明显改善，生活质量提高，但重症合并肾功能不全等并发症者，预后不良。

2. 预防与调护

（1）忌房事过度和酒后性交。

（2）积极治疗慢性前列腺炎、尿道炎、膀胱炎等疾病。

（3）除尿路梗阻，还包括及时治疗尿道狭窄、泌尿系结石等。

（4）及时治疗急性睾丸炎，避免阴囊部照射放射性物质，保全睾丸功能。

（5）戒烟酒，尤其不能长期饮酒与酗酒，不吃或少吃辛辣等刺激性食物，多吃海带、海蜇、紫菜、牡蛎、鳖、山慈菇、芋艿等软坚散结食物。

（6）生活规律，防止感冒，切忌憋尿。

（7）加强体育锻炼，增强体质，但应尽量少骑自行车。

（8）伴有急性尿潴留时，不要过度紧张和恐惧，及时到医院就诊。

第二节　勃起功能障碍

一、概述

1. 西医认识

勃起功能障碍（erectile dysfunction，ED）是指阴茎持续不能达到或维持足够的勃起以完成满意的性生活，病程 3 个月以上的疾病。中医学描述为"痿而不举，举而不坚，坚而不久"，称为阳痿病。临床上原发性 ED 约占 5%，继发性 ED 约占 95%。继发性 ED 中器质性、心理性及混合性各占 1/3，其中器质性 ED 可细分为血管性、神经性、内分泌性、药物性及其他。内分泌性 ED 多由糖尿病、雄性激素缺乏、甲状腺功能减退症、甲状腺功能亢进症及高泌乳素血症等引起。在国内目前尚没有大规模的流行病学调查数据，根据 3 个城市的流行病学调查显示，ED 总患病率约为 26.1%，其中 40 岁以上的男性患病率约为 40.2%。

2. 中医认识

勃起功能障碍属中医学"阳痿""阴痿""筋痿""不起""阳事不举""阳事不兴"等范畴。

汉唐时期多称作"阴痿""筋痿"。《素问·痿论》曰："思想无穷，所愿不得，意淫于外，入房太甚，宗筋弛纵，发为筋痿，及为白淫。故《下经》曰：筋痿者，生于肝，使内也。"是后世从肝、肾论治此病的理论基础。《素问·阴阳应象大论》曰："年六十，阴痿，气大衰，九窍不利，下虚上实，涕泣俱出矣。"认为年老下元亏虚是此病的发病原因。《灵枢·经筋》述"经筋之病，寒则筋急，热则筋弛纵不收，阴痿不用"，认为热邪亦可致此病。《素问·五常政大论》则认为"太阴司天，湿气下临，肾气上从，黑起水变，火乃眚；埃冒云雨，胸中不利，阴痿气大衰而不起，水用当其时，反腰脽痛，动转不便也，厥逆"，为从脾肾及湿邪论治此病提供了理论依据。《神农本草经》记载可治"阴痿"的中药包括白石英、巴戟天、蛇床子、桑螵蛸、阳起石、淫羊藿、狗阴茎、樗鸡、陆英等，为后世医家提供了借鉴和参考。《千金翼方》把阴痿归为七伤之一，"七伤者，一曰阴寒，二曰阴痿，三曰里急，四曰精连连而不绝，五曰精少囊下湿，六曰精清，七曰小便苦数，临事不卒，名曰七伤"。《千金要方》多从肾论治阴痿，如"肾气丸治虚劳肾气不足，腰疼阴寒，小便数，囊冷湿，尿有余沥，精自出，阴痿不起，忽忽喜悲"等。

宋元时期医家开始从"阳"的角度命名本病，如"阳道痿弱""阳事不举""阳事不兴"等。宋代窦材在《扁鹊心书》中曰："五福丹……又能壮阳治阳痿，于肾虚之人功效更多。"首次提出"阳痿"病名且从肾论治。

明清时期对本病有了进一步的认识，并正式将此病命名为阳痿。明代周之干在其《慎斋遗书》中首以"阳痿"称此病，并认为"阳痿多属于寒，琐阳固精，肉苁蓉壮阳，菟丝子填精，杞子升发阳气，或建中汤以温之；少年贫贱人犯之，多属于郁，宜逍遥散以通之，再用白蒺藜炒云刺成末，水法丸"，明确了从肾与肝论治阳痿的方法。张景岳在其《景岳全书》中认为思虑、操劳、忧郁太过，或惊恐不释者均可致阳痿，由此认为阳痿论证多见"命门火衰，精气虚冷""湿热炽盛，宗筋弛缓""忧思太过、抑损心脾"等，当从肾、肝、心、脾论治。清代陈士铎在《辨证录》中说："男子有交感之时，妇人正在兴浓，而男子先痿，阳事不坚，精难射远，人以为命门之火衰也，谁知阳气之大虚乎……此气也乃五脏之真气，非止命门之火也。"提出五脏真阳气虚均可致阳痿。

近现代以来，尤其在新中国成立以后，逐渐将此病名统一为"阳痿"，并陆续发布了一些标准及指南。如《中医临床诊疗术语·疾病部分》将阳痿定义为"因命门火衰、肝肾亏虚，或因惊恐、抑郁等所致，以阴茎萎软，或举而不坚，不能插入阴道进行性交为主要表现的痿病类疾病"。2013 年中华医学会男科分会发布的《阴茎勃起功能障碍诊断与治疗指南》将此病分为六个证型，分别为命门火衰、肾阴亏虚、心脾亏虚、肝郁不舒、湿热下注及瘀血阻络。2016 年中国中西医结合学会男科专业委员会在《中华男科学杂志》上发布的《勃起功能障碍中西医结合诊疗指南》中明确指出勃起功能障碍属中医学的阳痿病，并提出八个证型，包括肾气不足、命门火衰、肝郁气滞、肾阴亏虚、脾肾两虚、肝郁肾虚、心脾两虚、湿热瘀滞。

二、西医诊断

1. 病史采集

全面而详细的病史资料有助于确定 ED 的类型和器质性 ED 的危险因素。肥胖、高血糖、高血压、高脂血症、吸烟、酗酒及心脑血管疾病等均是 ED 的高危因素。心脑血管疾病、糖尿病、高脂血症、肝肾功能异常、垂体瘤、多发性硬化症、盆腔及前列腺手术史、盆腔外伤史等均可能是器质性 ED 发生的潜在原因。对药物服用史的询问可以了解 ED 发生的药物性原因。心理障碍是 ED 的易感因素、促发因素或维持因素，应注意心理因素与器质性致病因素的综合作用。

应详细询问 ED 起病的时间和方式、病程长短、当前状态、患者及配偶的态度等。若 ED 同时伴有早泄，或有自发的夜间勃起，或只是坚而不久，往往是心理因素所致；若同时伴有性欲减退，常提示内分泌因素或与配偶关系不和谐；如伴性欲高潮丧失，大多为器质性病变所致。

2. 症状评分

主要症状为阴茎不能勃起，或勃起硬度不够，或勃起时间短，不足以完成满意的性生活。可使用国际勃起功能评分量表（IIEF-5）进行测评（表3）。

表3　国际勃起功能评分量表

问题	几乎总是或总是不能	少于半数能	约为半数能	多于半数能	几乎总能或总能
1. 在性活动时，有多少次能勃起	1	2	3	4	5
2. 性刺激获得勃起后，有多少次勃起硬度通达到插入的程度	1	2	3	4	5

续 表

问题	几乎总是 或总是不能	少于半数能	约为半数能	多于半数能	几乎总能 或总能
3. 在试图性交时，有多少 次能插入阴道	1	2	3	4	5
4. 在插入阴道后，有多少 次能维持勃起	1	2	3	4	5
5. 在性交时，维持勃起至 性交完成有多大困难	极困难 5	非常困难 1	困难 2	稍有困难 3	无困难 4

注：在过去的 3 个月中，全部问题积分相加，最高为 25 分。总分 5~10 分为重度 ED，11~15 分为中度 ED，16~20 分为轻度 ED，21~25 分为勃起功能正常。

3. 体格检查

主要包括对第二性征、生殖系统、神经系统、心血管系统等的检查，以尽可能发现 ED 发生的器质性因素。如检查患者的阴茎大小，有无畸形及硬节，睾丸是否正常；患者皮肤、体型、骨骼及肌肉发育情况，有无喉结，胡须和体毛分布的疏密程度，有无男性乳腺发育等；会阴部感觉、提睾反射是否正常等。

4. 实验室检查

根据患者情况进行检查，推荐检查项目为雄激素水平测定，必要时可测定血糖、血脂、黄体生成素、泌乳素、卵泡刺激素、雌二醇等。

5. 阴茎相关检查

（1）阴茎夜间勃起硬度测定（NPTR）：主要用于鉴别心理性 ED 和器质性 ED，正常男性夜间阴茎勃起前提是处于深睡眠时期，次数 3~6 次，这一现象与雄激素有关。需连续观察 2~3 个夜晚，阴茎头硬度大于 60%，且持续 10 分钟为有效的功能性勃起，提示勃起相关的神经 – 血管机制是完整的。

（2）视觉勃起刺激试验（VES）：视觉刺激能诱发充分勃起，勃起反应的程度和潜伏时间与血浆睾酮水平及年龄呈负相关的 ED 患者可能是心理因素引起，。

（3）阴茎海绵体内注射血管活性药物试验（ICI）：用于血管性、心理性和神经性 ED。常用药物为前列腺素 E1（20~25μg）、罂粟碱（30~60mg）和酚妥拉明（1~2mg）。试验结果可分为三级：强阳性，勃起硬度达到正常，勃起角度≥90 度，持续时间≥20 分钟，提示血管系统正常；弱阳性，阴茎有胀大，没有达到强阳性的程度，但足以插入阴道；阴性，没有明显勃起反应，不足以插入阴道，提示血管系统有病变。

（4）阴茎彩色多普勒检查（CDDU）：是诊断血管性 ED 最有价值的方法之一。在海绵体内注射血管活性药物后，1~10 分钟内行 CDDU 检查。评价对数包括海绵体动脉直径、收缩期峰值流速（PSV）、舒张末期流速（EDV）和阻力指数（RI）。一般认为，阴茎海绵体动脉直径 > 0.7mm 或增大 75% 以上，PSV≥30cm/s，EDV < 5cm/s，

RI>0.8 为正常；PSV<30cm/s 提示动脉供血不足，EDV>5cm/s、RI<0.8 提示阴茎静脉闭塞功能不全。

（5）神经诱发电位检查：包括阴茎感觉阈值测定、球海绵体反射潜伏时间（BCR）、阴茎海绵体肌电图、躯体感觉诱发电位及括约肌肌电图等。目前应用较多的检查为 BCR，该法主要用于神经性 ED 的间接诊断和鉴别诊断。BCR 的正常均值为 30~45ms，超过均值 3 个标准差以上者为异常，提示有神经性病变的可能。

（6）其他检查：包括阴茎海绵体灌注测压及造影、阴部内动脉造影、阴茎感觉神经检查、自主神经功能检查等。

通过以上项目可明确 ED 诊断及分类。

三、病因病机

1. 病因

勃起功能障碍发病原因包括房劳过度、情志所伤、饮食失节、瘀血阻滞、外感六淫等。

（1）房劳过度：《素问·痿论》曰"入房太甚，宗筋弛纵，发为筋痿"。房事不节制，损伤肾精，肾气亏耗，肾不能行其作强之职，宗筋弛纵而发此病。

（2）情志所伤：《杂病源流犀烛·脏腑门》言"失志之人，抑郁伤肝，肝木不能疏达，亦致阴痿不起"。忧伤、郁怒等情志不畅，肝气郁结，肝木失于条达，宗筋疲而不用，引起阳痿。张景岳云："凡惊恐不释者，亦致阳痿。经曰：恐伤肾，即此谓也。故凡遇大惊卒恐，能令人遗失小便，即伤肾之验也。又或于阳旺之时，忽有惊恐，则阳道立痿，亦其难也。"即惊恐伤肾气，肾不能作强而致阳痿。若劳心积虑，暗耗心血，或忧思过度致脾不能运化，气血生化乏源，先天之元阴元阳不能得后天之充而日虚，则可出现此病。

（3）饮食失节：过食寒凉、生冷、膏粱厚味，均可损伤脾胃之运化功能，使湿浊内生，若湿浊下注，困阻下焦，经络不畅，气血受阻不充阳道可致阳痿，或湿阻热生，湿热蕴结，宗筋弛纵而致此病。另寒凉生冷之品又可直伤阳气，下元阳气不足，命火势微亦可致阳痿不用。又有嗜酒无度者，因酒为湿热之品，酒毒不唯伤阴损阳，更可滋生痰、火、瘀等，阻滞经络，宗筋失养或弛纵而不起。

（4）瘀血阻滞：气机郁滞，痰湿阻滞，或因外伤等引起血脉瘀阻，血液运行不畅，宗筋失于荣养则软而不举。

（5）外感六淫：易致此病的外邪主要为寒湿之邪，寒湿易伤阳气，又易阻滞气机，易使宗筋不得荣养而痿弱不用。

2. 病机

本病病位在阴茎，与肾、肝、心、脾等脏腑功能失调及寒、痰、湿、热、瘀等邪气有关。发病早期多以实证为主，病久多及肾，出现真元亏虚，整个病程中均可出现虚实夹杂的病机。虚主要在肾，涉及肝、心、脾，可表现为肾气不足、命门火衰、肾阴亏虚、脾气亏虚、脾肾两虚、心脾两虚等；实包括寒、湿、气、瘀，可表现为肝郁气滞、痰湿阻滞、湿热下注、寒凝肝脉及血脉瘀阻等。

综上所述，本病病性当分虚实，虚者多以肾虚为主，实者多为湿热、瘀血等。人们的生活方式、饮食习惯等因素对本病发生发展影响较大，当今社会人们生活节奏快、生活压力大、饮食不节制、睡眠不规律，这些因素使本病的发病早期多以实为主，病久多及肾，出现真元亏虚，出现虚实夹杂之证。如因情志因素所致，以肝郁气滞为主的患者，经久不治郁而化热，则肝体之阴血受损，继之则子夺母气损伤肾之阴精，出现肝郁肾虚之表现，最终阴损及阳，出现下元亏虚等；再如久食肥甘厚味，脾运不及而痰湿阻滞者，久易化热成湿热证，湿热下注则阳痿，湿热耗伤津液，更有患者患病后乱用大辛大热壮阳之品，耗伤阴精，易致消渴等病。痿而不举、举而不坚、坚而不久是本病的症靶，另外，国际勃起功能评分表（IIEF-5）可作为主要症靶。部分患者有低睾酮血症、雌激素过多、阴茎动脉灌注不全、阴茎静脉闭合不全等表现，这些异常的指标可作为本病治疗的标靶。

四、辨治思路

1. 辨证要点

勃起功能障碍主要表现为痿而不举，举而不坚，坚而不久，在临床上痿而不举多以虚证为主，坚而不久者则多实证，而虚实夹杂证者则有多种表现。临床尚需结合伴随症状仔细辨别，如伴腰膝酸软者多有肾虚，伴胸胁胀满者多有肝气郁滞，伴食少便溏者多存在脾气亏虚，伴体倦泛恶者多有痰湿，伴会阴刺痛者多血瘀，伴少腹冷痛者多寒凝等。

实证者主要以肝气郁滞、痰湿阻滞、湿热下注、寒凝肝脉及血脉瘀阻为主，虚证者多以肾气不足、命门火衰、肾阴亏虚、脾气亏虚、脾肾两虚、心脾两虚为主。需要注意辨别疾病不同阶段的转归特点，如肝气郁滞可致脾不运化，出现纳呆、食少、便溏等，而气血生化乏源，先天之本失养而出现腰膝酸软、小便频多，则易发展为肾气亏虚；亦可因气郁化热耗伤阴血，出现心烦、目干、筋挛等表现，久则耗伤肾之阴精，出现腰膝酸软、五心烦热等肾阴亏虚之表现。

2. 鉴别诊断

（1）早泄：勃起功能障碍常与早泄并存，但二者在概念上有本质不同。早泄为性交时阴茎能够勃起，且能达到足够硬度以插入阴道，但勃起时间较短，甚至刚触及阴道即行射精，阴茎继而迅速疲软以致性交过早结束。早泄的特点是能够完成性交，主要问题为性交时间短，而勃起功能障碍为阴茎勃起功能差，不能完成性交。

（2）性欲淡漠：是指性交欲望降低，可间接影响阴茎的勃起功能及性交频率，但在性交时阴茎可以正常勃起。

（3）阳缩：阳缩是以阴茎内缩抽痛为主要表现，多伴少腹拘急疼痛、畏寒肢冷等，多突然发病。勃起功能障碍并无阴茎内缩及疼痛等表现。

3. 治疗原则

首辨虚实，再辨肾、肝、心、脾诸脏之病位及邪气之寒、痰、湿、郁、瘀。虚者治以补肾、温肾、滋肾、养肝、健脾、养心等法，实者治以散寒、化痰、祛湿、行气、活血等法。总以扶正祛邪为主。

五、辨证论治

（一）虚证

1. 肾气不足证

症状：阳痿不起，或举而不坚，或坚而不久，腰膝酸软，神疲乏力，气短懒言，时有滑精、早泄，舌淡苔白，脉沉细无力。

治法：补益肾气。

方药：肾气丸（《金匮要略》）加减。干地黄、山萸肉、山药、牡丹皮、茯苓、泽泻、肉桂、制附子。

2. 命门火衰证

症状：阳痿不起，或举而不坚，或坚而不久，腰膝酸软，畏寒肢冷，少腹、外阴有凉感，面色无华，精神萎靡，性欲淡漠，精冷滑泄，小便频数清长，舌质淡胖，苔白，脉沉弱。

治法：温肾壮阳。

方药：右归丸（《景岳全书》）加减。熟地黄、山药、山萸肉、枸杞子、鹿角胶、菟丝子、杜仲、当归、肉桂、制附子等。

3. 肾阴亏虚证

症状：阳痿不起，或举而不坚，或坚而不久，形体消瘦，腰膝酸软，五心烦热，潮热盗汗，眩晕耳鸣，性欲减退，小便短赤，夜寐不安，多梦滑精，舌淡红，脉沉细无力。

治法：滋阴补肾。

方药：大补阴丸（《丹溪心法》）加减。熟地黄、知母、黄柏、制龟甲、猪脊髓等。

4. 脾胃气虚证

症状：阳痿不起，或举而不坚，或坚而不久，纳少，腹胀，饭后尤甚，大便溏，肢体倦怠，少气懒言，面色萎黄，舌淡苔白，脉缓弱。

治法：补气健脾和胃。

方药：九香长春饮（《徐福松实用中医男科学》）加减。九香虫、露蜂房、人参、黄芪、白术、茯苓、泽泻、山药、白芍、桂枝、炙甘草等。

5. 心脾两虚证

症状：阳痿不起，或举而不坚，或坚而不久，心悸头晕，食少便溏，失眠多梦，纳差腹胀，神疲健忘，面色少华，舌淡苔白，脉细无力。

治法：补益心脾。

方药：归脾汤（《正体类要》）加减。白术、当归、茯苓、黄芪、龙眼肉、远志、酸枣仁、木香、炙甘草、人参等。

6. 脾肾两虚证

症状：阳痿不起，或举而不坚，或坚而不久，腰腹冷痛，久泻久痢，畏冷肢凉，纳差食少，面色淡白，性欲淡漠，大便溏薄，小便清长，舌淡胖或有齿痕，苔薄白，脉沉弱。

治法：健脾益肾。

方药：无比山药丸（《千金要方》）加减。山药、肉苁蓉、五味子、菟丝子、杜仲、牛膝、泽泻、干地黄、山茱萸、茯神、巴戟天、赤石脂等。

（二）实证

1. 肝郁气滞证

症状：阳痿不起，或举而不坚，或坚而不久，精神抑郁，胸胁、少腹胀满不适，多疑善虑，心情急躁焦虑，善太息，少言寡语，病情轻重与情绪变化关系密切，舌质暗红，苔薄白，脉弦细。

治法：疏肝解郁。

方药：柴胡疏肝散（《医学统旨》）加减。陈皮、柴胡、川芎、枳壳、白芍、炙甘草、香附等。

2. 痰湿阻滞证

症状：阳痿不起，或举而不坚，或坚而不久，晨起痰多，素体丰腴，体倦易疲，头晕目眩，肢体困重，胸闷呕恶，口中黏腻，舌淡苔白腻，脉沉滑或弦滑。

治法：化痰除湿。

方药：僵蚕达络饮（《徐福松实用中医男科学》）加减。白僵蚕、防己、苍术、半夏、陈皮、茯苓、瓜蒌、薏苡仁、黄芪、露蜂房、桂枝、九香虫等。

3. 湿热下注证

症状：阳痿不起，或举而不坚，或坚而不久，有性欲要求，尿道口有淡黄色黏液流出，阴囊潮湿，可有瘙痒、臊臭，身体困倦，口苦口黏，小便黄赤，尿后余沥，舌苔黄腻，脉濡数。

治法：清热利湿。

方药：柴胡胜湿汤（《张氏医通》）加减。柴胡、羌活、茯苓、泽泻、升麻、甘草、黄柏、草龙胆、当归梢、麻黄根、汉防己、五味子等。

4. 寒凝肝脉证

症状：阳痿不起，或举而不坚，或坚而不久，性欲减退，阴茎、睾丸冷痛牵引小腹、少腹，得热则舒，遇寒加重，舌质淡，苔白，脉沉弦或沉迟。

治法：暖肝散寒。

方药：暖肝煎（《景岳全书》）加减。当归、枸杞子、茯苓、小茴香、肉桂、乌药、沉香、吴茱萸等。

5. 血脉瘀阻证

症状：阳痿不起，或举而不坚，或坚而不久，若勃起则伴刺痛感，少腹、会阴、腰骶部疼痛，睾丸、阴茎根部坠胀不适，或伴精索静脉曲张，舌质紫暗或有瘀点，脉涩不利。

治法：活血化瘀。

方药：活血散瘀汤（《外科正宗》）加减。川芎、当归尾、赤芍、苏木、牡丹皮、枳壳、瓜蒌仁、桃仁、槟榔、大黄等。

六、其他疗法

1. 针灸

取穴以任脉、足太阴经穴及相应背俞穴为主。

主穴：关元、三阴交、肾俞。

配穴：肾阳不足配命门、太溪；惊恐伤肾配志室、胆俞；心脾两虚配心俞、脾俞、足三里；湿热下注配曲骨、阴陵泉；肝郁气滞配太冲、内关；失眠多梦配内关、神门、心俞；食欲不振配中脘、足三里；腰膝酸软配命门、阳陵泉等。

操作：针刺时选用30号毫针，针刺得气后行平补平泻法，隔3~5分钟行针1次。每日针刺1次，单侧取穴，次日交换，7天为1个疗程，需连续治疗3~5个疗程。

2. 心理治疗

在勃起功能障碍的治疗中，心理干预尤为重要，心理干预的关键在于恢复人性行为的自然属性，强调夫妻之间的感情交流和密切合作。通过掌握患者发病的精神因素，有针对性的进行疏导。强调妻子在治疗中的重要作用，使患者能够放松精神、心情舒畅、排除杂念、增强信心。

3. 中药外治

一行当百思想不忘方（《千金要方》）：蛇床子3g，天雄、远志各2g，桂心1g，没食子1枚。上5味为末，唾丸如梧子涂阴茎龟头，纳玉泉中，稍时遍身热。补肾壮阳，增进性功能。

七、各家经验

1. 胡翘武

胡翘武多从阳明论治。他认为阳痿补肾不愈者，当从中焦治，方用黄芪、党参、当归、怀牛膝、菟丝子等。

2. 徐学义

徐学义治阳痿多用调补肾气、温阳益阴、清利湿热、舒经通络、疏肝解郁等法，常用药物包括熟地黄、山茱萸、淫羊藿、山药、菟丝子、仙茅、锁阳、鹿角霜、肉桂、紫石英、附子、阳起石、巴戟天、干姜、黄柏、牛膝、补骨脂等。

3. 吴熙伯

吴熙伯强调酒毒致痿。以葛花解醒汤加味，药用葛花、木香、砂仁、猪苓、党参、炒白术、陈皮、神曲、枳椇子、炮干姜、焦泽泻、补骨脂等。

4. 刘东汉

刘东汉多从五脏论治阳痿，尤其是从肺虚论治阳痿别具一格。认为肺虚阳痿者主要表现为气短气逆、喘息、咳嗽、咳痰、胸闷等气机逆乱的症状。症见阳事不健，咳喘，气短乏力或咳痰涎，鼻塞易感冒，舌淡苔白，脉浮缓无力。治宜益气补肺，兴阳起痿。药用自拟补肺治痿汤：黄芪、桂枝、白芍、沙参、淫羊藿、巴戟天、山茱萸、蜂房、冬虫夏草、紫苏子、白芥子、莱菔子等。痰多者加茯苓、半夏、陈皮；咳嗽者加杏仁、枇杷叶；大便干者加肉苁蓉、火麻仁；易外感者加荆芥、防风、白术。

5. 崔学教

崔学教善用虫类药治阳痿。在辨证基础上加虫类药，如蜈蚣、水蛭、九香虫、地龙、僵蚕等。他认为虫类药可搜风通络，温行血脉，力达宗筋，尤喜用蜈蚣、水蛭。但强调虫类药多为辛温之品，易耗气伤津，故应用时要注意补益气津。

6. 徐福松

徐福松认为阳痿由心、肝、脾、肾四脏功能失调和气血经络失和而致，实者责之肝，虚者责之肾。特别强调"阴虚者十有八九"，倡阳痿多阴亏说。常用药为生地黄、熟地黄、鳖甲、牡蛎、牡丹皮、天花粉、金樱子、桑寄生、续断、枸杞子、菟丝子、五味子、茯苓等。

7. 王琦

王琦治疗动脉性阳痿用血府逐瘀汤合柴胡疏肝散；静脉性阳痿用当归补血汤；高胆固醇血症性阳痿用桃红四物汤加山楂、蒲黄；酒精中毒性阳痿用葛花解醒汤、血府逐瘀汤；糖尿病性阳痿用五黄桃红四物汤（黄芪、黄连、黄芩、生大黄、干地黄、桃仁、红花、当归、赤芍、川芎、葛根）；高泌乳素血症阳痿用白芍甘草汤、当归白芍散、加味逍遥散；甲状腺功能亢进性阳痿用当归六黄汤、增液汤和消瘰丸；甲状腺功能减退性阳痿用八珍二仙汤加鹿茸，合金匮肾气丸、地黄饮子；抗精神病药物性阳痿用柴胡加龙骨牡蛎汤加远志、磁石；抗高血压药物性阳痿在辨证基础上加羚羊角粉、葛根、水蛭、地龙、益母草；男性更年期阳痿用二仙汤。

8. 李曰庆

李曰庆认为肝郁肾虚是阳痿的主要病机。他提出补肾助阳、舒肝解郁是功能性阳痿的基本治则，喜用海狗肾、蛤蚧、淫羊藿、雄蚕蛾、柴胡、当归、白芍、陈皮等药治疗。

八、转归与预防调护

1. 转归

该病根据病因与病情轻重，预后有所不同，但大多预后良好。功能性因素导致的勃起功能障碍预后一般较好，器质性勃起功能障碍者预后较差，不易恢复。

2. 预防与调护

畅情志，调饮食，节房事，进行健康教育，早期积极治疗可引起勃起功能障碍的疾病，避免服用可引起勃起功能障碍的药物等。尤其应重视以下几个方面。

（1）普及性健康教育：精神心理因素是我国青壮年男性患 ED 的重要危险因素之一。有研究表明我国心理性 ED 患者比例高达 79.7%。缺乏解剖学知识、性生理知识、性心理知识、性交知识、错误的性教育、精神创伤等都会影响 ED 的预后。

（2）调整生活方式：不健康的饮食和生活习惯，如嗜烟酒、缺乏运动、睡眠不足或质量欠佳、精神心理压力大等均是造成 ED 的危险因素。故应戒烟、戒酒、保证充足睡眠（尤其是夜间的睡眠）、适当运动、调畅情志等。

（3）性伴侣因素：不和谐的性关系也是青壮年男性 ED 重要的危险因素，而性伴侣的理解和支持有助于男性的性心理和生理健康。性活动是性伴侣双方参与的活动，一方出现 ED，另一方往往也会出现相应的性问题，因此对 ED 的治疗必须遵循男女双方共同参与的原则，女性伴侣应充分理解，主动参与，积极配合，才会取得较好的治疗效果。

第三节　男性不育症

一、概述

1. 西医认识

世界卫生组织规定，夫妻有规律性生活 1 年以上，未采用任何避孕措施，由于男方因素造成女方无法自然受孕的，称为男性不育症。据统计有 15% 的夫妻在 1 年内不能受孕而寻求药物治疗，不能受孕的夫妻中至少 50% 存在男性精子异常的现象。男性不育症的病因复杂，通常由多种病因共同引起，仍有 30%~40% 的男性不育症患者找不到明确的病因。

根据发病过程可分为原发性不育症（夫妻双方从未生育受孕）和继发性不育症（曾有生育或受孕）；以睾丸为生殖轴心可分为睾丸前性、睾丸性和睾丸后性。其中睾丸前因素通常为内分泌性病因，患者的生育力损害继发于体内激素失衡，主要包括丘脑疾病（促性腺激素缺乏、选择性黄体生成素缺乏症、选择性卵泡刺激素缺乏症、先天性低促性腺激素综合征），垂体疾病（垂体功能不足、高泌乳素血症），内源性或外源性激素异常（雌激素和/或雄激素过多、糖皮质激素过多、甲状腺功能亢进或减退）等。

2. 中医认识

本病属中医学"男子绝子""无子""艰嗣""授胎不能症"等范畴。中医对男性不育症的认识可追溯到两千多年前，"不育"一词最早见于《周易》"妇孕不育"，但此处"不育"指妇女受孕后胎儿不能正常发育而流产，并非指男性无生育能力。古人将男性不育称为"无子"，《内经》较早论述了有关生育的内容。《素问·上古天真论》载有"男子二八，肾气盛，天癸至，精气溢泻，阴阳和，故能有子……七八肝气衰，筋不能动，八八天癸竭，精少，肾脏衰，形体皆极……而无子耳"。汉代张仲景将男性不育归于"虚劳"范畴，认为男子精气交亏而精冷不温是导致不育的主要病机，《金匮要略·血痹虚劳病脉证并治》云："男子脉浮弱而涩，为无子，精气清冷。"后世多沿用此说。

关于男性不育之原因，中医有较深刻的认识，有代表性的为"五不男"。"五不男"首见于《金丹节要》，唐代王冰在《玄珠密语》中概括为天、满、犍、怯、变。明代万全《广嗣纪要》和李时珍《本草纲目》将其称为"五不男"，并将其中的"满"改为"漏"，认为男性生殖器官发育不全或畸形以及性功能障碍均可导致不育。"天"即天宦，泛指男子先天性外生殖器或睾丸缺陷及第二性征发育不全，如阴茎短小若无、尿道口下裂、隐睾、睾丸过小等；"满"或"漏"指男子未至 16 岁而精关不固，经常遗精、滑精，或中年有严重的白浊，影响精子成活；"犍"指阴茎或睾丸被切除而影响生育者；"怯"指阴茎萎软，临举不坚，不能同房而致不育者；"变"又称"人痾"，即指生殖器官两性畸形而影响生育者，俗称"阴阳人""二刈子"。

隋代《诸病源候论》认为不育的原因是虚劳精少、精清如水而冷、精不射出等。元代朱丹溪提出"不育更当查男子之形气虚实任何，有肾虚精弱不能融育成胎者，有禀赋原弱气血虚损者，有嗜欲无度阴精衰惫者，各当求期原而治之"。明代王肯堂《女科准绳》中亦有治男子无子的记载，并引用袁了凡先生语"聚精之道，一曰寡欲，二曰节劳，三曰息怒，四曰戒酒，五曰慎味"，并附有治男子无子的葆真丸、千金种子丹、聚精丸、五子衍宗丸、十子丸、赵氏加味六子丸等专用方。明代岳甫嘉《妙一斋医学正印种子编》上卷为男性不育论治专篇，其治疗经验独具一格，用药原则以中和为主，反对滥用热药；脏腑论治以肾为重点，兼顾心脾；立法以补虚为主，佐以祛邪；所用剂型以丸剂为主，以缓缓图效；治疗措施以内治为主，内外合治；施治顺序是先治他经之疾，后宜益肾生精；治疗宜忌为须保精而忌涩精。岳氏所倡外治之法，拓宽了男性不育的治疗思路。到了清代，对男性不育的病因认识已初步完善，叶天士《秘本种子金丹》是关于男性不育症内容最为丰富的专著。在"种子总论"中，强调种子之法，"男当养其精而节其欲，使阳道之常健……交相培养，有子之道也"。"种子之法，男子必先养其精……令人无子者，往往勤于色欲，岂知施泄无度，阴精必薄，纵欲适情，真气乃伤，妄欲得子，其能育乎"。并附有治男子精少、精薄等艰嗣之方。《石室秘录》提出"男子不能生子有六病……一精寒也，一气衰也，一痰多也，一相火盛也，一精少也，一气郁也"，并提出了温火、补气、消痰、补水、填精、舒郁治不育六法。总之，明清时期，中医对男性不育症病因病机的认识、诊断和治疗方法已经达到了较高水平，许多求嗣专书专著不断问世，如徐春甫的《螽斯广育》、胡孝的《种子类纂》、俞桥的《广嗣要语》等，对临床均有较大的指导意义。

近年来，随着男科学的不断发展，中西医对本病的称谓逐渐统一，统称"男性不育症"。2015年中国中西医结合学会男科专业委员会发布的《男性不育症中西医结合诊疗指南（试行版）》将此病分为八个证型，分别为肾阴亏虚、肾阳不足、肾精亏损、肝气郁结、痰湿内阻、湿热下注、气滞血瘀及脾虚湿盛。

二、西医诊断

1. 病史采集

要全面详细了解患者的职业、既往史、家族史、婚育史、性生活史、过去精液检查结果及其他可能对生育造成影响的因素（腮腺炎、泌尿生殖器官感染、药物应用、有无与放射线、有毒物品接触史、高温作业史、是否经常食用棉籽油、有无酗酒、嗜烟习惯、手术外伤以及内分泌代谢病等），同时简要了解女方的年龄、月经史、生育史、避孕史、妇科疾病和其他可能影响生育的疾病史和生活工作因素）。

2. 临床表现

多数不育的患者往往无明显的临床症状，表现为不育症或相应中医证候表现。医生需要根据病史和实验室检查结果，结合临床经验指导患者做进一步的检查，以明确诊断。

3. 体格检查

检查的重点是全身情况和外生殖器。全身检查包括体形、营养发育状况、胡须、腋毛、阴毛分布、乳房发育等；外生殖器检查主要有阴茎发育，睾丸位置及其大小、质地、有无肿物或压痛，附睾、输精管有无结节、压痛或缺如，阴囊是否空虚，精索静脉有无曲张等。

4. 辅助检查

（1）精液常规分析：检查前应禁欲5~7天，用手淫或体外射精法收集精液，15分钟内送检。WHO 规定的精液常规分析标准为：①$2.0mL \leqslant$ 精液量 $< 7mL$。②精液 pH 值 $7.2 \sim 7.8$。③精子密度 $\geqslant 20 \times 10^6/mL$。④精子总计数 $\geqslant 40 \times 10^6$。⑤精子活动力：收集标本后，60 分钟内 50% 或 50% 以上精子具有前向运动，或 25% 及 25% 以上精子快速直线前进。⑥精子形态：50% 以上的精子形态学正常。⑦精液中白细胞计数 $< 1 \times 10^6/mL$。⑧精液液化时间 < 60 分钟。⑨精液黏稠度：黏液丝长度小于 2cm 为正常。

（2）精液果糖测定：正常人精液果糖含量为 $1.2 \sim 4.5mg/mL$，不育患者精液果糖若低于 $1.2mg/mL$ 时，多提示无精囊液存在。精液前列腺素的测定：精液中前列腺素 E（PGE）含量正常为 $33 \sim 70\mu g/mL$，不育症患者精液中 PGE 浓度均较正常低，在 $11\mu g/mL$ 以下者约占 41%。

（3）精液穿透宫颈黏液试验：该试验方法较多，如 Botella-Unsia 试验、Ruiz-Velasco 试验和 Huhner 试验等，以了解精子穿透宫颈黏液的能力，对诊断不育症有一定的帮助。

（4）精子凝集试验：是测定血清内精子凝集抗体的方法。常用明胶凝集试验、试管－玻片凝集试验及精子制动试验等来检测抗精子抗体，以诊断免疫性不育。

（5）睾丸活组织检查：可以协助鉴别阻塞性无精子症与睾丸生精功能障碍所致的无精子症。

（6）输精管道的 X 线检查：可用于无精子症或精子数极少的诊断。如体检未发现明显异常，睾丸活检显示生精功能存在，可行输精管精囊造影术，以便了解阻塞的部位、狭窄程度、病变的性质和范围等。对某些射精功能障碍的患者，需要用尿道造影来帮助诊断。由于输精管造影会给患者带来一定痛苦，临床应谨慎使用。

三、病因病机

（一）病因

男性不育症的病因分为先天因素和后天因素，先天因素主要为禀赋不足或"五不男"，后天因素主要为饮食不节、情志内伤、感受邪毒、精道瘀阻、房事不节、大病久病等。

1. 先天因素

男子不育有属先天因素所致者，如禀赋不足，肾精亏乏，精出稀少或无精虫，或"五不男"中"天、犍、变"等各种先天发育异常者，因肾亏精弱或交合困难，以致不能授胎。

2. 后天因素

（1）饮食不节：素嗜肥甘滋腻、辛辣炙煿之品，损伤脾胃，脾失健运，痰湿内生，气机不畅，以致精道受阻，精闭不泄，或精液难成而致不育；郁久化热，蕴结于下，熏灼精液，或湿热阻遏命门之火，可导致阳痿、死精等而造成不育。

（2）情志内伤：思虑过度、劳倦伤心可致心气不足，损伤脾气，气血生化无源，心血亏耗，血虚不能化生精液而精少精弱，甚或无精，可引起不育。情志不舒，郁怒伤肝，肝气郁结，疏泄无权，可导致宗筋痿而不举；或气郁化火，肝火亢盛，灼伤肾水，水不涵木，肝木失养，宗筋拘急，精道被阻，也可影响生育。

（3）感受毒邪：包皮过长，秽垢内积，湿热酿毒；或房事不节，染及淫毒；或感受内热、疫毒、风寒，使淫毒流窜，注于下焦，并见梅毒、淋浊、血精之病，以致不育。

（4）精道瘀阻：经常手淫，或滋补不当，或收涩太过，或跌仆损伤，或忍精不泄，或久病入络等，均可致血行不畅，精道瘀阻不利，肾精受扰或排泄不畅，或精少凝集等而致不育。

（5）房事不节：纵欲频频，损伤肾气，肾气虚弱，命门火衰，可致阳痿不举，甚至阳气内虚，无力射出精液而致不育；纵欲伤精，肾精亏耗，亦可致不育。

（6）大病久病：大病久病损伤肾气，病久伤阴，精血耗散，则肾精亏虚，精液不足，不足以授胎成孕；元阴不足，阴虚火旺，相火偏亢，虚火灼精，以致遗精盗汗，精液黏稠不化，亦可导致不育。

（二）病机

本病病位与肾、肝、心、脾等脏有关，其中与肾关系最为密切。病机总分虚实，虚者以肾为主，涉及心、肝、脾，实者多以气、热、湿、瘀为主，虚实病机常同时存在。虚证可表现为肾阳不足、肾阴亏虚、肾精亏损、气血两虚等；实者多以湿热、气滞、血瘀为主，可表现为肝郁气滞、痰湿内蕴、湿热下注、气滞血瘀等。同时临床上尚有虚实夹杂者，如肝郁脾虚、脾虚湿盛等。

综上所述，本病病性当分虚实，虚者多以肾虚为主，实者多以湿热、气滞、血瘀为主。人们的生活方式、饮食习惯、作息起居、心理状态等因素对本病发生发展均有一定的影响，如长期嗜食肥甘厚腻，损伤脾胃，脾不运化，痰湿内生，致精浊不化而致不育；又如房劳无度，耗伤肾精，肾为封藏之本，肾气亏耗，肾精不足故不育。肾为先天之本，脾为后天之本，脾肾虚衰，气血阴阳不足，久虚不复致虚劳。多数不育的患者往往无明显的临床症状，故无特异性症靶，部分患者性欲减退或无性欲，或出现遗精、早泄、阳痿、不射精等症，可做为症靶监测。精液常规、精液生化、精液穿透宫颈黏液试验等实验室指标可作为本病治疗的标靶。

四、辨治思路

（一）辨证要点

多数不育的患者往往无明显的临床症状，部分患者性功能正常，部分患者性欲减退或无性欲，或出现遗精、早泄、阳痿、不射精等性功能异常的表现。临床上可根据辨精论证，如精液清冷色白，多属寒；精液白滑量多，多属湿；精液色黄黏稠不化，多属热。除此之外还可根据伴随症状及舌脉辨别虚实，如伴腰膝酸软者多有肾虚，伴神疲倦怠、面色无华、少气懒言多有脾虚，伴胸胁胀满多兼肝郁，伴少腹隐痛、精道刺痛多兼血瘀等。

虚证者多以肾阳不足、肾阴亏虚、肾精亏损、气血两虚为主，实证者多以肝郁气滞、痰湿内蕴、湿热下注、气滞血瘀为主，同时需注意存在虚实夹杂证如脾虚湿盛等。不同证型之间可以相互转化，如肝郁气滞，气为血之帅，气滞血行不畅进而发展为气滞血瘀；肝郁气滞，木郁乘土，脾不运化，水湿泛滥，故发展为脾虚湿盛。

（二）鉴别诊断

1. 不射精症

为男性射精功能障碍性疾病，主要特点是同房时无射精动作、无快慰感、无精液射出，但多数又有梦遗现象。虽然有时患者错将尿道溢液当作精液检查，但仍然容易与本症区别。

2. 逆行射精

亦为射精功能障碍性疾病，其特点是精液不从尿道口射出，而逆流于膀胱。性交后，检查男方尿液，发现较多精子即可确诊。

（三）治疗原则

《石室秘录·伤寒相舌秘法》提出治不育六法，即精寒者温其火、气衰者补其气、痰多者消其痰、火盛者补其水、精少者添其精、气郁者舒其气。男性不育症类型较多，施治时应辨清虚实，辨证运用。补虚者，多重补肾，以温肾阳或补肾阴为主。若存在肝气郁滞者，则须从肝论治，疏肝理气。扶正不可忘祛邪，在补虚的同时，兼顾清热利湿、活血化瘀、化痰燥湿等祛邪之法。

五、辨证治疗

（一）虚证

1. 肾阳虚衰证

症状：性欲减退，阳痿早泄，精液清冷，精子数少、成活率低、活动力弱，或射精无力，畏寒肢冷，伴腰酸腿软，疲乏无力，睾丸较小而质软，大便溏，小便清长，舌质淡体胖，苔薄白，脉沉细或沉迟无力。

治法：温补肾阳，益肾填精。

方药：肾气丸（《金匮要略》）合五子衍宗丸（《丹溪心法》）或羊睾丸汤加减。干地黄、山药、山萸肉、茯苓、牡丹皮、泽泻、桂枝、附子、怀牛膝、车前子、菟丝子、覆盆子等。

2. 肾阴亏虚证

症状：遗精滑泄，精液量少，精子数少，精子活动力弱或精液黏稠不化，畸形精子较多，形体消瘦，面色潮红，头晕耳鸣，腰膝酸软，五心烦热，潮热盗汗，咽燥口干，舌质红，少苔，脉细数或沉细。

治法：滋补肾阴，益精养血。

方药：左归丸（《景岳全书》）合五子衍宗丸（《丹溪心法》）加减。山药、熟地黄、山萸肉、枸杞子、怀牛膝、菟丝子、鹿角胶、龟甲、覆盆子、车前子等。

若阴虚火旺者，宜滋阴降火，用知柏地黄丸（《医方考》）加减。若存在心肾不交、水火不济之表现者，可加黄连配黄精。

3. 肾精亏损证

症状：精液量多不足 1.5mL，且精液清稀，健忘恍惚，头晕耳鸣，腰膝酸软，神疲肢倦，性功能减退，舌淡苔薄，脉细。

治法：补肾填精。

方药：五子衍宗丸（《丹溪心法》）加减，亦可用生精汤。枸杞子、菟丝子、覆盆子、五味子、车前子、桑椹子、当归、熟地黄、何首乌、党参、黄芪、淫羊藿、续断、陈皮。

4. 气血两虚证

症状：性欲减退，阳事不兴，或精子数少、成活率低、活动力弱，形体衰弱，神疲倦怠，面色无华，少气懒言，心悸失眠，头晕目眩，纳呆便溏，舌质淡，苔薄白，脉沉细无力。

治法：补气养血，益肾育麟。

方药：十全大补汤（《太平惠民和剂局方》）或毓麟珠（《景岳全书》）加减。黄芪、党参、白术、茯苓、当归、熟地黄、川芎、白芍、枸杞子、肉桂、甘草、菟丝子、黄精等。

5. 脾虚湿盛证

症状：精液量多，超过 6mL，但精子数量少、活动力低，形体肥胖，胸脘痞闷，面色萎黄无华，体倦乏力，食少纳呆，大便溏，舌淡胖、边有齿痕，苔薄白，脉细弱或濡。

治法：健脾和胃，燥湿化痰。

方药：参苓白术散（《太平惠民和剂局方》）加减。人参、茯苓、白术、莲子肉、桔梗、白扁豆、山药、薏苡仁、砂仁、大枣、甘草等。

（二）实证

1. 肝郁气滞证

症状：性欲低下，阳痿不举，或性交时不能射精，精子稀少、活力下降，睾丸坠胀疼痛，精神抑郁，烦躁易怒，善太息，两胁胀痛，脘痞腹胀，嗳气泛酸，舌淡红，苔薄白，脉弦细。

治法：疏肝解郁。

方药：柴胡疏肝散（《景岳全书》）加减。陈皮、柴胡、川芎、枳壳、白芍、香附、炙甘草等。

2. 痰湿内蕴证

症状：精液稠厚，液化不良，死精子较多，或精液稀薄，精子量少，性欲淡漠或不射精，形体肥胖，脘腹痞闷，肢体困重，头胀眩晕，四肢无力，腰坠胀且痛，食少纳呆，尿白浊或淋沥不尽，舌淡苔白腻或白滑，脉濡缓或细缓。

治法：祛痰化湿。

方药：二陈汤（《太平惠民和剂局方》）加减。制半夏、橘红、茯苓、生姜、乌梅、炙甘草等。

另可用化精丸：熟地黄30g，山茱萸15g，山药15g，牡丹皮12g，茯苓15g，泽泻12g，知母10g，黄柏10g，玄参12g，麦冬15g，五味子9g，颠茄片300mg。共为细末，炼蜜为丸，每丸重9g，每日3次，每次1丸，温开水送服，1个月为1个疗程。

3. 湿热下注证

症状：阳事不兴或勃起不坚，精液黏稠、色黄、味臭，常规检查多见脓细胞增多，小腹急满，睾丸肿痛、灼热或红肿，阴囊湿痒，面红目赤，口苦咽干，小便短赤，大便秘结，舌红，苔薄黄或黄腻，脉滑数。

治法：清热利湿。

方药：程氏萆薢分清饮（《医学心悟》）加减。萆薢、苍术、白术、黄柏、石菖蒲、莲子心、丹参、怀牛膝、车前子、茯苓等。

4. 气滞血瘀证

症状：婚久不育，泄精不爽，精道刺痛，精子量少或精闭不泄，或睾丸发育不良，多见畸形精子，胸胁胀满，烦躁易怒，少腹隐痛，睾丸及腰骶部刺痛，或阴囊坠胀、青筋显露盘曲如蚯蚓，舌质暗红，边尖有瘀点或瘀斑，舌下脉络粗大，苔薄白或少津，脉涩。

治法：疏肝理气，活血祛瘀。

方药：丹栀逍遥散（《内科摘要》）加减。柴胡、炒栀子、炒白术、当归、白芍、茯苓、炙甘草等。

六、其他疗法

1. 辨精用药

除辨证论治外，还可根据精液检查情况辨精用药，如精子成活率低、活动力差者，加淫羊藿、巴戟天、菟丝子、生黄芪；死精、畸形精子多者，加土茯苓、蚤休；

精液中有脓细胞者，加蒲公英、红藤、黄柏；精液不液化而呈团块状者，加泽泻、牡丹皮、麦冬、当归、生地黄等。

2. 体针疗法

中医古籍中论述针灸治疗男性不育症的条目较少，如《刺灸心法要诀》"肾俞穴，主治下元诸虚，精冷无子"。《针灸甲乙经》"丈夫失精，中极主之""子精不足，太冲主之"。现代中医在治疗该病的过程中多取督脉、任脉、肾经、肝经、膀胱经等腧穴，起到平衡阴阳、通经活血、补肾益精等作用，取穴包括关元、肾俞、三阴交、中极、气海、次髎、秩边、四满、大赫、命门、太溪、太冲、足三里、曲泉等。常用方法包括针刺、穴位注射、艾灸、针挑、埋针、埋线等。

3. 推拿疗法

患者侧卧，不用枕头，舌舐上腭，意守丹田，双腿屈曲，用右手中指指端逆时针方向旋转按摩会阴 100 次；继而仰卧，再用双手中指指端同时逆时针方向旋转按摩急脉（经穴名，位于髂前上棘与耻骨连线中点稍下方凹陷处）100 次。

4. 心理治疗

长期过度精神紧张、情绪波动，可通过下丘脑 - 垂体 - 性腺轴影响精子形成，降低精子活动能力。同时，因不育来自社会和家庭的压力可能进一步加重病情、延长病程，因此心理治疗尤为重要。在进行心理治疗时，首先要了解患者对性生活、生育、夫妻关系的看法，分析问题症结所在，然后有针对性地进行科学解释，介绍必要的性知识和生育知识，澄清患者模糊认识，消除紧张心理，调动其内在积极性。

七、各家经验

1. 何清湖

何清湖认为虚损之证，早宜培补，但尤易壅滞。因此每于补剂中少佐活血通络、辛香行滞之品，意在静中有动，阴中寓阳，使行而不滞。

2. 郭振球

郭振球多从痰湿瘀阻论治不育症。素体肥胖，嗜饮酒浆，膏粱厚味，损伤脾胃功能，水谷不能化生精微而生痰浊，痰浊下趋精窍，内蕴精室，精的生化受阻，精道不畅，直接损害生育功能。若瘀血留滞肾府，扰于精室，外阻精道，必然损伤肾气，使精的生成受阻，固摄排泄失司，形成不育之症。因痰湿瘀阻，梗塞不通，不能射精或精聚于阴头，亦令人无子。

3. 王琦

王琦认为治疗精子异常用药应注重阴阳并调、补中有通、补中有清。补益肾阳选用淫羊藿、菟丝子等；滋养肾阴、填补精髓选用黄精、枸杞子、熟地黄等；奇经空虚常为精少，选用淫羊藿、紫河车等；治疗精液不液化药用黄柏、虎杖、土茯苓、车前子、茯苓、薏苡仁等清热利湿，王不留行、地龙、泽兰等通络，天花粉、知母等清热养阴。

4. 李海松

李海松提出"辨证、辨病、辨宏观、辨微观、无证可辨从虚瘀辨证"的综合辨证理论体系，结合男性不育的五种证型，处方遵循"六五四二"的原则，即六味地黄丸、五子衍宗丸、四物汤、二至丸。六味地黄丸功效为滋阴补肾，主治肾阴虚证，临床多表现为遗精滑泄，精液量少，弱精或精液不液化，精子畸形率增高，头晕耳鸣，手足心热。伴阴虚阳亢、头晕目眩者，加石决明、龟甲等药物以平肝潜阳；腰膝酸软者加怀牛膝、桑寄生益肾壮骨；大便干结者加玄参、火麻仁以润肠通便。五子衍宗丸作用广泛，合金匮肾气丸则温补肾阳、益肾填精，主治肾阳虚证；合左归丸则滋补肾阴、益精养血，主治肾阴虚证；合柴胡疏肝散则疏肝解郁、温肾益精，主治肝郁气滞证。四物汤功效为补血益气，主治气血两虚证，症见性欲减退，阳事不举，少精弱精，神疲乏力，面色无华，舌淡苔薄，脉沉无力。二至丸功效为补肝益肾、滋阴止血，主治肾阴虚证，其补而不滞，润而不腻，为平补肝肾之方。另多采用种仁类药物，如五味子、沙苑子、女贞子、韭菜子、枸杞子、菟丝子、车前子、覆盆子等。

5. 李广文

李广文认为男性的精液或精子异常与男子性腺或附腺的炎症密切相关，中医学认为多为肾虚血瘀、湿毒下注所致，治疗常在补肾的基础上以金银花、紫花地丁、蒲公英、萹蓄、瞿麦等清热解毒利湿，伴有精子动力异常者多有脾虚症状，更加四君子汤健脾益气以收全功。

八、转归与预防调护

1. 转归

根据病因及病情轻重预后有所不同，部分患者经积极治疗，病情渐愈，预后较好。但部分患者因先天禀赋不足或失治误治，病久不愈，病情缠绵，治疗难度大，预后欠佳。

2. 预防与调护

（1）饮食宜清淡，不宜食肥甘厚腻，保持心情舒畅，适当进行体育锻炼，起居有常。

（2）加强青春期性卫生教育，正确认识男女两性关系，了解性与生育的基本概念，夫妻和睦，性关系和谐，性生活适度，节欲保精，禁止近亲结婚，婚前有生殖器发育缺陷或性功能障碍者，宜治愈后再结婚。

（3）积极预防和治疗各种可能导致不育的急慢性疾病，如流行性腮腺炎、前列腺炎、精囊炎、附睾炎、附睾结核、精索静脉曲张及内分泌代谢病等。

（4）摒弃生活习惯中能致不育的不良因素，如酗酒、吸烟、穿紧身裤、频繁洗热水浴等，少食芹菜，不食棉籽油。

（5）加强自我保护意识，做好职业防护，如经常接触放射线、有毒物品或高温作业者，应严格按照防护规定进行工作。

（6）避免服用环磷酰胺、性激素、抗高血压药、抗精神病等西药以及重楼、雷公藤、棉花根、地龙等中药。

第七章 女性性腺疾病

第一节 闭 经

一、概述

1. 西医认识

闭经包括原发性闭经和继发性闭经。女子年龄满 18 岁后月经尚未来潮，或 16 岁既无月经亦无性征发育，或第二性征发育成熟 2 年以上仍无月经来潮者，称为原发性闭经。月经周期已建立，而停经 3 个周期或时间超过 6 个月者称为继发性闭经。妊娠及绝经属于生理性闭经，不属于本病范畴。闭经在生育期女性中的发病率可高达 1%～2%，其中 50% 以上有家族史。西医学的闭经、多囊卵巢综合征引起的闭经可参照本病辨证治疗。先天性无阴道及先天性无子宫不属于本节讨论范畴。

2. 中医认识

闭经古称"女子不月""月事不来""经水不通"等。本病始见于《内经》。《素问·阴阳别论》云："二阳之病发心脾，有不得隐曲，女子不月。"其后各医家对本病的病因、病机及证治多有论述。南宋陈自明在《妇人大全良方》中曰："女子二七而天癸至，肾气全盛，冲任流通，经血渐盈，应时而下，否则不通也。"又云："寒气客于血室，以致血气凝滞。"说明了寒凝血瘀是闭经的重要原因。明代虞抟在《医学正传》中云："月经全借肾水施化，肾水既乏，则经血日以干涸。"说明肾与闭经的关系最为密切。元代李东垣在《兰室秘藏》中论述了血虚和闭经的关系，"妇人脾胃久虚，或形羸，气血俱衰，而致经水断绝不行……夫经者，血脉津液所化，津液既绝，为热所烁，肌肉消瘦，时见渴燥，血海枯竭，病名曰血枯经绝"。说明阴虚血燥是闭经的病因之一。明代万全在《万氏女科》中曰："忧愁思虑，恼怒怨恨，气郁血滞而不行。"说明了气滞血瘀是闭经的主要原因。清代吴本立在《女科切要》中论述了痰湿阻滞是闭经的发病因素，"肥人经闭必是痰湿与脂膜壅塞之故"。

二、西医诊断

1. 病史采集

有月经初潮来迟及月经后期病史，或有反复刮宫史等妇科手术史、产后出血史、结核病史、使用避孕药史等。

2. 临床表现

女子年逾18岁无月经初潮，或已建立月经周期后，停经6个月以上，可伴有体格发育不良、肥胖、多毛、不孕、溢乳等，或有结核病相关症状。

3. 检查

（1）妇科检查：注意内外生殖器官的发育情况，先天发育不良者，可见子宫体细小、畸形等。子宫体的过早萎缩，多见于下丘脑、垂体病变，或卵巢早衰。同时应注意第二性征发育情况及营养状况。

（2）实验室检查：卵巢激素（E2、P、T）、促性腺激素（FSH、LH）、催乳素（PRL）测定及甲状腺、肾上腺功能测定，对下丘脑－垂体－卵巢性腺轴功能失调性闭经的诊断有意义。

（3）其他检查：行B超检查以了解内生殖器官及卵泡发育情况；基础体温测定、宫颈黏液结晶检查、阴道脱落细胞检查有助于卵巢性闭经的诊断；诊断性刮宫、子宫碘油造影、影像学检查、宫腔镜、腹腔镜检查等均可协助判断闭经的原因。对于生殖器官发育异常者必须行细胞遗传学检查，包括X、Y性染色质、染色体检查和分带染色分析，必要时应做家谱分析。

三、病因病机

1. 病因

（1）禀赋不足：素体先天禀赋不足，精气未充，肝失濡养，肾气亏虚，精血匮乏，源竭流涸，冲任俱虚，月经停闭。

（2）内伤劳损：多产、劳损、久病损精耗血，肝肾失养，精血不能充盈，下元血液无余，而致闭经；或久病伤及脾胃，中焦虚弱，气血生化乏源，气血虚弱，血海失盈，而致月经停闭；或久病失血，血海亏虚，不能充盈，而致闭经；或素体阴亏，痨瘵阴虚，血失所养，阴伤血燥，营阴不足，血海干涸，而致闭经；肥胖痰湿之体，或脾阳不运，湿聚成痰，痰湿阻滞，脂膜壅塞，冲任阻滞，而致闭经；或经期产时受寒湿，内伤生冷，寒湿凝滞瘀阻下焦，冲任阻滞，而致闭经。

（3）情志不遂：七情失调，肝气郁结，气行不畅，日久导致气滞血瘀，冲任阻滞，胞脉阻隔，而致闭经。

2. 病机

本病发病机制有虚实两个方面。虚者多因精血不足，冲任不充，血海空虚，阴虚血燥，无血可下；实者多为邪气阻隔，冲任受阻，脉道不通，经血不得下行。常由肾虚、脾虚、血虚、阴虚血燥、气滞血瘀、寒凝血瘀、痰湿阻滞等导致。

（1）肾虚：素体肾虚，或早婚多产，或房事不节伤肾，以致肾精亏损，精亏血少，冲任血虚，血海不能按时满盈，遂致月经停闭。

（2）脾虚：脾胃素弱，或饮食劳倦，或忧思过度，损伤脾气，气血生化之源不足，冲任空虚，血海不能充盈，遂使月经停闭。

（3）血虚：素体血虚，或数伤于血，或大病久病，营血耗损，冲任血少，以致血海空虚无血可下，遂使月经停闭。

（4）阴虚血燥：素体阴虚，或失血伤阴，或久病耗血，或过食辛辣灼伤津血，或日久病深，精亏阴竭，以致血海干涸而成闭经。

（5）气滞血瘀：素性抑郁，或七情所伤，肝气郁结不畅，气滞则血瘀，瘀阻冲任，胞脉不通，经血不得下行而致闭经。

（6）寒凝血瘀：经产之时，血室正开，感受寒邪，或过食生冷，寒邪乘虚客于冲任，血为寒凝致瘀，瘀阻冲任，胞脉不通，遂使月经停闭。

（7）痰湿阻滞：素体肥胖，痰湿内盛，或脾失健运，痰湿内生，痰湿下注，阻滞冲任，胞脉闭塞而经不行。

四、辨治思路

（一）辨证要点

1. 症状分类辨证要点

（1）本病辨证应根据发病原因、全身症状，并结合月经史及胎产史等以辨虚实。一般而论，年逾 18 岁尚未行经，或已行经而月经逐渐稀发、量少，继而停闭，并伴腰膝酸软，头晕眼花，面色萎黄，五心烦热，或畏寒肢冷，舌淡脉弱等虚象者，多属虚证；若以往月经正常，而骤然停闭，又伴形体肥胖，胸胁胀满，小腹疼痛，或脘闷痰多，脉多有力等实象者，多属实证。

（2）闭经伴有全身机能减退，伴乏力及周身虚损症状，如西医学中先天发育不良所致的闭经，或内分泌性闭经，如垂体、卵巢功能不足，甲状腺、肾上腺机能亢进或低下，或席汉综合征、卵巢早衰等闭经，属肾虚证。

（3）闭经伴头晕、面白等症，如贫血、营养不良、维生素或微量元素缺乏等导致的闭经属血虚证。

（4）闭经伴有小腹冷痛等症，如寒凉（湿）刺激通过大脑皮层影响下丘脑，致使副交感神经兴奋或内分泌异常，而致卵巢、子宫功能失调导致闭经属于寒凝血瘀证。

（5）闭经伴有小腹痛，情志不遂者，如垂体功能减退、甲状腺功能减退引起的内分泌失调性闭经，属于气滞血瘀证。

2. 疾病转归辨证要点

月经来潮与肝、脾、肾三脏的生理功能及冲任二脉有关，疾病发展过程中，肝郁气滞日久可导致脾虚湿盛，脾阳不足可导致肾阳虚弱，肝血不足可导致肾阴亏虚等，三脏疾病虚实变化往往会累及他脏形成多脏病变，疾病转归则需多脏器调节而达到较好疗效。

（二）鉴别诊断

1. 妊娠

妊娠者月经多由正常而突然停止，早起妊娠往往伴有厌食、择食、恶心呕吐等妊娠反应。子宫增大与停经月份相符，妊娠试验阳性，B超检查宫腔内可见孕囊、胚芽、胎体等反射及胎心搏动。闭经者停经前多有月经不调，停经后无妊娠征象。

2. 胎死不下

胎死腹中者，除月经停闭外，尚应有妊娠的征象，但子宫增大可能小于停经月份，也有与停经月份相符者。B超检查宫腔内可见孕囊、胚芽或胎体，但无胎心搏动。闭经者，停经前大多有月经紊乱，停经后无妊娠征象。

3. 暗经

暗经者极其罕见，是指终身不行经，但能生育者。二者通过月经史、妊娠史、B超检查等可资鉴别。

（三）治疗原则

虚证者补而通之，补肾滋肾，补脾益气，补血益阴，以滋养经血之源；实证者泻而通之，理气活血，温经通脉，祛邪行滞，以疏通冲任经脉；虚实夹杂者当补中有通，攻中有养。切不可不辨虚实，滥用攻破之法，或一味峻补，犯虚虚实实之戒。若因他病而致经闭者，又当先治他病，或治病调经并举。

五、辨证论治

1. 肾血虚证

症状：月经初潮来迟，或月经后期量少，渐至闭经，头晕耳鸣，腰酸腿软，小便频数，性欲淡漠，舌淡红，苔薄白，脉沉细。

治法：补肾益气，养血调经。

方药：大补元煎（《景岳全书》）加减。人参、山药、熟地黄、杜仲、山茱萸、枸杞子、炙甘草、丹参、牛膝。

加减：若闭经日久，畏寒肢冷甚者，酌加菟丝子、肉桂、紫河车以温肾助阳调冲；夜尿频数者，酌加金樱子、覆盆子以温肾缩尿。

2. 肾阴虚证

症状：月经初潮来迟，或月经后期量少，渐至闭经，头晕耳鸣，腰膝酸软，或足跟痛，手足心热，甚则潮热盗汗，心烦少寐，颧红唇赤，舌红，苔少或无苔，脉细数。

治法：滋肾益阴，养血调经。

方药：左归丸（《景岳全书》）加减。熟地黄、山药、枸杞子、山茱萸、川牛膝、菟丝子、鹿角胶、龟甲胶。

加减：潮热盗汗者，酌加青蒿、鳖甲、地骨皮以滋阴清热；心烦不寐者，加柏子仁、丹参、珍珠母以养心安神；阴虚肺燥，咳嗽咯血者，加沙参、白及、仙鹤草以养阴润肺止血。

3. 肾阳虚证

症状：月经初潮来迟，或月经后期量少，渐至闭经，头晕耳鸣，腰痛如折，畏寒肢冷，小便清长，夜尿多，大便溏薄，面色晦暗，或目眶暗黑，舌淡，苔白，脉沉弱。

治法：温肾助阳，养血调经。

方药：十补丸（《济生方》）加减。附子、肉桂、熟地黄、山药、山茱萸、牡丹皮、茯苓、泽泻、五味子、鹿茸。

加减：闭经日久，畏寒肢冷甚者，加菟丝子、肉桂、紫河车以温肾助阳调冲；大便干者，加肉苁蓉。

4. 脾虚证

症状：月经停闭数月，肢倦神疲，食欲不振，脘腹胀闷，大便溏薄，面色淡黄，舌淡胖有齿痕，苔白腻，脉缓弱。

治法：健脾益气，养血调经。

方药：参苓白术散（《太平惠民和剂局方》）加减。党参、茯苓、白术、扁豆、陈皮、山药、莲子肉、砂仁、薏苡仁。

加减：伴面色㿠白、心悸等血虚症状者可酌加当归、黄芪。

5. 血虚证

症状：月经停闭数月，头晕眼花，心悸怔忡，少寐多梦，皮肤不润，面色萎黄，舌淡，苔少，脉细。

治法：补血养血，活血调经。

方药：小营煎（《景岳全书》）加鸡内金、鸡血藤。当归、熟地黄、白芍、枸杞子、炙甘草。

加减：若血虚日久，渐至阴虚血枯经闭者，症见月经停闭，形体羸瘦，骨蒸潮热，或咳嗽唾血，两颧潮红，舌绛苔少，甚或无苔，脉细数。治宜滋肾养血，壮水制火。方用补肾地黄汤（《陈素庵妇科补解》）。

6. 阴虚血燥证

症状：月经量少而至停闭，五心烦热，两颧潮红，盗汗，或骨蒸劳热，咳嗽唾血，舌红，苔少，脉细数。

治法：养阴清热，润燥调经。

方药：加减一阴煎（《景岳全书》）加减。生地黄、白芍、麦冬、丹参、熟地黄、牛膝、甘草、黄精、牡丹皮、炒香附。

加减：虚烦潮热甚者，加银柴胡、鳖甲、秦艽清虚热；咳嗽唾血者，加五味子、百合、川贝母、阿胶养阴润肺；虚烦少寐，心悸者，加柏子仁、酸枣仁、首乌藤宁心安神；如有结核病，应积极进行中西医结合抗结核治疗。

7. 气滞血瘀证

症状：月经停闭数月，小腹胀痛拒按，精神抑郁，烦躁易怒，胸胁胀满，嗳气叹息，舌紫暗或有瘀点，脉沉弦或涩而有力。

治法：行气活血，祛瘀通经。

方药：膈下逐瘀汤（《医林改错》）加减。五灵脂、当归、川芎、桃仁、牡丹皮、赤芍、乌药、延胡索、甘草、香附、红花、枳壳。

加减：烦躁胁痛者，加柴胡、郁金、栀子以疏肝清热；口干，便结，脉数者，加黄柏、知母、大黄以清热泻火通便。若肝郁气逆，症见闭经溢乳，心烦易怒，腰酸乏力，舌红苔薄，脉弦弱。此乃精血不足，肝失条达，气逆而疏泄无常，冲任失调。治宜疏肝理气，养血填精，回乳通经。方用逍遥散酌加川楝子、炒麦芽、枸杞子、川牛膝。

8. 寒凝血瘀证

症状：月经停闭数月，小腹冷痛拒按，得热则痛缓，形寒肢冷，面色青白，舌紫暗，苔白，脉沉紧。

治法：温经散寒，活血通经。

方药：温经汤（《金匮要略》）加减。吴茱萸、桂枝、当归、白芍、川芎、阿胶、麦冬、牡丹皮、人参、生姜、半夏、甘草。

加减：小腹冷痛者，加艾叶、小茴香、姜黄以温经暖宫止痛；四肢不温者，加制附子、补骨脂以温肾助阳。

9. 痰湿阻滞证

症状：月经停闭数月，带下量多，色白质稠，形体肥胖，或面浮肢肿，神疲肢倦，头晕目眩，心悸气短，胸脘满闷，舌淡胖，苔白腻，脉滑。

治法：豁痰除湿，活血通经。

方药：丹溪治湿痰方（《丹溪心法》）加减。苦参、半夏、白术、陈皮。

加减：胸脘满闷者，加瓜蒌、枳壳以宽胸理气；肢体浮肿明显者，加益母草、泽泻、泽兰以除湿化痰；腰膝酸软者，加续断、菟丝子、杜仲补肾气、强腰膝。

六、其他疗法

（一）中成药

1. 归肾丸

功效：滋阴补肾，益精养血。

适应证：用于肾亏血虚型闭经。

用法用量：水蜜丸，每次9g，每日2次，温开水送服。

2. 右归丸

功效：温肾壮阳，调补冲任。

适应证：用于肾阳虚衰型闭经。

用法用量：蜜丸，每丸9g，每次1丸，每日2～3次，饭前淡盐水或温开水送服。

3. 左归丸

功效：滋补肾阴，调养冲任。

适应证：用于肾阴亏虚型闭经。

用法用量：蜜丸，每丸9g，每次1丸，每日2～3次，饭前温开水送服。

4. 河车大造丸

功效：滋阴清热，补肾养肝。

适应证：用于肝肾阴虚、精血亏损型闭经。

用法用量：水蜜丸。每次6g，每日2次，温开水送服。

5. 坤灵丸

功效：益肾填精，养血益气。

用法用量：糖衣丸，每次15粒，每日2次。

6. 女宝

功效：补肾化瘀调经。

用法用量：胶囊剂，每粒0.3g，每次4粒，每日3次。

7. 妇科金丸

功效：补益肝肾，养血调经。

用法用量：蜜丸，每丸9g，每次1丸，每日2次。

8. 八珍益母丸

功效：补气养血调经。

用法用量：蜜丸，每丸9g，每次1丸，每日3次。

9. 女金丹

功效：养血益气调经。

适应证：用于气血两亏型闭经。

用法用量：蜜丸，每丸9g，每次1丸，每日2次，姜汤或温黄酒送下。

10. 乌鸡白凤丸

功效：峻补气血，调经止带。

适应证：用于气血亏虚型闭经。

用法用量：蜜丸，每丸9g，每次1丸，每日2次。

11. 当归浸膏片（丸）

功效：补血和血调经。

适应证：用于阴虚血燥型。

用法用量：每次 4~6 片，或每次 10~20 粒，每日 2 次。

12. 定坤丹（丸）

功效：补气养血，舒郁调经。

适应证：用于气血亏虚、肝郁不舒型闭经。

用法用量：大蜜丸，每丸 12g，每次 1 丸，每日 2 次，温开水送服。

13. 调经活血片

功效：疏肝解郁，行气活血，调经止痛。

适应证：用于肝郁气滞血瘀型闭经。

用法用量：片剂，每片 0.35g，每次 5 片，每日 3 次，温开水送服；小腹冷痛者，用姜汤送服。

14. 温经甘露丸

功效：活血祛瘀，通经止痛。

适应证：用于血瘀型闭经。

用法用量：水丸，每次 6~10g，每日 2 次。

15. 五积散（丸）

功效：温散寒湿，消积调经。

适应证：用于寒湿型闭经。

用法用量：水丸剂，每次 9g，每日 2 次，温开水送服。

16. 调经化瘀丸

功效：行气散寒，破血通经。

适应证：用于寒凝气滞血瘀型闭经。

用法用量：水丸，每丸 0.2g，每次 10 丸，每日 2 次。

17. 舒肝保坤丸

功效：舒肝调经，理气消滞。

适应证：用于肝郁气滞、寒凝血瘀型闭经。

用法用量：蜜丸，每丸 9g，每次 1 丸，每日 2 次。

18. 妇科四生丹

功效：补气养血，化瘀调经。

适应证：用于气血亏虚，瘀血凝滞型闭经。

用法用量：蜜丸，每丸 9g，每次 1 丸，每日 2 次。

19. 艾附暖宫丸

功效：暖宫散寒，理气调经。

适应证：用于寒凝血瘀型闭经。

用法用量：蜜丸，每丸 9g，每次 1 丸，每日 2 次。

20. 血府逐瘀丸

功效：理气活血，化瘀通经。

适应证：用于气滞血瘀型闭经。

用法用量：蜜丸，每丸 6g，每次 1 丸，每日 2 次。

21. 少腹逐瘀丸

功效：温经活血，化瘀通经。

适应证：用于寒凝血瘀型闭经。

用法用量：蜜丸，每次 1 丸，每日 2 次。

22. 桂枝茯苓丸

功效：活血化瘀，消癥通经。

适应证：用于痰浊瘀阻癥瘕之经闭。

用法用量：大蜜丸，每丸 10g，每次 1 丸，每日 3 次。

23. 益母草膏

功效：活血调经。

适应证：用于各型一般性经闭，每与其他中成药合用。

用法用量：膏滋剂，每次 10g，每日 1～2 次，温开水冲服。

（二）针灸

1. 毫针

（1）主穴：关元、肾俞、三阴交、血海。

配穴：痰湿阻滞，加丰隆；寒湿凝滞，加中极、地机；肝肾阴虚，加肝俞；脾肾阳虚，加足三里、天枢。

方法：针刺手法以平补平泻为主，留针 20～30 分钟，每日或隔日 1 次，10 次为 1 个疗程，疗程间隔 5 日左右。

（2）虚证闭经取穴：脾俞、气海、血海、足三里。方法：行补法针刺并灸。实证闭经取穴：次髎、中极、三阴交、行间、合谷。方法：针刺行泻法，不灸。

2. 电针

取穴：关元配三阴交，归来配足三里，中极配血海。

方法：每次可选用 1～2 对穴位，以毫针刺入，接通电针仪，以疏密波或断续波中度刺激，每次施治 15～20 分钟，每日 1 次，10 次为 1 个疗程，疗程间隔 5～7 日。

3. 皮内针

取穴：先将穴位局部及针具消毒，然后将环柄型皮内针刺入穴位，沿皮刺入 0.5～1.0cm，针柄贴在皮肤上，用胶布固定，埋针时间掌握在 2～3 日，秋冬季节埋针时间可适当延长。7 日为 1 个疗程，疗程间隔为 7 日。皮内针的埋藏处要保持干燥、清洁，不能接触水。

4. 皮肤针

取穴：腰骶部膀胱经第一侧线穴位，脐下任冲脉循行穴位，以及归来、血海、足三里。

方法：循各经反复叩打三遍，然后重点扣刺肝俞、肾俞、次髎，再扣刺其他各穴。中等刺激，膈日 1 次。5 次为 1 个疗程，疗程间休息 3～5 日。

5. 耳针

取穴：内分泌、卵巢、子宫、皮质下、肝、肾、神门。

方法：每次选 3～4 穴，用中等刺激，每日或隔日 1 次，留针 20～30 分钟，留针期间可捻针 2～3 次，10 次为 1 个疗程，疗程间隔 5～7 日，至月经来潮后，应继续治疗 1～2 个疗程，以巩固疗效，也可以用耳内埋针或丸压法治疗。

6. 激光针

取穴：肝俞、脾俞、中极、石门、行间、三阴交。

方法：用 2～3mW 氦－氖光针，每穴照射 5 分钟，每日 1 次，10 次为 1 个疗程。

7. 灸法

（1）烟草灸

部位：带脉区、腰、骶部、关元、曲骨、足三里、血海。

方法：用香烟代替艾卷施灸，将烟卷点燃后熏灼（距皮肤约 3cm），以患者温热舒适为度，每穴施灸 7～10 分钟，隔日 1 次，10 次为 1 个疗程，适用于实证闭经。

（2）隔药灸 1

在关元穴上放置胡椒饼加丁香粉、肉桂粉，取艾炷灸 6 壮，或用艾条灸，每日 1 次，7 次为 1 个疗程。适用于寒实型、虚寒型闭经。

（3）隔药灸 2

龙骨、虎骨、蛇骨、木香、雄黄、朱砂、乳香、没药、丁香、胡椒、青盐、夜明砂、五灵脂、小茴香，麝香另研备用，余药等份共研细末，瓷罐贮藏切勿泄气。用时麝香先放脐心，再用面粉作一圆圈套在脐周，然后装满适量药粉，外盖槐树皮或生姜片，用艾灸之，每穴 1 状，膈日 1 次，3 次为 1 个疗程。适用于下焦虚寒的继发性闭经。

8. 耳穴压豆法

（1）用绿豆压耳穴内分泌、子宫、肾、卵巢、肝，每次取单侧，每 3 日交换 1 次，连续使用直至痊愈。

（2）用王不留行籽贴压耳穴子宫、内分泌、卵巢、肝、肾、三焦、胃、脾、皮质下。中等刺激，每日 1 次，第 1 个月两耳轮换贴穴至经期后 2 日，并辅以艾炷隔姜片灸气海。第 2 个月按上述方法治疗至月经来潮第 5 日。适用于血滞经闭。

9. 磁疗法

耳穴：内分泌、皮质下、肝、子宫、肾、腹。

方法：将直径为 2mm 的小磁球用胶布固定于耳穴上，每次只贴 1 侧，选用 3~4 个穴位，5 日后取下换贴另一侧，7 次为 1 个疗程，疗程间隔 5 日。

（三）推拿按摩

1. 推拿

取穴：关元、气海、血海、三阴交、足三里、膈俞、肝俞、脾俞、肾俞。

手法：患者仰卧，术者用摩法施于小腹部同时配合按揉关元、气海。患者仰卧，术者按揉血海、三阴交、足三里；再施一指禅推法于腰部脊柱两旁的膈俞、肝俞、脾俞、肾俞等穴，或用擦法在腰脊柱两旁治疗，然后再按揉上述穴位 2~3 遍，以患者感觉酸胀为度。

2. 按摩

（1）常规按摩：嘱患者仰卧，逆时针方向摩揉其小腹，手法要求深沉缓慢，同时按揉关元、气海约 10 分钟，再按揉血海、三阴交、足三里，每穴约 2 分钟。令患者俯卧，擦推腰部脊柱两旁，按揉肝俞、脾俞、肾俞，每穴 1~2 分钟。肝肾不足、气血虚弱者，横擦前胸中府、云门及左侧背部脾胃区、腰部肾俞、命门，以透热为度；肝气郁结者，按揉章门、期门各半分钟，按掐太冲、行间，以患者感觉酸胀为度，斜擦两胁，以微热为度；寒凝血瘀者，直擦背部督脉，横擦左侧背部及腰骶部，以透热为度。

（2）耳穴按摩：取肝、肾、心、脾、内生殖器、内分泌、皮质下、神门等穴，以指压法强刺激 3~5 分钟，每日 3 次。

（3）足穴按摩：气滞血瘀者，在足肾、肝、生殖器反应点及肾、输尿管、膀胱反射区行掐、按、推等手法，重按侠溪穴，按揉太冲、行间穴，自足小趾向小腿足背外侧 20 次。气血虚弱者，按揉足脾、肝、肾、生殖器、胃反应点及肾、输尿管、膀胱反射区，按揉太白、公孙、太溪、照海等穴，自小腿向足小趾推全足背 20 次，搓足心至发热。

（四）气功疗法

1. 虚证

（1）以强壮功为主要功法，坐式，自然呼吸，气沉丹田，意守下丹田（气海部位）。每日练功 3~4 次，每次 30~40 分钟。月经来潮后每日练功 1~2 次，减少意念活动。

（2）内养功可与强壮功交替应用。

（3）保健功可选搓肾俞、揉丹田、搓血海等，也可练全套，每日 2~3 次，与强壮功配合应用。体质增强后可加练易筋经十二式，以静为主，动为辅。

2. 实证

（1）可用强壮功，逆呼吸法，意守下丹田，坐式、站式都可，或交替应用。每日练 2～3 次，每次练 15～20 分钟。

（2）太极内功，用抓闭呼吸法，以充带脉，意守会阴部位。每日练 3～4 次，每次 10～15 分钟。月经来潮时减少练功次数和时间。

（3）保健功也可选用，尚可配合行步功、太极拳等，由静练过渡到动静相兼。

七、各家经验

1. 程泾

程泾提出"中医周期疗法"，在月经周期的不同阶段，针对其不同的病机特点，选用不同的调冲（任）法则及方药，进行分期治疗，以调整脏腑冲任胞宫的阴阳动态相对平衡。分期立法用药基本原则为：经后期（卵泡发育期），以滋肾养血调冲为主，兼顾肾气，以促使卵泡发育；排卵前期（卵泡渐趋成熟－排卵期），滋养精血辅以助阳调气活血之品，使阳施阴化、静中求动，以触发排卵；排卵后期（黄体期），考虑以温补肾阳为主，宜于阴中求阳，使阴阳处于平衡，以维持正常的黄体功能；行经期宜活血调经，因势利导，以促使正常行经。闭经的主要矛盾在于排卵功能障碍，治疗应着重在经后期、排卵前期以调整脏腑冲任功能，促使卵泡发育成熟而恢复排卵。

2. 俞瑾

俞瑾认为下丘脑－垂体功能失调性闭经辨证为肾阳虚者，宜温补肾阳，佐以化痰之品，药用附子、肉桂、熟地黄、山药、巴戟天、山萸肉、淫羊藿、皂角刺、石菖蒲；肾阴虚者，治以养阴清热，佐以调经之品，药用生地黄、白芍、女贞子、知母、黄柏、巴戟天、淫羊藿、黄精、当归、桃仁、石菖蒲；若 1～2 个月未有排卵现象，可周期性应用少量乙芪酚或氯蔗酚 2～3 个月，以促排卵。俞瑾用中西医结合的方法治疗高促性腺激素性闭经患者 6 例，方药有知母、桃仁、黄柏、生地黄、龟甲、鳖甲、女贞子、淫羊藿、补骨脂、赤芍，同时加服西药己烯雌酚 0.5～1.0mg/d，均有效，其中 2 例妊娠。

八、转归与预防调护

本病尤其是下丘脑性闭经会由精神刺激、体重下降、神经性厌食、长期剧烈运动、长期服用甾体类避孕药等因素诱发，也常伴随肥胖、不孕、溢乳等症状。药物性闭经通常是可逆的，停药后 3～6 个月后月经多能自然恢复。平时患者应注意避免过劳和寒凉，饮食有节，调畅情志。

第二节 多囊卵巢综合征

一、概述

1. 西医认识

多囊卵巢综合征（polycystic ovary syndrome，PCOS）是育龄期女性常见的一种内分泌紊乱综合征，以生殖功能障碍（临床表现为高雄激素血症、排卵障碍、多囊卵巢、促性腺激素异常等）和代谢异常（如胰岛素抵抗、高胰岛素血症、血糖升高、肥胖、脂质代谢紊乱等）为临床特征。临床可有月经稀发或闭经、肥胖、痤疮、多毛、黑棘皮、不孕等表现。PCOS 患者常合并高胰岛素血症、血脂异常、肥胖等，远期并发症可有高血压、心脏病、子宫内膜癌等。该病于 1935 年被首次报道，有研究统计，近年总体发病率为 5%～10%。

2. 中医认识

多囊卵巢综合征的病名在中医典籍中未有记载，其临床表现及预后可归属于中医学"月经后期""闭经""不孕""癥瘕"等范畴。结合中医典籍中对月经病及不孕症的相关记载，古代中医对本病病因病机的认识已比较成熟。《妇人规》曰："经候不调，病皆在肾经。"认识到月经病的病因病理关系到肾及冲任两脉。《傅青主女科》曰："经水出诸肾。"肾之阴阳充盛，是女子孕育的根本。肾虚不能化生精血为天癸，则冲不盛，任不通，诸经之血不能汇集冲任而下，血脉不盈则导致月经失调和不孕。朱丹溪强调饮食不节为本病发病的主要原因，《丹溪心法》曰："若是肥盛妇人，禀受甚厚，恣于酒食之人，经水不调，不能成胎。"《医碥》曰："积久聚多，随脾胃之气以四讫，则流溢于肠胃之外，躯壳之中。经络为之壅塞，皮肉为之麻木，甚至结成窠囊牢不可破，其患固不一矣。"朱丹溪提出的"窠囊"即类似于多囊卵巢。平时饮食不当，恣食膏粱厚味，损伤脾胃则痰湿内生，阻碍气机，经脉气血流通受阻，冲任不调而使月经紊乱、失调，甚则闭经、不孕。此外，情志失调对本病的影响亦不可忽视，《医贯》云："七情内伤，郁而成痰。"若五志过极，长期郁怒，肝失疏泄，气机失调，血脉不畅则导致闭经、月经迟发。气滞血瘀日久容易导致癥瘕，《女科经纶》说："痞一二，曰血曰食，而不及痰饮，何也？盖痞气之中，未尝无饮。而血食之内，未尝无痰。"因此，血瘀形成之后日益加深，闭经亦日益顽固，形成月经稀发或不孕等症。这些说明五志过极，长期郁怒是引发本病的重要因素。又有《万氏妇人科》强调劳逸失调亦可致本病发生，"惟彼肥硕者，膏脂充满，元室之户不开，挟痰者痰涎壅滞，血海之波不流，故过期而经始行，或数月一行，及为浊，为带，为经闭，为无子之病"。提出若过度安逸，形体肥胖，则气滞痰聚，阻遏冲任，血海难蓄，月经失调，难以成孕。说明劳逸失调与多囊卵巢综合征的发病有一定关系。

二、西医诊断

2003 年欧洲人类生殖和胚胎学会与美国生殖医学学会的的专家召开 PCOS 国际协作组专家会议制定了 PCOS 的国际诊断标准，具体如下。

1. 稀发排卵或无排卵。

2. 高雄激素的临床和/或生物化学征象，临床表现为痤疮、多毛，血清总睾酮、游离睾酮高于正常值。

3. 多囊卵巢（PCO）超声提示卵巢体积 ≥10mL，和/或同一个切面上直径 2 ~ 9mm 的卵泡数 ≥12 个。

排除其他高雄激素病因，如先天性肾上腺皮质增生、柯兴氏综合征、分泌雄激素的肿瘤等；以及其他引起排卵障碍的疾病，如高泌乳素血症、卵巢早衰和垂体或下丘脑性闭经、甲状腺功能异常等。强调"排除其他病因"为 PCOS 诊断标准的一项内容。

我国根据具体国情制定了以下三种诊断标准。

1. 疑似 PCOS。月经稀发或闭经或不规则子宫出血是诊断的必须条件。另外，再符合下面两项中的一项即可：①高雄激素的临床表现或高雄激素血症；②超声表现为 PCO。

2. 确诊 PCOS。具备上述疑似 PCOS 诊断条件后还必须逐一排除其他可能引起高雄激素和排卵异常的疾病才能确定诊断。

3. 排除疾病。迟发性先天性肾上腺皮质增生、柯兴氏综合征、低促性腺激素或低性腺激素性闭经、卵巢或肾上腺分泌雄激素肿瘤、甲状腺功能异常、高催乳素血症。

在疑似或确诊 PCOS 后，还要做一个临床分型，临床分型的中心思想是判断有无代谢的异常。PCOS 诊断分型可以分为两类：一类为经典的 PCOS 患者，月经异常和高雄激素，有或无 PCO，代谢障碍表现较重；另一类是无高雄激素 PCOS，只有月经异常和 PCO，代谢障碍表现较轻。

三、病因病机

1. 病因

中医认为女性的生理功能主要表现在经、孕、产、乳上，而月经的来潮和受孕都与"肾"的关系密切，本病发病原因大致可总结为以下几个方面。

（1）饮食失节：长期过食肥甘、醇酒厚味，损伤脾胃，可致脾胃运化失司，痰湿内蕴，气机不畅，经脉受阻而致月经不调，渐致闭经，或痰湿积聚，脂膜壅塞，体肥多毛，或卵巢增大，包膜增厚。《丹溪心法》曰："若是肥盛妇人，禀受甚浓，恣于酒食之人，经水不调，不能成胎。"说明饮食不节、痰湿内生是导致"痰夹瘀血，逆成窠囊"的主要原因。

（2）禀赋不足：先天禀赋不足，五脏虚弱，特别是肾脏亏虚，气血失调，是本病的重要内在因素。肾气盛，天癸至，任通冲盛对月经的来潮有重要作用，且肾主生殖而藏精，为天癸之源、冲任之本，月经的产生与调节皆以肾为主导。正如《医学正传》曰："况月经全借肾水施化，肾水既乏，则经血日以干涸，以致或先或后，淋漓无时。若不早治，渐而至于闭塞不通。"所以，多囊卵巢综合征表现为月经失调或闭止，与肾的功能失调、气血紊乱导致痰瘀作祟有关。

（3）情志不遂：《医贯》云"七情内伤，郁而成痰"。若五志过极，长期郁怒，肝失疏泄，则气机郁结，气滞则血行不畅，血脉不通，痰湿凝聚，冲任受阻。气滞血瘀日久容易导致癥瘕，癥瘕形成之后日益加深，闭经亦日益顽固，形成月经稀发或不孕等症。若气郁化火，热扰冲任，月经不调，则可见烦躁口渴、痤疮、多毛等现象。

（4）劳逸失调：劳则气耗，逸则气滞，体劳伤脾，房劳伤肾。若房事不节，劳欲太过，则肾精亏损，冲任不固，月经失调，难以成孕。若过度安逸，形体肥胖，则气滞痰聚，阻遏冲任，血海难蓄。

2. 病机

中医对 PCOS 病因病机的认识主要在虚、痰、瘀三个方面。目前一般认为本病内因主要是由于肾、肝、脾三脏功能失常，外因有痰、湿、瘀血等病理产物侵袭。两者互为因果作用于机体，使肾－天癸－冲任－胞宫轴功能紊乱而致病，故临床以虚实夹杂证多见。

《素问·上古天真论》言："女子七岁，肾气盛，齿更发长，二七天癸至，任脉通，太冲脉盛，月事以时下，故有子。"即说明女性发育到一定年龄，在肾气旺盛的情况下，体内"天癸"这一物质方能发挥作用，"天癸"的出现，促使女性月经初潮、周期建立、出现排卵而可以妊娠。可见，只有"肾气盛"，肾的阴阳平衡协调，女性的生理功能才能正常。多囊卵巢综合征在临床正是表现为月经稀发、闭经、不孕、肥胖、多毛等一系列内分泌失调而导致的女性生理功能异常表现，故而肾虚是本病发生的主要机理。又由于后天失于调摄，饮食不节，情志不调，劳逸过度，产生瘀血、痰湿等病理产物，阻于胞宫，发为本病。本病的特点是热证多，寒证少，实证多，虚证少，且常有多种兼夹证，病情复杂，容易反复。辨证主要依据临床症状、体征与舌脉。

四、辨治思路

（一）辨证要点

1. 症状分类辨证要点

（1）辨月经不调：多表现为月经稀发或闭经。无论是脏腑、气血、经络功能失调间接影响冲任而致月经病者，还是因各种致病因素直接损伤冲任者，对月经的正常潮汛都有重大影响。若月经稀发，兼胸脘痞闷，带下量多者属痰湿内停；若月经后期，兼量少色暗，血块较多者属瘀血阻滞；若月经后期，兼烦躁易怒，胁痛乳胀者属肝郁气滞；若月经量多，兼油脂旺盛，毛发浓密者属湿热内蕴。

（2）辨肥胖：肥胖总因脾失运化，痰湿内蕴所致。若食欲亢进，食量过大者，属胃热偏盛；若身体困重，痰涎壅盛者属痰湿内盛；若神疲乏力，四肢肿胀者属脾虚不运。

（3）辨痤疮、多毛：痤疮、多毛多因肝经郁热、气血失调所致。若痤疮色红，上有白色脓头，多属湿热壅盛；若痤疮色暗，遗留瘀斑，多属气滞血瘀；若痤疮色红，疼痛较甚，多属肝火炽盛。多毛则多因肝气郁滞、气郁化火所致。

2. 疾病分期辨证要点

对于育龄期有生育要求者，此期重在"养"，以助孕为要，调经意在种子。《圣济总录》中指出"妇人所以无子者……肾气虚弱故也"。《医学衷中参西录》亦指出"且男女生育，皆赖肾气作强……肾旺自能荫胎也"。肾为先天之本，藏精，主生殖。卵子乃生殖之精，故肾精充、肾气盛，肾主生殖的功能方能正常，卵子方能成熟而顺利排出，故肾虚是 PCOS 不孕的根本原因。故生育期临证多从肾辨治。治疗根本在于补肾填精，佐以疏肝健脾，又因其多有体胖、多毛、卵巢增大、包膜增厚的特点，临床上常配以涤痰软坚、化瘀消癥之品。

（二）鉴别诊断

1. 病证类别

因本病多出现月经不调的症状，所以月经的期、量、色、质是辨证的主要依据。辨证方法多采用脏腑辨证，并结合气血阴阳，寒热虚实之偏颇，确定不同的病理因素。临床上可分为肾虚痰湿证、肝郁血瘀证、肝经湿热证、脾虚痰湿证。因脏腑之间相互影响，各种证型往往不独立存在，治疗上应根据临床表现和分型有所侧重。

2. 鉴别诊断

（1）单纯性肥胖：PCOS 患者常可表现为代谢障碍，临床出现体重增加，需要与单纯性肥胖相鉴别。后者体重增加，未见月经周期紊乱、高雄激素血症等，故不难鉴别。

（2）多囊卵巢：是超声检查对卵巢形态的一种描述。一侧或双侧卵巢内直径 2 ~ 9mm 的卵泡数 ≥12 个，或卵巢体积 ≥10cm³ [卵巢体积按 0.5 × 长径（cm）×横径（cm）×前后径（cm）计算]，但临床上缺乏 PCOS 的表现，各项检查指标没有 PCOS 的改变。

（三）治疗原则

多囊卵巢综合征多由禀赋不足、饮食失节、情志不遂、劳逸失调所致。多为本虚标实证，以肾精亏虚为本，痰湿、血瘀、气滞、湿热为标。辨证当明确不同的病理因素，治疗上应以滋肾补肾为主，根据证型的不同分别采取补肾调经、疏肝泻火、行气活血、健脾化痰除湿等法。

五、辨证论治

1. 肾虚痰湿证

症状：月经后期，量少，甚或闭经，不孕，带下量多，或带下甚少，形体肥胖，腰膝酸软，头晕耳鸣，乏力畏寒，胸脘痞闷，大便溏薄，舌质淡，苔白腻，脉沉滑。

治法：补肾调经，化痰除湿。

方药：补肾化痰汤（《中医临床妇科学》）加减。炒当归、赤芍、白芍、怀山药、山茱萸、熟地黄、牡丹皮、茯苓、续断、菟丝子、郁金、贝母、陈皮、制苍术。

加减：胸闷脘痞，痰涎量多加半夏、陈皮、橘红；月经来潮量甚少者，加泽兰、丹参、川牛膝；浮肿纳差，大便溏泄者，加炒白术、砂仁、炮姜。

2. 肝郁血瘀证

症状：月经后期，量少，色暗，有血块，经行时腹痛，甚或闭经。精神抑郁，烦躁易怒，善太息，胁肋胀痛，乳房胀痛，舌质紫暗，有瘀斑瘀点，脉沉弦或沉涩。

治法：疏肝理气，活血化瘀。

方药：逍遥散（《太平惠民和剂局方》）合膈下逐瘀汤（《医林改错》）加减。柴胡、黄芩、白芍、当归、白术、茯苓、川芎、赤芍、牡丹皮、桃仁、红花、枳壳、延胡索、五灵脂、制香附、薄荷、炙甘草。

加减：闭经加牛膝、卷柏、泽兰；小腹冷痛，四肢不温加肉桂、巴戟天、石楠叶；胸胁满痛加郁金、王不留行。

3. 脾虚痰湿证

症状：月经后期，量少，甚则停闭，带下量多，婚久不孕，形体肥胖，多毛，喉中痰多，四肢倦怠，身重乏力，大便溏薄，舌体胖大，色淡，苔白腻，脉沉滑。

治法：健脾化痰，除湿通络。

方药：苍附导痰丸（《万氏妇人科》）加减。苍术、香附、胆南星、枳壳、制半夏、陈皮、茯苓、甘草。

加减：顽痰闭塞，月经不行加浙贝母、海藻、石菖蒲；痰湿已化，血滞不行加川芎、当归、白僵蚕；胸膈满闷加广郁金、瓜蒌皮。

4. 肝经湿热证

症状：月经稀发，量少，甚则经闭不行，或月经紊乱，崩中漏下，毛发浓密，痤疮多发，经前乳房胀痛，大便黏腻，小便黄赤，带下量多，色黄质稠，阴痒，舌红苔黄腻，脉滑数。

治法：清热利湿，疏肝调经。

方药：丹栀逍遥散（《女科撮要》）合龙胆泻肝汤（《医宗金鉴》）加减。柴胡、牡丹皮、山栀子、黄芩、当归、白芍、白术、茯苓、炙甘草、龙胆草、通草，车前草。

加减：大便秘结加大黄；溢乳加炒麦芽、炒谷芽；胸胁满痛加郁金、王不留行；月经不行加生山楂、牡丹皮、丹参。

六、其他疗法

（一）中成药

中成药的选用必须适合该病的证型，切忌盲目使用。建议选用无糖颗粒剂、胶囊剂、浓缩丸或片剂。

1. 调经促孕丸

适应证：用于脾肾阳虚、瘀血阻滞证。

用法用量：一次1袋，一日2次。

2. 河车大造丸

适应证：用于肾阴亏虚证。

用法用量：一次3粒，一日3次。

3. 血府逐瘀口服液

适应证：用于瘀血阻滞证。

用法用量：一次1支，一日3次。

4. 归脾丸

适应证：用于心脾两虚、气血不足证。

用法用量：一次6g，一日2次。

（二）中药调整月经周期疗法

应用补肾调周法，按以下四期论治。

1. 行经期或孕激素撤退出血

应活血调经，促进月经正常来潮，常用五味调经汤，药用丹参、赤芍、五灵脂、艾叶、益母草。

2. 经后期

以滋阴养血补肾为主，促进卵泡发育，常用归芍地黄汤，药用炒当归、白芍、山药、山萸肉、熟地黄、牡丹皮、茯苓、泽泻、续断、桑寄生、怀牛膝等。

3. 经间期

即排卵期，以补肾调气血、促排卵为重点，药用炒当归、赤芍、白芍、山药、熟地黄、牡丹皮、茯苓、续断、菟丝子、鹿角片、山萸肉、五灵脂、红花等。

4. 经期前

以补肾阳为主，健全黄体功能，常用毓麟珠加减，药用炒当归、赤白芍、山药、熟地黄、茯苓、白术、川续断、菟丝子、紫石英、炒牡丹皮、枸杞子等。

（三）针刺

1. 体针

针刺法主要适用于排卵障碍者，主穴：关元、中极、子宫、三阴交。一般在月经中期开始，每日1次，每次留针20分钟，连续3日，之后观察7~10日，若BBT仍未升，可重复2个疗程。肥胖者加丰隆、脾俞，腰酸者加肾俞、气海。但应注意针刺法不要来回反复使用，以免耗损阴分。

2. 耳针

取肾、肾上腺、内分泌、卵巢、神门等穴，可用耳穴埋针、埋豆，每次选用4个穴位，每周2~3次。

（四）艾灸

取关元、中极、足三里、三阴交等穴，每次取2~3穴，每穴灸5~7壮，每日1次，7次为1个疗程。

七、各家经验

1. 王隆卉

王隆卉经过长期的临床观察发现，PCOS不孕患者的病机错综复杂，发病的主要机制为肾、脾、肝三脏功能失调以及气滞、血瘀、痰湿等病理产物的形成，治疗采用中医补肾调周法。治疗后阴长阳消，癸水阴长，滋养精卵，充盈血海，为卵泡发育、孕育排经提供保障，治宜滋阴养血，佐以助阳，以育肾通络方加减。药用云茯苓、制黄精、淫羊藿各12g，生地黄、怀牛膝、路路通、王不留行、麦冬各10g。

经间期重阴必阳，肾阴充实，癸水高涨，肾阳生长，气血运行，为卵子突破卵巢表层、孕卵植入子宫提供动力，治宜补肾活血，重在促排，以育肾培元方为基础方辨证论治。药用淫羊藿、熟地黄、仙茅、菟丝子各12g，阳起石、石菖蒲、鳖甲、丹参、续断、黄精、茯苓、锁阳、制香附、苍术、麦冬、葛根、白芥子、潼蒺藜各9g，紫河车粉3g。

经前期阳长阴消，经前阳长，温暖子宫，疏利内膜，温化阴浊，排除水湿，为经血如期排泄提供条件，治宜补肾助阳、扶助阳长，以育肾培元方为基础方加减。

行经期重阳必阴，阴阳消长已达到总体平衡，通过转化，让血中重阳下泄排除瘀浊，让位于阴，促进新生，治宜活血调经，重在祛瘀，以四物汤为基础方加减。药用炒当归、川芎、白芍、生地黄、制香附、怀牛膝、茺蔚子、泽兰、鸡血藤各10g。

王隆卉的用药特色：温肾助阳喜用淫羊藿、仙茅、菟丝子、阳起石等，以提高雌激素水平，温暖子宫，健黄体；健脾化痰祛湿喜用茯苓、苍术、白芥子、石菖蒲等；并擅用紫河车、鳖甲等血肉有情之品填补奇经、补阴助阳，以促进精卵发育。

2. 夏桂成

国医大师夏桂成认为PCOS女性不孕发病的根本原因为肾虚，经后期肾阴癸水不足，故卵泡不能发育成熟，治疗上应注重滋补肾阴，以阴中求阳。夏桂成教授认为PCOS发病的病理关键在于经后期阴长不及，难达重阴，以致重阴转阳不利，而阴虚日久及阳，阳虚则痰瘀壅阻，致使卵巢呈多囊样改变。临床应用月经周期节律法调治PCOS疗效卓著，其治疗重在经后期滋阴，因静能生水，阴精得复，又赖阴中求阳，促动沉疴，以刺激排卵，重建周期，恢复排卵；另外，健运脾气，杜绝病理产物，更有利于阴阳平衡，周期恢复。

3. 张吉金

张吉金认为肾中精气不足是PCOS不孕的基本病机，痰浊、瘀血是PCOS不孕常见的病理产物。根据其肾虚为本、痰瘀阻滞为标的病机拟定了培元补肾、活血化痰通络的基本治疗原则。张教授经验方药物组成如下：菟丝子25g，鹿角霜30g，山萸肉、枸杞子、肉苁蓉、山药、丹参、制胆南星各15g，炒白术、当归、川芎各10g，制半夏9g。再结合月经周期性的气血阴阳变化规律，调整处方。张教授指出月经后精血亏虚，应当以补肾填精为主，治以经验方加女贞子、旱莲草、沙苑子、制首乌、熟地黄等；经前期阴盛阳生，渐至重阳，冲任气血旺盛，治疗重在温肾益气，通经助孕，以备种子育胎，治以经验方加巴戟天、淫羊藿、仙茅、紫石英等；月经期应当活血化痰，以期排出痰浊瘀血，清除卵巢的病理产物，方以经验方加活络效灵汤或苍附导痰汤加减，根据痰瘀的偏盛而灵活使用。

4. 金哲

金哲认为PCOS不孕的发病原因多与脾肾阳虚相关，脾肾阳虚可导致机体内痰瘀互结，痰瘀互结既为其病理产物，又为其致病因素。痰瘀互结的状态为机体正气不足，尤其又与脾肾阳虚密切相关。久病入络，易滞易瘀，难治性PCOS患者病程长，多为瘀滞状态故应从通络论治。金教授在治疗本病时以补肾健脾为主，同时辅以通利经络之品，促进卵泡的发育，常用药物有桑寄生、续断、杜仲、鹿角霜、淫羊藿温肾活血而走下焦，桑椹子、菟丝子、覆盆子、女贞子滋养肾精，蛇床子温肾助阳，走血脉，尤其适合肾虚血瘀者，应用补肾药物的同时常配伍茜草等活血通经药使其补而不滞，陈皮、砂仁防其碍胃。佐以茯苓、浙贝母、薏苡仁、夏枯草化痰。

现代药理学研究表明，菟丝子的化学成分主要包括黄酮类、多糖类、生物碱类等，其中黄酮类为菟丝子的主要有效成分，有改善下丘脑-垂体-性腺轴功能的作用，提高垂体对促性腺激素释放激素的反应性，促进卵泡发育，提高应激大鼠雌二醇、黄体酮的水平，同时也能提高垂体促黄体生成素以及下丘脑β-内啡肽的水平。

茜草凉血行血，祛瘀生新，推动气血运行，有"小红参"之称，其化学成分多为蒽醌、三萜类、环类等，多具有抗癌、抗心肌缺血、调节T淋巴细胞、升白细胞、祛痰等药理活性。此外金教授认为肝郁亦可导致痰瘀互结，月经停闭，故气机的调畅有利于经络的疏通、血行的流畅，使药达病所，利于脾肾功能恢复正常。常用药物为月季花、玫瑰花、制香附疏肝活血，同时配伍桔梗、柴胡、延胡索、乌药、旋覆花，有升有降，调畅全身气机。

5. 杨鉴冰

杨鉴冰认为PCOS不孕的基本病机以肾虚为本，气血痰湿凝滞为标，采取补肾治本之法，佐以活血、化瘀、祛痰。针对PCOS女性不孕的主要病机为肾虚，临床多应用补肾为主的中药治疗。补肾的中药可以通过受体功能调节神经内分泌，提高卵巢对LH的反应，从而调节下丘脑–垂体–卵巢轴的功能，促进卵泡生长、发育、成熟和排出。近年来经大量的临床实践证明，补肾为主的中药对PCOS不孕的治疗具有一定疗效，能有效改善卵巢功能和患者的症状、体征，促进排卵，提高妊娠率。

八、转归与预防调护

1. 疾病转归

PCOS患者除了生殖功能异常外，还存在其他已知的远期风险和损害。近年发现，胰岛素抵抗、2型糖尿病、心血管疾病和子宫病变等并发症的发生率在PCOS患者中呈明显增长趋势。其中最重要的是患2型糖尿病的风险，PCOS患者患2型糖尿病的风险是健康人群的5~10倍，约10%正常糖耐量和30%糖耐量降低的PCOS患者会在随后的2~3年内发展成为2型糖尿病。同时，PCOS妇女多合并糖尿病、高血压和血脂异常，这些因素导致内皮功能障碍和动脉粥样硬化，催生了相关的心血管疾病并加快其进程。此外，由于PCOS患者长期不排卵，高水平的无拮抗的内源性雌激素导致子宫内膜异常增生，增加了子宫内膜癌的患病风险。

2. 预防调护

（1）控制体重：体重降低5%~10%可使55%~90%的PCOS患者在6个月内恢复排卵，减肥的方式主要是控制饮食和合理运动，因本病多见于青年女性，故可采取相对剧烈的运动方式，通过运动使身体脂肪减少，有助于恢复排卵和改善PCOS患者的代谢异常。刘菲等通过研究发现，肥胖型多囊卵巢综合征患者的内分泌代谢紊乱更为严重，在体重得到控制后，血脂、胰岛素、性激素水平均得到明显改善。

（2）控制饮食：多进食血糖指数低的碳水化合物，减少脂肪和单糖的摄入，忌食含雄激素的动物器官，加强营养，清淡饮食，戒除烟酒，忌食辛辣刺激性食物。

（3）规律起居：生活起居要有规律，早睡早起，避免熬夜，劳逸适度，防止过劳。

（4）心理调摄：PCOS患者应保持心情舒畅，减少精神及心理因素对内分泌代谢的影响，避免忧郁焦虑情绪，解除思想负担，树立治疗信心。

第三节 不孕症

一、概述

1. 西医认识

不孕是指夫妻同居 1 年以上，配偶生殖功能正常，有规律而正常的性生活，未采取任何避孕措施，而女方未怀孕，或曾有过妊娠，未避孕 1 年未再受孕者。前者为原发性不孕，后者为继发性不孕。近年由于巨大的社会压力及生存环境的改变，我国不孕症的发病率为 10%～15%，严重影响育龄妇女的身心健康及家庭和谐，是危害人类健康的主要疾病之一。

2. 中医认识

《周易》记载"妇三岁不孕"，首先提出不孕病名，并将不孕年限界定为 3 年。《千金要方》称原发性不孕为"全不产"，继发性不孕为"断绪"。《素问·上古天真论》言："肾气盛，天癸至，任通冲盛，月事以时下，故有子。"首先将受孕生理归因于肾气，另与规则的月经有密切关系。《神农本草经》记载"女子风寒在子宫，绝孕十年无子"可选紫石英，因其性温对胞宫寒者可暖之，又因质重，能直达于胞宫。《诸病源候论》专设"无子候"，言："然妇人挟疾无子，皆由劳伤血气，冷热不调，而受风寒，客于子宫，致使胞内生病，或月经涩闭，或崩血带下，致阴阳之气不和，经血之行乖候，故无子也。"指出不孕症的常见病因病机为气血不足、寒客胞宫、胞宫虚寒、月经量多或少等因素导致阴阳气血失调，月经不规律。《圣济总录》曰："妇人所以无子，由冲任不足，肾气虚寒故也。"说明不孕主要与冲任二脉有关。《格致余论》曰："女不可为母，得阴气之塞者也。"指出寒邪凝滞或痰凝血瘀等塞阻于胞宫，滞留冲任而不孕。《丹溪心法》中增补了肥胖妇人痰湿闭塞子宫和瘦小妇人子宫干涩不能怀孕的证治。《广嗣纪要》载"五不女"（螺、纹、鼓、角、脉）因先天性生理缺陷而不能生育，药物治疗欠佳。《万氏妇人科》曰："女子无子，多因经候不调……此调经为女子种子紧要也。"指出不孕症多因月经不调，经调治后月经规律方可孕育。《妇人规》曰："种子之方，本无定轨，因人而药，各有所宜。"强调治疗不孕应辨证论治，并提出"情怀不畅，则冲任不充，冲任不充则胎孕不受"，指出七情内伤可导致不孕。《傅青主女科》强调从肝肾论治不孕，创制的养精种玉汤、温胞饮、开郁种玉汤、宽带汤至今仍常用。《医林改错》重视活血化瘀治不孕，认为少腹逐瘀汤"种子如神"，并创立"对经服药法"，即月经来潮之日起连服 5 天以祛瘀生新、调经种子。

二、西医诊断

1. 病史采集

详细询问病史是诊治不孕症的关键，最好夫妻都参与。除一般病史外，应特别注意婚育史、同居时间、性生活情况、避孕情况、生长发育史、月经史、结核病史、生殖道炎症病史、既往分娩或流产史、其他内分泌代谢病史、手术史、免疫性疾病史、家族史、工作学习是否过度紧张或过度疲劳、配偶情况等。

2. 临床表现

（1）婚后夫妻同居，性生活正常，配偶生殖功能正常，未避孕未孕 1 年；或曾孕育过，未避孕又 1 年以上未再受孕。

（2）一般体征、体态、体重、全身营养状态，有无异常的脂肪沉着、色素沉着、痤疮、浮肿等，有无先天性畸形、甲状腺肿大、肢端肥大等。

（3）第二性征要注意患者的毛发分布、有无溢乳等。

（4）妇科检查的三合诊：观察外阴部阴毛分布情况及发育是否异常；阴道是否畸形；子宫颈部有无赘生物或糜烂；子宫发育情况，有无肿块；两侧附件有无增厚、结节、肿块等。

3. 检查

（1）卵巢功能检查：可进行卵巢 B 超扫描监测卵泡发育、基础体温测定、宫颈黏液检查、黄体期子宫内膜组织检查、女性内分泌激素测定等，了解卵巢有无排卵及黄体功能状态。

（2）输卵管通畅试验：可行子宫输卵管造影术或腹腔镜直视下输卵管通液术，以了解输卵管通畅情况。

（3）其他检查：免疫学检查，性交后试验，甲状腺功能检查，肾上腺皮质功能检查，宫腔镜、腹腔镜检查，影像学检查。

三、病因病机

1. 病因

肾主生殖，不孕与肾的关系最为密切。临床常见的病因有肾虚、肝郁、痰湿、血瘀等。

（1）肾虚：先天肾气不足，或房事不节、久病大病、反复流产等损伤肾气，冲任虚衰，以致不能摄精成孕；或素体肾阳虚或寒湿伤肾，肾阳亏虚，不能温煦子宫，子宫虚冷，则有碍子宫发育或不能触发氤氲乐育之气，致不能成孕；或精血不足，耗损真阴，冲任血海空虚，胞脉失养，不能成孕；或阴虚火旺，热扰冲任血海，亦不能成孕。

（2）肝郁：情志不畅，久不受孕，肝气郁结，疏泄失常，气血不和，冲任不能相资，以致不孕；或肝郁克脾，脾伤不能通任脉而达带脉，任、带失调，胎孕不受。

（3）痰湿：体质肥胖，或恣食膏粱厚味，或劳倦思虑过度，脾虚不运，痰湿内生，躯脂满懦，遮隔子宫，不能摄精成孕，痰湿有碍气机条达，胞脉受阻，不能摄精成孕。

（4）血瘀：经期、产后余血未净，或感受寒邪，寒凝血瘀，胞脉阻滞不通，两精不能结合，以致不孕。

2. 病机

不孕症尚需明确病证之虚实，虚证责之肾，实证多因肝郁、痰湿、血瘀。肾为先天之本，肾精亏虚，精不化血，血液亏虚，经闭不孕。肾气不固，冲任失约，月经淋漓不断而不孕；肾阳虚衰，温煦失职，宫寒不孕；肾阴不足，虚热内生，热扰冲任，血海不宁，迫血妄行，月经不调而不孕；情志抑郁，肝气郁结，疏泄失司，气血不调，冲任不能相资，郁久化火，灼伤女子胞之脉络可不孕；气滞及血，形成瘀血，血行不畅，或气滞水停，水聚成痰湿，均可阻滞胞脉，难以摄精成孕。

肾主生殖，肾中精气之虚衰，无以濡养卵巢，卵巢藏泄功能受损而不孕。肝肾精血同源，肾精亏虚，导致肝血不足，又肝体阴而用阳，阴不足，则疏泄失司，肝郁气滞。气运行不畅，导致血运障碍，形成气滞血瘀，气虚或气滞，导致水液失布而停聚形成痰湿。

不孕症的标靶为促进排卵、调节性激素。丹栀逍遥丸解郁调经改善卵泡微环境，促进卵泡发育，可治疗排卵功能障碍性不孕。菟丝子含有丰富的黄酮和醇类，能调节肾-天癸-胞宫轴，促进黄体功能，改善性激素水平，可治疗黄体功能不全性不孕。紫石英气温，入足厥阴肝经，厥阴之脉绕于阴器，子宫亦属肝经，可以散子宫之风寒，治女子绝孕无子。

不孕症因肝郁、痰湿、血瘀所致者，病势较急，肾虚者病势较缓。肾中阴阳维护着全身阴阳的协调平衡，冲任条达有助于成孕。肾气不足，精不化血，冲任失约，不能激发和促进生殖功能而影响受孕。气虚进一步发展，可出现阳虚内寒之象，不易受孕。阳气虚损，无阳则阴无以生，导致阴液生化不足，在阳虚基础上出现阴虚，阴阳两虚亦不受孕。气虚升降出入运动无力，积于体内，肝失疏泄，气郁不达而气滞，进一步可进展到瘀血停滞、痰湿停留，壅滞冲任，不能成孕。

综上所述，不孕症从潜伏期到疾病阶段存在着"虚、郁、痰瘀互结"三个阶段。虚分为肾气虚、肾阳虚、肾阴虚，郁主要为肝郁气滞，痰瘀互结分为痰湿内蕴、瘀血阻络。本病之靶为促进排卵、调节性激素。本病起始多由肾气虚引起，随着疾病进展，则出现阴阳两虚、气滞痰凝血瘀。

四、辨治思路

1. 辨证要点

（1）症状分类辨证要点：不孕即性生活正常，同居1年未避孕或曾孕育后未避孕1年而未孕。月经不调，色淡，质稀，腰膝酸软，精神疲倦，舌淡，苔白者属肾气虚；

月经不调，色淡暗，质清稀，性欲淡漠，小腹冷，小便清长，脉沉迟者属肾阳虚；月经不调，量少，阴中干涩，舌质红，苔少者属肾阴虚；经期先后不定，经来少腹胀痛，经前乳房胀痛，烦躁易怒，脉弦者属肝郁气滞；月经不调，量多少不一，形体肥胖，舌淡胖，苔白腻者属痰湿阻滞；月经后期，有血块，或痛经，舌质紫暗者属瘀血阻络。

（2）疾病转归辨证要点：肾藏精，主生殖，肝藏血，主疏泄，不孕多责之肾虚与肝郁。肾虚者，病初多气虚为主，表现为精神疲倦、月经色淡质稀。阳虚为气虚之甚，兼有寒象，如月经色淡清稀，性欲淡漠，小腹冷，小便清长等。病久阳气虚弱损及阴精生化不足，导致月经量少色红，阴中干涩，头昏耳鸣，心悸失眠，五心烦热等阴虚征象。实证多因肝郁气滞，疏泄失司，导致经期先后不定，经来少腹胀痛，经前乳房胀痛，精神抑郁，并随情志波动而改变，长期未孕，甚至会出现情志障碍。木郁侮土，脾失健运，影响水谷精微及水液输布，久则痰湿内蕴，月经不调，形体肥胖，带下量多等。气不行则血不运，血不运则瘀滞不通，表现为月经后期，量少，色紫黑，有血块，或痛经，少腹疼痛拒按，情志抑郁，胸闷不舒，舌质紫暗，有瘀斑、瘀点等瘀血阻络之象。

2. 鉴别诊断

不孕症与暗产：不孕症是指夫妻同居 1 年以上，有规律而正常的性生活，未避孕而女方未怀孕，或曾有过妊娠，未避孕而又 1 年未再受孕者。暗产指怀孕未足一个月而流产，其时胚胎尚未成形，人多不知有胎，类似现代所指的生化妊娠。

3. 治疗原则

不孕症的治疗首要是调经。调经之法，不离补肾疏肝，调理气血，祛湿化痰。还要注意辨其虚实，因人而异。同时对不孕症患者辅以心理治疗，可提高受孕率。

五、辨证论治

1. 肾气虚证

症状：久婚不孕，月经不调，量或多或少，色淡，质稀，腰膝酸软，头晕耳鸣，精神疲倦，小便清长，夜尿频多，舌淡，苔白，脉沉细。

治法：补肾益气，调补冲任。

方药：毓麟珠（《景岳全书》）加减。熟地黄、当归、菟丝子、山药、枸杞子、杜仲、山茱萸、川椒、茯苓、白芍、川芎等。

加减：腰酸腿软甚者，加川续断、补骨脂；头晕耳鸣甚者，加枸杞子、女贞子；小便清长，夜尿多者，加益智仁、桑螵蛸、覆盆子；经来量多者，加阿胶、续断、茜草；经来量少不畅者，加泽兰、川牛膝、三棱以活血调经。

2. 肾阳虚证

症状：婚久不孕，月经不调，量少，色淡暗，质清稀，头晕耳鸣，腰酸腿软，性欲淡漠，小腹冷，小便清长，面色晦暗，手足不温，舌淡，苔白，脉沉迟。

治法：温肾助阳，调补冲任。

方药：温胞饮（《傅青主女科》）加减。白术、巴戟天、人参、杜仲、菟丝子、芡实、肉桂、附子、补骨脂。

加减：若畏寒肢冷，腰痛如折，小腹冷甚，加紫石英、淫羊藿、巴戟天；头晕耳鸣，失眠健忘，加枸杞子、酸枣仁、柏子仁以养血安神；性欲淡漠者，可加淫羊藿、巴戟天、肉苁蓉。

3. 肾阴虚证

症状：婚久不孕，月经不调，量少，色红无血块，或月经尚正常，但形体消瘦，阴中干涩，腰腿酸软，头昏耳鸣，心悸失眠，五心烦热，午后低热，舌质红，苔少，脉沉细。

治法：滋阴养血，调冲益精。

方药：养精种玉汤（《傅青主女科》）加减。熟地黄、当归、白芍、山萸肉等。

加减：五心烦热，午后潮热者，加地骨皮、牡丹皮、龟甲、知母；面色萎黄，头晕眼花者，加鹿角胶、紫河车；头晕耳鸣，心烦少寐者，加枸杞子、酸枣仁。

4. 肝郁气滞证

症状：婚久不孕，经期先后不定，经来少腹胀痛，行而不畅，量少色暗，有小血块，经前乳房胀痛，精神抑郁，善太息，烦躁易怒，舌质正常或暗红，苔薄白，脉弦。

治法：疏肝解郁，理血调经。

方药：开郁种玉汤（《傅青主女科》）加减。白芍、香附、当归、白术、牡丹皮、茯苓、天花粉。

加减：经量多，色红质稠者，去当归，加栀子；胸胁胀满者去白术，加青皮、绿萼梅；梦多、眠不安者，加酸枣仁、夜交藤；乳胀有块，加王不留行、橘核、路路通；乳房胀痛有灼热感或触痛者，加川楝子、蒲公英。

5. 痰湿内蕴证

症状：婚久不孕，月经不调，量多少不一，色淡，青春期始形体肥胖，带下量多，质黏，面目虚浮或白，头晕心悸，胸闷泛恶，舌淡胖，苔白腻，脉滑。

治法：燥湿化痰，调理冲任。

方药：启宫丸（《医方集解》）加减。半夏、白术、香附、神曲、川芎、茯苓等。

加减：腰膝冷痛者，加鹿角片、杜仲、菟丝子、续断；食欲不振，带下量多者，加山药、扁豆；胸闷气短，加瓜蒌、石菖蒲；月经后期、闭经者，加红花、泽兰、莪术；心悸者，加丹参、远志。

6. 瘀血阻络证

症状：婚久不孕，月经后期，量少，色紫黑，有血块，或痛经，少腹疼痛，拒按，情志抑郁，胸闷不舒，舌质紫暗，有瘀斑、瘀点，脉弦或弦涩。

治法：活血化瘀，调理冲任。

方药：少腹逐瘀汤（《医林改错》）加减。干姜、延胡索、没药、当归、川芎、肉桂、赤芍、蒲黄等。

加减：癥瘕积聚者，加夏枯草；带下量多者，加苍术、白术、车前子；经血淋漓不净者，加血余炭、三七粉。

六、其他疗法

1. 中成药

（1）五子衍宗丸

适应证：用于不孕症肾气虚证。

用法用量：一次6g，一日2次。

（2）滋肾育胎丸

适应证：用于不孕症肾阳虚证。

用法用量：一次5g，一日3次。

（3）右归丸

适应证：用于不孕症肾阳虚证。

用法用量：一次9g，一日3次。

（4）金匮肾气丸

适应证：用于不孕症肾阳虚证。

用法用量：一次4~5g，一日2次。

（5）六味地黄丸

适应证：用于不孕症肾阴虚证。

用法用量：一次3g，一日3次。

（6）培坤丸

适应证：用于不孕症肾阴虚证。

用法用量：一次9g，一日2次。

（7）逍遥丸

适应证：用于不孕症肝郁气滞证。

用法用量：一次6~9g，一日1~2次。

（8）定坤丹

适应证：用于不孕症肝郁气滞证。

用法用量：一次3.5~7g，一日2次。

（9）桂枝茯苓胶囊

适应证：用于不孕症瘀血阻滞证。

用法用量：一次 0.93g，一日 3 次。

（10）丹莪妇康煎膏

适应证：用于不孕症瘀血阻滞证。

用法用量：一次 10～15g，一日 2 次。

（11）散结镇痛胶囊

适应证：用于不孕症瘀血阻滞证。

用法用量：一次 1.6g，一日 3 次。

2. 针刺

（1）肾气虚、肾阳虚、肾阴虚

治法：补益肝肾，温通胞脉。

主穴：关元、气海、肾俞、归来、子宫、三阴交。

配穴：肾虚者，加太溪、命门；头晕耳鸣者，加百会、然谷；腰膝酸软者，加腰眼、阴谷。

操作：归来、子宫用平补平泻法，余穴用毫针补法。可用艾灸，或隔附子饼灸。

（2）肝郁气滞、痰湿内蕴、瘀血阻滞

治法：理气化痰，行瘀通络。

主穴：肝俞、丰隆、归来、子宫、三阴交。

配穴：肝气郁结者，加太冲、阴廉、曲泉；痰瘀互结者，加阴陵泉、内关、膈俞；胸胁胀痛者，加内关、膻中；经行涩滞者，加地机；白带量多者，加次髎；纳差脘闷者，加中脘、足三里。

操作：毫针泻法。

七、各家经验

1. 班秀文

国医大师班秀文认为不孕症当从种子之要，即关注调经为先、注重肝肾、辨病辨证等。经为血化，妇人以血为本，以血为用，而经、产、孕、乳数伤于血，故常表现为"有余于气，不足于血"的生理状况，故要调经为先。调经治血中除根据血分的寒、热、虚、实而采取温、清、补、攻等法外，还要根据月经与脏腑的关系，重视肝、脾、肾在月经和孕育方面的联系。常用左归饮、右归饮、五子衍宗丸等补益肾气以固气血；又因血为气之母，气为血之帅，气行则血行，气滞则血滞，故善用柴胡、郁金、香附、合欢花等疏肝调血，用补中益气汤、归脾汤、人参养荣汤等以助气血之化生，使血足精生，从后天补先天，精血充盛，则能孕育生子。同时，提倡治不孕症应在辨证的基础上，辨证与辨病相结合。在治疗输卵管阻塞引起的不孕症时，在活血化瘀通络、软坚散结的基础上运用温阳通行之品，如桂枝、路路通、威灵仙、王不留行、透骨草等。对排卵障碍性不孕，多与"肝不升发、肾不作强"有关，常从调补肝肾着眼，使肝肾阴平阳秘，精血充足，其卵自排。

2. 刘敏如

国医大师刘敏如认为西医的内分泌因素中医责之于脑－肾－天癸－胞宫轴失调，肾是发动元阳、滋生元阴、蒸腾肾气的重要脏器，是"阴阳之本，元气之根""五脏六腑之本"。不孕症最基本的病机是肾气虚、肾精亏，强调补肾气以资天癸，养精血以调冲任。临床诊治注重择期论治与辨证论治之结合。择期论治是指根据月经周期气血变化特点，在月经周期的不同阶段治法有所侧重。经前期（黄体期），阴阳气血俱盛，为孕卵着床做准备，治当补肾填精为主，常用寿胎丸合四君子汤加淫羊藿、肉苁蓉、黄精、熟地黄等，以改善黄体功能及宫腔内环境，增加成孕机会；经间期（排卵期）是重阴必阳的关键时期，治当平补肾阴肾阳，佐以活血化瘀，以促进阴阳转化，以利卵子排出，方选归肾丸加王不留行、皂角刺等；经后期（卵泡期），血海空虚，阴阳气血相对不足，治法以滋肾阴、养气血为主，方选左归丸合八珍汤加减，以促进阴血之复生。月经期，血室正开，经血以排出为畅，经血量不多者，可于经行首天或第2天适当活血化瘀，因势利导，方选四物汤加鸡血藤、益母草等。临床所见不孕症中不少皆属本虚标实之证，肾虚为本，或累及脾胃和冲任二脉，标实者或兼湿邪痰浊、湿热毒蕴、瘀血阻滞，故治法亦不限于补肾一法，应兼健脾益气化湿、清热解毒化湿、豁痰软坚散结、疏肝理气、活血行滞等不同方法辨证论治。

3. 仝小林

仝小林将不孕症归因于子宫，子宫好比"土地"，"土地"在自然环境下会遭遇热、寒、旱、涝等影响，土地会受外环境的改变而发生内环境的改变，从而影响植物的生长发育。故而不孕当属子宫疾患，首先要改善子宫环境。临床诊疗中对于子宫病变归属于热证者方选清经汤，属寒证者选大温经汤，属阴虚证者方选玉女煎，属痰湿证者方选苍附导痰汤，属血瘀证者方选少腹逐瘀汤，属气血不足证者方选十全大补汤，属中满内热证者方选大黄黄连泻心汤。遵照此训，多收宏效。

八、转归与预防调护

1. 转归

不孕症的转归与患者年龄、发育、发病诱因、病程长短等密切相关，一般来说，年龄偏小、发育正常、功能性不孕、病因单一、病程短者预后较好，年龄偏大、发育欠佳、器质性病变不孕、病因复杂，或伴有先天性生殖系统发育不全及畸形、病程长者疗效欠佳。提倡早期调治，尽早进行中医药治疗。

2. 预防调护

不孕症的患者往往伴有情志不畅，应重视心理疏导，尽可能减轻家庭带来的压力，避免精神刺激。同时注意饮食调摄，清淡饮食，减少辛辣刺激食物的摄入，适度运动，增强体质，起居有常，劳逸适度，注意经期卫生。

第四节　围绝经期综合征

一、概述

1. 西医认识

围绝经期综合征（menopausal syndrome，MPS）是指妇女在绝经前后由于卵巢功能减退，雌激素水平下降，垂体功能亢进，促性腺激素分泌过多，引起植物神经功能紊乱，从而出现一系列不同程度的躯体及精神心理症状的综合征。对于手术切除双侧卵巢、放射治疗及某些内分泌代谢病丧失卵巢功能而出现围绝经期综合征表现者，可参照本病治疗。

妇女月经紊乱或绝经多在 49 岁左右，亦有于 40 岁前即出现围绝经期综合征者，即卵巢早衰或卵巢储备功能低下，临床应当引起注意。

围绝经期综合征对患者的躯体、精神都有较大的影响，甚至能引起情绪障碍如悲伤、抑郁、社交障碍和睡眠障碍等，严重影响患者的生存质量。据世界卫生组织统计，女性发生自然绝经的年龄通常在 45～55 岁。我国目前约有 1.3 亿围绝经期妇女，预计到 2030 年将达 2.8 亿，全球将增长到 12 亿，而这其中超过 90% 的女性会出现与绝经相关的症状，包括围绝经期综合征。因此，迫切需要加强对该病的研究。

2. 中医认识

历代中医古籍中均无"围绝经期综合征"的病名，在古代对于妇女在绝经前后出现的诸类症状，将其归为"脏躁""百合病"等范畴进行辨证论治。《金匮要略浅注》曰："妇人脏燥，脏属阴，阴虚而火乘之，则为燥。不必拘于何脏，而既已成燥，则病证皆同。但见其悲伤欲哭，象如神灵所作，现出心病，又见其数欠喜伸，现出肾病，所以然者，五志生火，动必关心，阴脏既伤，穷必及肾是也。"《金匮要略·百合狐惑阴阳毒病脉证并治》言："百合病者，百脉一宗，悉致其病也。意欲食复不能食，常默然，欲卧不能卧，欲行不能行；饮食或有美时，或有不用闻食臭时，如寒无寒，如热无热，口苦，小便赤，诸药不能治，得药则剧吐利，如有神灵者，身形如和，其脉微微。"其病邪少虚多实，属阴虚内热之证，病久及肾，而见肾阴阳失调之候。

直至 1964 年，著名中医妇科专家卓雨农教授根据历代医籍有关记载，结合临床实践，提出"绝经前后诸症"这一病名，并纳入《中医妇科学》教材。

二、西医诊断

1. 妇女于绝经前后，同时出现以下 3 组症状：①典型的血管舒缩功能不稳定症状，如潮热、汗出、胸闷、心悸等。②精神神经症状，如抑郁、焦虑、烦躁、易激动等。③泌尿生殖道萎缩症状，如阴道干、有烧灼感、性交痛、尿频尿急、反复尿路感染等。

2. 血 FSH 升高或正常，E2 水平可升高、降低或正常。

三、病因病机

绝经前后诸症的发生与经断前后的生理特点有密切关系。妇人绝经前后多为"七七之龄"，肾气渐衰，天癸将竭，冲任二脉气血也随之衰少。此时期如素体脏腑阴阳偏盛偏衰，素性抑郁，或家庭、工作、社会等环境急剧变化，或宿有痼疾，或身体突发某种疾病，均易导致肾阴阳失调而发病。

1. 病因

（1）肾阴亏虚：女子七七，肾气虚衰，则天癸竭矣。《素问·上古天真论》云："七七任脉虚，太冲脉衰少，天癸竭，地道不通，故形坏而无子也。"经断前后，天癸渐竭，精亏血少，真阴不足，若素体阴虚，或多产房劳数伤于血，或忧愁思虑，营阴暗耗，或失血久病耗伤营血，或过服温燥劫阴之品均可导致肾阴亏虚。阴虚内热，阳失潜藏，阴亏不能上济心火，心肾不交，阴虚水不涵木及阴虚血燥，肌肤失濡等均可导致绝经前后诸症的发生。

（2）肾阳亏虚：《千金要方·消渴消中门》云"凡人生放恣者众，盛壮之时，不自慎惜，快情纵欲，极意房中，渐至年长，肾气虚竭……皆由房室不节所致也"。经断前后，肾气渐衰，若素体阳虚，或早婚房劳多（流）产损伤肾气，或过用寒凉，均可重伤肾气，致使肾阳衰惫。肾阳亏虚，脏腑经脉失于温养，则可导致绝经前后诸症发生。

（3）肾阴阳两虚：肾为水火之宅，藏元阴而寓元阳，水火既济，则阴阳调和而不病。经断前后，肾气渐衰，肾精渐亏，水火失济，阴阳不调致使肾阴阳两虚，亦可导致绝经前后诸症发生。

2. 病机

肾阴阳失调为绝经前后诸症发病的基础。"肾为先天之本""五脏相移，穷必及肾"，故肾阴阳失调，每易波及其他脏腑，而其他脏腑病变，久则必然累及于肾。是故肾阴亏虚，阴虚内热，阳失潜藏，阴亏不能上济心火，心肾不交，阴虚水不涵木及阴虚血燥，肌肤失濡，肾阳亏虚，脏腑经脉失于温养，水火失济，阴阳不调均可导致绝经前后诸症发生。

综上所述，绝经前后诸症之病态常见肾虚之象，初病多为肾阴虚或肾阳虚，病久可见肾阴阳两虚，病至后期，累及肝脾，又可兼郁、夹湿等。病性初起为虚，久则虚实夹杂。病靶在肾，常累及肝脾等。病势进展方面，病虽起于肾，但病久常累及肝脾等，致使本病证候复杂，出现肝郁血虚、脾虚湿蕴等变化，而呈现多脏腑病变的趋势。

四、辨治要点

1. 辨证要点

（1）症状分类辨证要点：症状分类辨证重在辨病位，妇女月经紊乱或绝经，症见烘热汗出，腰背酸痛或冷痛，头晕耳鸣，手足心热，性欲淡漠，阴道干涩有热感，性交痛等，病位在肾；症见情绪改变，胁肋疼痛，乳房胀痛，头痛者，病位在肝；症见心悸怔忡，心烦不宁，或郁郁寡欢，失眠多梦者，病位在心；症见形寒肢冷，精神萎靡，面浮肢肿，小便清长，夜尿多，口干便秘者，病位在脾肾。

（2）疾病转归辨证要点：中医认为女子年过半百，肾气自半，精血渐衰，肾阴亏耗，阴不敛阳，虚阳外越，故见烘热汗出、腰背酸痛等，其病本在肾，以肾虚为主，可见肾阴虚、肾阳虚或肾阴阳两虚；肾亏于下，水不济火，心肾不交，可见心火亢盛，而见汗出异常明显。火邪扰心而见烦躁不宁，情绪波动变化较大而见肝郁血虚之象，肝郁横逆克脾可见脾虚失运、湿浊内生之候。

2. 鉴别诊断

（1）病证类别：本病病因复杂，临床症状多样，可根据主症和病位的不同分别辨证论治，辨证时尤应重视辨阴阳、辨脏腑与辨体质。

（2）鉴别诊断：本病相关症状表现可与某些内科病如眩晕、心悸、水肿等相鉴别，临证时应注意结合患者发病年龄、病史、相关检查等予以鉴别。

3. 治疗原则

绝经前后诸症以肾虚为本，病位在肾，与肝脾相关，重在调和肾之阴阳。治以益肾养阴、温肾固阳、疏肝养血、健脾化湿，并应注意有无水湿、痰浊、瘀血之兼证而辨证施治，灵活化裁，还应注意治疗时不可妄用克伐，以免犯虚虚之戒。

五、辨证论治

1. 肾阴亏虚证

症状：绝经前后，月经紊乱，月经提前，量少或量多，或崩或漏，头晕耳鸣，腰膝疼痛，烘热汗出，烦躁易怒，口干便结，舌红少苔，脉细数。

治法：养阴益肾潜阳。

方药：左归丸（《景岳全书》）合二至丸（《摄生众妙方》）加减。熟地黄、山药、枸杞子、山茱萸、川牛膝、菟丝子、鹿角胶、龟甲胶、女贞子、墨旱莲。

加减：潮热汗出，阴虚内热者可用知柏地黄丸加地骨皮、秦艽、浮小麦；头晕耳鸣，肝肾阴虚者加天麻、钩藤、黄精；心烦不宁，失眠健忘，心肾不交者加天王补心丹或交泰丸；大便秘结者加炒决明子、肉苁蓉、生何首乌。

2. 肾阳亏虚证

症状：绝经前后，月经过多或闭经，头晕耳鸣，腰膝疼痛，形寒肢冷，面浮肢肿，小便清长，质淡暗，或胖嫩边有齿痕，苔薄白，脉沉细弱。

治法：温肾固阳滋阴。

方药：右归丸（《景岳全书》）加减。熟地黄、山药、山萸肉、枸杞子、鹿角胶、菟丝子、杜仲、当归、肉桂、制附子。

加减：月经量多或崩中漏下者加赤石脂、补骨脂、益母草、三七粉；畏寒肢冷者加淫羊藿、巴戟天；浮肿便溏，脾肾阳虚者加茯苓、泽泻、肉豆蔻；尿频甚或尿失禁明显者，加覆盆子、黄芪、益智仁。

3. 肾阴阳两虚证

症状：绝经前后，月经或多或少，乍寒乍热，头晕耳鸣，健忘，烘热汗出、腰背冷痛，舌淡苔薄，脉沉弱。

治法：滋阴温阳固肾。

方药：二仙汤（《中医方剂临床手册》）合二至丸（《摄生众妙方》）加减。仙茅、淫羊藿、巴戟天、当归、黄柏、知母、女贞子、墨旱莲。

加减：腰背冷痛者加桑寄生、杜仲、川续断；便溏者加茯苓、炒白术；月经紊乱，量少淋漓，色紫黑有块，或量多如冲，舌质紫暗，脉弦涩者加桃仁、红花、赤芍；小腹胀满、胸闷叹息者加香附、郁金、广木香。

4. 肝郁血虚证

症状：绝经前后，月经量少或停经，心烦抑郁，善太息，常悲伤欲哭、潮热汗出，心悸、头胀头痛，胸胁胀痛，舌淡红苔薄白，脉弦。

治法：疏肝养血。

方药：逍遥散（《太平惠民和剂局方》）合补肝汤（《医学六要》）加减。当归、白芍、柴胡、茯苓、白术、炙甘草、生姜、薄荷、熟地黄、川芎、木瓜、酸枣仁。

加减：情绪抑郁，乳房胀痛，气郁重者加郁金、香附、合欢花；面红目赤，心烦易怒，肝阳上亢者，改用龙胆泻肝汤合二至丸；面色少华，爪甲色淡，血虚较重者加阿胶、大枣。

5. 脾虚湿蕴证

症状：经期延迟，或月经偏多，潮热汗出频作，形体肥胖，头晕目眩，胸脘痞满，痰多，时呕，舌淡胖苔白腻，脉滑。

治法：健脾化湿。

方药：二陈汤（《太平惠民和剂局方》）合半夏泻心汤（《伤寒论》）加减。半夏、陈皮、茯苓、炙甘草、干姜、黄连、大枣、黄芩、人参。

加减：呕恶，痞满甚者，加枳实、竹茹；气短乏力，脾虚甚者加黄芪、党参、山药；潮热汗出，腰背疼痛，便溏，脾肾两虚者，用左归丸。

六、其他疗法

1. 中成药

（1）坤泰胶囊

适应证：适用阴虚火旺者。

用法用量：一次4粒，一日3次。

（2）杞菊地黄丸

适应证：适用于肝肾阴虚者。

用法用量：一次6g，一日2次。

2. 针刺

（1）体针

主穴：关元、三阴交、肾俞、交信。

加减：阳虚配气海、命门、复溜；阴虚配涌泉、照海、太溪；肝郁气滞配合谷、太冲；月经紊乱加子宫；潮热出汗加太溪；失眠较重者加神门透刺大陵、安眠、太溪；焦虑抑郁者加郄门；记忆力减退加天柱、完骨；性欲下降者加长强、秩边透刺子宫。

（2）耳穴：内生殖器、内分泌、交感、神门、心、脾、肺、肾。

七、各家经验

1. 夏桂成

夏桂成认为该病的发生是由于妇女围绝经期心－肾－子宫生殖轴功能紊乱，本质上是该时期肾阴亏虚，癸水不足，不能上济于心，发生心（肝）火偏旺、心神不宁，出现潮热汗出、心烦失眠等围绝经期综合征的症状。该病日久可导致郁火、血瘀、痰浊等病变。治疗上应滋肾养阴、清心安神，并结合心理疏导，必要时配以适当的激素替代治疗。

2. 罗元恺

罗元恺认为本病病机多为肝肾阴虚或脾肾阳虚，但因人而异，临床则以肝肾阴虚为多，故治法常以滋养肝肾为主，佐以潜阳温肾之品，此即张景岳所谓"善补阴者，必于阳中求阴，则阴得阳升，泉源不竭；善补阳者，必于阴中求阳，则阳得阴助，而生化无穷"。

3. 唐吉父

唐吉父认为围绝经期综合征的治疗原则应立足于燮理阴阳，调和营卫。药须柔润，不宜刚燥，处方立法也须顾及脏腑阴阳的协调。二仙汤为调和阴阳的方剂，甘麦大枣汤具有缓急润燥之功，临床上常以此二方为主加减应用。

4. 刘敏如

刘敏如认为围绝经期是女人一生中的重要阶段，即生殖能力开始减退至完全终止，进入老年的渐进的生理过渡。生理上均处于肾气渐衰，天癸将竭，精血渐亏的状态，此阶段表现为女子绝经，阴阳易失平衡而出现以肾气虚为主的症状。肾是发动元阳、滋生元阴、蒸腾肾气的重要脏器，即"阴阳之本，元气之根"，肾气资生的"天癸"是一种主司生长、发育、生殖的精微物质，"肾主生殖"与天癸密切相关。刘敏如提出"补肾气疗法"来改善围绝经期机体肾气亏虚、天癸衰竭、冲任脉虚的状态，从而调整阴阳平衡，维持脏腑正常功能活动，预防和治疗与围绝经期相关的各种病证。

5. 蔡小荪

蔡小荪认为，围绝经期女性除肾阴阳失调外，还涉及诸脏，治疗亦当兼顾。他治疗更年期综合征的思路有三点：一是本虚在肾气，补肾同时注重调脾；二是标实在心肝，泻火勿忘理气化痰；三是临证遣方用药，精简轻灵，恒变有度。

八、转归及预防调护

本病持续时间长短不一，短则几个月或 2~3 年，严重者可长达 5~10 年。该阶段是女性一生必然经历的一个过程，在进入该阶段时需提早预防，注意饮食有节，加强营养，增加钙、维生素、蛋白质的摄入。定期体检，及时治疗和预防器质性病变。少数妇女可自我调节达到新的平衡而无自觉症状，多数患者虽出现一系列症状，但通过适当调节，可较好控制，预后良好。但如果未能引起足够重视，施以必要的干预措施，或因长期失治贻误等，也会诱发情志异常、心悸、心痛、贫血、骨质疏松等疾病。

第五节 功能失调性子宫出血——无排卵型功能失调性子宫出血

功能失调性子宫出血（dysfunctional uterinebleeding，DUB），简称功血，是指除外器质性因素，由于下丘脑-垂体-卵巢轴系统调节机制失常所致的异常子宫出血。按照发病机制，本病分为无排卵型功血和排卵型功血，前者占功血的 70%~80%，多见于青春期和绝经前期妇女；后者占 20%~30%，多见于育龄期妇女。

若功血不能及时纠正，子宫内膜在雌激素长期无对抗性刺激下，容易出现异常增生。据统计，子宫内膜异常增生者占功血患者的 46.7%，其中单纯型增生约占65.63%，复杂型增生约占 12.50%，不典型增生约占 11.25%。单纯型子宫内膜增生发展为子宫内膜癌的几率较小，但阴道流血时间长可引起失血性贫血、盆腔感染，引发患者担忧、恐惧情绪，造成身心损害。复杂型子宫内膜增生和子宫内膜不典型增生发展为子宫内膜癌的风险相对增高，其中子宫内膜不典型增生高达25%～100%。

国际妇产科联盟（FIGO）将月经的周期频率、规律性、经期长度和出血量四项指标中任何一项不符合正常标准的、源自子宫腔的出血定义为异常子宫出血，其常见病因包括9个类别（表4），即排除了来自外阴、阴道、宫颈、泌尿道、肛门、直肠的出血及妊娠和产褥相关的出血。按照FIGO的标准，功血是引起异常子宫出血的原因之一，其诊断强调排除器质性疾病。临床不能把异常子宫出血都当作功血。

表4 FIGO的异常子宫出血病因新分类系统：PALM-COEIN系统

PALM	COEIN
宫腔息肉（AUB-P）	凝血异常的全身性疾病（AUB-C）
子宫腺肌症（AUB-A）	排卵障碍（AUB-O）
子宫平滑肌瘤（AUB-L）	子宫内膜原因（AUB-E）
恶变和不典型增生（AUB-M）	医源性（AUB-I）
	未分类（AUB-N）

一、概述

1. 西医认识

无排卵型功能失调性子宫出血（以下简称无排卵型功血）是由于患者不能产生周期性的排卵而引起的异常子宫出血，表现为月经周期紊乱，间隔时间由数天至数月，经期长短不一，可由数天至数月不等，出血量时多时少，可以大量出血，也可以点滴淋漓，出血多时可伴有贫血。

无排卵型功血与排卵障碍有关。尽管患者不能产生周期性排卵，但其卵巢中存在的不同发育阶段的卵泡仍然能分泌雌激素。雌激素的累积作用使子宫内膜处于增生状态，甚至增生过长。由于没有排卵，缺乏孕激素的拮抗作用，若发生雌激素突破或雌激素撤退，子宫内膜不能同步全部剥脱，而是部分子宫内膜不定时和非同步剥脱；或者雌激素水平低，使子宫内膜修复延迟，均引起子宫不规则出血。

2. 中医认识

中医古籍文献中没有"功能失调性子宫出血"这一病名，根据其临床表现和发病特征，无排卵型功血多属于中医学"崩漏"范畴。

凡月经非时而下，量多如注者为"崩中"，日久淋漓不断者为"漏下"。"崩漏"乃下血之证，最早论述见于《素问·阴阳别论》，有"阴虚阳搏谓之崩"的记载。隋代杨上善《黄帝内经太素》注曰："崩，下血也。"唐代王冰在《黄帝内经素问补注释文》中说："阴脉不足，阳脉盛博，则内崩而血流下。"由此可见，《内经》中"崩"的原义泛指一切势极的下血之证，虽未明示其为妇科病证，但在后世医籍中，其他各科并无关于"崩"的确切记载，唯有妇科病证中有"崩"的论述，是故《内经》中的"崩"乃崩漏病名之源。

《金匮要略·妇人杂病脉证并治》说："妇人陷经，漏下黑不解，胶姜汤主之。"《金匮要略·妇人妊娠病脉证并治》说："妇人素有癥病，经断未及三月，而得漏下不止……其癥不去故也。当下其癥，桂枝茯苓丸主之。"首次提出"漏下"之名，并归纳了漏下的两大原因：一为冲任虚寒，不能固摄；二为瘀血内阻，血难归经。还提出了温补冲任、祛瘀止血的治法及方剂。

隋代《诸病源候论》首列"漏下候""崩中候""崩中漏下候"，并指出劳伤气血或脏腑损伤，致冲任二脉虚损，不能约制经血为崩漏主要的病因病机，还观察到"崩"与"漏"可以互相转化。

唐代孙思邈在《千金要方》中提出了"五贲"（贲当同崩）：一曰热病下血；二曰寒热下血；三曰经脉未断，为房事则血漏；四曰经来举重，伤任脉则下血；五曰产后脏开经利。他还指出有"女人劳损因崩中状"和"积冷崩中"，认为崩漏的原因有热盛、寒积、寒热错杂、房事不节、劳伤虚损等，提出治疗宜分别对待，列举了小牛角散、增损禹余粮丸、牡丹皮汤等众多方剂。

宋金元时期创制了大量治疗崩漏的方剂，这一时期我国第一部妇产科综合专著《妇人大全良方》问世。陈自明系统总结了宋代以前关于崩漏的理论和治疗经验，在对病因病机的认识上沿袭了巢元方"冲任虚损"的观点，认为此病的发生主要表现为冲任气虚，经血不固；阳搏于阴，热伤冲任；风伤冲任，血海妄动。《妇人大全良方》记载了治疗妇人崩暴下血不止方三十六首，崩中漏下方三十三首，对后世治疗崩漏有重要影响。宋代的其他著作如《圣济总录》《太平圣惠方》《普济方》及《杨氏家藏方》等，所载治疗崩漏内容与唐代相似，通治方为多，并涉及丰富的病证内容。金元时期对崩漏的论治上亦有特色，如李杲的《兰室秘藏》依脾胃立论，重升阳、补脾胃，尽显"补土派"之风而有别于前人，为崩漏治疗提供了新的思路。

明清时期的医家们总结前人的经验，更加重视辨证施治，精简方剂，少有繁杂的大方，在崩漏的辨治上充分运用补益气血之法。其中，薛己更以"独参汤"用于崩漏大出血时的急救，体现了"有形之血不能速生，无形之气所当急固"的急救原则。唐容川发展了"从脾论治"的观点，他指出"血乃中洲脾土所统摄，脾不摄血，是以崩溃"，又指出"女子要血循其常，若血失常道，即为血不循经，至失常之至，则女子未有不崩带"。说明崩漏与脾不摄血和严重的血不循经有关。补脾应分阴阳，适于补脾阳者，附子、干姜之类也；适于补脾阴者，石膏、知母之类也。补脾常用方剂包括归脾汤、炙甘草汤、养荣汤、十全大补汤及六君子汤等。亦有医家提出从肝治崩之法，为崩漏治疗开辟了新的途径，如明代武之望所著的《济阴纲目》创"养血平肝散"，清代《傅青主女科》载有"平肝开郁止血汤"等。

二、西医诊断

1. 青春期和围绝经期的女性，有异常子宫出血的临床症状，表现为月经周期紊乱，间隔时间由数天至数月；经期长短不一，可由数天至数月不等；出血量时多时少，可以大量出血，也可以点滴淋漓，出血多时可伴有贫血。

2. 检查证实无排卵，即至少存在以下一条：①基础体温测定为单相。②闭经时、不规则出血时、经期 6 小时内或经前诊断性刮宫，病理提示子宫内膜组织学检查无分泌期改变。③B 超动态监测卵巢无优势卵泡可见。④激素测定提示孕激素分泌始终处于基础低值水平。⑤宫颈黏液始终呈单一雌激素刺激征象。

3. 排除生殖道局部病变或全身性疾病所导致的生殖道出血者。

三、病因病机

1. 病因

本病主要由于过度劳累、内伤七情、饮食失宜、年老体衰等因素导致冲任损伤，不能约制经血，致经血从胞中非时妄行。

（1）过度劳累：劳力过度，又称"形劳"，指长时间劳形过度，积劳成疾，或者病后勉强劳作而致病。如《太平圣惠方》谓"妇人劳损因成崩中，不可禁止，积日不断，故成漏下"；《千金要方》也有"女人劳损因成崩中状"的记载；《太平惠民和剂局方》亦指出崩漏因"劳伤过度，致伤脏腑，冲任气虚，不能约制其经血"而发病。

（2）内伤七情：情志内伤，则脏腑损伤，气血失调，导致冲任不固，引起崩漏。如思虑伤脾，脾伤则无力统血；悲忧伤肺，肺伤则气虚不能摄血；暴怒伤肝，肝伤则气郁而不能藏血。如《扁鹊心书》说："暴怒内损真气，致任脉崩损。"指出大怒伤肝能引起崩漏。《女科经纶》认为"悲思忧恐太甚，阳气内动，真阴虚，不能镇守包络相火"，或"喜怒无常，大伤于肝"，均可发为崩中漏下。五志过极皆能生火，若精神刺激太过，五志化火，火热之邪内扰冲任，冲任不固，也可发为崩漏。

（3）饮食失宜：饮食调理失宜，如过食辛辣刺激之品，或酗酒过度，日久热邪内生，下扰冲任，迫血妄行，则月水非时而下，乃成崩漏。如叶天士说："酒热戕胃之类，皆能助火动血。"

（4）年龄因素：青春期女性肾气未盛，月经初至，或更年期妇女临近经水断绝，均可见肾精亏损，精血不足，冲任不固，经血妄下。

2. 病机

崩漏的病机特点为热、瘀、虚，其中，热有虚实之分。

（1）阴虚火旺：《素问·阴阳别论》曰"阴虚阳搏谓之崩"。由于先天禀赋不足，或因流产后、产后，房事不节，耗损肾精；或因悲哀太甚，先损于肺，金不生水，导致肾水阴虚。肾阴亏虚，不能镇守胞络相火，或肾水不能上济心火，心火亢盛；或水不涵木，肝阴亏虚，不能制约肝阳，引动肝火，火热内动，迫血妄行，故见崩漏。

（2）血热：情志过极，肝火内生，或过食辛辣刺激之品，致实热内盛，热盛动血，引发崩漏。

（3）血瘀：感受寒邪，寒凝血瘀；或热邪灼伤阴血，血行不畅成瘀；或肝气不舒，气滞血瘀。瘀血阻塞脉道，经血不得归经，故见崩漏。

（4）气虚：肾精亏虚，无以化气；或火热耗损正气；或因于脾虚化气不足；或因于流血日久，气随血脱，致气不摄血，而成崩漏。

该病的病机不是一成不变的，而是有一个由实证或虚实夹杂证向虚证转化的动态发展的过程。一般来说，阴虚、虚火、热盛、血瘀为本病的起始病机；流血日久，往往热随血去，或瘀随血去，气随血脱，出现气血两虚的状况，故病程日久多出现虚证或虚实夹杂证。在出血期，该病的治疗目的为止血，故出血是治疗的靶点；在非出血期，治疗的目的是恢复自发排卵，故排卵障碍是治疗的靶点。

四、辨治思路

1. 辨证要点

（1）症状分类辨证要点：本病的特点为月经周期紊乱，或月经失调，基础体温单相型。主证为血证，故辨证当根据出血量、色、质的变化，结合舌脉以及发病的久暂，辨别疾病的虚实寒热。经血非时而下，量多，血色鲜红或紫红，质黏稠者，多属热；兼见面红口臭，大便干结，舌红苔黄，脉滑数者，多属实热；兼见口干喜饮，舌红少苔者，多属虚热；兼见烦躁易怒，或有情志创伤史者，多属肝郁化火。经血非时而下，量多，色淡者，多属虚；兼见小腹下坠，食欲不振，面色萎黄者，多属脾气虚；兼见腰酸膝软者，多属肾气虚。经血时有时无，或久漏不止，色暗，有血块者，多属瘀。

（2）疾病转归辨证要点：本病初起可为实证或虚实夹杂证，如血热证、阴虚火旺证、血瘀证等，患者虽有阴道出血量多，但精神、体力尚可。若病程较长，气随血脱，气血两虚，则虚证或虚实夹杂证较多见，患者表现为精神不振、面色苍白、神疲乏力等。

2. 鉴别诊断

（1）赤带：赤带与漏下的鉴别要询问病史、进行妇科检查，前者以带中有血丝为特点，月经正常。

（2）癥瘕：如西医诊断为分泌性激素的卵巢肿瘤、子宫颈癌、子宫内膜癌、子宫内膜息肉和黏膜下子宫肌瘤发生的非时阴道下血均酷似崩漏，通过剖腹探查、盆腔 B 超、CT、MRI、子宫内膜病理检查、宫腔镜、宫颈细胞涂片或宫颈组织病理检查、阴道镜等方法可以明确鉴别诊断。

（3）胎漏：漏下与胎漏临床容易混淆，出血都是在停经一段时间以后发生的，尤其某些妇女原有月经先后不定期。胎漏者查尿 HCG 阳性，血 β - HCG 含量升高，盆腔 B 超可见宫腔内有胎心、胚芽或孕囊。

3. 治疗原则

由于其发病缓急不同，出血新久各异，因此治疗需遵循"急则治其标，缓则治其本"的原则，多根据"塞流、澄源、复旧"三法进行。塞流即是止血，澄源乃求因治本，复旧为固本善后。三法不能截然分开，应灵活运用。一般来说，出血期治宜塞流并辅以澄源以增强止血；非出血期以澄源、复旧为主以恢复自主排卵和自发月经，并辅以塞流以防复发。

五、辨证论治

1. 阴虚火旺证

症状：症见出血量多，色鲜红，淋漓不止，口苦口干，腰酸膝软，五心烦热，失眠不寐，烦躁不安，大便干结，舌质红，苔少或无苔，脉细数。

治法：益阴清热，凉血止血。

方药：保阴煎（《景岳全书》）加减。生地黄、熟地黄、白芍、续断、山药、黄芩、黄柏、生甘草。

加减：出血量多者，加地榆、卷柏；口舌干燥，渴欲饮水者，加麦冬、沙参；双目干涩、头晕头胀者，加生牡蛎、石决明；心烦眠差者，加五味子、夜交藤。

2. 血热证

症状：症见月经量多如注，或淋漓日久不尽，持续时间长，血色深红，面红目赤，失眠多梦，烦躁易怒，口干喜饮，大便秘结，小便黄赤，舌质红，甚或光绛，苔黄，脉细数无力。

治法：清热泻火，凉血止血。

方药：清热固经汤（《简明中医妇科学》）加减。龟甲、牡蛎、阿胶、生地黄、地骨皮、焦山栀、黄芩、地榆、陈棕炭、生藕节、生甘草。

加减：出血量多者，加黄芩、贯众；少腹及两胁胀痛，心烦易怒，口干口苦，脉弦者，加柴胡、夏枯草；苔黄腻，少腹疼痛者，加黄柏、龙胆草。

3. 血瘀证

症状：经血非时而下，出血量多而漏下不止，质黏稠，或骤然暴下，色紫暗夹有瘀块，小腹疼痛，块下痛减，面色暗，唇紫，口干不欲饮，舌质紫暗或边有瘀痕，脉沉涩而弦紧。

治法：活血化瘀，固冲止血。

方药：四物汤（《太平惠民和剂局方》）合失笑散（《太平惠民和剂局方》）加减。熟地黄、白芍、当归、川芎、五灵脂、蒲黄。

加减：出血量多者，加三七、花蕊石、茜草；胁腹胀满者，加川楝子、香附；血色红，质黏稠者，加马鞭草、鹿衔草、茜草。

4. 气虚证

症状：经血非时而至，出血量多或淋漓不尽，血色淡而质薄，小腹喜温，气短神疲，畏寒肢冷，或腰酸，或食欲不振，食少便溏，舌质淡胖，动则气促，舌质淡或边有齿印，脉细弱或迟弱。

治法：补气摄血，固冲止崩。

方药：固本止崩汤（《傅青主女科》）加减。熟地黄、白术、黄芪、当归、黑姜、人参。

加减：出血量多者，加仙鹤草、藕节；小腹下坠者，加升麻、柴胡；腰酸者，加山萸肉、杜仲。

六、其他疗法

（一）中成药

1. 无排卵型功血出血期的常用中成药

（1）葆宫止血颗粒

适应证：用于冲任不固、阴虚血热型。

用法用量：一次15g，一日2次。

（2）宫血宁胶囊

适应证：用于血热型。

用法用量：一次3粒，一日3次。

（3）八珍益母丸

适应证：用于气血两虚兼有血瘀型。

用法用量：一次9g，一日2次。

（4）龙血竭胶囊

适应证：用于气滞血瘀型。

用法用量：一次4~6粒，一日3次。

2. 无排卵型功血非出血期的常用中成药

（1）女金胶囊

适应证：用于气血两虚夹瘀型。

用法用量：一次3粒，一日2次。

（2）安坤赞育丸

适应证：用于气血两虚、肝肾不足型。

用法用量：一次1丸，一日2次。

（3）逍遥颗粒

适应证：用于肝郁脾虚型。

用法用量：一次15g，一日2次。

（4）乌鸡白凤丸

适应证：用于气血两虚型。

用法用量：一次6g，一日2次。

（二）针刺

1. 主穴：三阴交、隐白、关元

加减：实热加针刺泻血海、太冲；气虚加足三里；虚脱加灸百会、气海。

2. 断红穴

即上都穴（位于手背侧第2、3指间，指蹼缘后方赤白肉际处）。留针20分钟后，起针灸之。针感上行至肩者佳，灸时自觉热气直窜至肘者良。

（三）艾灸

取双侧隐白穴，以高0.5～1cm的艾炷点燃直接灸，每侧20壮，每日2次。

七、各家经验

1. 罗元恺

罗元恺认为，肾阴虚、脾气虚是崩漏致病之本，血热、血瘀可为诱因，滋阴固气是塞流之法，辨证论治是澄源之须，补脾固肾是复旧之旨。在大出血阶段，罗老常用自拟滋阴固气汤为基础方加减化裁，方中以菟丝子、山茱萸滋补肝肾，人参、黄芪、白术、甘草健脾补气，阿胶、鹿角霜固涩止血，何首乌、白芍养血柔肝，续断固肾。大出血得到控制后，从阴虚血热、血瘀、脾肾虚损三方面辨证论治。①阴虚血热证，治宜凉血清热，佐以养阴，用一阴煎（《景岳全书》）加减。②血瘀证，治宜化瘀止血，用桃仁益母汤（经验方），药物组成：益母草30～40g，蒲黄（生炒各半）9g，山楂、郁金、桃仁、丹参、茜草根各15g，血余炭10g，海螵蛸20g，三七末3g（冲服）。③脾肾虚损证，治宜健脾固肾，用举元煎加鹿角霜、艾叶、阿胶、淫羊藿、巴戟天、杜仲、补骨脂、枸杞子等药。血止后，以补脾固肾为根本治法，以纠正肾－天癸－冲任－子宫轴功能紊乱状态，恢复正常排卵，常用自拟补肾调经汤治疗，药物组成：熟地黄、菟丝子、桑寄生、黄精各25g，党参20～25g，何首乌30g，金樱子20g，续断、白术、枸杞子、鹿角霜各15g，炙甘草10g。排卵期加入淫羊藿、补骨脂、仙茅、巴戟天等温补肾阳之品以促其排卵。

2. 蔡小荪

蔡小荪认为崩漏的病因不外阴阳失调，治疗强调"求因为主，止血为辅"。其临床辨证将崩漏归纳为两种类型，即阴崩与阳崩。阳崩为热证，多出血量多，色鲜红或紫，质稠，治以清热凉血，药用当归10g，牡丹皮炭10g，侧柏叶10g，白芍10g，炒地榆 12g，旱莲草 15g，生地黄炭 30g。阴崩为寒证，症见经血暗淡、质稀，面色苍白、头晕气短，乏力畏寒，舌淡苔薄，边有齿印，脉细软，治以益气温阳止血，药用党参 12g，生黄芪 20g，当归 10g，炒白术 10g，艾叶炭 3g，仙鹤草 30g，炮姜 3g，阿胶 10g。同时，还需查有瘀无瘀，若有瘀，则当活血化瘀，通因通用，药用当归、丹参、赤芍、生蒲黄、血竭、三七等。

3. 夏桂成

夏桂成认为，对于血瘀引起的出血，当祛瘀止血，应用活血化瘀法，药物应药性平和，活血之中有养血、化瘀之中有止血者为佳，如当归、赤芍、桃仁、红花、益母草、泽兰、花蕊石、三七、牡丹皮、丹参、阿胶、地榆炭、刘寄奴、茜草炭、五灵脂、蒲黄之类，以达到祛瘀而不伤正，止血而不留瘀的目的。活血化瘀法属于消法和攻法，易损伤气血，所以在运用时必须中病即止，切忌久服。

4. 韩百灵

韩百灵认为，肝肾阴虚是崩漏发生的重要病机，自拟经验方"育阴止崩汤"治疗肝肾阴虚型崩漏。症见经血无周期可循，经量时多时少或淋漓不净，血色鲜红，质稠，腰膝酸软，头晕耳鸣，五心烦热；兼见心烦易怒，健忘恍惚，心悸失眠，咽干口燥，潮热颧红，尿黄便干，舌质红或有裂纹，苔薄黄或少苔、无苔，脉细数。育阴止崩汤药物组成：熟地黄 20g，山药 15g，山茱萸 15g，杜仲炭 15g，续断 15g，桑寄生 15g，龟甲 10g，阿胶 15g，炒地榆 30g。

八、转归与预防调护

本病可以预防，应重视经期卫生，尽量避免或减少宫腔手术，及早治疗月经过多、经期延长等有出血倾向的月经病，以防止病情发展。一旦发生本病，应及早治疗，并加强锻炼，防止复发。本病就其疗效而言，止血稍易，调周较难。在血止之后，应健脾益肾以重建月经周期，才能使崩漏得到彻底治疗。

调摄首重个人卫生，防止感染；次调饮食，加强营养，劳逸适度，保持心情舒畅。

第六节　功能失调性子宫出血——排卵型功能失调性子宫出血

一、概述

1. 西医认识

排卵型功能失调性子宫出血（以下简称排卵型功血）多发生在育龄期妇女，患者有排卵功能。根据出血的时间，排卵型功血可以表现为月经频发、月经量过多、围排卵期出血及经期延长等。

月经频发指月经周期缩短，短于 21 天者，或月经周期虽在正常范围内，但黄体期缩短。患者经前可有阴道点滴出血，持续数日不等，之后月经来潮，并按时停止。本病与黄体功能不足或过早退化、卵巢储备功能下降有关。患者不易受孕或易于在孕早期流产。

月经量过多指患者的月经周期和出血时间皆正常，但月经量增多，每个周期失血量在 80mL 以上。研究发现，月经量多与患者子宫内膜生成前列腺素 E2/前列腺素 F2α 比值及纤溶酶原激活剂（t-PA）活性升高有关，前者导致血管扩张、血小板聚集功能受抑制；后者使纤溶系统功能亢进，引起止血的血栓不稳定或再通，细胞外基质胶原及黏附蛋白降解加剧，内膜剥脱广泛，从而导致月经量多。

围排卵期出血指患者的月经期正常，但月经干净数天后（一般在排卵期前后）又有出血者，出血量少，持续 1~4 天。可能与排卵期体内雌激素水平暂时下降，不足以维持子宫内膜生长有关。

经期延长者月经期可达十余天之久，一般在月经第 2~3 天量稍多，之后淋漓不断达十余日。其原因或由于新发育的卵泡分泌雌激素不足，内膜修复不良；或由于黄体萎缩不全，血中雌激素、孕激素不能迅速下降，引起子宫内膜脱落不全。

2. 中医认识

中医古籍中没有"排卵型功能失调性子宫出血"这一病名，根据排卵型功血的临床表现和发病特征，该病多属于中医学"月经先期""月经过多""经间期出血""经期延长"的范畴。其中，月经过多常与其他疾病并发，如月经先期量多、经期延长伴月经过多。

（1）对月经先期的认识及历史沿革：月经提前 7 天以上，甚至十余日一行，连续两个月经周期以上者，称为"月经先期"，也称"经期超前""经行先期""经早""经水不及期"等。

《金匮要略·妇人杂病脉证病治》中有"经一月再见"的记载，是对月经先期的最早认识。仲景提出养血破瘀的治疗方法，用土瓜根散治疗，开创了该病的论治先河。宋代陈自明撰写的《妇人大全良方》说"阳太过则先期而至"，首次提出"先期"之名及"热盛"的病机。后世宗"先期属热"之说并有进一步的发挥，如许叔微的《普济本事方》说："若阳气乘阴，则血流散溢……故令乍多，而在月前。"元代朱丹溪认为"经水不及期而来者，血热也"。赵献可有"经水如不及期而来者有火也"的观点。《景岳全书》认识到月经先期有"血热有火者"与"微火阴虚而经早者"的差异，对"血热"进行了虚实的划分，还补充了"气虚不摄"的病机，认为"脉证无火而经早不及期者，乃其心脾气虚，不能固摄而然"，形成了月经先期"血热""气虚"的主体病因病机观。《医宗金鉴·妇科心法要诀》和《傅青主女科》分别阐述了如何辨别血热虚实的经验，前者说："经来往前赶，日不足三旬者，属血热……若下血少，色浅淡而清，则为不足之热也。"后者说："先期者火气之冲，多寡者水气之验。故先期而来多者，火热而水有余也；先期而来少者，火热而水不足也。"此外，《证治准绳》记载："经不及期有汗血者矣……欲知汗血有无，须以小腹满痛与不满痛别之。"认为"血瘀"也是月经先期的病机之一。

（2）对月经过多的认识及历史沿革：月经过多是指月经量较以往明显增多，周期基本正常者，亦称"经水过多"。月经过多最早见于《金匮要略》，有"月水来过多"的记载，予温经汤治疗。此后，虽然历代医家多有记述，如宋代《圣济总录》中称"室女经水过多，连绵不绝"，但多只作为一个症状进行记载。刘河间在《素问病机气宜保命集》中首先提出"经水过多"的病名，认为本病与热盛有关，治疗宜养血清热。《丹溪心法》将月经过多的病机分为血热、痰多、血虚，列出了相应的治疗药物，奠定了该病辨证论治的基础。《证治准绳》对病机进行了补充，认为经水过多为气虚不能摄血。明清医家对本病的论述较多，对诊治理论及经验均有发展，如《医宗金鉴·妇科心法要诀》记载了根据经血的质、色、量、气味及带下特点进行辨治的经验，《傅青主女科》始将"经水过多"作为一个病证来论述，为后世开创了先例。

（3）对经间期出血的认识及历史沿革：经间期出血是指月经周期基本正常，在两次月经之间，即氤氲之时，有周期性少量子宫出血者，一般在月经周期的第 12～16 天，历时数小时或 2～3 天。关于这一时期的出血，在中医历代古籍中均未见有专篇论述。"经间期出血"的病名是 1982 年在全国第一次中医妇科学术交流大会上被正式提出，之后得到认可，被录入《中医妇科学》教材之中。

（4）对经期延长的认识及历史沿革：经期延长是指月经周期基本正常，行经时间超过 7 天以上，甚或淋漓半月方净者，亦称"月水不断""月水不绝""经事延长"等。

本病最早见于《诸病源候论》，称为"月水不断"，认为该病是由于劳伤冲任二脉，冲任之气虚损，不能制其经血所致。后世医家对本病病机进行了补充，如《校注妇人良方》认为本病有虚实之分，"或因劳损气血而伤冲任，或因经行而和阴阳，以致外邪客于胞内，滞于血海"。认为治疗宜扶正，不宜攻邪，"调养元气，病邪自愈，攻其邪则元气反伤"。《叶氏女科证治》说："经来十日半月不止乃血热妄行也，当审其妇曾吃椒姜热物过度。"《沈氏女科辑要笺正》提出了本病的转归，认为日久不愈，可以发展为崩漏。

二、西医诊断

1. 多见于生育期女性，有异常子宫出血的临床表现，如月经按时来潮，或周期提前，能按期而止，或每个月经周期经量多于 80mL，或月经期长于 7 天，短于 15 天，或围排卵期少量阴道出血。

2. 检查证实有排卵，即至少存在以下一条：①基础体温为双相。②宫颈黏液有周期性改变。③月经后半期血清孕酮大于 3ng/mL。④经期 6 小时内或经前诊断性刮宫，病理示内膜有分泌期变化。⑤B 超连续监测有排卵征象。

3. 除外血液病、器质性病变及医源性出血。

三、病因病机

（一）病因

本病主要由于内伤七情、饮食失宜、房事不节等因素导致冲任损伤，不能约制经血，致经血妄行。

（1）内伤七情：患者长期精神压力过大，或需求不能得到满足，或工作、家庭关系不和睦，以致肝气郁结，血行不畅，瘀血内停，血不循经；或日久郁而化火，火热之邪下扰冲任，迫血妄行，故见月经先期、量多，或经期延长，或经间期出血。如《万事女科》说："如性急燥，多怒多妒者，责其气血俱热，且有郁也。"

（2）饮食失宜：饮食不节，如过食辛辣刺激之品，或饮酒过度，或服补药不当，日久热邪内生，下扰冲任，致经血妄行。如《胎产指南》说："如曾误服辛热暖宫之药者，责其冲任有伏火也。"也有三餐时间不规律，饥饱无度，或节食减肥，日久损伤脾气，致中气亏虚，统摄无权，而见月经先期、量多。

（3）房事不节：患者房事过频，或经期、产后血室正开之际夫妻同房，感受湿热之邪，盘踞胞宫胞脉，迫血妄行，以致月经量多，或经间期出血，或经期延长。

（4）过度劳累：患者素体虚弱，或长期加班，体力、脑力劳动过度，损伤脾气。中气虚弱，统摄无权，冲任不固，以致月经先期、量多。

（二）病机

本病的病机主要有血热、气虚、血瘀等。

1. 血热

（1）实热：素体阳盛，过食辛燥助阳之品，情志不舒，肝气郁结，郁而化火，感受外邪，郁热内停。热伏冲任，迫血下行，以致月经先期来潮，或量多，或经间期出血。

（2）虚热：若患者素体阴虚，或久病伤阴，或失血伤阴，或房劳多产，损伤肾阴，使水亏火旺，下扰血海，冲任不固，以致月经提前而至，或月经量多，或经间期出血，或经期延长。

（3）湿热：脾虚不能运化水液，水液聚而为湿，蕴久化热；或起居不慎，感受湿热之邪，值经间期阳气内动之时，下扰冲任，迫血妄行以致经间期出血。

2. 血瘀

若情志不遂，肝气郁结，导致气血运行不畅，或经、产（流产）之后，瘀血停留，阻滞胞脉，新血不得归经，以致月经过多，或经期延长，或经间期出血。

3. 气虚

若饮食不节，或劳倦过度，或思虑过极，损伤脾气，以致中气亏虚，统摄无权，冲任不固，故见月经先期来潮，或量多。

综上所述，该病的病机以虚实夹杂证多见，病势相对较轻浅，病程较短。对于月经先期者，治疗以恢复正常周期为目的，治疗靶点是延长卵泡期的时间；对于月经量多者，治疗以减少出血为目的，治疗靶点是月经量；对于经间期出血和经期延长者，治疗以止血为目的，故异常出血是治疗靶点。

四、辨治思路

1. 辨证要点

（1）症状分类辨证要点：本病的月经特点为月经有周期性，但经量过多，或经期延长，或月经提前，或经间期出血。

辨证应着重于经量、经色、经质，结合全身症候及舌脉，辨其寒、热、虚、实。一般经量多，色深红或紫红，质黏稠，口渴便结，舌质红，脉数有力者属血热；经色深红或紫红，质黏稠，舌红少苔，脉细数者属阴虚血热；经量多，色淡红，质清稀，舌质淡，脉弱者，属脾气虚；经量多，色暗有块，伴小腹疼痛，舌质紫，脉涩者，属血瘀；经色暗如败酱伴带下量多，或下腹热痛，舌红苔黄腻，脉弦数者，多属湿热。

（2）疾病转归辨证要点：本病初起可为实证、虚实夹杂证或虚证，如血热证、血瘀证、气虚证等，但病势多轻浅。若病程进一步发展，随着失血增多，气血受损，多表现为虚实夹杂证，病势逐渐加重，甚至可以发展成崩漏。

2. 鉴别诊断

（1）崩漏：崩漏在大量阴道出血时的症状与月经过多相似，逾期不止与经期延长相似，但崩漏的出血无周期性，淋漓日久不能自止。月经过多的出血有周期性，经期延长的出血有周期性，半月内能自行停止。

（2）异位妊娠：异位妊娠者，阴道有少量出血，有时持续1周以上，易与经期延长混淆，但异位妊娠多有停经史和早孕反应，妊娠试验阳性，妇科检查和盆腔B超扫描可协助诊断；经期延长者无妊娠征象，无停经史，出血在2周内能自然停止。

3. 治疗原则

出血期与平时采用不同的治疗方法。出血期以止血固冲为主，目的在于减少出血量，防止失血伤阴；平时应根据不同证型，采用清热、养阴、化瘀、利湿、益气等法以治本。

五、辨证论治

1. 阴虚火旺证

症状：月经提前，出血量少或量多，或经间期出血，或经期延长，色鲜红，质稠，手足心热，口干喜饮，或腰酸，舌质红，苔少或无苔，脉细数。

治法：益阴清热。

方药：两地汤（《傅青主女科》）。阿胶、生地黄、地骨皮、麦冬、白芍、玄参。

加减：出血量多、腰酸者，加女贞子、旱莲草；口舌干燥、渴欲饮水者，加麦冬、沙参；双目干涩、头晕头胀者，加生牡蛎、石决明；心烦、眠差者，加五味子、夜交藤。

2. 血热证

症状：月经提前，量多如注，或经期延长，血色深红，心烦口渴，大便秘结，小便黄赤，舌质红，苔黄，脉滑数。

治法：清热泻火，凉血止血。

方药：保阴煎（《景岳全书》）。生地黄、熟地黄、白芍、续断、山药、黄芩、黄柏、生甘草。

加减：月经量多者，加生地榆、炒槐花；倦怠乏力者，加党参、黄芪；月经有血块者，加茜草、乌贼骨；胸闷胁胀，乳房胀痛者，加夏枯草、黄芩；口干口苦者，加柴胡、栀子。

3. 血瘀证

症状：月经量多，或经来淋漓至十余日始净，色紫暗，夹有血块，小腹疼痛，块下痛减，面色暗滞，唇紫，口干不欲饮水，舌质紫暗，或有瘀点，脉弦涩。

治法：活血化瘀止血。

方药：桃红四物汤（《医宗金鉴》）合失笑散（《太平惠民和剂局方》）。当归、赤芍、川芎、红花、桃仁、荆芥、蝉蜕、五灵脂、蒲黄。

加减：胁腹胀满者，加川楝子、香附；月经量多、色红者，加卷柏、地榆；血块多者，加三七粉；肢倦乏力者，加黄芪、党参。

4. 湿热证

症状：月经间期出血，或经来淋漓至十余日始净，色紫暗，夹有血块，质黏稠，白带量多，小腹疼痛，舌质红，苔黄腻，脉滑数。

治法：清热利湿。

方药：四草汤（《实用妇科方剂学》）。马鞭草、鹿衔草、茜草、益母草。

加减：食欲不振，大便稀溏者，加党参、白术、茯苓、甘草；呕恶脘痞，舌苔厚腻者，加苍术、陈皮、半夏；经色暗，有血块者，加三七、益母草。

5. 脾虚证

症状：月经提前，或经量多，色淡红，质清稀，小腹下坠，纳少便溏，神疲乏力，面白无华，舌质淡，苔薄白，脉细弱。

治法：补气摄血。

方药：补中益气汤（《脾胃论》）。黄芪、炒白术、陈皮、党参、柴胡、升麻、炙甘草、当归。

加减：眠差多梦者，加炒酸枣仁、五味子；腰酸者，加山萸肉、杜仲、续断；腰酸喜温，小便清长者，加鹿角胶、黑附子、杜仲、补骨脂。

六、其他疗法

1. 中成药

（1）六味地黄丸

适应证：用于肾阴不足、阴虚血热型月经先期、月经过多、经间期出血。

用法用量：一次 1 丸，一日 2 次。

（2）加味逍遥丸

适应证：用于血虚肝热型月经先期、月经过多、经间期出血。

用法用量：一次 6g，一日 2 次。

（3）龙胆泻肝丸

适应证：用于肝经湿热型经间期出血。

用法用量：一次 10g，一日 2 次。

（4）云南白药

适应证：用于血瘀型月经过多、经间期出血。

用法用量：一次 0.5g，一日 2 次。

（5）归脾丸

适应证：用于气血不足、心脾两虚型月经先期、月经过多。

用法用量：一次 1 丸，一日 2 次。

2. 针灸

（1）阳盛血热证

取穴：曲池、中极、血海、水泉。

（2）脾气虚弱证

取穴：足三里、三阴交、气海、关元、脾俞。

（3）肾气不固证

取穴：肾俞、关元、中极、阴谷、太溪。

（4）血瘀证

取穴：气海、三阴交、地机、气冲、隐白。

七、各家经验

（一）月经先期

1. 金哲

金哲认为，卵巢储备功能下降导致的月经先期多与血热及肾阴虚有关，或肾精血不足，生精乏源，脾胃运化失常，水谷不化，气机郁滞，脉络不通，以致冲任受损，胞宫、精血皆伤。耗伤日久，气血津液枯竭，易发为脏躁，出现心神失养，郁郁寡欢，情志失调，使瘀滞更重，加重虚热之证，形成恶性循环。治疗应以充养肾精为主，常用枸杞子、菟丝子、桑椹、续断、桑寄生等药补肝益肾，以充肾精；伴血热者，常用生地黄、地骨皮、石斛以滋肾阴、清虚热；伴脾胃运化失常者，用白术、茯苓、山药健脾益胃；伴气机郁滞者，常用合欢花、月季花、生麦芽、绿萼梅以疏肝解郁、养血柔肝。

2. 高上林

高上林认为，月经先期的病机除血热、脾虚外，还与肝肾疏泄和闭藏功能失职、冲任失调有关。肝气郁滞，疏泄失常，致月经提前，伴见经行乳房胀痛；肾气亏虚，藏泄失司致月经不该至而至，经色淡伴经行腰膝酸软、不孕等。

3. 张静

张静认为月经先期与黄体功能不足有关，选取补肾中药组成"温肾调经汤"以提高黄体功能，药用淫羊藿、巴戟天、桑寄生、杜仲、阿胶各12g，续断、菟丝子各15g，当归、白芍各10g，甘草6g。于每个月经周期的第14～16天或基础体温高温相出现的第1～2天开始服药，每日1剂，共服6剂，连服3个周期。

（二）月经过多

1. 杨家林

杨家林认为，气虚血热或气阴两虚是月经量多的常见证型，或由于实热经多，病程日久，导致气随血伤；或由于素体阴虚，虚热内生，扰动血海。长期失血，致使阴液愈伤，气随血耗，又易出现气阴两虚之象。采用益气凉血止血和益气养阴止血法治疗，方选固经丸加减，药以四君子汤补气，黄芩、黄柏清热，白芍、生地黄滋阴养血，龟甲滋阴潜阳。

2. 宋卓敏

宋卓敏遵"血足而归经，归经而自静"之旨从血虚论治月经过多。其中，血虚血瘀型症见月经量多，经色淡暗，血块多，面色萎黄，唇甲淡白，头晕眼花，心悸少寐，四肢麻木，肌肤不荣，舌质淡暗，苔薄白，脉细弱；血虚气虚型症见月经量多，经色淡红，面色㿠白，头晕目眩，精神倦怠，气短懒言，心悸自汗，舌淡胖，边有齿痕，脉沉细缓。治疗以加减四物汤为基本方，药用熟地黄30g，白芍15g，当归10g，川芎6g，炒白术15g，荆芥穗3g，山茱萸15g，续断12g，甘草6g。血虚血瘀者加炒蒲黄9g，五灵脂12g；气虚血虚者加党参15g，炙黄芪30g；有热者，加生地黄15g，牡丹皮10g。于每次月经周期7～10天开始服药，每日1剂，直至经净。

（三）经间期出血

1. 甘灏云

甘灏云认为，经间期出血与饮食劳倦、情志内伤、思虑过度导致中气下陷有关，调理脾胃是治疗的重要环节，采用补中益气汤为基础方随症加减。热盛加牡丹皮、栀子；情志不畅加香附、玫瑰花、川楝子、延胡索；湿盛加薏苡仁、苍术。

2. 陈文英

陈文英认为经间期出血与氤氲之时肾阳不足，无以蒸腾肾精化生肾气，影响胞宫的固藏，复因胞脉血行瘀滞，新血不得归经有关，采用二仙汤加减，药用仙茅10g，淫羊藿10g，巴戟天10g，知母9g，当归10g，泽兰10g，紫石英15g，山茱萸12g，鸡血藤12g。每日1剂。

3. 王翠玉

王翠玉认为，在社会、家庭、心理等因素影响下，现代社会的人多精神紧张，情志不畅，以致肝郁化热，热伏冲任，迫血妄行，故出现经间期出血。肝气郁结，肝失疏泄，木侮脾土，脾失健运，还会导致气血生化不足，采用丹栀逍遥散加减，药用牡丹皮、栀子、白术、茯苓各10g，当归、白芍、柴胡、女贞子、旱莲草各12g，仙鹤草30g。自排卵前3～5天开始服用。

（四）经期延长

1. 张玉珍

张玉珍将经期延长分为3种类型：①经行不畅，临床表现为月经初期点滴量少，至5～7天增多，第7～9天减少，再过1～2天经停。②经行不尽，临床表现为月经1～3天经量如常，第4天量减少，之后淋漓达10天左右。③经行不畅与不尽并见，临床表现为月经初期点滴量少，至5～7天增多，第7～9天减少，其后经血淋漓不尽达半月方净。以上3种类型的病机各异，①③型的经行不畅多由于各种病因致血脉瘀阻，经期冲任气血下注胞宫，使瘀血内阻更加严重，新血不得归经而导致经期延长。应注重经前期及行经初期的治疗，治以活血通经，以推动气血运行，使经血排出通畅，用桃红四物汤、血府逐瘀汤加减。对于②③型的经行不尽，应注重行经后期的治疗，关键是在辨证论治的基础上把握好止血药的运用，多选用既能止血又兼化瘀的药物，如蒲黄炭、五灵脂炭、血竭、茜草、血余炭、花蕊石等。

2. 夏桂成

夏桂成认为，经期延长除血瘀、血热、气虚三型外，还有阴虚及痰湿两型，其中，血瘀或瘀热为主证型，其他为兼夹证型或为患者体质因素所致。然而瘀热是标，肾虚为本。肾虚则水不涵木，肝失疏泄，导致肝郁气滞，瘀血内停，若郁而化火，则产生血热。治疗必须以祛瘀与补肾相结合，才能排出瘀血，恢复子宫的固藏功能，常用临床验方加味失笑散治疗，药用炒当归、赤芍、白芍、五灵脂、山楂各 10g，蒲黄6g（包煎），茜草、益母草各 15g，花蕊石（先煎）、续断各 12g。经行第 1 天即服，服至经净即止。

八、预防、转归与调护

发生本病后，应及早治疗，一般预后较好。平素应加强锻炼，防止复发。重视个人卫生，防止感染，注意饮食的营养均衡，不要偏食、挑食，避免营养不良，也不要暴饮暴食或过度节食，以免损伤脾胃，注意保持心情舒畅，劳逸结合，避免过度劳累。

第八章　儿童内分泌代谢病

第一节　儿童矮小症

一、概述

1. 西医认识

矮小症是指在相似生活环境下，同种族、同性别和年龄的个体身高低于正常人群平均身高 2 个标准差者（−2SD），或低于第 3 百分位数（−1.88SD）者，其中部分属正常生理变异。为正确诊断，对生长滞后的儿童必须进行相应的临床观察和实验室检查。导致矮小症的因素众多，其中不乏交互作用者，亦有不少疾病导致矮小症的机理尚不清楚。

矮小症的发病率近年来逐年增多。根据抽样调查，中国矮小症发病率约为 3%，现有患者约 3900 万人。所有患者中，4～15 岁需要治疗的约有 700 万。然而，目前我国每年的就诊患者不到 30 万，真正接受治疗的不到 3 万。据调查，90% 的矮小症患者有不同程度的自卑、抑郁、内向等心理或行为障碍，可能影响到升学、就业和婚姻。

2. 中医认识

中医古籍中无"矮小症"病名及论述，可以参照中医学"五迟""五软""胎怯"等进行辨治。《张氏医通》云："五迟者，立迟、行迟、齿迟、发迟、语迟。"《婴童百问》中提出"五软者，头软、项软、手软、足软、肌肉软是也。"钱乙《小儿药证直诀》中描述"五迟"的典型表现为"长大不行，行则脚细，齿久不生，生则不固""发久不生，生则不黑""胎怯，生下面色无精光，肌肉薄，大便白水，身无血色，时时哽气多哕，目无精彩"。

早在《内经》中就明确提出了小儿的身高与先天禀赋（即父母的遗传因素）有极其密切的关系。"人之始生，以母为基，以父为楯""人始生，先成精，精成而脑髓生，骨为干，脉为营，筋为刚，肉为墙"。一些古籍提出了相关的治法方药，如《幼科发挥》曰："儿有少食而易饱者，此胃之不受脾之不能消也，宜益胃之阳，养脾之阴，宜钱氏异功散合小建中汤主之。"《医宗金鉴·幼科心法要诀》言："小儿五迟之证，多因父母气血虚弱，先天有亏，致儿生下筋骨软弱，行步艰难，齿不速长，坐不能稳，要皆肾气不足之故，先用加味地黄丸滋养其血，再以补中益气汤调养其气，又足少阴为肾之经，其华在发，若少阴之血气不足，即不能上荣于发，苣胜丹主之，又有惊邪乘入心气，至四五岁尚不能言者，菖蒲丸主之。"

二、西医诊断

1. 临床表现

身高明显低于正常同性别、同年龄儿童，或者一年的身高增长速度低于4cm。

2. 诊断依据和检查

对矮小症儿童必须进行全面检查，明确原因，以利于治疗。

（1）病史：应仔细询问患儿母亲的妊娠情况，患儿出生史，出生身长和体重，生长发育史，患儿父母的青春发育和家族情况等。

（2）体格检查：除常规体格检查外，应正确测量和记录以下各项：①当前身高和体重的测定值和百分位数。②身高年增长速率（至少观察3个月以上）。③根据其父母身高测算的靶身高。④BMI值。⑤性发育分期。

3. 实验室检查

（1）常规检查：进行常规血、尿检查和肝、肾功能检测，疑诊肾小管酸中毒者宜作血气分析及电解质分析，女性患者均需进行染色体核型分析，为排除亚临床甲状腺功能低下，应检测甲状腺激素水平。

（2）骨龄判定：骨骼的发育贯穿于整个生长发育过程，是评估生物体发育情况的良好指标。骨龄即各年龄段的骨成熟度，通过对左手腕骨、掌骨、指骨正位X线片，观察其各个骨化中心的生长发育情况。目前国内外使用最多的方法是G-P法（Greulich & Pyle）和TW3法（Tanner-Whitehouse），我国临床上多数采用G-P法。正常情况下，骨龄与实际年龄的差别应在±1岁之间，落后或超前过多即为异常。

（3）特殊检查

①进行特殊检查的指征：身高低于正常参考值-2SD（或低于第3百分位数）者。骨龄低于实际年龄2岁以上者。身高增长率在第25百分位数（按骨龄计）以下者，即：2岁以下儿童为<7厘米/年，4.5岁至青春期儿童<5厘米/年，青春期儿童<6厘米/年。临床有内分泌紊乱症状或畸形综合征表现者。其他原因需进行垂体功能检查者。

②生长激素-胰岛素样生长因子I轴（GH-IGF-I）功能测定：以往曾应用的运动、睡眠等生理性筛查试验目前已很少使用，多数都直接采用药物刺激试验。GH峰值在药物刺激试验过程中>10μg/L属于正常，>5μg/L且<10μg/L属于部分缺乏，<5μg/L属于完全缺乏。由于任何一种刺激试验都有15%的假阳性率（指GH分泌低下），因此必须在两项刺激试验结果都不正常时，方能确诊矮小症。目前多数主张选择作用方式不同的两种药物试验，一种抑制生长抑素的药物（胰岛素、精氨酸、吡啶

斯的明）与一种兴奋生长激素释放激素的药物组合，分 2 天进行，也可一次同时给予（复合刺激），这种试验不仅可靠，而且可以同时测定下丘脑－垂体－肾上腺轴功能，按 0.075U/kg 剂量进行胰岛素试验时很少发生低血糖，但仍需密切观察。对少数出现低血糖症状者即刻静脉注射 25%~50% 的葡萄糖，仍可继续按时取血样检测 GH。由于下丘脑病变所致的矮小症患者的垂体功能是正常的，生长激素释放激素（GHRH）可以促使垂体正常分泌 GH，因此，GHRH 试验一般不用于诊断，而常用于区别病变部位位于下丘脑还是垂体。可乐定试验中可能出现疲乏、嗜睡等症状，少数有恶心、呕吐；吡啶斯的明可能引起腹痛，一般多可耐受，严重者可予以阿托品肌内注射，但可能会影响检测结果。

③胰岛素样生长因子 I（IGF－1）和胰岛素样生长因子结合蛋白 3（IGFBP－3）测定：两者的血清浓度随年龄增长和发育进程而增高，且与营养等因素相关，各实验室应建立自己的参比数据。

④IGF－1 生成试验：对疑为 GH 抵抗（Laron 综合征）的患者，可用本试验检测 GH 受体功能。方法一：按 0.075~0.15U/（kg·d）剂量每晚皮下注射重组人生长激素（rhGH）1 周，于注射前、注射后第 5 和第 8 天各采血样一次，测定 IGF－1。方法二：按 0.3U/（kg·d）剂量每晚皮下注射 rhGH，共 4 天，于注射前和末次注射后各采血样 1 次，测定 IGF－1。正常者的血清 IGF－1 在注射后会较基值增高 3 倍以上，或达到与其年龄相当的正常值。

⑤其他内分泌激素的检测：依据患者的临床表现，可根据需要对患者的其他激素选择进行检测。

⑥下丘脑、垂体的影像学检查：矮小症儿童均应进行头部的 MRI 检查，以排除先天发育异常或肿瘤的可能。

⑦染色体核型分析：对疑有染色体畸变的患者都应进行染色体核型分析。

三、病因病机

1. 病因

本病源于脾肾，受先天、后天两种因素影响。先天因素即人体生长禀受于父母，若先天胎禀怯弱，肾精不足，骨髓生化减少，骨之生长缓慢，则身材矮小。后天因素即脾之强弱，脾是后天之本，气血生化之源，脾之水谷精微吸收运化是否正常，关乎小儿生长发育所需营养能否满足，若后天饮食失节，或受他病影响，导致脾的运化功能失常，气血供应不足，不能满足生长需求，五脏无以滋养，则生长发育缓慢。因此，小儿矮小多源于肾亏、脾虚，但与心肝亦有一定关联。肝藏血、心主血脉，若肝血亏虚，筋骨失养，或心血不足，脑髓失充，亦可影响小儿的生长发育。

（1）肾气不足：肾为先天之本，若先天父母之精不足，孕母怀胎期间阴血亏损，调摄失宜，起居失常，饮食不当，或孕中感染，产程受伤，均可能影响胎元之气，乃至小儿先天肾虚。肾藏精,寓元阴元阳,肾主骨生髓,主生殖发育,为先天之本。若小儿先天禀赋不足,肾精不充可致五脏不坚,筋骨不强,骨骼生长缓慢,以致矮小。

(2)脾胃虚弱:脾为后天之本,气血生化之源,小儿生长发育的先天之精全赖后天水谷之气血精微的濡养。小儿脾常虚,若饮食失调,或因病致虚,脾胃虚弱,腐熟运化功能失常,则气血不充,五脏失养,亦可致小儿生长发育缓慢。

(3)心肝血虚:肝藏血,在体合筋,肝血充足,筋得其养,若肝血亏虚,筋骨失养,也可导致生长慢,身材矮小。心主血脉,若心血不足,脑髓失充,心不守舍,则夜寐不安,影响生长发育。

(4)阴虚火旺:多存在于青春期发育迟缓或性早熟伴矮小的患者中。先天禀赋不足,或过多进食各种激素合成饲料喂养的动物肉类,或误服药物,甚或过早接触少儿不宜的影视作品,使脏腑阴阳平衡失调,阴虚火旺,相火妄动,冲任失司,引动天癸,日久耗伤气血津液,生化乏源,营养得不到充分满足,以致本病。

2. 病机

小儿稚阳未充,稚阴未长,且脾常不足。乳食的受纳腐熟与水谷精微的吸收转输不能满足小儿迅速生长发育的需求,加之小儿饮食不知自调,家长喂养常有不当,就形成了易患脾系疾病的诱因,继而影响其生长发育。

肾为先天之本,小儿生长发育以及骨骼、脑髓、发、耳、齿等的形体与功能均与肾有密切的关系。先天禀受之肾精需赖后天脾胃生化之气血不断充养;未充之肾气常不能满足儿童迅速生长发育的需求,因而肾常虚。故本病以虚证为主,起病多为阴阳本虚,随年龄增长常夹食积、气滞之证;先天、后天相互影响、相互制约,气虚、血虚交结,阴阳失调加重,形成恶性循环。临床多见脾胃虚弱、心肝血虚、肾气不足、阴虚火旺等证。肾为先天之本,主骨生髓,肝在体合筋,主身之筋膜,人的身高取决于筋骨的生长,故病靶在骨髓、筋脉。

四、辨治思路

(一)辨证要点

1. 症状分类辨证要点

(1)生长速度:生长缓慢且持续时间长,体重不达标,伴出牙换牙晚、头发稀疏遗尿者,多为肾气不足;生长速度受他病影响而变慢,体重超标或不达标,伴面色萎黄、食欲不振、自汗流涎者,多考虑脾胃虚弱;生长速度逐渐减慢,伴夜寐不安、多汗多动、情绪敏感者,多为心肝血虚;生长速度先快后慢,同时体重增长缓慢,或性早熟,伴潮热盗汗、痤疮者,多属阴虚火旺。

(2)脂肪肌肉比:身材矮小,体重增长慢,脂肪较少,肌肉紧实,伴潮热盗汗者,多属阴虚火旺;体重不达标,脂肪不多,肌肉松弛,伴夜寐不安、多汗多动、情绪敏感者，多为心肝血虚；体重正常或稍有超标，脂肪偏多松弛，肌肉少，喜静不喜动，伴面色萎黄、食欲不振者，为脾胃虚弱；体重正常或不达标，脂肪肌肉不多，伴出牙换牙晚，头发稀疏，遗尿，甚或手脚不温者，为肾气不足。

（3）特殊形态面容：肢体骨节偏小者，多考虑肾气不足或阴虚火旺；精神呆滞、智力障碍面容者，多属心、脾、肾虚损；头发竖立、山根青黑、面色萎黄者，多为肝脾亏虚。

2. 疾病转归辨证要点

先天矮小，多与肾虚有关；营养不足，生长缓慢多与脾虚、肝血虚有关；睡眠不足、智力低下多与心血虚有关。其中肾虚、脾虚为本，肝血虚、心血虚为标。脾虚者中医疗效为佳，预后好，经治疗患儿生长速度加快，身高可以基本追赶上同龄儿童；肾虚者多受先天禀赋、父母体质的制约，早期干预为宜；伴肝血虚者受情志因素影响大，预后差。

（二）鉴别诊断

1. 五迟

五迟是指立迟、行迟、语迟、发迟、齿迟。以发育迟缓为特征，临床表现为筋骨痿弱，发育迟缓，语言迟钝，头发生长迟缓，发稀萎黄，坐起、站立、行走、生齿等明显迟于正常同龄儿，而不单纯是身高低于正常同龄儿。

2. 五软

五软是指头项软、口软、手软、足软、肌肉软；以痿软无力为主症，临床表现为精神呆滞，智力低下，头项软而无力，不能抬举，手软无力下垂，不能握举，足软无力，难于行走，肌肉松弛，口角流涎，咀嚼吮吸无力，或见弄舌，进而会影响生长发育。而矮小症患者除身材矮小外，其智力发育，其他脏器功能均正常。

3. 胎怯

指初生儿体重低下，身材矮小，脏腑形气均未充实的一种病证。胎儿的生长发育与其在胞宫内所受气血的供养有关，故胎怯多由于母体或胎产因素所致。临床表现为出生时形体瘦小，肌肉瘠薄，面色无华，精神萎靡，气弱声低，吮乳无力，筋弛肢软。一般体重低于2500g，身长不足46cm，且死亡率较高。

4. 疳证

是由于喂养不当，或因多种疾病的影响，导致脾胃受损，气液耗伤而形成的一种小儿慢性病证，相当于西医学的营养不良。临床以形体消瘦，面黄发枯，精神萎靡或烦躁，饮食异常，大便不调为特征。

（三）治疗原则

矮小症之本是肾虚、脾虚，肝血虚、心血虚为标。治疗本病的关键是益肾扶脾、柔肝养心，分型诊疗。本病虽以虚者为多，但也有虚中夹实，既要从整体出发，又要突出重点，辨证论治。总之，有虚者当补，补中有运，运中有养，以期肾气足，气血旺，筋骨强，心神宁，茁壮成长。

五、辨证论治

1. 肾气不足证

症状：身材矮小，伴有发少齿迟，纳差腹胀，畏寒肢冷，腰膝酸软，神疲乏力，尿频或遗尿，舌体胖大，舌质淡，苔白，脉弱。

治法：补益肾气。

方药：肾气丸（《金匮要略》）加减。熟地黄、牡丹皮、泽泻、茯苓、山茱萸、山药、熟附子、肉桂、桑寄生、杜仲、牛膝。

加减：阳虚畏寒甚者，可加肉桂、补骨脂、山茱萸等温肾助阳；遗尿者，可加桑螵蛸、缩泉丸补肾缩尿。

2. 脾胃虚弱证

症状：身材矮小，伴有面色萎黄，纳差，胃脘胀满，嗳气，甚至恶心、呕吐，舌体胖，舌质淡，苔白，脉沉取无力。

治法：健脾补气，和胃降逆。

方药：健脾丸（《医方集解》）加减。党参、炒白术、陈皮、炒麦芽、山楂、枳实、白芍、茯苓、桂枝、生姜、鸡血藤。

加减：脾虚生湿者，可合二陈汤祛湿化痰；胃脘胀满为主者，可合焦三仙、保和丸等消食和胃；化热伤阴者，可加石斛、麦冬、太子参等养阴清热；大便干结者，可加大黄、芒硝、火麻仁、郁李仁等清热润肠通便；脾虚真元不足者，可加紫河车、人参补虚培元。

3. 心肝血虚证

症状：身材矮小，伴有情志异常，多动多汗，注意力不集中，烦躁眠差，舌质淡红，脉弦细。

治法：柔肝濡筋，养心补血。

方药：补肝汤（《医学六要》）加减。当归、白芍、熟地黄、川芎、炙甘草、木瓜、酸枣仁、枸杞子、首乌藤。

加减：心气虚者，加黄芪、党参益气建中；肾精亏虚者，可加菟丝子、续断益肾填精；肝阴不足者，可加生地黄、麦冬等滋养肝阴；肝血不足者，可加当归、丹参等补养肝血；血瘀者，可加赤芍、桃仁、郁金等活血化瘀；肝郁化热，上扰心神者，可加黄连、竹茹、酸枣仁等清热安神；心肝血虚，虚热内扰者，可配合酸枣仁汤养血安神、清热除烦。

4. 阴虚火旺证

症状：身材矮小，伴有头晕乏力，眼干耳鸣，膝软腿疼，潮热盗汗，舌质红，苔薄或少苔，脉细或细数。

治法：滋阴补肾，清泻相火。

方药：六味地黄丸（《小儿药证直诀》）加减。熟地黄、牡丹皮、泽泻、茯苓、山茱萸、山药。

加减：阴虚明显者，可加白芍、麦冬、怀牛膝等养阴清热；阴虚火旺者，可加知母、黄柏、龟甲等清热坚阴；精血不足者，可加菟丝子、枸杞子、桑椹等填补精血。

六、其他疗法

1. 中成药

（1）六味地黄丸

适应证：用于阴虚火旺证。

用法用量：一粒0.2g。3岁以下一次0.5g；3~6岁一次1.5g，一日3次；6岁以上一次3g，一日2次。

（2）逍遥丸

适应证：用于心肝血虚证。

用法用量：每袋6g。3岁以下一次3g，3~6岁一次6g，6岁以上一次9g，一日2次。

（3）健脾丸

适应证：用于脾胃虚弱证。

用法用量：大蜜丸，每丸9g。3岁以下一次1/3丸，3~6岁一次1/2丸，6岁以上一次1丸，一日2次。

（4）金匮肾气丸

适应证：用于肾气不足证。

用法用量：每粒0.2g。3岁以下一次0.5g，3~6岁一次1.5g，一日3次；6岁以上一次3g，一日2次。

2. 小儿推拿

（1）推三关：三关位于前臂桡侧拇指一面，从手腕横纹起至手肘部。用拇指或食、中指自手腕横纹处推向手肘横纹处，每次可推100~300次。具有培补元气、温阳散寒的作用。

（2）按揉腹部：用掌心包住孩子的肚子，掌根贴住肚脐，下沉大约2cm。以掌根为中心，手掌顺时针揉腹1分钟，然后再逆时针揉腹1分钟。可以调节脾胃运化。

（3）捏脊：让孩子趴在床上，双手在孩子的腰部提起皮肤，沿着脊柱两侧，把皮捏起来，边提捏，边向前推进，从腰部到背部再到颈部。以皮肤微红发热为度。同时，从下到上按揉膀胱经各穴位，每次 6 遍。具有调和脏腑、疏通经络、调畅气血的功效。

（4）按揉涌泉穴：涌泉穴位于足底部，足底第 2、3 跖趾缝与足跟连线的前 1/3 与后 2/3 交点上，或者用力弯曲脚趾，脚底凹陷处即为涌泉穴。每次按揉 30 ~ 50 次。可以补肾壮骨、纳气填精。

以上方法适用于各个证型。

3. 耳针刺激法

取交感、内分泌、肾、肝、神门、脾等穴位，先将耳郭用 75% 酒精消毒，以揿针置于穴位处，手指按压刺激。1 周 2 ~ 3 次，两耳交替。用于阴虚火旺证。

七、各家经验

1. 俞建、时毓民

俞建、时毓民指出中医药疗法目前最有效的不是治疗矮小症，而是治疗身高偏矮的患者。对于以下原因引起的身材矮小中医药有较好疗效：青春期发育提前、非快速进展型特发性性早熟同时偏矮小的患者；青春期发育延迟暂时性矮小；营养不良或部分疾病后继发性矮小；临床上长期反复呼吸道感染肺脾两虚、肾病综合征等慢性病长期应用激素或免疫抑制剂引起的生长发育抑制导致矮小的患者；西医消化不良综合征（脾虚、肾虚、脾肾两虚）继发的矮小等。这部分患儿多肾虚、脾虚或有兼证，或脏腑经络气血失调，或先天、后天不足，以中医药治疗兼顾调节起居、调理饮食等或可起效。

2. 封玉琳

封玉琳认为小儿生长发育由肝、脾、肾三脏共同调控，肾精亏虚、脾胃失和、肝血不足、筋骨失养等均可致身材矮小。矮小患者与先天因素、饮食失宜、情志不调密切相关，和肝益肾、调补脾胃当为其基本治法。

3. 陈祺、宣桂琪

陈祺、宣桂琪认为矮小症病因源于脾肾，责之于心肝。若先天胎禀怯弱，肾气薄弱，骨骼生长缓慢，则身材矮小；后天饮食失宜，或因他病影响，脾之运化失常，气血不足，五脏失养，则生长发育缓慢；肝血亏虚，筋骨失养导致生长缓慢，身材矮小；心血不足，脑髓失充，心不守舍，则夜寐不安，影响生长发育。

4. 叶进

叶进从小儿脾虚质论治矮小症，指出该病多源于先天禀赋不足，后天调养失宜。其病机关键为本虚标实，其中以脾肾两虚为主，与五脏密切相关。肾为先天之本，是生命的本源，脾为后天之本，是生命活动所需的物质来源，故脾肾最为关键。但人是一个有机的整体，以五脏为中心，通过经络的沟通、气血的灌注，共同完成机体的生命活动，故心肝肺亦不能忽视。不同于成人，小儿五脏本身就处在从稚嫩到成熟的发育过程中，所以儿童五脏易虚，影响气血津液的生成与代谢，进而影响小儿的生长发育而致身材矮小。

八、转归与预防调护

1. 疾病转归

生长发育障碍会严重影响儿童和青少年的身体、心理健康。矮小儿童存在不同程度的行为适应能力、认知和自我意识障碍，进而进一步影响机体代谢和生长。故早期发现并及时治疗，可缓解身材矮小造成的心理压力，从而提高生活质量。

2. 预防

（1）母孕期注意饮食起居健康，保持心情舒畅，避免早产、产伤等。

（2）儿童饮食结构合理，五谷为养，五果为助，五畜为益，五菜为充，避免挑食及暴饮暴食等。注意忌寒凉食物，包括酸奶、果汁、凉茶、冰激凌、西瓜等。

（3）根据个人体质差别选择适宜的运动，但应避免频繁泡温泉、游泳等。

（4）顺应自然，按时起居，避免熬夜，睡前尽量不进食。

（5）根据气候变化适时增减衣物，注意肩部、肚脐、双足的保暖，避免贪凉。

（6）注意家庭气氛和谐，避免对孩子的语言刺激、冷暴力等。

3. 调护

（1）均衡营养：每天所需的蛋白质、脂肪、碳水化合物、膳食纤维、维生素、无机盐和水，这些营养均存在于谷物、蛋类、肉类、奶类、蔬菜和水果等食品中，无须刻意强调某种食物的重要性，要让孩子做到不偏食、不挑食、不贪凉饮冷、不加夜宵。

（2）合理锻炼：体育活动是增强体质、促进身体发育最有效的方法，每天适当的锻炼，如跳绳、打篮球、摸高等户外拉伸运动能明显改善身体状况。

（3）充足睡眠：深睡眠期是生长激素分泌的高峰时段，充足的睡眠是长高的必备条件。

（4）愉悦精神：心理学家通过研究认为精神、情绪等因素可影响身高。平和愉悦的环境可以让孩子健康成长，父母离异、家庭不和谐等会使孩子产生自卑、孤僻、烦躁、食欲不振等表现，影响生长发育。

（5）家长应积极配合医生的各项检查和治疗，按时监测孩子身高的增长速度，帮助患儿克服不必要的恐惧心理，同时保护孩子的自尊心。

第二节　儿童性早熟

一、概述

1. 西医认识

性早熟（precocious puberty）是指男童在 9 岁前，女童在 8 岁前呈现第二性征。

按发病机理和临床表现分为中枢性（促性腺激素释放激素依赖性）性早熟和外周性（非促性腺激素释放激素依赖性）性早熟，以往分别称为真性性早熟和假性性早熟。中枢性性早熟（central precocious puberty，CPP）具有与正常青春发育类似的下丘脑-垂体-性腺轴（HPGA）生长发育的过程，直至生殖系统成熟，即由下丘脑提前分泌和释放促性腺激素释放激素（GnRH），激活垂体分泌促性腺激素使性腺发育并分泌性激素，从而使内、外生殖器发育并出现第二性征。外周性性早熟（peripheral precocious puberty，PPP）是由于各种原因引起体内性甾体激素升高至青春期水平，导致第二性征过早出现，不具有完整的性发育过程。

性早熟多发于女童，女童发病率为男童的 4～5 倍，春夏季节发病的儿童明显多于秋冬季节，经济发达地区的发病率较高；80%～90% 的女童为中枢性性早熟。随着社会的进步和环境的改变，性早熟的发病率有逐步升高的趋势，目前已经成为儿科临床常见的内分泌代谢病之一。

2. 中医认识

中医古籍中无此病名，但"乳疬""月经先期"等描述与此病相似。而且，早在《素问·上古天真论》就对人的生殖发育有明确认识，"女子七岁，肾气盛，齿更发长；二七而天癸至，任脉通，太冲脉盛，月事以时下，故有子……丈夫八岁，肾气实，发长齿更；二八肾气盛，天癸至，精气溢泻，阴阳和，故能有子"。即人体正常的生长发育及性腺的成熟，主要靠肾气的充盛和天癸的出现。

《沈氏女科辑要笺正》言："二七经行，七七经止，言其常也，然禀赋不足，行止皆无一定之候。"《景岳全书》曰："肾为阴中之阴，肾主闭藏；肝为阴中之阳，肝主疏泄。二藏俱有相火，其系上属于心，故心火一动，则相火翕然从之，多致血不静而妄行，此固一说。然相火动而妄行者有之，由火之盛也。若中气脱陷及门户不固而妄行者亦有之，此由脾肾之虚，不得尽言为火也。再如气道逆而不行者有之，由肝之滞也。"又因小儿系纯阳之体，肝常有余，肾常不足。同时，中医经络认为足阳明胃经循行乳中；足太阴脾经络胃上膈，布于胸中；足厥阴肝经上膈，循股阴入毛中，过阴器，抵小腹，布胸胁绕乳头；足少阴肾经上贯肝膈与乳相连。由此可见，性早熟的发生与肾、肝、脾、胃密切相关。

二、西医诊断

（一）临床表现

1. 中枢性性早熟

（1）第二性征提前出现并正常发育。女孩表现为乳房发育，身高增长速度加快，阴毛发育，一般在乳房开始发育 2 年后出现初潮。男孩表现为睾丸和阴茎增大，身高增长速度加快，阴毛发育，一般在睾丸开始增大 2 年后出现变声和遗精。

（2）有性腺发育依据，女孩按 B 超影像判断，男孩睾丸容积≥4mL。

（3）发育过程中呈现身高增长突然加快。

（4）促性腺激素升高至青春期水平。

（5）可有骨龄提前，但无诊断特异性。

（6）不完全性中枢性性早熟中最常见的类型为单纯性乳房早发育，表现为只有乳房早发育而不呈现其他第二性征，乳晕无着色，呈非进行性自限性病程，乳房多在数月后自然消退。

2. 外周性性早熟

（1）第二性征提前出现（符合定义的年龄）。

（2）性征发育不按正常发育程序进展。

（3）性腺大小在青春前期水平。

（4）促性腺激素在青春前期水平。

（二）诊断依据和检查

1. 确定中枢性或外周性性早熟，除按临床特征初步判断外，需作以下辅助检查：

（1）基础性激素测定：基础促黄体生成激素（LH）有筛查意义，如 LH < 0.1 IU/L 提示未有中枢性青春发动，LH 在 3.0～5.0IU/L 可肯定已有中枢性发动。凭基础值不能确诊时需进行激发试验。β－HCG 和甲胎蛋白（AFP）应当纳入基本筛查，是诊断分泌 HCG 生殖细胞瘤的重要线索。另外雌激素和睾酮水平升高有辅助诊断意义。

（2）促性腺激素释放激素（GnRH）激发试验：①方法：以 GnRH2.5～3.0μg/kg（最大剂量100μg）皮下或静脉注射，分别于注射的 0 分钟、30 分钟、60 分钟和 90 分钟测定血清 LH 和卵泡刺激素（FSH）水平。②判断：如用化学发光法测定，激发峰值 LH 在 3.3～5.0IU/L 是判断真性发育界点，同时 LH/FSH 比值 >0.6 时可诊断为中枢性性早熟。目前认为以激发后 30～60 分钟单次的激发值，达到以上标准也可诊断。如激发峰值以 FSH 升高为主，LH/FSH 比值低下，结合临床可能是单纯性乳房早发育或中枢性性早熟的早期，后者需定期随访，必要时重复检查。③子宫卵巢 B 超：单侧卵巢容积≥3mL，并可见多个直径≥4mm 的卵泡，可认为卵巢已进入青春发育状态；子宫长度 >4cm 可认为已进入青春发育状态，可见子宫内膜影提示雌激素呈有意义的升高。但单凭 B 超检查结果不能作为 CPP 诊断依据。④骨龄：骨龄是预测成年身高的重要依据，但对鉴别中枢性性早熟和外周性早熟无特异性。

2. 病因学诊断

（1）中枢性性早熟病因诊断：确诊为中枢性性早熟后需做脑 CT 或 MRI 检查（重点检查鞍区），尤其是以下情况：①确诊为 CPP 的所有男孩。②6 岁以下发病的女孩。③性成熟过程迅速或有其他中枢病变表现者。

（2）外周性性早熟病因诊断：按照具体临床特征和内分泌激素初筛后进行进一步的内分泌检查，并按需做性腺、肾上腺或其他相关器官的影像学检查。如有明确的外源性甾体激素摄入史者可酌情免除复杂的检查。

三、病因病机

1. 病因

性早熟发病于先天，或盲目滋补导致营养过剩，进食各种激素合成饲料喂养的动物肉类，误服食物药物，或过早接触"少儿不宜"的影视传媒作品等诱因，使脏腑阴阳平衡失调，阴虚火旺，相火妄动，肝气郁结，郁而化火，脾虚不运，痰湿壅滞，继而冲任失司，引动"天癸"。

（1）阴虚火旺：肾藏精，为先天之本，寓元阴元阳，上通于脑，下连冲任二脉而系胞宫，主生长发育与生殖。若小儿肾的阴阳不平衡，肾阴不足，相火偏亢则"天癸"早至，第二性征提前出现，症见女孩乳房发育及月经提前来潮，男孩生殖器增大，有阴茎勃起等表现。

（2）肝郁化火：肝藏血，主疏泄，为调节气机之主司。若因疾病或精神因素导致肝失疏泄，肝火上炎，亦可使"天癸"早至；又因肝经绕阴器布胁肋，肝郁化火，耗伤肝肾阴血致相火偏旺，损伤冲任，导致性早熟。乳房属胃，乳络属肝，乳房经络不畅，阻塞乳络，乳络瘀阻，乳房硬结，则为痛为聚。

（3）痰湿壅滞：小儿脾常不足，饮食不自知，损伤脾胃，脾胃失司，日久水谷精微不能化生气血，内聚化为痰浊；脾土运化失职，气郁痰滞，结为乳中结核。脾为气机升降之枢纽，又为生痰助湿之源，痰湿互为因果，形成恶性循环，泛溢肌肤，发为肥胖，痰浊下注，则女子白带增多，男子遗精。

2. 病机

天癸源自先天，闭藏于肾，受后天水谷精微的滋养。小儿生理病理特点为"稚阴稚阳""阳常有余，阴常不足"，儿童稚阴稚阳之体加之先天禀赋不足，阴阳更容易失去相对平衡。阴虚火旺，脾虚痰湿内生，肝郁气滞，凝痰成瘤，又阴伤动火，进一步出现行经紊乱、遗精，故本病多属虚实夹杂证。

本病早期多缘于肾阴不足，中期或因情志不遂，疏泄失常，累及肝阴，相火妄动；或饮食所伤，脾胃运化失常，气郁痰滞，形成恶性循环，终至冲任失司，过早引动"天癸"。临床以阴虚火旺为主兼肝郁化火，若因饮食失调日久损伤脾胃，脾运失司，内聚为痰，则可兼见痰湿壅滞。其病位主要在肾、肝、脾三脏，临床表现为女子月事提前，男子精气溢泻，故其病靶在天癸、胞宫和精室。

四、辨治思路

（一）辨证要点

1. 症状分类辨证要点

（1）乳疬：肝肾同源，肝主疏泄，肾主封藏，乳房属胃，乳络属肝，故乳疬多与肾、肝、脾胃相关。若乳核隆起不著，性质较硬，周围皮肤紧实，乳晕轻微着色，乳房触痛明显，伴潮热盗汗、舌红少苔者，多属肾阴不足，相火妄动；伴面红目赤、烦躁易怒者，多为肝气不疏，郁久化火。若乳房隆起明显，硬度不甚，但周围皮肤松弛，乳晕着色不深，触痛不著者，多属脾运失司，痰湿内聚；壅滞日久，湿热夹痰夹瘀则见形体肥胖，舌苔厚腻。

（2）带下：带下系湿邪为患。若带下量多色白或淡黄，质稠不甚，多属脾虚痰湿；量不甚多，色黄或赤白相兼，质稠或有臭气，为肾阴不足，阴虚夹湿；带下量多色黄，质黏稠，臭气明显，或如泡沫状，或色白如豆渣状，为肝郁化火，湿热下注。

（3）遗精：若梦中遗精，伴少寐多梦、口干烦热者，多为君相火旺，扰动精室；劳累遗精，伴面色萎黄，四肢困倦者，为脾虚痰湿；遗精频作，或尿时有少量精液外流，伴口舌生疮者，多属肝郁化火，湿热下注。

（4）粉刺：若丘疹、结节色红，或有痒痛，好发于下颏、前额皮肤者，多考虑肾阴亏虚，君相火旺；若为米粒样丘疹，结节质硬，皮脂溢出，面颊部多发，伴口苦性急者，多属肝火偏旺；若皮损结成囊肿，好发于鼻面部，或伴有纳呆、便溏者，多为脾虚痰湿凝结；若皮损红肿疼痛，或有脓疱，可以挤出黄白色碎米粒样脂栓，伴口臭、便秘、尿黄者，多属日久湿热蕴结。热毒痰瘀交结，迁延不愈者，粉刺质地坚硬难消，皮损色暗发紫，触压有疼痛感，或颜面皮肤凹凸如橘皮，或质软有弹性。

2. 疾病转归辨证要点

病初起时，以阴虚火旺为主，继而因肾阴不足，累及肝阴，导致肾之阴阳失衡，相火偏旺，亦或脾虚痰湿，壅滞日久。因此，本病临床上往往虚实并见，其中以阴虚火旺兼肝郁化火多见，或兼有痰湿壅滞。

（二）鉴别诊断

1. 乳核

乳房内出现肿块，常为单发性，肿块形似丸卵，大小不等，小如黄豆，大如鸡蛋，皮色不变，质地坚实，表面光滑，活动度好，边界清楚，与皮肤无粘连，肿块一般无疼痛，少数可有轻微刺痛或胀痛，相当于西医的乳腺纤维瘤。女童性早熟初起通常表现为一侧或双侧乳晕部出现扁圆形肿块，质地中等或稍硬，边缘清楚，或单侧乳房明显增大，或双侧乳房呈对称性或不对称性增大，多伴有乳房胀痛和轻度压痛，还可伴有其他女性特征如阴毛生长、阴唇发育等。

2. 精浊

精浊是指尿道口时时流出米泔样或者糊状浊物，茎中作痒疼痛，痛甚如刀割样，相当于西医的前列腺炎。而遗精是从尿道口流出精液，无疼痛。

3. 子宫功能性出血

主要临床表现为不规则阴道出血、阴道口黏膜溃疡、红肿、乳房增大、小阴唇水肿等。大部分 8 岁以下性早熟女童阴道出血属于假性性早熟，其中卵巢囊肿和外源性性早熟是造成此现象的主要原因。

4. 子痈

睾丸或附睾肿大结硬，微痛或微胀，触痛，重者痛如刀割，活动或站立时加重，相当于西医的急慢性睾丸炎、附睾炎。男童性早熟可有睾丸增大、阴茎增粗、阴茎勃起等表现，一般无疼痛。

（三）治疗原则

性早熟系因肾阴不足，累及肝阴，导致肾之阴阳失衡，相火偏旺所致，故治疗以补虚为主，重在滋阴补肾、清泻相火。兼肝郁化火者，佐以疏肝解郁、清肝泻火；兼痰湿壅滞者，佐以健脾燥湿、化痰散结。本病临床上两证型常兼见并存，其中阴虚火旺兼肝郁化火为多见，或兼痰湿壅滞。故平衡肾之阴阳为治疗根本，在此基础上兼用泻火、疏肝、燥湿、化痰、散结，随症加减治疗。同时，本病有报道可结合其他治法，如耳穴贴压法治疗。使用耳穴贴压法时，应注意操作方法，避免其损伤皮肤。

五、辨证论治

1. 阴虚火旺证

症状：女孩提前出现乳房发育，阴道分泌物增多，阴唇发育，色素沉着，月经来潮；男孩提前出现睾丸增大，阴茎增粗、勃起，胡须、喉结、阴囊皮肤皱褶增加、着色，变声，甚至有夜间遗精；伴五心烦热，颧红，盗汗，烦躁易怒，咽干口燥，小便短黄，大便干结，舌红绛，少苔或无苔，脉细数。

治法：滋阴补肾，清泻相火。

方药：知柏地黄丸（《医宗金鉴》）加减。知母、黄柏、生地黄、牡丹皮、泽泻、茯苓、山茱萸、山药、女贞子。

加减：阴虚明显者，加玄参、龟甲、天冬；盗汗者，加五味子、浮小麦；五心烦热、潮热者，加地骨皮、莲子心；君相火旺、心烦不宁者，加黄连、酸枣仁、百合、栀子；月经来潮者，加墨旱莲、仙鹤草、白茅根；伴口苦、心烦者，加栀子、夏枯草、龙胆草。

2. 肝郁化火证

症状：女孩提前出现乳房发育，阴道分泌物增多，阴唇发育，色素沉着，月经来潮；男孩提前出现睾丸增大，阴茎增粗、勃起，胡须、喉结、阴囊皮肤皱褶增加、着色，变声，甚至有夜间遗精；伴烦躁易怒，情绪抑郁，胸胁胀闷，头晕胀痛，面红目赤，失眠多梦，溲赤便秘，口苦咽干，舌红苔黄，脉弦数。

治法：疏肝解郁，清心泻火。

方药：丹栀逍遥散（《内科摘要》）加减。柴胡、当归、龙胆草、夏枯草、白芍、生地黄、牡丹皮、茯苓、栀子、枳壳、甘草。

加减：乳房胀痛者，加郁金、青皮；带下黄臭者，加黄芩、椿皮；热证甚者，加黄连；便秘者，加决明子、火麻仁；肺中积热、面部痤疮者，加金银花、淡豆豉、大黄、黄芩。

3. 痰湿壅滞证

症状：女孩提前出现乳房发育，阴道分泌物增多，阴唇发育，色素沉着，月经来潮；男孩提前出现睾丸增大，阴茎增粗、勃起，胡须、喉结、阴囊皮肤皱褶增加、着色，变声，甚至有夜间遗精；伴形体偏肥胖，胸闷叹息，肢体困重，口中黏腻，多食肥甘，舌质红，苔腻，脉滑数。

治法：健脾燥湿，化痰散结。

方药：二陈汤（《太平惠民和剂局方》）加减。法半夏、陈皮、茯苓、枳壳、苍术、乌梅、僵蚕、夏枯草。

加减：乳房硬结明显者，加橘核、浙贝母、麦芽、山慈菇、皂角刺；阴道分泌物多者，加椿皮、芡实；外阴瘙痒者，加地肤子、白鲜皮、椿皮。本证日久，郁而化热，可成痰热互结证，湿重于热者，见大便稀溏，喜静懒言，带下清稀色白，舌质淡，加白术、白扁豆健脾渗湿；热重于湿者，见大便秘结，带下黄浊，口苦，面部痤疮，舌质红，加栀子、黄芩、薏苡仁清热燥湿。

六、其他疗法

1. 中成药

（1）知柏地黄丸

适应证：用于阴虚火旺证。

用法用量：每粒 0.2g。3～6 岁一次 1.5g，一日 3 次；6 岁以上一次 3g，一日 2 次。

（2）大补阴丸

适应证：用于阴虚火旺证。

用法用量：水蜜丸每粒 0.3g。3 岁以下一次 2g，3～6 岁一次 4g，6 岁以上一次 6g，一日 2 次。

(3) 丹栀逍遥丸

适应证：用于肝郁化火证。

用法用量：每袋6g。3岁以下一次2g，3～6岁一次4g，6岁以上一次6g，一日2次。

(4) 乳癖消片

适应证：用于痰热互结证。

用法用量：薄膜衣片，每片0.67g。3岁以下一次1片，3～6岁一次2片，6岁以上一次3片，一日3次。

(5) 二陈丸

适应证：用于痰湿壅滞证。

用法用量：每袋6g。3岁以下一次3g，3～6岁一次6g，6岁以上一次9g，一日2次。

(6) 龙胆泻肝丸

适应证：用于肝郁化火证。

用法用量：每粒0.06g。3岁以下一次2g，3～6岁一次4g，6岁以上一次6g，一日2次。

(7) 夏枯草片

适应证：用于肝郁化火证。

用法用量：每片0.51g。3岁以下一次2片，3～6岁一次4片，6岁以上一次6片，一日2次。

2. 耳穴贴压

取交感、内分泌、肾、肝、神门、脾。先将耳郭用75%酒精消毒，以探棒找阳性反应点，然后将带有王不留行的胶布贴于阳性反应点处，手指按压，使耳郭有发热胀感。每日按压5次，每次5分钟，1周换贴1次，两耳交替。用于阴虚火旺证、肝郁化火证。

3. 穴位贴敷

用知柏地黄方，以原药材研磨成粉，以3%氮酮为促渗透剂，取蜂蜜适量混匀，制成贴剂备用；穴位：涌泉、太冲、三阴交、太溪、肾俞、肝俞等。每天夜间睡前揉搓上述各穴位，至微热后贴敷，每次持续贴敷时间为8小时。1个月为1疗程，连续治疗3个疗程。用于阴虚火旺证、肝郁化火证。

4. 小儿推拿

首先，同时清心经和肝经，向指根方向直推，各300～500下。其次摩腹，以肚脐为中心，先顺时针再逆时针，各300～500下。再刮膀胱经，从上往下刮两条经脉，隔日做1次，每次大约5分钟。适用于各证型。

七、各家经验

1. 张桂菊

张桂菊指出儿童性早熟病因主要包括先天禀赋不足、后天失养和生活社会环境影响。主要病机为肝肾阴虚火旺，肝郁化火，脾虚痰蕴，胃热炽盛。性早熟病位在肝、肾、脾、胃，肾阴阳失衡为本，脾运失健、肝郁化火、胃火炽盛为标，标本常常互为因果，相互影响，甚至几种因素交织共同参与了本病的发生、发展与变化。

2. 吴晨

吴晨提出肾、肝、脾与下丘脑－垂体－性腺轴的功能活动有关，但以肾为根本。肾为先天之本，主藏精，主生长发育与生殖。小儿易肾阴不足，肝肾之阴息息相通，相互资生，肾阴亏虚，水不涵木，则肝阴不足。肝肾不足，肝失条达，气机郁滞，则冲任失调；肝病及脾，则脾失健运，生湿成痰，积于乳络，日积月累渐成肿块。

3. 陈永辉

陈永辉认为性早熟多因疾病或误服某些药物导致，病变主要在肾、肝两脏，其发生多由肝郁化火、阴虚火旺或相火妄动所致。

4. 傅淑清

傅淑清提出阴虚火旺是性早熟的基本病机，阴虚即肾阴虚，而火旺为相火旺，肝郁脾虚是辨证关键，选方用药贵在轻灵。治疗以滋肾疏肝为主，健脾化痰为辅，兼以软坚散结，如此标本兼治，使气行痰化，郁开结解，阴津得复，天癸缓至。

5. 万英

万英提出性早熟病在冲任，源于肝肾。冲为血海，任主胞胎，冲任二脉皆属于肾，肾为先天之本，主元阴元阳，倘若肾阴亏，精血不足，阴不制阳，相火亢盛，则冲任失调，天癸早至而为病。又冲任与肝肾经脉相交，肝藏血，肾藏精，肾主封藏，肝主疏泄，肝肾同源，相互协调。小儿乃纯阳之体，肝常有余，肾常虚，若肾阴不足，水不涵木，肝失疏泄，郁久化火，肝火旺盛，灼津为液，炼液为痰，在上结于乳，则乳核增大、胀痛，流注于下则为黏稠白带，引动相火，血海浮动，则经血早至。总之，肾的阴阳失衡为病之本，肝火偏旺、痰湿凝聚、血海浮动为病之标。

6. 叶进

叶进认为性早熟的病机为阴虚火旺，但患者少见腰膝酸软、齿松发脱、头晕耳鸣、失眠健忘等典型肾阴虚的表现，最常见的三大症状乳房发育、阴道分泌物增加及月经来潮均与肝密切相关。由此指出肝肾阴虚是性早熟的基本病机，多兼肝气郁滞或肝郁化火等证，因此治疗上应兼顾肝肾两脏之病变。

7. 杨震

杨震从"相火学说"出发认为性早熟属于肾气未充，龙火易浮。肾为先天之本，主元阴元阳。冲任二脉均属于肾，而冲为血海，任主胞胎。小儿肝常有余，肾常虚，易致阴阳失调之证。壮火耗伤肾阴，致肾阴亏虚而不能制阳，则相火偏亢，冲任二脉亦为病，导致天癸早至。小儿肝用未全，又表现为肝阳易亢。冲任二脉和肝肾经脉均有交错，且肾主封藏，肝主疏泄，肝肾为同源之脏，二者相互协调。如肝气郁结不畅，日久郁热化火，加之脾虚湿热内蕴，夹痰瘀在上结于乳络，湿热下注则可引动相火，月经提前而至，故小儿性早熟病位在冲任，而根源在于肝肾两脏。

8. 徐蔚霖

徐蔚霖认为儿童性早熟与五脏密切相关。肾藏先天之精，主生殖，肾中精气盛衰决定并影响性器官的发育及生殖能力；心主血，主神志，肝藏血，主疏泄，肝气调畅，肝血充盈，女子月经应时来潮；脾主运化水谷之精微，为气血生化之源，使冲任气血充足，与生殖也密切相关；肺肾金水相生，为母子之脏，与生殖功能也有间接关系。

八、转归与预防调护

1. 疾病转归

性早熟导致儿童提早进入青春期，并因患者发育进程过快，导致骨龄偏大，骨骺提前闭合，最终引起患者成年身高不达标，发育障碍；同时因其心理状况并不随同身体发育一样提前，易造成患者心理负担加重，甚至引发心理障碍性疾病；另外性早熟还可能增加成年后心血管及代谢性疾病如高血压、肥胖、糖尿病的患病风险。

2. 预防

（1）母亲孕期慎用含激素的食品及药物，哺乳期禁服避孕药物。

（2）儿童勿服用人参、鹿茸、紫河车等补益药物，勿过量摄入快餐食品、膨化油炸食品等，避免摄入或接触的物质有保健品、牛初乳、蜂王浆、避孕药、女性护肤品、女性化妆品、花粉、鸡胚、蚕蛹等。

（3）避免接触黄色影视、书籍、网络。

（4）减少接触各种"环境内分泌干扰物"，如洗涤剂降解产物壬基酚、合成树脂原料双酚 A 和塑料增塑剂邻苯二甲酸二乙酯等。

3. 调护

（1）合理饮食：家长要根据孩子的情况进行科学喂养，并尽量从天然动、植物食物中直接摄取营养，避免摄入含有性激素的食物及含植物性雌激素高的食物，对反季节及"异常快速生长"的蔬菜、水果要慎重食用，避免食用"激素饲料"催养的动物肉类。保证饮食营养平衡，防止摄入脂肪过多，营养过度，因为能量过剩也是早发育的诱因之一。需控制摄入量的食物有肉类、禽类、快餐食品、膨化油炸食品、海鲜、河鲜等。需避免接触的食物有反季节水果、豆制品、补品，特别是人参、蜂王浆、鸡胚、冬虫夏草等。小孩要慎用成年人的滋补食品（包括食疗）。不要轻信各类具有"长高长壮"作用的保健品的过度宣传，盲目跟从、迷信广告，要坚信正常合理的饮食完全能满足孩子生长发育的需要，每年的体重增长控制在 2~3kg。

（2）生活起居：尽早与父母分房、分床睡觉，避免父母周身的激素影响到孩子。科学安排孩子的生活作息时间，避免熬夜通宵，影响睡眠质量，更不能整夜开灯睡觉，影响正常的生物钟。同时，避免看电视时间过长，进行适当的体育锻炼，提倡增强课外体育活动，控制体重，避免肥胖，运动尤其是拉伸运动还有助于孩子长高。避免接触环境内分泌干扰物，它能造成人体内分泌器官形态及功能的改变，使体内雌性激素水平明显升高，敏感性增强，提前发育。避免接触有毒物质，避免服用避孕药，避免接触女性护肤品及化妆品。

（3）心理疏导：对性早熟儿童不仅强调生理上的治疗，还应重视心理治疗，因为过早发育使体形与正常儿童不同，患儿容易产生焦虑、恐惧、自卑和不安等心理，影响其生活、学习，导致自卑、自闭、心神不宁、学习成绩下降等结果，严重者可能导致犯罪、过早性行为等严重后果，给社会和家庭带来沉重负担。儿童期是人体发育最重要的时期，家长要改善家庭关系，经常注意观察儿童的身体变化，关注孩子的心理变化，充分了解性早熟患儿的心理状态，减少患儿的负面情绪，增加患儿战胜疾病的信心，积极配合治疗，做好孩子情绪的抚慰工作，正确引导孩子的性心理。给予患儿关心和爱护，注意倾听患儿的心声，耐心对其进行必要的性教育，对已有月经的女孩，要教其注意经期的生理卫生，懂得保护乳房、生殖器等部位。

（4）调护：对于已经确诊为性早熟的患儿，家长需做到以下几点。①病情观察：密切观察女性患儿乳房的发育，注意有无硬结、增大、乳晕着色和触痛，观察阴道分泌物的性状，有无类似月经来潮的现象，有无大阴唇增厚，小阴唇着色等情况。注意男性患儿乳晕着色程度和乳房的增大情况，阴茎和睾丸的大小、着色，有无遗精现象，为临床诊治提供可靠信息。②会阴护理：保持局部清洁，家长要为患儿勤洗外阴，勤换内裤，叮嘱其便前便后清洁双手，防止局部感染，若外阴有炎症表现，在医生指导下，配制高锰酸钾溶液或中药坐浴或进行其他抗感染治疗。③配合检查：配合医生进行询问病史、体格检查、乳房测量、下丘脑-垂体-性腺轴功能测定、盆腔B超检查、X线骨龄测定、头颅磁共振显象等。家长应做好各项检查前准备，如女性患儿子宫B超检查前需大量饮水使膀胱充盈，便于检查；X-线骨龄检查时要充分暴露手腕关节；清晨空腹抽血做生化检查；测量身高、体重时要注意测量准确，并观察体态发育情况。④卫生宣教：随着性发育征象的出现，患儿的身心将有许多变化，应尽早做好卫生宣教，包括生理特点和性卫生保健知识，使他们能正确对待自身变化。对已有月经的女孩，要教其注意经期的生理卫生，懂得保护乳房、生殖器等部位。

第九章 糖尿病及其并发症

第一节 糖尿病

一、概述

1. 西医认识

糖尿病是由于胰岛素分泌和（或）利用缺陷引起的以慢性高血糖为特征的代谢性疾病。长期碳水化合物以及脂肪、蛋白质代谢紊乱可引起多系统损害，导致眼、肾、神经、心脏、血管等组织器官慢性进行性病变、功能减退及衰竭，病情严重或应激时可发生急性严重代谢紊乱，如糖尿病酮症酸中毒、高渗高血糖综合征。近 40 年来，我国糖尿病患病率呈快速增长趋势，1980 年我国成人糖尿病患病率为 0.67%，2007 年达 9.7%，2013 年高达 10.9%。

2. 中医认识

中医学中与糖尿病有关的病证有"脾瘅""食亦""宣疾""消渴""消瘅""三消""消肾"等。"消渴""消瘅""脾瘅""食亦"均出自《内经》，如"有病口甘者……名曰脾瘅……此人必数食甘美而多肥也，肥者令人内热，甘者令人中满，故其气上溢，转为消渴""怒则气上逆，胸中蓄积，血气逆留，臕皮充肌，血脉不行，转而为热，热则消肌肤，故为消瘅""大肠移热于胃，善食而瘦入，谓之食亦"，均强调了内热这一病机。《金匮要略》立有专篇对消渴的证治进行阐述，认为胃热肾虚是导致消渴的主要病机，载有白虎加人参汤、肾气丸等方剂，至今仍广泛应用。《小品方》载"消渴者，宣疾也"，明确提出了"宣疾"即为消渴。《诸病源候论》提出"先行一百二十步，多者千步，然后食之"，强调了运动疗法对治疗本病的意义，同时对本病的并发症亦有记载，认为"其病变多发痈疽"。《太平圣惠方》记载"夫三消者，一名消渴，二名消中，三名消肾"，明确提出"三消"之说。《宣明论方》言消渴"可变为雀目或内障"，补充了本病眼部并发症的认识。《三消论》是阐述"三消燥热学说"的专著，认为消渴皆归咎于"热燥太甚"，得出"三消者，燥热一也"的结论，提出消渴的治疗应"补肾水阴寒之虚，而泻心火阳热之实，除肠胃燥热之甚，济人身津液之衰，使道路散而不结，津液生而不枯，气血利而不涩，则病日已矣"，较为全面地总结了本病的治法，并提出"夫消渴者，多变聋盲、疮癣、痤痱之类"，完善了对本病并发症的认识。《丹溪心法》提出消渴治以"养肺、降火、生血"为主，经丹溪学派的充实，后世逐渐形成了以养阴为主的治疗理论。《证治要诀》提出"三消得之气之实，血之虚，久久不治，气尽虚，则无能为力矣"。

二、西医诊断

目前国际通用的诊断标准是 1999 年 WHO 专家咨询委员会制定的糖尿病诊断标准。

1. 典型糖尿病症状（多尿、多饮、多食及不能解释的体重下降），并且随机（餐后任何时间）血浆葡萄糖≥11.1mmol/L（200mg/dL）。

2. 空腹（禁热量摄入至少 8 小时）血浆葡萄糖水平≥7.0mmol/L（126mg/dL）。

3. 葡萄糖（75g 脱水葡萄糖）耐量试验（OGTT）中 2 小时的血浆葡萄糖水平≥11.1mmol/L（200mg/dL）。

以上三点满足任意一点即可。

注：在无引起急性代谢失代偿的高血糖情况下，应在另 1 日重复上述指标中任何一项，以明确糖尿病的诊断，不推荐作第三次 OGTT 试验。

三、病因病机

1. 病因

（1）饮食失节：长期过食肥甘、醇酒厚味，损伤脾胃，可致脾胃运化失司，积热内蕴，化燥伤津，消谷耗液，导致消渴。《素问·奇病论》曰："此肥美之所发也，此人必数食甘美而多肥也，肥者令人内热，甘者令人中满，故其气上溢，转为消渴。"《千金要方》云："饮啖无度，咀嚼鲊酱不择酸咸，积年长夜，酣兴不解，遂使三焦猛热，五脏干燥，木石尤且焦枯，在人何能不渴。"说明饮食失节与消渴的发病有密切关系。

（2）禀赋不足：先天禀赋不足，五脏虚弱，特别是肾脏素虚，阴虚体质，是消渴病的重要内在因素。《灵枢·五变》云"五脏皆柔弱者，善病消瘅"即为此理。

（3）情志失调：精神刺激或长期郁怒，五志过极，则气机郁结，郁久化火，火热炽盛，可上灼肺津，中灼胃液，下耗肾阴而致消渴。《灵枢·五变》曰："怒则气上逆，胸中蓄积，血气逆流……转而为热，热则消肌肤，故为消瘅。"《临证指南医案》言："心境愁郁，内火自燃乃消症大病。"这些都说明五志过极，郁热伤津是引发本病的重要因素。

（4）劳欲过度：房事不节，劳欲太过，则肾精亏损，虚火内生，阴虚火旺，消灼津液而发为消渴。《千金要方》云："凡人生放恣者众，盛壮之时，不自慎惜，快情纵欲，极意房中，渐至年长，肾气虚竭……此皆由房室不节所致也。"《外台秘要》言："房室过度，致令肾气虚耗，下焦生热，热则肾燥，肾燥则渴。"说明房事过度，肾虚精竭，与消渴的发病有一定关系。

（5）过服温燥药物：意欲长寿或快情纵欲，长期服用温燥壮阳药物，或久病误服温燥之品，致使燥热内生，阴津亏损，发为消渴。

2. 病机

消渴多由饮食失节、中满内热或先天禀赋不足、素体阴虚内热，加之情志不遂、劳欲过度或过服温燥药物所致。疾病之初，或因多食少动而致脾胃运化失常，进而形成以食郁为先导的"气、血、痰、火、湿、食"六郁；或因脏腑功能不足，肺之主气、肝之疏泄、脾之运化、肾之纳气等功能失调，则食入易郁、遇事易郁，此为郁态阶段，此时临床表现不典型，伴随血糖升高，可能仅有乏力、脘痞满闷或情志不畅等症状，随着疾病的发展，郁而化热，郁态逐渐发展为热态；或体实而热盛，或体虚而热伏，此时临床表现以口干多饮、多食易饥、大便秘结、急躁易怒等为主。当疾病进一步发展，火热伤阴耗气，热态逐渐转为虚态。初多为气阴两伤，进而阴损及阳、阴阳两虚，此时常常余热未清而正气已虚。临床表现既有郁热阶段时的症状，又逐渐显露出虚象。当疾病发展至末期，或食入不消而郁滞生湿化浊，或火热炼液为痰，或脏腑功能不足津液不得正化而成浊。病久入络，痰浊火热损伤脉络，脉络受损、血行不畅而生瘀血，此时则进入痰浊瘀血等病理产物内生、郁热未除、脏腑功能不足等虚实夹杂、以脉络受损为特征的损态阶段。此时病情复杂，变证丛生，各种并发症相继出现。

综上所述，本病可分为郁、热、虚、损四个阶段。随着疾病由郁至损的发展，呈现由实转虚的趋势。根据疾病所处阶段不同，早期病性多以里、实、热为主，随着疾病进展，则寒热虚实错杂。本病症靶主要为乏力、口干、易饥等，标靶则为高血糖。

四、辨治思路

（一）辨证要点

1. 症状分类辨证要点

（1）肥胖与消瘦：若其人体形肥胖而兼有胸脘满闷、胁肋胀满或情志不畅者多为气机郁滞，病在中焦脾胃、肝胆，同时常合并肢体困重、大便黏腻、舌苔厚腻、脉象弦滑者，为湿浊内蕴；若肥胖而兼有口渴引饮、口苦易怒、消谷善饥、大便秘结、舌红苔黄、脉数有力者，多属内热炽盛，病在肺、肝、胃肠；若肥胖而兼有乏力气短、多汗恶风、纳呆便溏、舌质淡胖、脉弱无力等症，多属气虚，病在肺、脾；若其人体形消瘦，兼见颧红口干、视物模糊、眩晕耳鸣、急躁易怒、潮热盗汗、五心烦热、腰膝酸软、舌红少苔、脉虚细弦等症，多为阴虚内热，病在肝肾。

（2）口渴：凡是能够引起全身或局部津液减少的因素均可导致口渴。若渴喜冷饮，兼面赤汗出，舌红苔燥者属里热炽盛；若渴不多饮，兼颧红盗汗，舌红少津或少苔者属阴虚内热；若渴不多饮，兼身热不扬，头身困重，苔黄腻者属湿热内蕴；若渴喜热饮，饮水不多，或饮入即吐者为水饮内停；若口干但欲漱水不欲咽，兼舌暗或有瘀点瘀斑者，属瘀血阻滞。

（3）易饥：易饥总因胃中有火，腐熟太过所致。若消谷善饥，食欲旺盛，大便干结者，属胃火炽盛；若消谷善饥，而反大便溏泄者，属胃强脾弱；若饥不欲食者，属胃阴不足。

（4）多尿：肾主水，司二便；膀胱者，州都之官，津液藏焉，气化则能出矣。故排尿异常多与二者相关。若小便频数，气味臊臭或短赤而急者，属热迫膀胱；若小便清长，或频或不频，量多气淡者属肾阳不足。

2. 疾病转归辨证要点

糖尿病的发展演变是一个动态过程，大致可分为郁、热、虚、损4个阶段。

郁态阶段代表疾病早期，糖尿病前期多属于此阶段。多数肥胖糖尿病患者因过食少动形成以食郁为先，继而导致六郁的病情演变过程。暴饮暴食，谷气壅滞中焦，胃纳太过，脾运不及，导致土壅木郁，肝气郁滞，疏泄不畅，脾胃升降受阻。临床多表现为腹型肥胖，多食，脘腹胀满，不耐疲劳。消瘦糖尿病患者因脏腑柔弱，机体调节能力差，遇事常容易抑郁，内则饮食易积，外则邪气易干，全身气机涩滞不畅。临床表现消瘦，情绪波动明显，易抑郁。

热态阶段代表疾病进展。肥胖糖尿病患者在中满的基础上化生内热，常涉及多脏腑，表现为一派火热之象，如肝热、胃热、肠热、肺热、血热、痰热等，临床以肝胃郁热最为常见。亦有因脾虚运化无力，土郁日久化热，形成脾虚胃热，波及肝木，形成肝热，连及血分以致血热，火伏气分，还可灼伤肺金，临床可见情绪急躁易怒，心烦，口渴多饮，饥饿多食，舌红面赤等。糖尿病早、中期多处于热的阶段，肥胖者病性以实为主，消瘦糖尿病患者在实热的基础上兼有本虚。治疗以清热泻火为根本，伴食郁、气郁、火郁等表现者，治疗以清郁开郁为主。郁热阶段的病理基础是胰岛素抵抗，胰岛β细胞轻微损伤，表现为β细胞数量增加，丧失分化作用，但胰岛mRNA水平基本保持正常，对葡萄糖诱导的急性时相胰岛素分泌消失，但对其他刺激物诱导的分泌反应仍存在。

虚态阶段代表疾病进展，前一阶段火热未除，脏腑功能持续亢进，耗散脏腑元气，则脏腑经络等组织器官功能活动无力，气血津液生成及代谢障碍，加之火热灼津，燥热伤阴，故气阴两伤为始，进而阴损及阳，阴阳两虚，同时痰浊、瘀血等病理产物积聚内生。如《证治要诀》曰："三消得之气之实，血之虚也，久久不治，气尽虚则无能为力矣。"此阶段以虚为主，兼有标实，既有气虚、阴虚、阳虚，又常有火热未清，还可夹瘀、夹湿、夹痰等。阴虚多与肺燥胃热并见，由脾运不健渐致脾气亏虚，水饮失运，聚而生湿，水谷精微不归正化，注于脉中成痰成浊，痰、热、湿、瘀既是病理产物，也是促使疾病进一步发展的重要原因，古代所论消渴即属虚的阶段，消渴阴虚燥热之病机亦与此阶段病机本质一致。此阶段病理特点为胰岛 β 细胞损伤加重，表现为 β 细胞肥大、脱颗粒，胰岛素储备下降，胰岛 mRNA 水平下降，对精氨酸等非糖刺激物的分泌反应亦受损。

损态阶段代表疾病的终末阶段，糖尿病后期诸虚渐重，或因虚极而脏腑受损，或因久病入络，络瘀脉损而成，此期根本在于络（微血管）损和脉（大血管）损，以此为基础导致脏腑器官的损伤。《证治要诀》云："三消久之，精血既亏，或目无见，或手足偏废如风疾非风。"《圣济总录》曰："消渴病久，肾气受伤，肾主水，肾气虚衰，气化失常，开阖不利，能为水肿。"此期火热之势已渐消退，虚损之象进一步加重，多以气血精津亏损，脏腑功能衰败立论。此期多见阴阳两虚，各种并发症相继出现。病理上，胰岛素抵抗较前一阶段减轻，β 细胞损伤愈加严重，表现为胰岛形态结构改变，有胰淀粉酶样蛋白沉积、糖原和脂滴，胰岛纤维化，β 细胞凋亡速度加快，胰岛功能衰竭。

郁、热、虚、损概括了糖尿病在时间和空间上的动态演变过程，代表了疾病发展的早、中、后及末期，无论肥胖型糖尿病或消瘦型糖尿病，其自然发展过程均将经历郁、热、虚、损的演变。把握糖尿病的整体发展脉络，对于认识、理解疾病，判断预后，并根据病情发展演变予以正确治疗有重要的临床指导意义。

（二）鉴别诊断

1. 病证类别

消瘅与脾瘅：消瘅与脾瘅是糖尿病的两种类型。起病即消瘦，病程始末均不出现肥胖的消瘦型糖尿病为消瘅；起病即肥胖，以肥胖为主要特征的肥胖型糖尿病为脾瘅。《灵枢·五变》曰："人之善病消瘅者，何以候之？少俞答曰：五脏皆柔弱者，善病消瘅……此人薄皮肤，而目坚固以深者，长衡直扬，其心刚，刚则多怒，怒则气上逆，胸中蓄积，血气逆流，髋皮充肌，血脉不行，转而为热，热则消肌肤，故为消瘅。"从《内经》论述可知，先天禀赋薄弱是消瘅发病的先决条件，情志郁怒是促使其发病的重要因素，化热是其主要病机，消瘦是其基本特征。消瘅的核心病机是脾虚胃热，其病位主要在脾肾，治疗以清热生津为主，兼顾补益脾肾。《素问·奇病论》云："帝曰：有病口甘者，病名为何？何以得之？岐伯曰：此五气之溢也，名曰脾瘅。夫五味入口，藏于胃，脾为之行其精气，津液在脾，故令人口甘也。此肥美之所发也，此人必数食甘美而多肥也。肥者令人内热，甘者令人中满，故其气上溢，转为消渴。"因此，过食肥甘是脾瘅的始动因素，肥胖是其基本特征。脾瘅的核心病机是中满内热，其病位主要在胃肠，治疗以消导除满，苦寒清热为法。

2. 鉴别诊断

（1）口渴症：本症是指口渴饮水的症状，可出现于多种疾病过程中，以外感热病之实热证为多见，与本病的口渴有相似之处。但此类口渴多随所患疾病而出现相应症状，无多尿、多食、消瘦及尿甜等表现，一般可以区别。

（2）瘿病：瘿病证属气郁痰结、阴虚火旺者，常见多食易饥、消瘦等症状，与本病之多食、消瘦相似。但瘿病还有心悸、多汗、眼突、颈部一侧或两侧肿大等表现，无明显的多饮、多尿症状及血糖偏高倾向，两者一般不难区分。

（三）治疗原则

糖尿病多因禀赋异常、过食肥甘、多坐少动以及精神因素而成，病因复杂，变证多端。辨证当明确郁、热、虚、损等不同阶段的特点。本病初始多六郁相兼为病，宜辛开苦降，行气化痰。中土壅滞者治以行气导滞，肝郁气滞者治以疏肝解郁，脾虚痰湿者治以健脾化痰。郁久化热，肝胃郁热者，宜开郁清胃；热盛者宜苦酸制甜，根据肺热、肠热、胃热诸证辨证治之。燥热伤阴，壮火食气终致气血阴阳俱虚者，则须益气养血，滋阴补阳润燥。脉损、络损诸证更宜及早、全程治络，应根据不同病情选用辛香疏络、辛润通络、活血通络诸法，有利于提高临床疗效。

五、辨证论治

（一）郁态阶段

1. 中土（脾胃）壅滞证

症状：腹型肥胖，脘腹胀满，嗳气、矢气频频，嗳气、矢气后胀满缓解，大便量多，舌质淡红，舌体胖大，苔白厚，脉滑。

治法：行气导滞。

方药：厚朴三物汤（《金匮要略》）加减。厚朴、大黄、枳实。

加减：胸闷脘痞，痰涎量多者加半夏、陈皮、橘红；腹胀甚，大便秘结者加槟榔、牵牛子、莱菔子。

2. 肝郁气滞证

症状：情绪抑郁，喜太息，遇事易紧张，胁肋胀满，舌淡苔薄白，脉弦。

治法：疏肝解郁。

方药：四逆散（《伤寒论》）加减。柴胡、枳实、白芍、炙甘草。

加减：纳呆者加焦三仙；易怒者加牡丹皮、赤芍；眠差者加炒酸枣仁、五味子。

3. 脾虚痰湿证

症状：形体肥胖，腹部增大，或见倦怠乏力，纳呆便溏，口淡无味或黏腻，舌质淡有齿痕，苔薄白或腻，脉濡缓。

治法：健脾化痰。

方药：六君子汤（《校注妇人良方》）加减。党参、白术、茯苓、甘草、陈皮、半夏、荷叶、佩兰。

加减：倦怠乏力者加黄芪；食欲不振者加焦三仙；口黏腻者加薏苡仁、白蔻仁。

（二）热态阶段

1. 肝胃郁热证

症状：脘腹痞满，胸胁胀闷，面色红赤，形体偏胖，腹部胀大，心烦易怒，口干口苦，大便干，小便色黄，舌质红，苔黄，脉弦数。

治法：开郁清热。

方药：大柴胡汤（《伤寒论》）加减。柴胡、黄芩、半夏、枳实、白芍、大黄、生姜。

加减：舌苔厚腻者，加化橘红、陈皮、茯苓；舌苔黄腻、脘痞者，加五谷虫、红曲、生山楂；舌暗，舌底脉络瘀者，加水蛭粉、桃仁。

2. 痰热互结证

症状：形体肥胖，腹部胀大，胸闷脘痞，口干口渴，喜冷饮，饮水量多，心烦口苦，大便干结，小便色黄，舌质红，舌体胖，苔黄腻，脉弦滑。

治法：清热化痰。

方药：小陷胸汤（《伤寒论》）加减。黄连、半夏、全瓜蒌、枳实。

加减：口渴喜饮者加生牡蛎；腹部胀满者加炒莱菔子、槟榔；不寐或少寐者加竹茹、陈皮。

3. 肺胃热盛证

症状：口大渴，喜冷饮，饮水量多，易饥多食，汗出多，小便多，面色红赤，舌红，苔薄黄，脉洪大。

治法：清热泻火。

方药：白虎汤（《伤寒论》）加减或桑白皮汤（《古今医统》）合玉女煎（《景岳全书》）加减。石膏、知母、生甘草、桑白皮、黄芩、天冬、麦冬、南沙参。

加减：心烦者加黄连；大便干结者加大黄；乏力、汗出多者加西洋参、乌梅、桑叶。

4. 胃肠实热证

症状：脘腹胀满，痞塞不适，大便秘结难行，口干口苦，或有口臭，口渴喜冷饮，饮水量多，多食易饥，舌红，苔黄，脉数有力，右关明显。

治法：清泄实热。

方药：大黄黄连泻心汤（《伤寒论》）加减或小承气汤（《伤寒论》）加减。大黄、黄连、枳实、石膏、葛根、玄明粉。

加减：口渴甚者加天花粉、生牡蛎；大便干结不行者加枳壳、厚朴，并加大大黄、玄明粉用量；大便干结如球状者，加当归、首乌、生地黄；口舌生疮、心胸烦热或齿、鼻出血者，加黄芩、黄柏、栀子、蒲公英。

5. 肠道湿热证

症状：脘腹痞满，大便黏腻不爽，或臭秽难闻，小便色黄，口干不渴，或有口臭，舌红，舌体胖大，或边有齿痕，苔黄腻，脉滑数。

治法：清利湿热。

方药：葛根芩连汤（《伤寒论》）加减。葛根、黄连、黄芩、炙甘草。

加减：苔厚腐腻者去炙甘草，加苍术；纳食不香，脘腹胀闷，四肢沉重者加苍术、藿香、佩兰、炒薏苡仁；小便不畅，尿急尿痛者加黄柏、桂枝、知母；肢体酸重者加秦皮、威灵仙、防己。

6. 热毒炽盛证

症状：口渴引饮，心胸烦热，体生疖疮、痈、疽或皮肤瘙痒，便干溲黄，舌红苔黄。

治法：清热解毒。

方药：三黄汤（《千金翼方》）合五味消毒饮（《医宗金鉴》）加减。黄连、黄芩、生大黄、金银花、紫花地丁、连翘、黄芩、栀子、鱼腥草。

加减：心中懊侬而烦，卧寐不安者，加栀子；皮肤瘙痒甚者加苦参、地肤子、白鲜皮；痈、疽、疮、疖焮热红肿甚者加牡丹皮、赤芍、蒲公英。

7. 热盛伤津证

症状：口大渴，喜冷饮，饮水量多，汗多，乏力，易饥多食，尿频量多，口苦，溲赤便秘，舌干红，苔黄燥，脉洪大而虚。

治法：清热益气生津。

方药：白虎加人参汤（《伤寒论》）或消渴方（《丹溪心法》）加减。石膏、知母、太子参、天花粉、生地黄、黄连、葛根、麦冬、藕汁。

加减：口干渴甚者加生牡蛎；便秘者加玄参、麦冬；口渴喜冷、易饥多食、溲赤便秘等热象重者加黄连、黄芩，易太子参为西洋参；大汗出，乏力甚者加浮小麦、乌梅、白芍。

（三）虚态阶段

1. 阴虚火旺证

症状：五心烦热，急躁易怒，口干口渴，时时汗出，少寐多梦，小便短赤，大便干，舌红赤，少苔，脉虚细数。

治法：滋阴降火。

方药：知柏地黄丸（《景岳全书》）加减。知母、黄柏、生地黄、山茱萸、山药、牡丹皮。

加减：失眠甚者加夜交藤、炒酸枣仁；火热重者加黄连、乌梅；大便秘结者加玄参、当归。

2. 气阴两虚证

症状：消瘦，疲乏无力，易汗出，口干口苦，心悸失眠，舌红少津，苔薄白干或少苔，脉虚细数。

治法：益气养阴清热。

方药：干姜黄芩黄连人参汤（《伤寒论》）加减。西洋参、干姜、黄芩、黄连。

加减：口苦、大汗、舌红脉数等热象较著者加栀子、黄柏；口干渴、舌干少苔等阴虚之象明显者加石斛、天花粉、生牡蛎；乏力、自汗等气虚症状明显者加黄芪。

3. 脾虚胃滞证

症状：心下痞满，呕恶纳呆，水谷不消，便溏，或肠鸣下利，干呕呃逆，舌淡胖苔腻，舌下络瘀，脉弦滑无力。

治法：辛开苦降，运脾消滞。

方药：半夏泻心汤（《伤寒论》）加减。半夏、黄芩、黄连、党参、干姜、炙甘草。

加减：腹泻甚者易干姜为生姜；呕吐者加苏叶、苏梗、旋覆花等；便秘者加槟榔、枳实、大黄；舌下络脉迂曲者加水蛭粉、生大黄。

4. 上热下寒证

症状：心烦口苦，胃脘灼热，或呕吐下利，手足及下肢冷甚，舌红，苔根部腐腻，舌下络脉瘀闭。

治法：清上温下。

方药：乌梅丸（《伤寒论》）加减。乌梅、黄连、黄柏、干姜、蜀椒、附子、当归、肉桂、党参。

加减：下利、下肢冷等下寒甚者重用肉桂；心烦口苦、胃脘灼热等上热明显者重用黄连、黄芩；乏力、自汗者重用党参，加黄芪；舌下络脉迂曲者加水蛭粉、桃仁、生大黄。

（四）损态阶段

1. 肝肾阴虚证

症状：小便频数，浑浊如膏，视物模糊，腰膝酸软，眩晕耳鸣，五心烦热，低热颧红，口干咽燥，多梦遗精，皮肤干燥，雀目，或眼前感觉有蚊蝇飞舞，或失明，皮肤瘙痒，舌红少苔，脉细数。

治法：滋补肝肾。

方药：杞菊地黄丸（《医级》）加减。枸杞子、菊花、熟地黄、山萸肉、山药、茯苓、牡丹皮、泽泻、女贞子、墨旱莲。

加减：视物模糊者加茺蔚子、桑椹；头晕者加桑叶、天麻。

2. 阴阳两虚证

症状：小便频数，夜尿增多，浑浊如脂如膏，甚至饮一溲一，五心烦热，口干咽燥，神疲，耳轮干枯，面色黧黑；腰膝酸软无力，畏寒肢凉，四肢欠温，阳痿，下肢浮肿，甚则全身皆肿，舌质淡，苔白而干，脉沉细无力。

治法：滋阴补阳。

方药：肾气丸（《金匮要略》）加减。制附子、桂枝、熟地黄、山萸肉、山药、泽泻、茯苓、牡丹皮。

加减：腰膝酸软无力，畏寒肢凉，四肢欠温，阳痿，舌质淡，苔白等以肾阳虚为主者选右归饮加减；五心烦热，口干咽燥，耳轮干枯，苔干，脉沉细等以肾阴虚为主者选左归饮加减。

3. 脾肾阳虚证

症状：腰膝酸冷，夜尿频，畏寒身冷，小便清长或小便不利，大便稀溏，或见浮肿，舌淡胖大，脉沉细。

治法：温补脾肾。

方药：附子理中丸（《伤寒论》）加减。制附子、干姜、人参、炒白术、炙甘草。

加减：喘憋欲脱者加山萸肉、肉桂，易人参为红参；水肿明显者加茯苓、泽泻利水消肿；水肿兼尿中有大量泡沫者加金樱子、芡实。

除以上证型外，痰、湿、浊、瘀是本病常见的兼证，尤其是在损态阶段，气血阴阳不足、痰湿浊瘀并见的本虚标实之态是本病病情复杂、变证繁多的主要原因。治疗时需注意扶正不可忽视祛邪，针对痰、湿、浊、瘀不同可治以化痰、燥湿、降浊、化瘀。

4. 兼痰

症状：嗜食肥甘，形体肥胖，呕恶眩晕，恶心口黏，头重嗜睡，食油腻则加重，舌体胖大，苔白厚腻，脉滑。

治法：行气化痰。

方药：二陈汤（《太平惠民和剂局方》）加减。半夏、陈皮、茯苓、炙甘草、生姜、大枣。

5. 兼湿

症状：头重昏蒙，四肢沉重，遇阴雨天加重，倦怠嗜卧，脘腹胀满，食少纳呆，大便溏泄或黏滞不爽，小便不利，舌胖大，边齿痕，苔腻，脉弦滑。

治法：燥湿健脾。

方药：平胃散（《太平惠民和剂局方》）加减。苍术、厚朴、陈皮、甘草、茯苓。

6. 兼浊

症状：腹部肥胖，实验室检查血脂或血尿酸升高，或伴脂肪肝，舌胖大，苔腐腻，脉滑。

治法：消膏降浊。

方药：消膏降浊方加减。红曲、五谷虫、生山楂、西红花、威灵仙。

7. 兼瘀

症状：肢体麻木或疼痛，胸闷刺痛，或中风偏瘫，语言謇涩，或眼底出血，或下肢紫暗，唇舌紫暗，舌有瘀斑或舌下青筋暴露，苔薄白，脉弦涩。

治法：活血化瘀。

方药：抵当汤（《伤寒论》）加减。桃仁、红花、川芎、当归、生地黄、白芍、酒大黄、水蛭。

六、其他疗法

（一）中成药

中成药的选用必须与证型相符，切忌盲目使用。建议选用无糖颗粒剂、胶囊剂、浓缩丸或片剂。

1. 消渴丸

适应证：用于 2 型糖尿病气阴两虚证。

用法用量：一次 5～10 丸，一日 2～3 次，饭前 15～20 分钟服。

2. 天芪降糖胶囊

适应证：用于 2 型糖尿病气阴两虚证。

用法用量：一次 5 粒，一日 3 次。

3. 杞药消渴口服液

适应证：用于糖尿病气阴两虚证。

用法用量：一次 10mL，一日 3 次。

4. 玉泉丸

适应证：用于消渴病的脾瘅和消渴期

用法用量：一次 5g，一日 4 次。

5. 金芪降糖片

适应证：用于消渴病气虚有热者

用法用量：一次 7～10 粒，饭前服用。

（二）针刺

1. 体针

（1）上消（肺热津伤）

主穴：肺俞、脾俞、胰俞、尺泽、曲池、廉泉、承浆、足三里、三阴交。

配穴：烦渴、口干者加金津、玉液。

（2）中消（胃热炽盛）

主穴：脾俞、胃俞、胰俞、足三里、三阴交、内庭、中脘、阴陵泉、曲池、合谷。

配穴：大便秘结者加天枢、支沟。

（3）下消（肾阴亏虚）

主穴：肾俞、关元、三阴交、太溪。

配穴：视物模糊者加太冲、光明；阴阳两虚者加气海、关元、肾俞、命门、三阴交、太溪、复溜。

2. 耳针

耳针、耳穴贴压以内分泌、肾上腺等穴位为主。耳针疗法穴位：胰、内分泌、肾上腺、缘中、三焦、肾、神门、心、肝，配穴偏上消者加肺、渴点，偏中消者加脾、胃，偏下消者加膀胱。

（三）按摩

肥胖或超重糖尿病患者可腹部按摩中脘、水分、气海、关元、天枢、水道等。点穴减肥常取合谷、内关、足三里、三阴交。也可以摩、揿、揉、按、捏、拿、合、分、轻拍等手法推拿面颈部、胸背部、臀部、四肢等部位。

七、各家经验

1. 朱良春

朱良春主张以调理肝脾、益气养阴、和血通脉等法治疗糖尿病。他认为胰岛素是胰腺分泌的有效化学物质，含量微小，但活性很大，与肝的疏泄密切相关，肝的疏泄太过和不及，均会导致胰腺分泌功能紊乱，而产生糖尿病的各种症状。若肝失疏泄，一使肺失宣肃，津液不布，二则气机郁滞，郁而化火，郁火灼津，均可见口干多饮；疏泄失司，血不归肝，肝主筋，为罢极之本，肝体失养，则筋亦无所养，而见神疲乏力，肢体酸软，不耐劳累，且精血同源，子病及母，肝血不足，肾精亦亏，可见消瘦、腰酸；疏泄不畅，气机郁滞，气为血之帅，气滞则血瘀，又可见肢体麻木，舌紫暗、有瘀斑，脉细弦涩等。朱良春认为这与 1 型糖尿病患者临床表现尤为相似。而西医学中肝脏亦是糖脂代谢的重要器官，其功能失调也会对血糖产生明显影响。说明糖尿病久治不愈者除与肺、脾（胃）、肾等脏腑功能失调有关外，还与肝密切相关。如囿于肺、脾、肾机能失调，囿于"上消治肺，中消治胃，下消治肾"之说，疗效终不甚理想。朱良春参清代刘鸿恩肝病用乌梅之说——"诸病多生于肝，肝为五脏之贼，故五脏之中惟肝最难调理，盖乌梅最能补肝，且能敛肝，用于阴分药中，功效甚大，凡虚不受补之证，用之尤宜，凡肝经病证，用之皆效"。仿乌梅四物汤（乌梅、当归、生地、熟地黄、白芍）治消渴之意，在其自拟"斛乌合剂"（川石斛、制首乌、制黄精、生地黄各 15g，生黄芪、怀山药各 30g，枸杞子、金樱子、乌梅、淫羊藿、丹参、桃仁各 10g）中选用制首乌、枸杞子养肝血、补肝肾、平阴阳，用乌梅敛肝补肝、平虚火，合用石斛、黄精、生地黄、山药滋阴润燥，即为刘鸿恩于阴分药中用乌梅之法。《本草纲目》云："梅，花开于冬而实熟于夏，得木之全气。"且其为青梅熏黑而成，故味酸性温，合于厥阴肝木、少阳胆木之性，故可领诸阴药静养肝体，又无碍于肝动之用。此外，朱良春认为鬼箭羽味苦，性寒入血，又能清解阴分之燥热，对糖尿病之阴虚燥热者，每于方中加鬼箭羽 30g，能止渴清火，降低血糖、尿糖；又因其具活血化瘀之功，能治疗糖尿病心脑血管、肾脏、眼底及神经系统等并发症，有改善血液循环，增强机体代谢功能等作用，既能治疗，又可预防，为糖尿病用药之上选。药理分析也证实鬼箭羽所含之草酰乙酸钠能刺激胰岛细胞，调整不正常的代谢过程，增加胰岛素分泌，降低血糖。

2. 任继学

任继学治疗糖尿病以调理阴阳、培补脏腑、固护本元为要。寻常之药药力每恐不及，故用血肉有情之品，同类相求，以缫丝、猪胰直补脏腑虚损。缫丝，《本草纲目》言其"煮汤治消渴"。《万病回春》言："缫丝汤，治三焦渴如神。如无缫丝汤，却以原蚕茧壳丝煎汤皆可代之，无时饮之，大效。盖此物属火，有阴之用，大能泻膀胱中伏火，引阴水上潮于口而不渴也。"任教授认为缫丝甘温和缓，温而不燥，补而不腻，以血肉有情之身，善补精气至虚至损；以虫药善行之体，荣养脏腑寓补于通，培元固本，益气生津，于平淡中见神奇，实为治消渴之至善妙药。其用量可至 50g，常以之煎汤代水而再入他药。猪胰，李时珍称其为"肾脂，生两肾中间，似脂非脂，似肉非肉，乃人物之命门，三焦发原处也"。《医学衷中参西录》中以生猪胰子为君药创制"滋膵饮"治消渴，意即峻补命门。盖猪胰甘温滋润，血肉有情，体属阴精，涵养真阳，以脏补脏，峻补肾命，使阴阳水火协调冲和则消渴自止。临床常水烫后焙干研末服。

3. 何绍奇

何绍奇自拟四桑苦瓜煎（桑叶、桑椹、桑白皮、桑寄生或桑枝、苦瓜）治疗糖尿病。方中桑叶甘寒微苦，古方如桑杏汤、清燥救肺汤都用它来治疗燥热伤肺。现代药理研究显示桑叶所含脱皮固酮能促进葡萄糖转化为糖原而降血糖。桑椹甘寒，滋肝肾，补阴血，润肠道。《本草经疏》云："甘寒益血而除热，其为补血益阴之药。"《新修本草》云其"单食主消渴"，说明唐代即开始使用桑椹治疗消渴。桑白皮性寒凉，有清泻肺火之功，《名医别录》言其能疗"热渴"，宋人方书中常用之治疗消渴。如《太平圣惠方》载"治消渴，小便不利……又方，桑根白皮（三两锉）上以水三大盏。煎至二盏。去滓。温温频服一小盏"。桑寄生味苦甘性平，除了可祛风湿、补肝肾外，还有活血化瘀的作用。另可用桑枝代替桑寄生，桑枝微苦而平，可祛风湿、利关节、行水气。苦瓜不仅可降糖，也能降压、降脂，苦而不燥，凉而不凝，可用鲜者榨汁，一次 12 根，一日 2 次服用，怕苦者可煎煮服用。唯苦瓜苦凉，用于阴虚燥热者较佳，而气虚便溏者用苦瓜易腹泻，故气虚者改用每日或隔日用猪胰子一具煨汤，或猪胰子研粉吞服。

4. 熊曼琪

熊曼琪依据《内经》"二阳结，谓之消"及《金匮要略》"趺阳脉浮而数，浮即为气，数即消谷而大坚，气盛则溲数，溲数即坚，坚数相搏，即为消渴"等论述，并结合对 2 型糖尿病患者多饮、多尿、多食、便秘等临床表现的观察，提出糖尿病的病机多为胃热肠燥，灼伤阴血，血受灼而稠，稠则血行不畅，络脉瘀阻，以致瘀血燥热相互搏结。瘀血既是糖尿病病理产物，又是其致病因素。故临床常见口唇紫暗、舌质暗红、边有瘀斑、舌下静脉青紫、脉沉而涩等瘀象。因此，熊教授认为"瘀热互结"是 2 型糖尿病主要病机之一。针对瘀热互结之机，并据《伤寒论》中"血自下，下者愈""下血乃愈"之意，选泄热逐瘀法的代表方桃核承气汤治疗。此外，糖尿病患者常见疲倦乏力、口干、腰膝酸软、形体丰腴、舌质偏红或淡胖、脉细等气阴两虚之象。结合对糖尿病气阴两虚病机的认识，熊教授认为气阴两虚、瘀热互结是 2 型糖尿病的病机特点。且胃肠燥热，灼伤阴津，加之消渴之病，阴虚为本，燥热为标，故仿增液汤之意，于桃核承气汤中加养阴清热之生地黄、玄参、麦冬兼顾其阴虚之本，既可除"三多"之症及便秘之苦，又可正对阴虚燥热之病机。而 2 型糖尿病中晚期，如血糖控制较好，其"三多"症状并不明显，但神疲乏力表现突出，可在上方基础上重用黄芪以益气护脾，防承气之伤中。

5. 李赛美

李赛美在诊治糖尿病及其合并症时，抓住其病变进程及特征性证候辨证选方，按照经络与脏腑病位归类方法，将糖尿病六经辨证分为以下几种：①糖尿病合并皮肤、肺部或尿路感染，或并发周围神经病变者，病在表、在皮毛，可归属于太阳病。②三消症明显，多饮、多食、多尿、体重下降，或合并肠道感染者，病在肌肉、在胃肠，可归属于阳明病。③合并抑郁症、肝脏疾病者，病在经脉、肝胆，依据病情轻重，部分可归属于少阳病，部分可归属于厥阴病。④合并胃肠植物神经功能受损，实证者可归属于阳明病，虚证者可归属太阴病。⑤合并心肾损伤者可归属于少阴病。

八、转归与预防调护

1. 疾病转归

在糖尿病的自然进程中存在以下两个阶段：①患者已存在糖尿病相关的病理生理改变（如自身免疫抗体阳性、胰岛素抵抗、胰岛 β 细胞功能缺陷），但糖耐量正常。②随病情进展出现糖调节受损，逐渐发展为糖尿病，或出现各种并发症。在中医学认为糖尿病存在郁、热、虚、损四个阶段，当患者出现相关并发症时，可参考本书相关章节。

2. 预防调护

（1）控制饮食：坚持做到控制饮食量、调整饮食结构，以素食为主，其他为辅，营养均衡，进餐时先喝汤、吃青菜，快饱时再吃些主食、肉类。在平衡膳食的基础上，根据患者体质的寒热虚实选择相应的食物。火热者选用清凉类食物，如苦瓜、蒲公英、苦菜、苦杏仁等；虚寒者选用温补类食物，如用生姜、干姜、肉桂、花椒等调味品炖羊肉、牛肉等；阴虚者选用养阴类食物，如黄瓜、西葫芦、丝瓜、百合、生菜等；大便干结者选黑芝麻、菠菜、茄子、胡萝卜汁、白萝卜汁；胃脘满闷者选凉拌苏叶、荷叶、陈皮丝；小便频数者选核桃肉、山药、莲子；肥胖者采用低热量、粗纤维的减肥食谱，常吃粗粮杂粮等有利于减肥的食物。针对糖尿病不同并发症常需要不同的饮食调摄，如糖尿病神经源性膀胱患者晚餐后减少水分摄入量，睡前排空膀胱；合并皮肤瘙痒症、手足癣者应控制烟酒、浓茶、辛辣、海鲜发物等刺激性食物的摄入；合并脂代谢紊乱者可用菊花、决明子、枸杞子、山楂等药物泡水代茶饮。糖尿病患者可根据自身情况选用相应饮食疗法及药膳进行自我保健。当出现并发症时，按并发症饮食原则进食。

（2）合理运动：坚持缓慢、适量的运动原则，应循序渐进，量力而行，动中有静，劳逸结合，将运动纳入日常生活的规划中。青壮年患者或体质较好者可以选用比较剧烈的运动项目，中老年患者或体质较弱者可选用比较温和的运动项目，不适合户外锻炼者可练习吐纳呼吸或打坐功。八段锦、太极拳、五禽戏等养身调心的传统锻炼方式适宜大部分患者，有并发症的患者原则上避免剧烈运动。

（3）心理调摄：糖尿病患者应正确认识和对待疾病，修身养性，陶冶性情，保持心情舒畅，配合医生进行合理的治疗和监测。

第二节　糖尿病酮症酸中毒

一、概述

1. 西医认识

糖尿病酮症酸中毒（diabetic ketoacidosis，DKA）是以高血糖、酮症和酸中毒为主要表现，胰岛素不足和拮抗胰岛素激素过多共同作用所致的严重的代谢紊乱综合征，为最常见的糖尿病急危重症，属于临床多发病、常见病。有时也因症状不典型，易被忽视或漏诊。糖尿病酮症酸中毒分为以下几个阶段：①早期尿酮排出增多称为酮尿症，血酮升高称为酮血症，二者统称酮症。②早期酸性产物增多，消耗体内碱储备，初期血 pH 值可正常，属代偿性酮症酸中毒，晚期血 pH 值下降，为失代偿性酮症酸中毒。③当病情进一步发展，出现意识障碍，称为糖尿病酮症酸中毒昏迷。据流行病学显示，我国18岁以上成年人糖尿病患病率高达11.6%，总数超过1亿人；DKA占糖尿病急性并发症的70%以上，为75岁以上老年人和儿童的常见死亡原因。临床上在西医学补液、降糖、纠酸及对症支持治疗的基础上联合中医药治疗DKA，疗效确切，中西医结合治疗具有显著降低死亡率，缩短病程，减少住院费用等多方面优势。故本章着重介绍中医药辨证治疗DKA。

2. 中医认识

中医学无与"糖尿病酮症酸中毒"完全对应的病名，但DKA本质上仍属于中医学"消渴"及"消渴急症"的范畴，是消渴阴津极度消耗而出现的危重证候，是在消渴的基本病因病机的基础上，或外感邪毒，或情志失调，或饮食不节，或失治误治导致的"消渴"变证、坏证。中医学认为，消渴病机乃阴虚为本，燥热为标，阴虚无力制阳，则阳气躁动而生内热，上燔肺金而烦渴多饮，中灼脾胃则胃热消谷善饥，而病本在肾，因肾为先天之本，为水脏，主一身水液阴精。《灵枢·五变》指出"五脏皆柔弱者，善病消瘅"，认为五脏柔弱是消渴病的内在病因。《素问·通评虚实论》云："凡消瘅仆击，偏枯痿厥，气满发逆，肥贵人，则膏粱之疾也。"明确指出消渴病与嗜食肥甘厚味有关。又如《素问·脏气法时论》载："脾病者，身重善饥肉痿瘅。"《灵枢·本脏》曰："脾脆，则善病消瘅易伤。"《慎斋遗书·渴》言："盖多食不饱，饮多不止渴，脾阴不足也。"提出脾胃虚弱是消渴发病的重要因素。《临证指南医案·三消》中载"三消一证，虽有上、中、下之分，其实不越阴亏阳亢，津涸热淫而已"。《医学衷中参西录》言："消渴之证，古有上、中、下之分，谓皆起于中焦而及于上下。"经历代医家继承发展，形成了今天对消渴分"上消、中消、下消"的认识。而《金匮要略·消渴小便不利淋病脉证并治》记载"厥阴之为病，消渴气上冲心，心中疼热，饥而不欲食，食即吐，下之不肯止"，高度概括了"消渴急症"的主要表现为恶心、呕吐、气急、胸腹疼痛等症，符合DKA的特点。若以恶心、呕吐为主要表现者，可归为中医学"呕吐"证治；以意识障碍、昏迷等为主要表现者，可归为中医学"神昏"范畴。

二、西医诊断

早期诊断是决定治疗成败的关键，临床上对于原因不明的恶心、呕吐、酸中毒、失水、休克、昏迷的患者，呼吸有酮味（烂苹果味）、血压低而尿量偏多者，均应考虑酮症酸中毒的可能。需立即监测血糖，通过血气分析、肾功、电解质、血酮体等检查以除外或诊断本病。具体诊断标准为：血糖>13.9mmol/L伴酮尿或酮血症，血pH值<7.3和（或）血碳酸氢根<18mmol/L即可诊断为DKA。DKA确诊后，还应根据酸中毒的严重程度分度（表5）。

表5 不同程度 DKA 的诊断标准

	轻度	中度	重度
pH 值	<7.3	<7.25	<7.0
碳酸氢根	<18mmol/L	<15mmol/L	<10mmol/L
精神状态	清醒	清醒/嗜睡	木僵/昏迷

患者除原有"三多一少"症状加重外，还常表现为恶心呕吐，食欲减退，呼吸深快，且呼气有烂苹果味，疲乏无力，头痛，烦躁，嗜睡等。随着病情的加重，体液严重丢失，可出现少尿，皮肤黏膜干燥，血压下降，心率增快，四肢湿冷等休克表现，晚期可出现不同程度的意识障碍，甚至昏迷。临床上需特别注意的是，少数患者表现为剧烈腹痛，出现腹肌紧张甚至板状腹，酷似急腹症，常易误诊。另外，因 DKA 常因急性感染所诱发，但感染的症状和体征易被 DKA 的症状体征所掩盖，临床上应仔细识别是否存在感染，积极寻找感染灶。

三、病因病机

1. 病因

（1）外感邪毒：素体亏虚，感受外邪，或正邪交争，邪气入里化热，火热内生，煎灼津液，邪毒弥漫，充斥三焦，三焦气化失常，津液生化无源，均可导致消渴急症的发生。

（2）饮食不节：素体阴虚，燥热内生，加之嗜食肥甘，饮酒无度，肥甘助湿生热，酒性湿热，阻碍中焦气机，胃气不降，浊气犯胃，故恶心呕吐；中焦气机不畅，不通则痛，故腹中绞痛；湿热蕴火，灼伤肺津，肺津亏耗，肺失敛降，故气急喘促等。

（3）情志失调：肾阴不足，肝失滋养，肝火素盛，一遇忧思恼怒，肝气不疏，肝郁化火，上犯肺金可喘促气急，呼吸不畅，中犯脾胃可呕吐呃逆，下耗肾水可小便短少，肝火冲心犯脑，神无所主，可见昏迷、躁狂等。

（4）失治误治：失治误治，过用寒凉或妄投补火助阳之品，寒凉败胃，津液大伤，滥用辛热，阴精内耗，津液劫夺，阴不制阳，火热骤起，可见口大渴、汗大出、气急、烦躁、尿少、脉细肢冷等阴竭阳脱之象。

2. 病机

DKA 病机以阴虚燥热，火毒浊瘀内生为主。消渴之病已成，加之复感外邪、饮食不节、失治误治、情志失调等因素使病情恶化，燥热内盛，浊毒内生，耗伤气血津液，加之气虚推动无力，浊邪秽毒内蓄，瘀血内生，凝滞三焦，三焦气化失常，清阳当升不升，浊阴本降不降，气血瘀滞，浊毒内盛，导致 DKA 的发生。

综上所述，本病病性总属本虚标实之证，本虚以阴虚为本，五脏阴虚，津液大亏；标实为火热内生，痰浊、湿毒、瘀血为标。病靶以肺、胃、肾及神窍为主；在肺者呼吸不利，呼多吸少，喘促气急；在胃者恶心呕吐，呕后不舒，饮食不进，腹痛如绞；在肾者小便短少，尿浑色黄；在清窍者或烦躁妄动，或昏聩不语；临床上以上症状可单独出现，也可兼见。本病为消渴急症，病来迅速，病势进展较快，常为津液大亏，火毒妄动，浊毒内起，故起病突然，病情危重，多在短时间内出现内闭外脱，甚至亡阴亡阳、阴阳离决之象而危及生命。DKA 早期以阴液大伤，火热、痰瘀、浊毒内生为主；中期以阴亏不复，邪毒弥漫三焦为主；晚期以邪毒久踞，阴损及阳，正不胜邪，阴阳两虚，时时欲脱为主。

四、辨治思路

DKA 属内科急危重症、消渴急症。应中西医结合治疗，切不可仅局限于中医治疗，而忽略了西医基础治疗。西医基础治疗包括迅速大量补液，静脉应用胰岛素迅速控制血糖，根据血 pH 值和二氧化碳结合力决定是否补碱纠酸，纠正电解质紊乱，保护胃黏膜、防治应激性溃疡，积极逆转诱发因素，合理使用抗生素以预防和控制感染，防止出现并发症；持续监测血糖、血酮体、尿酮体、血生化等以客观评估治疗效果（具体可参见《中国高血糖危象诊断与治疗指南》）。在上述基础治疗的同时，积极应用中医药疗法，发挥中医辨证论治和整体观念的传统优势，以提高抢救成功率，迅速缓解症状，减少胰岛素用量，缩短病程，降低治疗费用。

（一）辨证要点

本病基本病机为本虚，阴虚为本，五脏阴虚，津液大亏；标实为火热内生，痰浊、湿毒、瘀血为标。

1. 症状分类辨证要点

（1）上消急症：病位在肺，以呼吸不利、喘促气急、呼吸有烂苹果味为主要表现者，多属肺热津伤，津液输布失常。

（2）中消急症：病位在脾胃，以恶心呕吐、水米不进、胃痛腹痛为主要表现者，多属浊毒内生，湿热中阻，中焦气机不利。

（3）下消急症：病位在肾，以尿少，甚至尿闭，伴见脉数急、皮肤干瘪、触之灼热、眼窝深陷等为主要表现，为肾水大亏，元阴耗竭，阴竭欲脱之象。

另外，临床上还应注意分清脏腑，DKA 前期病在肺脾，表现为阴津不足，当注意养护脾肺之阴；早期病变在肺胃，表现为燥热伤及肺胃，热盛明显，当清肺泻胃；病情进一步恶化涉及心肾，常表现为邪陷心包，热入血分，治当芳香开窍、清热凉营；邪毒日久，病及肝肾，为真阴耗竭，邪入肝经，阴虚动风，甚则出现亡阴亡阳之危候，此时当回阴救阳固脱。还应仔细甄别虚实的关系，病之始表现为气阴两虚，其标为燥热之实，继而为邪毒、瘀浊久踞，伤及真阴真阳，故其病理过程是由虚至实，虚实夹杂，日久阴阳俱虚，在治疗中要始终注意顾护阴津。

2. 疾病转归辨证要点

（1）消渴急症之顺证：消渴急症经治疗后，饮食逐渐恢复，呼吸平稳，脉静身和，二便如常，神清语利者为顺。

（2）消渴急症之逆证：消渴急症经治疗后，仍呼吸不利，呼多吸少，甚至喘促不能平卧，大汗淋漓，水饮不进，药食难入，昏聩不醒，脉急无力，甚则散大无根，属病情恶化，为消渴逆证。

（二）鉴别诊断

1. 病证类别

本病属消渴急症，病情复杂，症状多样，可根据主症的不同，分别辨证论治。辨病与辨证相结合，辨证主要应分清燥火伤肺、浊毒内阻、浊毒闭窍、邪毒内陷及阴竭阳脱等侧重不同。

2. 鉴别诊断

（1）与瘿病急症鉴别：瘿病常伴有多食易饥、消瘦等表现，与消渴相似，瘿病在诱因的作用下，可突发恶心、呕吐、心悸、多汗、呼吸不利，甚至谵妄昏迷等。但瘿病多有突眼，颈部一侧或两侧肿大等病史，无明显多尿、多饮等表现，临床上可见甲状腺功能异常，而血糖、血酮体可正常，二者不难鉴别。

（2）与口渴鉴别：口渴症可素有饮水多，或饮不解渴等表现，可在壮热、吐泻等诱因下，出现口大渴，甚至烦躁神昏等急性表现，与本病类似，但口渴症平素多无多食易饥、消瘦等表现，且血糖、酮体等多正常，故可以鉴别。

（3）与中风相鉴别：糖尿病酮症酸中毒如果出现昏迷时可与中风相似，且糖尿病患者易并发中风，临床需注意鉴别。医生需提高警惕，注意监测血糖、血酮体，详细询问病史，侧重神经系统有无局灶体征、病理征和脑膜刺激征，以判断是否伴发中风，必要时完善影像学检查以明确。

（三）治疗原则

以大补阴液、泻火解毒、祛浊化瘀为治疗总则。在此基础上，偏于上消肺火炽盛者，以润肺滋阴、清热解毒为主；偏于中消湿热中阻者，以利湿清热、和胃降浊为主；偏于下消肾阴亏耗者，以滋阴固肾为主。而热毒闭窍，火热扰心者，又当醒神开窍、清心泻火。且消渴急症中，浊毒、瘀血贯穿始终，在大补阴液的基础上，可酌加芳香化浊、活血化瘀之品，以达络脉通则经脉和，经脉和则水精四布，五经并行，水津布散，脏腑、四肢、百骸均得濡养之效。

五、辨证论治

1. 上消急症——肺热内盛证

症状：口渴、多饮、小便增多等症状较平素加重，伴见呼吸不利、喘促、气急，呼吸有异味，身热面赤，痰多色黄，咯吐不利，舌红苔黄，脉弦数。

治法：滋阴润肺，泻火解毒。

方药：白虎加人参汤（《金匮要略》）加减。石膏、粳米、知母、甘草、人参。

加减：肺热盛者可加黄芩、栀子泻火解毒；阴伤重者，可合增液汤以大补阴液；咳嗽、气急、喘促、痰多者，可加百部、鱼腥草、陈皮、清半夏、川贝母等止咳化痰、润肺平喘之品。

2. 中消急症——湿热中阻证

症状：口渴、小便增多等症状较平素加重，伴见恶心、呕吐，欲饮水而不得，时时欲呕，吐后不舒，或呃呃连声，大便黏腻不爽，舌红苔黄腻或垢苔，脉滑数。

治法：化湿清热，降逆化浊。

方药：黄连温胆汤（《六因条辨》）加减。半夏、陈皮、枳实、竹茹、黄连、茯苓、甘草、大枣。

加减：注意用药时应少量频服，切不可强饮，防止拒药而加重恶心、呕吐。恶心、呕吐严重者，可酌加旋覆花以降逆止呕；大便黏腻不爽者，可加葛根、黄芩，合方中黄连、甘草取葛根芩连汤之意。

3. 下消急症——肾精亏耗证

症状：口渴严重，水饮不进，身热肤燥，小便短少，甚则尿闭，倦怠嗜卧，时时欲脱，舌红苔少或光红无苔，脉细数无力。

治法：滋阴固肾。

方药：生脉散（《千金要方》）合肾气丸（《金匮要略》）加减。前方中有人参、麦冬、五味子；后方中有地黄、山药、山茱萸、茯苓、牡丹皮、泽泻、桂枝、附子。

加减：可在原方中加入葛根、黄精、玄参、生地黄等滋阴生津之品。若见倦怠嗜睡，阴液大亏者，可选用参麦注射液静脉注射以直入脉中，大补阴液。

4. 浊瘀闭窍证

症状：昏聩不语，气息不调，甚至呼吸间断，或惊痫抽搐，气粗息涌，舌红绛，苔少或燥，脉微欲绝。

治法：醒神开窍，祛瘀化浊。

方药：菖蒲郁金汤（《温病全书》）合安宫牛黄丸（《温病条辨》）加减。前方中有石菖蒲、炒栀子、竹叶、牡丹皮、郁金、连翘、灯心草、木通、淡竹沥、玉枢丹；后方中有牛黄、郁金、犀角、黄连、朱砂、冰片、珍珠、栀子、雄黄、黄芩、麝香、金箔衣。

加减：可加入丹参、红花、赤芍以活血散血。

5. 阴脱阳亡证

症状：患者高热，汗多而黏，渴喜冷饮，口干唇焦，皮肤干瘪，或面色苍白，自汗不止，四肢厥逆，呼吸低微，舌暗淡无津，脉微细欲绝。

治法：救阴固脱，回阳救逆。

方药：中药汤剂缓不济急，应立即给予参麦注射液或参附注射液快速静脉注射。

六、其他疗法

1. 针灸

当呕吐剧烈时，口服药物常因患者服药困难或药物尚未起效就吐出而影响疗效。此时针灸外治法使用得当，可取得较好效果。取穴原则可根据前述病因病机辨证取穴，同时与经验用穴相结合，常用穴位有内关、中脘、足三里、三阴交、胃俞、阳陵泉、胰俞等。但孙思邈在《千金要方》中有云"凡消渴病经有百日以上者，不得灸刺"，提示糖尿病日久易诱发感染，故不可用化脓灸，针刺用具也应严格消毒。临床上可根据患者实际表现、应激状态、机体免疫状态、皮肤完整性等酌情选用。

2. 通便灌肠

DKA 本质上属于血糖升高，体内大量酮体堆积，酸性产物明显增多，自由基生成增多，均属于中医学"浊""毒"范畴，可因势利导，通过中药灌肠给邪以出路，加速清除酮体和自由基，提高胰岛素效用，常用大黄、芒硝、枳实水煎取汁 300 ~ 500mL 保留灌肠以保持大便通畅，提高临床疗效。

七、各家经验

1. 仝小林

仝小林认为，消渴急症以呕吐、渴饮、渴喜冷饮为主症者，为阳明胃火亢盛，蒸灼津液，液被火炼而亏，则思源以灭火，索冷以去热。胃火妄动则呕吐，壮火食气则疲乏嗜睡，火热下趋膀胱则见夜尿多，又尿中酮体为水谷运化失常形成之膏浊。考究其源，为热盛伤阴之证，盖其热为主、火为先，阴伤津少为其果。参考该病的特点，血糖异常为源头，液体丢失是主因，当佐以补液降糖之法。仝小林治疗 DKA 擅用白虎汤，方中石膏为大寒之品，明是杀人之物，或是小剂、甚或以他药代之而摒弃不用，然仲景白虎汤中石膏用至一斤、知母六两，剂量之大，令人惊讶。石膏之猛，确有杀人之威，然其生人之益亦功不可没。火热重者，非多用石膏不可，有此证候，用此治法，吾恐轻用无功矣。提出了石膏大寒清热，热去则津生。

2. 程益春

程益春认为糖尿病以阴虚为本，气血生化乏源，燥热伤阴耗气，致气阴两虚，气虚血运无力，津亏液少不能载血畅行，燥热煎灼营血，血液黏滞，又可导致瘀血阻滞。故糖尿病存在气虚、阴虚、燥热、瘀血四种主要的病理改变。糖尿病酮症酸中毒就是在此病理基础上感染邪毒、饮食不节、劳倦内伤、情志刺激等病因诱发而成。上述病因一方面可使燥热更加炽盛，热盛可化火成毒，导致热毒留滞血分；另一方面又重伤脾气，使脾气更加虚弱，水谷精微不能正常运化及输布，致湿浊内停；清阳不升，浊阴不降，使病情进一步加重，故可见烦渴多饮、多汗多尿、神疲肢倦、呕恶腹胀等症状；邪毒上犯清窍，阴阳衰竭，神明失用，而出现嗜睡、神昏等危重证候。

3. 林兰

林兰认为，DKA 的发病主要责之于中焦脾胃运化失常，湿热内蕴，瘀毒弥漫，闭窍动风等。综上，在现代医家对 DKA 病因病机的阐述上，仍多以阴虚燥热立论，以火邪、痰湿、浊毒、瘀血为标。

4. 倪青

倪青认为，燥火亢盛是在糖尿病气阴两虚的基础上演变而来，"三多"及消瘦症状加重；病位在中上二焦，此多见于 DKA 早期出现酮体及渗透压升高的阶段。当失治或误治出现恶心呕吐、便秘、口有秽臭、大渴引饮时，提示上焦津枯，中焦燥火炼液成痰，肠燥腑实，升降失司，浊气上逆，病情由肺传胃，治宜清热养阴润燥、芳香辟秽。

八、转归及预防调护

本病多因消渴日久而诱发，转归取决于对疾病的早期诊断与早期治疗。如早期识别本病，当迅速补液、降糖、纠酸，并充分对症支持治疗及预防并发症，同时采用中医药辨证治疗，辨证准确，用药得当，病情可在短期内缓解，多预后良好。如不能对疾病进行早期识别和诊断，错过最佳治疗期，或失治误治，可造成病情恶化，变证丛生，短期可迅速出现阴竭阳脱而危及生命。

本病的预防主要以积极控制血糖、增加用药依从性为主，切不可随意停减药物，并要坚持做好家庭日常监测和宣传教育。同时勿暴饮暴食，积极预防外感疾病，加强体育锻炼，调畅情志。

本病的护理也非常重要，应充分发挥中医辨证施护的优势，调畅情志，保持大便通畅，根据体质情况制定饮食和营养方案，防止并发症的发生。

第三节　低血糖症

一、概述

1. 西医认识

低血糖症（hypoglycemia）不是一种独立的疾病，而是由多种原因引起的血葡萄糖（简称血糖）浓度过低产生一种以交感神经兴奋（如心悸、焦虑、出汗、饥饿感等）和（或）中枢神经症状（如神志改变、认知障碍、抽搐和昏迷）为表现的临床综合征。在正常情况下，人体血糖的来源和去路保持动态平衡，维持在一定的范围内，当该平衡被破坏时可致高血糖或低血糖。对非糖尿病患者来说，低血糖症的诊断标准为血糖 <2.8mmol/L，而接受药物治疗的糖尿病患者只要血糖水平≤3.9mmol/L就属低血糖症。糖尿病患者在治疗过程中可能发生血糖过低现象。临床上因糖尿病患者常伴有自主神经功能障碍，影响机体对低血糖的反馈调节能力，增加了发生严重低血糖的风险。同时，低血糖也可能诱发或加重患者自主神经功能障碍，形成恶性循环。因为低血糖可导致身体不适甚至危及生命，也是糖尿病患者血糖达标的主要障碍，应该引起特别注意。临床上以前者多见，后者除了在 DM 的治疗过程中常见外，其他均属少见。因此，确诊低血糖之前还应弄清导致低血糖的确切病因。临床发生急性低血糖时，患者常出现饥饿感、乏力、心悸、汗出、手抖、谵语、意识模糊甚至昏迷等表现，如不及时抢救可导致死亡。

2. 中医认识

中医古代文献并无"低血糖症"的相关记载，根据其临床表现当属中医学"厥证""虚劳""眩晕""脱汗""昏迷"等范畴。《内经》中即有关于"厥"的论述：第一种以暴死为厥，即突然昏倒，不省人事，如《素问·厥论》指出"厥……或令人暴不知人，或至半日，远至一日乃知人者"，《素问·大奇论》亦认为"暴厥者，不知与人言"。第二种以四末逆冷为厥，即肢体和手足逆冷。如《素问·厥论》有"阳气衰于下，则为寒厥……寒厥之为寒也，必从五指而上于膝"的论述，指明厥证发作时的症状。

二、西医诊断

对非糖尿病患者来说，低血糖症的诊断标准为血糖 <2.8mmol/L，而接受药物治疗的糖尿病患者只要血糖≤3.9mmol/L就属于低血糖。糖尿病患者常伴有自主神经功能障碍，影响机体对低血糖的反馈调节能力，增加了严重低血糖的风险。同时，低血糖也可能诱发或加重患者自主神经功能障碍，形成恶性循环。临床低血糖的表现与血糖水平及血糖的下降速度有关，可表现为交感神经兴奋（如心悸、焦虑、出汗、饥饿感等）和中枢神经症状（如神志改变、认知障碍、抽搐和昏迷）。但老年患者发生低血糖时常可表现为行为异常或其他非典型症状，夜间低血糖常因难以发现而得不到及时处理，有些患者屡发低血糖后，可表现为无先兆症状的低血糖昏迷。

三、病因病机

1. 病因

（1）药毒所伤：用药不当，过伤脏腑，运化不及，清窍失养，致使血糖骤降，发为本症。

（2）饮食不节：嗜酒或暴饮暴食，伤及脾胃，清气不升，痰热浊气不降，上蒙清窍，发作本症，出现嗜睡神昏。

（3）情志所伤：情志不遂，肝气郁结，横犯脾胃，脾胃受损，运化失常，气血不能上荣，心神失养，致发本病。

（4）劳欲过度：劳累过度或房事不节，损伤脾胃肝肾，五脏失养，或因胃大部切除术后正气受损，伤及脾胃，致使脾气不升，胃气不降，心神失养，发为本症，重则虚脱、动风、亡阴亡阳。

（5）久病重病：久病重病，阴津亏损，或燥邪久羁，伤阴耗气，气随液耗，阳随阴消，阴液耗伤，阳无所附，而见冷汗、心悸、肢冷、震颤、肤色苍白。

2. 病机

低血糖症作为一种临床综合征，可见于糖尿病发生发展的全过程（包括糖尿病前期）。糖尿病前期、早期出现低血糖多为实证，可因热郁、气郁所致。糖尿病的中、后期出现低血糖多因病久虚损，脏腑亏虚，对精微物质的运化布散失常所致。因此，该病在临床多虚实并见，与糖尿病本身的病程有关。临床常由用药不当，脏腑受损，运化不及，饮食不节，中焦受阻，清浊升降失常，情志所伤，肝脾受损，气血不荣，劳欲过度，五脏受损，心神失养，久病伤阴，阴损及阳，致阴阳两亏等因素导致。低血糖症的病性常与其病程有关，初病多实，久病多虚，虚实可互为因果，共同促进病情的发展。病态常见郁热、虚损、暴脱之象。病靶主要在于脾胃，关乎心、肝、肾。脾胃为后天之本，气血生化之源，脾胃功能失调则运化布散精微物质失常，五脏功能紊乱，机体失于濡养致血糖骤降，发作本症。其病势发展常经历药毒、情志、饮食、劳欲、久病等损及脾胃，脾胃失运，积滞内蕴，蕴而化热，消谷耗液，致使精微损耗过度，故使血糖骤降，神明失养，嗜睡神昏。胃主受纳，脾主运化，胃虚谷气不充，则饥饿时发作；脾虚无以生化气血，运化精微，则五脏失充。若心血不足，则面色苍白，心悸脉速，甚则元神失主而出现精神错乱；若肝血不足，虚风内动，则四肢麻木或震颤，甚则抽搐；久病则气阴更加耗伤，导致正气暴脱，阳不敛阴，汗液大泄，气随汗脱，阴阳俱亡。

四、辨治思路

（一）辨证要点

1. 症状分类辨证要点

（1）饥饿感：根据 DM 的临床特点，可以将其分为胖与瘦两种基本类型，肥胖型 DM 属于中医学"脾瘅"范畴，消瘦型 DM 属于中医学"消瘅"范畴。肥胖型 DM 由于饮食不节，过食肥甘厚味，导致中焦壅滞，肝脾失调，膏浊内生，阻滞气机，郁而化热，热则消谷耗液，平时症见多食易饥、口渴、尿多、形体消瘦、大便干、苔黄、脉滑实有力。低血糖发作时表现为延时进餐后或下一次餐前较快出现饥饿感，如不及时补充食物则出现饥饿感明显、心悸、焦虑、出汗等，可用开郁清热法治疗，方用大柴胡汤、白虎汤、小陷胸汤、葛根芩连汤、大黄黄连泻心汤等。消瘦型 DM 由于素体形瘦多火，或久病重病，阴津亏损，燥热内生，平时症见胃部隐痛，饥不欲食，口燥咽干，大便干结，或腹部不舒，或干呕呃逆，舌红少津，脉细数等。低血糖发作时则类似气脱及中气下陷，用生脉散合补中益气汤效果较好。

（2）心慌汗出：多见于气郁质的患者，由于长期情志不畅、气机郁滞而形成的以性格内向不稳定、忧郁脆弱、敏感多疑为主要表现的体质状态。多见于中青年患者，性格多孤僻内向，易多愁善感，气量较狭小，急躁易怒、易激惹，情绪波动较大，平时症见心烦易怒、神疲乏力、头晕汗出、善饥欲食、食则饱胀、舌淡苔白、脉弦细。低血糖发作时则心慌汗出，恐惧易惊，有濒危感，治当疏肝解郁、健脾益肾，方用逍遥散合右归丸加减。

2. 疾病转归辨证要点

糖尿病的发展演变是一个动态过程，大致可分为郁、热、虚、损 4 个阶段。低血糖症作为糖尿病发展演变过程中常见的临床综合征，在上述 4 个阶段中均可见到，也可分为郁（气、热），热（实、虚），虚（脾、肾），损（脾、胰）4 个阶段。热郁、气郁主要见于糖尿病前期和早期，多数肥胖糖尿病患者饮食过度，谷气壅滞中焦，胃纳太过，脾运不及，导致土壅木郁，肝气郁滞，疏泄失职，脾胃升降受阻，郁而化热。临床多表现为腹型肥胖、多食、脘腹胀满、不耐疲劳、情绪焦躁易怒。消瘦糖尿病患者因脏腑柔弱，机体调节能力差，遇事常容易抑郁，内则饮食易积，积而化热。临床表现为消瘦、饥不欲食、情绪波动明显、易抑郁。

随着病情的进展，郁而化热，出现典型热证的表现。肥胖糖尿病患者中满内热，常涉及多脏腑，表现为一派火热之象，如肝热、胃热、肠热、肺热等，临床以肝胃郁热最为常见。亦有因脾虚运化无力，土郁日久化热，形成脾虚胃热者，临床可见情绪抑郁、心烦、神疲乏力、饥不欲食等。一般而言，肥胖型糖尿病患者病性以实热为主，也可见虚热，消瘦型糖尿病患者在实热的基础上多兼有本虚。

虚证阶段乃郁热阶段积热未除，燥热伤阴，阴伤及气，阴损及阳，故常以气阴两伤为始，进而阴损及阳，阴阳两虚，同时痰浊瘀血等病理产物积聚内生。古代所论消渴即属虚的阶段，消渴病机"阴虚燥热"亦与此阶段病机本质一致，病位多在脾肾，而见中气不足、肾阳不足、肾阴亏虚等证。

损证阶段常代表糖尿病后期，诸虚渐重，而致脏腑受损，或因久病入络，络瘀脉损而成，此期根本在于络（微血管）损和脉（大血管）损，以此为基础导致多脏腑器官的损伤，脏腑受损既无力维系气血的正常运行，也会影响到水谷精微在体内的运行布散，易导致低血糖症。

因此，把握低血糖症在糖尿病整体病程中的发生与发展，对于认识、理解疾病，判断预后，并根据病情发展演变予以正确治疗有重要的临床指导意义。

（二）鉴别诊断

1. 病证类别

本病属消渴病急症，常突然发作，症状多样，可根据主症的不同，分别归属中医学"厥证""虚劳""眩晕""脱汗""昏迷"等病。治疗上应辨病与辨证相结合，需要区分低血糖发作时和低血糖发作后。

2. 鉴别诊断

以厥证为例，当与中风、痫证、昏迷相鉴别。

（1）与中风鉴别：低血糖如果出现昏迷可与中风类似，且糖尿病患者易并发中风，临床需注意鉴别。中风患者平素常有肝阳亢盛，中脏腑者表现为突然昏仆，昏迷时间较长，苏醒后有偏瘫、口眼㖞斜及失语等后遗症。厥证可发生于任何年龄，昏迷时间较短，及时救治后短时间即可复醒，醒后无后遗症，但血厥实证病重者可发展为中风。

（2）与痫证鉴别：痫证常有先天因素，以青少年为多见。病情重者表现为突然昏仆，不省人事，但发作时间短暂，且发作时常伴有号叫、抽搐、口吐涎沫、两目上视、小便失禁等，常反复发作，每次症状均类似，苏醒后可如常人。厥证之昏倒，仅表现为四肢厥冷，无号叫、抽搐、口吐涎沫、两目上视、小便失禁等。

（3）与昏迷鉴别：昏迷为多种疾病发展到一定阶段时出现的危重证候。一般来说发生较为缓慢，有一个昏迷前的临床过程，先轻后重，由烦躁、嗜睡、谵语渐次发展而至。一旦昏迷，持续时间一般较长，较难恢复，苏醒后原发病仍然存在。厥证之昏迷，常为突然发生，昏迷时间较短，且多有情志刺激、饮食不节、劳倦过度等诱因，一般可在短时间内苏醒，一如常人。

（三）治疗原则

西医治疗参照《中国 2 型糖尿病防治指南（2017 版）》，糖尿病患者血糖 ≤ 3.9mmol/L，即需要补充葡萄糖或含糖食物以纠正低血糖。低血糖纠正后，应积极寻找病因，如因为胰岛素或降糖药物过量，要加以调整。如由他病（如胰岛 β 细胞瘤或胰外肿瘤、酒精性、功能性）所致者，应积极治疗原发病，消除致病因素以减轻或防止低血糖症的发作。

严重的低血糖需要根据患者的意识和血糖情况给予相应的治疗和监护。

低血糖症在进食含糖饮食或静脉注射高糖后大多数可以迅速缓解，因此关于低血糖症的中医药临床研究和实验研究相对较少。中医药治疗主要着眼于未病先防、既病防变，采取措施防止血糖的波动，预防和减少低血糖症的发生。

五、辨证论治

1. 中焦郁热证（见于低血糖发作时）

症状：患者形体肥胖，多食易饥，口渴，多尿，大便干，舌红苔黄，脉滑实有力。低血糖发作时表现为延时进餐后或下一次餐前较快出现饥饿感，如不及时补充食物则出现饥饿感明显、心悸、焦虑、出汗等。

治法：开郁清热，疏肝理脾。

方药：大柴胡汤（《伤寒论》）。柴胡、枳实、黄芩、半夏、白芍、大黄。

加减：发生于酒食不节之后者，可加枳椇子、葛根、葛花等解酒化浊。

2. 脾虚气陷证（见于低血糖发作时）

症状：患者头痛焦虑，头晕乏力，心悸胸闷，汗出无力，大汗淋漓，恶心呕吐，恐惧瘫软，偶有濒死感，舌红苔黄，脉细弱。

治法：益气固脱，补气升陷。

方药：升陷汤（《医学衷中参西录》）或补中益气汤（《脾胃论》）加减。黄芪、炒白术、陈皮、升麻、柴胡、党参、当归、炙甘草。

加减：兼有湿热、多汗、嗜睡、神昏、谵语、舌红苔黄腻、脉滑数者，可合用菖蒲郁金汤。

3. 暴脱亡阳证（见于低血糖发作时）

症状：突发心悸，大汗不止，汗出如油，声短息微，面色苍白，四肢厥冷，或不省人事，舌淡少津，脉虚大无力或微细欲绝。

治法：益气回阳，敛阴固脱。

方药：参附龙牡汤（《方剂学》）合生脉散（《千金要方》）加减。人参、附子、龙骨、牡蛎、麦冬、五味子。

加减：汗多不止者，加白芍、浮小麦；心悸甚者，加柏子仁、龙齿养心镇静安神；神昏嗜睡，苔黄腻，脉沉滑者，加石菖蒲、郁金、竹沥等清热化浊开窍。

4. 阴液耗竭证（见于低血糖发作时）

症状：汗多气促，四肢厥冷，手足震颤，心悸眩晕，咽干舌燥，神疲欲寐，舌质淡红，苔黄或少苔甚或无苔，脉虚细数。

治法：益阴复阳，救逆固脱。

方药：六味地黄汤（《小儿药证直诀》）合增液汤（《温病条辨》）加减。熟地黄、山茱萸、山药、牡丹皮、泽泻、茯苓、玄参、麦冬、生地黄。

加减：盗汗者，可加糯稻根或麻黄根收敛止汗；心悸失眠者加远志、生龙骨、生牡蛎安神定志；腰膝酸软者，可加枸杞子、杜仲补益肝肾。

5. 心脾两虚证（见于低血糖发作后）

症状：乏力自汗，或食后脘腹胀满，嗳气频频，恶心呕吐，头晕心悸，面色苍白，手抖，便溏，舌淡边有齿痕，苔薄，脉虚弱。

治法：益气健脾，养心安神。

方药：归脾汤（《济生方》）加减。党参、白术、黄芪、当归、炙甘草、茯神、远志、酸枣仁、木香、龙眼肉、生姜、大枣。

加减：兼阴虚烦热者，加生地黄、玄参、知母、天冬以滋阴清热；心情抑郁，急躁易怒者，合用逍遥散疏肝健脾。

6. 气阴两虚证（见于低血糖发作后）

症状：眩晕昏仆，面色苍白，神疲气短，汗出如洗，呼吸微弱，舌红少苔，脉细数。

治法：益气养阴生津。

方药：生脉散（《千金要方》）加减。人参、麦冬、五味子。

加减：汗出不止者，加煅龙骨、煅牡蛎、浮小麦以敛汗；心悸者，加远志、酸枣仁、柏子仁等养心安神；食欲不振者，加陈皮、茯苓、白术健脾和胃。

7. 肝郁脾虚证（见于低血糖发作后）

症状：心烦易怒，头晕昏仆，神疲乏力，汗出指颤，口唇无华，善饥欲食，食则饱胀，舌淡苔白，脉弦细。

治法：疏肝理气，健脾和胃。

方药：逍遥散（《太平惠民和剂局方》）加减。当归、白芍、柴胡、茯苓、白术、甘草、生姜、薄荷。

加减：若胁肋胀满者，合金铃子散；头胀痛者，加石决明、夏枯草；饥饿甚者，加石膏、知母。

六、其他疗法

1. 验方

药物组成：黄芪 50g，当归 10g，大枣 20g。

适应证：适用于低血糖症反复发作，心脾两虚者。

用法用量：水煎服，每日 1 剂。

2. 针刺

（1）气虚阳脱型可取水沟、百会、足三里、内关等穴，针灸并用，针用补法，灸至病情缓解为止。

（2）针刺十二井穴、百会、水沟、涌泉、承浆、四神聪等穴，留针 15 分钟。有开窍止痉的作用，适用于低血糖昏迷者。

（3）针刺水沟、素髎、神阙、关元、涌泉、足三里等穴，留针 20 分钟。有回阳固脱、调节阴阳的作用，适用于低血糖之脱证。亡阴者可加太溪穴；亡阳者，可加气海穴；心阳不振者，可加内关穴。

（4）针刺内关、足三里、三阴交，有健脾益气的作用，适用于脾气虚之低血糖症。

（5）针刺心、神门、脑、下足端，留针20分钟，适用于心阳不振者。

（6）耳针：针刺下屏尖、脑、枕、心，轻刺激，间歇运针，留针1~2小时。适用于阴阳虚脱者。

3. 灸法

（1）灸百会、神门、中脘、关元、涌泉、神阙等穴，用药卷悬灸10~20分钟，适用于肾阳虚衰之低血糖昏迷。

（2）灸中脘、关元、气海、足三里、三阴交等穴，用艾条灸20分钟，有健脾益气的作用，适用于脾阳虚之低血糖症。

4. 中成药

（1）生脉饮口服液：适用于气阴两虚轻症者。

（2）补中益气丸：适用于脾虚，纳食欠佳者。

七、各家经验

仝小林

仝小林认为反复低血糖，有时甚至比高血糖更可怕，一般可分为两种情况：一种是实，即糖尿病前期或早期，可用开郁清热法治疗，如大柴胡汤、白虎汤、小陷胸汤、葛根芩连汤、大黄黄连泻心汤等；另一种是虚，类似中气下陷，用补中益气汤治疗。前者是"壮火食气"，因胰岛分泌功能延迟，当血糖不高时，胰岛素大量分泌，造成低血糖。后者是"气食少火"，当血糖低时，胰岛素不能对抗激素分泌，维持正常血糖。低血糖症虚实的鉴别要点：①糖尿病前期、早期多实，中晚期多虚。②高胰岛素血症多实，低胰岛素血症多虚。③平时血糖稳定者多实，不稳定者多虚（常见于血糖波动大的脆性糖尿病）。糖尿病前期或早期，经常发生餐前或睡间低血糖、胰岛素抵抗者，症见发作时汗出、乏力、头晕，伴有腹坠、腹胀，方以升糖起陷汤（黄芪45g，枳实12g，炒白术9g，川黄连9g，知母30g，生姜15g）治疗。若糖尿病患病日久，胰岛素分泌不足，怕冷，加仙茅、淫羊藿；老年糖尿病患者，纳差，加怀山药、太子参。

八、转归与预防调护

低血糖症只要早期发现，及时治疗，可以迅速缓解，一般预后良好。但严重而长期的低血糖症可致广泛的中枢神经损害，造成不可逆性神经病变，甚至死亡。因此，及时恰当的预防和治疗低血糖症对其预后有积极的意义。对功能性低血糖症要消除精神因素，如避免精神刺激，高蛋白、低碳水化合物饮食，少食多餐，防止高糖饮食刺激胰岛素过多分泌等。对于酒精性低血糖，戒酒是最好的预防措施。对于胰岛β细胞瘤的患者，应随身携带食品及糖果以便发作时食用。一般属功能性或反应性低血糖轻症者，经合理治疗及调护，预后大多良好；属器质性病变如胰岛β细胞瘤者则需外科手术治疗，极个别患者可因抢救不及时而死亡。

加强患者教育，制作卡片（包括姓名、家人联系方式、诊断与用药情况）患者随身携带，告知患者低血糖的危害性，并使其熟悉低血糖反应的表现，提高患者对低血糖症的认识。叮嘱患者定时定量进餐和运动，合理的选择适合病情的药物，规律监测血糖的变化，定期复诊并在医生指导下以血糖变化情况为依据适当调整用药，保持良好的作息规律，戒酒。对于易发生低血糖症的患者应随身携带含糖食品（如饼干、糖果等）以备急需。

第四节　糖尿病视网膜病变

一、概述

1. 西医认识

糖尿病视网膜病变（diabetic retinopathy，DR）是糖尿病高度特异性的微血管并发症，是由于长期高血糖以及与糖尿病有关的其他异常（如高血压、高脂血症等）所引起的以视网膜微血管损害为特征的慢性、进行性视力损害的眼病。是糖尿病最常见的微血管并发症之一，也是处于工作年龄人群主要的不可逆性致盲性疾病。DR 尤其是增殖期视网膜病变，是糖尿病特有的并发症，罕见于其他疾病。存在微动脉瘤可作为鉴别 DR 与糖尿病合并其他眼底病变的指标。DR 常与糖尿病肾病同时伴发，DR 合并微量白蛋白尿可作为糖尿病肾病的辅助诊断指标，且尿液特异性蛋白可能也有预测糖尿病肾病进展的作用。在 20~74 岁成人新发失明病例中，DR 是最常见的病因。病程较长的糖尿病患者几乎都会出现不同程度的视网膜血管病变，其眼底表现包括微动脉瘤、出血、硬性渗出、棉絮斑、静脉串珠状、视网内微血管异常（IRMA）、黄斑水肿、新生血管、视网膜前出血及玻璃体积血等。DR 的发生发展与糖尿病的类型、病程、发病年龄及血糖控制情况等密切相关。高血压、高脂血症、肾病、肥胖、吸烟等可加重 DR。糖尿病患者人群中有 30%~50% 合并 DR，其中 1/4 的患者有明显视力障碍，致盲率为 8%~12%，生存质量与健康水平严重下降。我国糖尿病发病率近年来逐渐增高，DR 致盲率也呈上升趋势。

2. 中医认识

中医古籍中没有"糖尿病视网膜病变"的病名，根据患者视觉变化的情况以及视力下降的轻重缓急，可有"暴盲""视瞻昏渺""云雾移睛""血灌瞳神"等不同的称谓。现代中医将消渴（即糖尿病）所致的眼部并发症归于中医学"消渴目病"，包括消渴内障、消渴翳障及其他与消渴相关的眼病等。消渴内障相当于西医学糖尿病视网膜病变，该病多为双眼先后或同时发病，对视力造成严重影响，严重者可致盲。对于消渴病致盲，古代不少医家早有认识，如金代医家张子和在《儒门事亲》中说："夫消渴者，多变聋盲、疮癣、痤痱之类。"认为燥热伤阴是其主要病机；明代王肯堂的《证治准绳》云："三消久之，精气虚亏，则目无所见。"明代戴元礼在《秘传证治要诀》中进一步指出："三消久之，精血既亏，或目无所视，或手足偏废，如风疾，非风也。"认为本病为精血亏虚，目无所养而成。这些论述均表明消渴病日久可致盲。

二、西医诊断

《中国2型糖尿病防治指南（2020版）》推荐使用2002年国际眼病学会制定的糖尿病视网膜病变分级标准（表6），该标准将糖尿病黄斑水肿纳入糖尿病视网膜病变中进行管理，糖尿病黄斑水肿分级参照表7。

表6　糖尿病视网膜病变国际临床分级标准（2002年）

病变严重程度	散瞳眼底检查所见
无明显视网膜病变	无异常
非增殖期视网膜病变（NPDR）	
轻度	仅有微动脉瘤
中度	微动脉瘤，存在轻于重度NPDR的表现
重度	出现下列任何一个改变，但无PDR表现： （1）在4个象限中都有多于20处视网膜内出血； （2）在2个以上象限中有静脉串珠样改变； （3）在1个以上象限中有显著的视网膜内微血管异常
增殖期视网膜病变（PDR）	出现以下一种或多种改变：新生血管形成、玻璃体积血或视网膜前出血

表7　糖尿病黄斑水肿分级（2002年）

病变严重程度	散瞳眼底检查所见
病变严重程度	眼底检查所见
无明显糖尿病黄斑水肿	后极部无明显视网膜增厚或硬性渗出
有明显糖尿病黄斑水肿	后极部有明显视网膜增厚或硬性渗出
轻度	后极部存在部分视网膜增厚或硬性渗出，但远离黄斑中心
中度	视网膜增厚或硬性渗出接近黄斑但未涉及黄斑中心
重度	视网膜增厚或硬性渗出涉及黄斑中心

2014年中华医学会眼科学分会和中华医学会眼科学分会眼底病学组制定了《中国糖尿病视网膜病变临床诊疗指南（2014年）》。

NPDR 分期：①Ⅰ期（轻度非增生期，mild NPDR）：仅有毛细血管瘤样膨出改变（对应我国 1985 年 DR 分期Ⅰ期＋）。②Ⅱ期（中度非增生期，moderate NPDR）：介于轻度到重度之间的视网膜病变，可合并视网膜出血、硬渗和（或）棉絮斑。③Ⅲ期（重度非增生期，severe NPDR）：每象限视网膜内≥20 个出血点，或者至少 2 个象限已有明确的静脉串珠样改变，或者至少 1 个象限视网膜内微血管异常（IRMA），无明显特征的增生性 DR（对应我国 1985 年 DR 分期Ⅲ期＋＋）。

PDR 分期：①Ⅳ期（增生早期，early PDR）：出现视网膜新生血管（NVE）或视乳头新生血管（NVD），当 NVD＞1/4～1/3 视乳头直径（DA）或 NVE＞1/2DA，或伴视网膜前出血或玻璃体出血时称"高危增生型"（high risk PDR）（对应我国 1985 年 DR 分期Ⅳ期）。②Ⅴ期（纤维增生期，fibrous proliferation）：出现纤维膜，可伴视网膜前出血或玻璃体出血（对应我国 1985 年 DR 分期 Ⅴ 期）。③Ⅵ期（增生晚期，advanced PDR）：牵拉性视网膜脱离，合并纤维膜，可合并或不合并玻璃体积血，也包括虹膜和房角的新生血管（对应我国 1985 年 DR 分期Ⅵ期）。增生性 DR 分为两种类型，一种以视网膜新生血管为主，也称红色花边型 PDR（florid PDR）；另一种以纤维血管膜或纤维膜为主，也称胶质增生型 PDR（gliotic PDR），我国原 DR 指南的Ⅳ期和 Ⅴ 期对应的是这两种类型。

三、病因病机

1. 病因

（1）素体禀赋不足，阴虚体质，病久伤阴，阴虚燥热，阴虚血行滞涩，燥热煎熬血液，均可导致眼络瘀阻，目失所养，发为消渴内障。

（2）饮食不节，脾胃受损，痰浊内生，致痰瘀互结，导致眼络瘀阻，发为消渴内障。

（3）劳伤过度，耗伤气阴，气虚行血无力，阴虚血行滞涩，导致眼络瘀阻，发为消渴内障。

（4）消渴日久，肝肾亏虚，目为肝之外窍，瞳孔水轮属肾，肝肾阴虚，目失濡养，发为消渴内障。

（5）阴阳两虚，寒凝血瘀，痰浊内生，致寒、痰、瘀互结，导致眼络瘀阻，目失所养，发为消渴内障。

2. 病机

本病多发生于糖尿病的中后期，因此认为久病多虚，久病多瘀，病久脏腑气血阴阳亏虚是导致本病发生发展的基础，因虚致瘀、瘀血内停、阻滞目络为本病发生的重要条件，本虚标实、虚实夹杂为本病的证候特点。临床常见素体禀赋不足，阴虚体质，或病久伤阴，阴虚燥热，虚火上扰，灼伤目络；饮食不节，脾胃受损，气不摄血，血不循经，溢于络外；消渴日久，耗伤气阴，气阴两虚，瘀阻于目，或肝肾亏虚，目失濡养，或久病伤阴，阴损及阳，致阴阳两虚，寒凝血瘀，痰瘀互结，目络阻滞而致者。

综上所述，本病为糖尿病日久所致，故临床多见本虚标实、虚实夹杂之证。其病态发展常因久病而虚，因虚致实，虚可见阴虚、气虚、气阴两虚、阴阳两虚，又常伴燥热、瘀血、湿浊、痰凝之实。其病靶在目，涉及五脏，以脾、肝、肾为主，关乎心、肺；正如《审视瑶函·内外二障论》言："眼乃五脏六腑之精上注于目而为明。"《太平圣惠方·眼论》曰："明孔遍通五脏，脏气散乱，目患即生；诸脏既安，何辄有损。"《素问·金匮真言论》："东方青色，入通于肝，开窍于目，藏精于肝。"《灵枢·脉度》说："肝气通于目，肝和则目能辨五色矣。"《兰室秘藏·眼耳鼻门》："夫五脏六腑之精气，皆禀受于脾，上贯于目……故脾虚则五脏之精气皆失所司，不能归明于目矣。"《灵枢·大惑论》："目者，五脏六腑之精也。"《素问·上古天真论》："肾者主水，受五脏六腑之精而藏之。"《医林改错·脑髓说》："精汁之清者，化而为髓，由脊骨上行入脑，名曰脑髓……两目即脑汁所生，两目系如线，长于脑，所见之物归于脑。"《审视瑶函·开导之后宜补论》："夫目之有血，为养目之源，充和则有发生长养之功，而目不病，少有亏滞，目病生矣。"《素问·五脏生成》说："诸血者，皆属于心。"《素问·六节藏象论》："肺者，气之本……肺主气，气调则营卫脏腑无所不治。"《灵枢·决气》："气脱者，目不明。"久病多伤及气阴，故气阴两虚贯穿于该病发展的全过程，气损及阳，内寒更著，瘀血阻络，阴阳两虚是其主要证候演变规律，而阳虚是影响病情进展的关键证候因素。

四、辨治思路

（一）辨证要点

1. 症状分类辨证要点

（1）眼底出血：检眼镜的发明使人们能直接查见眼底。因眼底出血为本病最明显的眼底改变，故可以参照眼科眼底出血进行辨证论治。眼底出血一般经历从出血、吸收、消散或遗留病灶的变化过程，出血灶颜色呈"红→紫→黄→白"改变的一般规律，临床常分为出血期、瘀血期、死血期和干血期四个时期，其治疗则根据病变分期论治。

①出血期：出血期指发生出血后 15 天内，出血开始或有反复出血倾向。眼底有新鲜出血或新鲜玻璃体积血，视网膜有点片状鲜红出血或以视盘为中心放射状出血者，根据"急则治其标"的原则，治宜凉血、止血、活血，可用生蒲黄汤加减。阴虚火旺者可加知母、玄参等；气虚则可加黄芪、党参等。急性期多水肿与出血并存，不可活血化瘀，可予温法止血，补肾利水消肿，后期沉积物用风药轻可去实。张怀安认为如眼底出血，血色鲜红，呈火焰状位于浅层者，多属胃火上燔，养阴益气汤中重用

石膏、知母，选加白茅根、藕节、槐花炭等凉血止血；血色紫红呈团状、片状位于深层者，多属瘀热在里，以养阴益气汤加黄连、黄芩、黄柏治疗。刘红梅临床经验：出血量大者，可予生地黄炭（量宜大，一般30g）、蒲黄炭。

②瘀血期：瘀血期多于出血后15～45天，此期无新鲜出血。眼底出血暗红，或伴见渗出物者，因离经之血多为瘀血，故宜活血化瘀，可用桃红四物汤、血府逐瘀汤加减。DR本为虚，瘀血产生之源在于虚，出血的特点为反复性。因瘀血不去，新血难生，日久可生变证，故此期治疗应从气血瘀滞和气虚血瘀两方面着手，以活血化瘀治之。但切不可使用峻猛破血之品，犯虚虚实实之戒，造成反复出血，故宜选用丹参、牛膝、赤芍、郁金等养血活血之品，使祛瘀而不伤正，以消目中之瘀滞。张怀安认为视网膜水肿，渗出明显，选加茯苓、泽泻、车前子利水消肿；硬性渗出者加昆布、海藻、贝母、石决明、牡蛎、夏枯草软坚散结。

③死血期：死血期多见于出血后45～75天。眼底出血瘀积不消，色紫暗，或为白色条状机化斑，或眼底见机化物、新生血管、陈旧性玻璃体积血、暗黑色瘀血或白色渗出斑，瘀血日久可累及黄斑，出现黄斑囊样水肿。若死血不去新血不生，目内脉络丛生，又可发生新生血管性青光眼，即乌风内障。黄斑囊样水肿和乌风内障均属血病及水，为出血之后瘀血作为第二病因对视网膜的损害所致。正如《血证论》所言"病血者未尝不病水，病水者未尝不病血也""血积既久，其水乃成""脉不通则血不流，血不利则为水"。结合久病多瘀多痰之说，此期辨证着眼于瘀、痰、水三者，以痰瘀同治、水血同治立法。治瘀仍用血府逐瘀汤为基本方。若眼底硬性渗出较多，有死血停留，为痰瘀同病，当合用二陈汤化裁；若黄斑囊样水肿及软性渗出，或脉络丛生，玄府阻塞致乌风内障者，为水血同病，宜合五苓散加减。死血期因有恶血停留，顽固不化，故宜加三棱、莪术、水蛭、虻虫等破血化瘀。张怀安认为陈旧性出血，血色暗红或玻璃体积血，久不吸收，宜凉血止血、祛瘀生新，以犀角地黄汤加三七、蒲黄、丹参；眼底反复出血，结缔组织增生，宜用二至丸合知柏地黄丸。

④干血期：干血期发生于出血75天以后。主要表现为玻璃体内有白色机化物或增殖性网脱，眼底仅为机化灶或有少许死血，视网膜色泽呈暗黄色或秽浊，或见目系色淡，脉络闭塞呈白线条状改变。此期因眼内组织受瘀血长期损害，玻璃体浓缩、液化，视网膜功能受损，正气已虚，同时有难以消散之增殖机化物，表现为虚实夹杂之证，治应扶正散结、标本兼治。一方面活血祛瘀，另一方面按其全身出现的不足症状，补其不足，一般从滋养肝肾或气血双补着手。可以在驻景丸或八珍汤的基础上，加活血祛瘀之品。

部分患者可经及时治疗或出血自行吸收，不进入死血期、干血期。掌握好使用活血化瘀法的时机和力度尤为重要。正如《血证论》所言"凡治血者必先以祛瘀为要"，活血化瘀法在治疗全过程中有重要地位。在出血期，若一味止血可致瘀血停滞或"冰伏"，造成日后吸收困难，应以"四塞一活"即四分止血一分活血的比例施治，可改善视网膜微循环并促进积血早日吸收。在瘀血期则应把握活血化瘀的有利时机，可予"二塞三活"甚至"一塞四活"的比例施治，如此可改善视网膜的缺氧状态，防止视网膜胶质和色素上皮等组织增生。从而减少变证发生或阻止病情发展至死血期、干血期。在死血期、干血期亦应注意使用活血化瘀药祛除死血、干血对视功能的损害，促进机化增殖物的消散。

（2）缺血型黄斑病变：可以在辨证的基础上加用地龙、丹参、石菖蒲、生黄芪。缺血型黄斑病变光凝无效，以黄斑中心凹周围毛细血管闭塞为特征，气虚无力行血，血瘀脉阻为其基本病机。此时可重用黄芪补气，丹参养血活血，地龙活血通络行滞，石菖蒲芳香开窍，启闭塞之玄府。若伴见视网膜水肿者，则在以上用药的基础上，再加茯苓、薏苡仁健脾利水。

（3）黄斑水肿：症见视力骤降，眼底出血较多，黄斑水肿浑浊、常伴头痛胁胀，或有肢体麻木，舌质红常有瘀斑，脉弦。属水血同病，当水血同治，治以活血化瘀利水，方以血府逐瘀汤和四苓散加减。

（4）视网膜软性渗出：又称棉絮状斑，为形状不规则、边界模糊、大小不等的棉絮或绒毛样网膜渗出斑，位于视网膜浅层的神经纤维层。软性渗出的出现是发生增殖性病变的前兆，也是 DR 治疗的关键时期。中医辨证为气滞血瘀，治以活血化瘀为主，方以血府逐瘀汤加减。

（5）视网膜硬性渗出：为眼底后极部出现的边界比较清楚的蜡黄色点片状渗出，数个或数十个呈簇状堆积，融合成片，排列呈环状或半环状，出现于黄斑部者成完全或不完全的星芒状。硬性渗出位于视网膜深部的外网状层。中医辨证为痰瘀同病，治以活血化瘀祛痰，方以血府逐瘀汤合二陈汤加减。

2. 疾病转归辨证要点

根据 DR 基本病机为"气阴两虚→肝肾亏虚→阴阳两虚"的演变特点及瘀、郁、痰三个重要致病因素，临床可分为早、中、晚三期。①早期——气阴两虚：表现为视力稍减退或正常，目睛干涩，或眼前少许黑花飘舞，眼底见视网膜少许微血管瘤、散在出血和渗出，视网膜病变多为 1~3 级；可伴神疲乏力，气短懒言，口干咽燥，自汗，便干或稀溏，舌胖嫩、紫暗或有瘀斑，脉沉细无力。②中期——肝肾亏虚：视物模糊或变形，目睛干涩，眼底见视网膜广泛出血、渗出及棉绒斑，或见静脉串珠和视网膜内微血管异常，或伴黄斑水肿，视网膜病变多为 3~4 级；可伴头晕耳鸣，腰膝酸软，肢体麻木，大便干结，舌暗红少苔，脉细涩。③晚期——阴阳两虚：视物模糊或不见，或暴盲，眼底见新生血管、机化灶、增殖条带及牵拉性视网膜脱离，或玻璃体积血致眼底无法窥及，视网膜病变多为 4~5 级；可伴神疲乏力，五心烦热，失眠健忘，腰酸肢冷，手足凉麻，阳痿早泄，下肢浮肿，大便时干时溏，舌淡胖、少津或有瘀点，或唇舌紫暗，脉沉细无力。

3. 眼周经络辨证要点

由于十二经脉、奇经八脉、十二经筋均在双目周围分布，源源不断地输送气血，保证了眼与脏腑在物质上和功能上的密切联系。一旦经脉、奇经八脉、经筋失调，就会引起眼部病证。因此，根据眼与十二经脉、奇经八脉、十二经筋在生理和病理上的关系，可以指导临床分经辨证。

（二）鉴别诊断

本病和络损暴盲均可以见于单眼或双眼视力下降，甚至失明的严重内障眼病。但两者在病因、眼别、视力、视网膜、血管和新生血管等方面存在区别，具体见表8。

表8　消渴内障与络损暴盲鉴别表

病名	消渴内障	络损暴盲
病因	消渴（糖尿病）	血管硬化、高血压、结核等
眼别	双眼	单眼
视力	多缓慢下降，部分可突然下降	多突然下降
视网膜	斑点状或大片出血、水肿、渗出、增殖膜	可见火焰状出血、渗出
血管	动脉瘤、毛细血管闭塞	静脉扩张迂曲明显
新生血管	后期新生血管	亦可出现新生血管

（三）治疗原则

目前从事糖尿病视网膜病变及糖尿病其他眼部并发症的研究者普遍认为，糖尿病视网膜病变不同于其他眼科疾病，除了眼局部以出血、渗出、水肿、增殖为主要临床表现外，全身症状也较明显，主张整体辨证与眼局部辨证相结合。整体辨证主要依据消渴的临床证治（可参照本书第九章第一节）。而局部眼底改变多样，出血又明显有别于外伤性眼内出血、视网膜静脉阻塞等出血性眼病，常常陈旧性出血尚未吸收，新鲜出血又现，因此应随时观察眼底，根据眼底变化如微血管瘤、水肿、渗出等随症加减，必要时采用眼底激光光凝或手术治疗，以提高疗效。另外也有研究发现，DR 患者中眼底的改变和糖尿病的控制情况不相符，部分无症状或全身症状较轻的患者在就诊时已经处于 PDR 或者 NPDR 期，说明 DR 的进展具有一定的特殊性。这部分患者就需要尽早的接受眼科专科治疗，持续进行随访，严格的观察 DR 的变化情况，避免病情进一步发展。

五、辨证论治

临证首当辨虚实、寒热，根据眼底出血时间，酌加化瘀通络之品。早期出血以凉血化瘀为主，出血停止两周后以活血化瘀为主，后期加用化痰软坚散结之剂。再根据微血管瘤、水肿、渗出等随症加减。

1. 阴津不足、燥热内盛证

症状：视力正常或减退，病变为临床分级1~3级，口渴多饮，口干咽燥，消谷善饥，大便干结，小便黄赤，舌质红，苔微黄，脉细数。由于DR常见于糖尿病的中、后期，故临床上此型不多见，常以阴伤为主，燥热不明显。

治法：养阴生津，凉血润燥。

方药：玉泉丸（《仁斋直指方》）合知柏地黄丸（《医宗金鉴》）加减。葛根、天花粉、地黄、麦冬、五味子、甘草、知母、黄柏。

加减：DR发生之根本在于肾虚，主要表现为肾阴亏虚，往往燥热征象不明显，故治疗侧重于滋阴补肾，而降火之品则应少用。以泽兰易原方中的泽泻，取其既行水消肿，又活血祛瘀，水血同治之意。若眼底以微血管瘤为主，可加丹参、郁金凉血化瘀；出血明显者，可加生蒲黄、墨旱莲、牛膝止血活血，引血下行；有硬性渗出者，可加浙贝母、海藻、昆布清热化痰、软坚散结。

2. 气阴两虚、络脉瘀阻证

症状：视物模糊，或视物变形，或自觉眼前黑花飘移，视网膜病变多为2~4级，此型临床上较为多见，神疲乏力，气短懒言，口干咽燥，自汗便干或稀溏，舌胖嫩或有齿痕、紫暗或有瘀斑，脉沉细乏力。

治法：益气养阴，活血通络。

方药：六味地黄丸（《小儿药证直诀》）合生脉散（《千金要方》）。山药、牡丹皮、泽泻、山茱萸、茯苓、熟地黄、五味子、麦冬、人参。

加减：阴亏日久，阳气生化乏源而致气阴两虚，阴虚为其基础，故在滋阴补肾的基础上，可重用黄芪以补气升阳、益气固表、利水退肿，配以白术补气健脾、燥湿利水；视网膜出血量多可酌加墨旱莲、三七、赤芍以增凉血、活血、止血之功；伴有黄斑水肿者酌加白术、薏苡仁、车前子利水消肿；自汗、盗汗加白术、牡蛎、浮小麦以益气固表。

3. 脾失健运、水湿阻滞证

症状：视物模糊，或视物变形，或自觉眼前黑花飘移，视网膜病变多为2~4级，以视网膜水肿、棉绒斑、出血为甚，面色萎黄或无华，形体丰腴，头身沉重，神疲乏力、头晕耳鸣，小便量多清长，舌质淡，脉弱。

治法：健脾益气，利水消滞。

方药：补中益气汤（《脾胃论》）加减。黄芪、炒白术、陈皮、升麻、柴胡、党参、当归、炙甘草。

加减：兼见肾阳虚者，可加巴戟天、车前子温阳利水；棉绒斑多者加法半夏、浙贝母、苍术以化痰散结；黄斑水肿重者加茯苓、薏苡仁利水消肿。

4. 肝肾亏虚、目络失养证

症状：视物模糊，甚至视力严重障碍，视网膜病变多为 2~4 级，头晕耳鸣，腰膝酸软，肢体麻木，大便干结，舌暗红少苔，脉细涩。

治法：滋补肝肾，润燥通络。

方药：六味地黄丸（《小儿药证直诀》）加减。山药、牡丹皮、泽泻、山茱萸、茯苓、熟地黄。

加减：视网膜出血量多色红有发展趋势者可合用生蒲黄汤；出血静止期可合用桃红四物汤。

5. 阴阳两虚、血瘀痰凝证

症状：视力模糊或严重障碍，视网膜病变多为 3~5 级，增殖性病变的患者多表现为阴阳两虚，神疲乏力，五心烦热，失眠健忘，腰酸肢冷，手足麻木，阳痿早泄，下肢浮肿，夜尿频多，小便浑浊如膏脂，大便时干时溏，舌淡胖少津或有瘀点，或唇舌紫暗，脉沉细无力。

治法：滋阴补阳，化痰祛瘀。

方药：偏阴虚者选左归丸（《景岳全书》）加减。熟地黄、山药、枸杞、山茱萸、川牛膝、菟丝子、鹿角胶、龟甲胶。偏阳虚者选右归丸（《景岳全书》）加减。熟地黄、山药、山萸肉、枸杞子、鹿角胶、菟丝子、杜仲、当归、肉桂、制附子。

加减：阴虚日久，阴损及阳，阴阳两虚是本型的基本病机，故可在气阴两虚用药的基础上，加巴戟天、肉苁蓉、淫羊藿补肾助阳。血瘀痰凝还可以表现为身体某部位固定刺痛，口唇或肢端紫暗，舌质紫暗、有瘀斑，苔厚腻，脉弦涩或弦滑等，治以化痰祛瘀之法，方选温胆汤加减。

临床上可能存在 1 型糖尿病和 2 型糖尿病所致糖尿病视网膜病变的差异，根据仝小林教授临床经验分"脾瘅"及"消瘅"致 DR，其中脾瘅致 DR 的病机为脾肾阳虚，瘀阻脉络，络脉瘀滞；消瘅致 DR 乃本虚标实之证，火热与气虚、阴虚并存。应同时关注全身之"态"与局部之"态"，局部与整体相结合。调整体之"态"可以参照西医学 DM 前期、DM 期、并发症期的分期分为郁、热、虚、损四个病理阶段，关注 DM 发展横向的、动态的、连续的过程；调局部应关注 DR 的局部之"态"。对于 DM 血管并发症来讲，络脉瘀阻是其核心病机。DM 微血管病理改变主要经历四个阶段：络滞、络瘀、络闭、络损。DR 的发病与络脉瘀阻密切相关，其发展均经历了由气病及血病，由络滞、络瘀到络闭、络损的病理变化，治宜分清气血寒热，使用辛香药物、藤类药物以及虫类药物，根据临床具体情况分而治之。

六、其他疗法

1. 控制饮食

糖尿病性视网膜病变多以阴虚为本，故饮食宜选用寒凉滋润之品，忌食辛辣、燥热之品，如蒜苗、辣椒、姜、胡椒、油炸食品等，防燥热助火伤津。可多食山药、茯苓及扁豆等健脾除湿，丝瓜、冬瓜、芹菜及海带等清凉泻火滋阴，宜于本病烦热兼视网膜水肿、玻璃体浑浊者。

2. 合理运动

糖尿病性视网膜病变患者大多是中老年，并伴有 1 ~ 2 种其他慢性病，运动建议以步行为主，每次行走 800 ~ 1000 米，用 20 分钟走完，其间休息 5 ~ 10 分钟，或步行 1000 米，其中要走一段斜坡，用 25 分钟走完，其间休息 8 ~ 10 分钟。视网膜有新生血管或出血较多者，以及有活动性玻璃体积血者，应避免重体力劳动及剧烈的体育运动，避免用眼过度，减少眼球转动。

3. 心理调摄

使患者心情舒畅，七情调和，避免因病生郁。

4. 控制原发病

在医生指导下进行药物治疗和饮食控制，以控制血糖，延缓单纯性糖尿病视网膜病变向增殖型转化。

5. 中成药

中成药的选用必须适合该品种的中医证型，忌盲目使用。建议选用无糖颗粒型、胶囊剂、浓缩丸或片剂。

（1）复方丹参滴丸

适应证：用于糖尿病视网膜病变血瘀证。

用法用量：吞服或舌下含服。每次 10 丸，一日 3 次，28 天为 1 个疗程，或遵医嘱。

（2）芪明颗粒

适应证：用于糖尿病视网膜病变非增殖期，中医辨证属气阴亏虚、肝肾不足、目络瘀滞证。

用法用量：每次 4.5g，一日 3 次，3 ~ 6 个月为 1 个疗程。

（3）银杏叶片

适应证：用于局部缺血所致视网膜疾患。

用法用量：每次 40mg，一日 3 次。

6. 针刺

对于 DR 1 ~ 3 级，出血较少者，慎用针刺疗法，取太阳、阳白、攒竹、足三里、三阴交、光明、肝俞、肾俞等穴，可分两组轮流取用，每次取眼区穴位 1 ~ 2 个，四肢及背部穴位 3 ~ 5 个，平补平泻。

（1）体针

治法：补肝益肾明目为主，兼益气活血、化痰逐瘀。

主穴：睛明、球后、承泣、风池、合谷、丰隆。

辨证配穴：肝肾阴虚配肝俞、肾俞、光明、太溪、太冲补益肝肾，以治其本；气阴两虚酌配脾俞、足三里、复溜、三阴交健脾益气，滋阴补肾；阴阳两虚酌配肾俞、命门、复溜、水分、气海补肾助阳，利水消肿；痰瘀阻络酌配足三里、三阴交、内关、膈俞、翳明、太冲、臂臑化痰开窍、活血祛瘀。

随症选穴：五心烦热，咽干口燥，失眠多梦加神门、太溪、劳宫清心除烦、养心安神；肢体麻木加阳陵泉、血海、曲池、外关舒筋活络。

操作方法：眶内三穴（睛明、球后、承泣）每次只用1穴，3穴交替使用。针刺眼眶内穴位时，须严格消毒，选用细针，将眼球推向对侧固定，沿眶骨边缘缓慢刺入1~1.5寸，轻捻转不提插，得气后可留针，出针时宜缓慢并用消毒干棉球压迫针孔1~2分钟，以防局部出血。其余腧穴与主穴配合分组，每组4~5穴，留针30分钟，每日或隔日一次。风池、合谷、丰隆、内关、外关、阳陵泉、曲池、太冲平补平泻并留针，其余各穴针刺补法可加灸法。

糖尿病性眼病是糖尿病中后期的并发症，已处于多脏器损害阶段，故整体治疗实属必要，可在选用主穴的同时加五脏俞、膈俞、胰俞、三阴交，针刺用补法加灸法，背俞穴亦可用拔罐法。

（2）耳针

取穴：肝、肾、脾、皮质下、枕。

操作方法：耳穴压丸法。

（3）皮肤针

取穴：五脏俞、膈俞、胰俞、头及背腰部督脉和膀胱经。

操作方法：叩刺，由轻渐重，以患者能忍受为度。1~2日1次。

（4）滚针

取穴：头及背腰部督脉及膀胱经。

操作方法：头部从前至后，背腰部自上而下滚动，由轻渐重，以皮肤潮红为度。1~2日1次。

7. 电离子导入

采用电离子导入的方式，使中药制剂直接到达眼部的病灶组织，从而促进视网膜出血、渗出和水肿的吸收。该法具有操作简便、创伤小、作用直接等特点。对于DR引起的玻璃体视网膜出血可选用三七、丹参、安妥碘等作电离子透入，每日1次，10次为1个疗程，但对新近出血者应避免使用。对于DR引起的眼底渗出、机化及增殖可选用昆布、丹参、三七注射液作电离子导入，每日1次，每次15分钟，10次为1个疗程，间隔2~5日再进行下一个疗程。

8. 光凝治疗

对于重度非增生性糖尿病视网膜病变和增生性糖尿病视网膜病变，采取全视网膜光凝（panretinal photocoagulation，PRP）治疗，以防止新生血管形成，促使已形成的新生血管消退，阻止病变继续恶化。如有黄斑水肿，可行黄斑格栅样光凝（grid pattern photocoagulation）。

9. 玻璃体切割术

眼底发生玻璃体积血，保守治疗 1 个月无效，或者发生牵拉性视网膜脱离者可用该法治疗。

七、各家经验

1. 邓亚平

邓亚平提出"万病皆瘀"的理念，诠释眼科临床中的"有形之瘀"和"无形之瘀"。"有形之瘀"反映血液运行不畅，停滞瘀积于局部，表现为中医的血瘀证或西医的微循环障碍，如眼睑、球结膜血管的青紫曲张甚至是怒张，前房及玻璃体出血、浑浊，眼底的出血、渗出，视网膜前膜、玻璃体视网膜纤维组织的增生牵拉等，舌可有瘀点或瘀斑、舌下静脉曲张，脉可有弦涩等。"无形之瘀"反映各种病理产物的综合病变，即某些无形的血液黏滞、血液动力学改变等病理改变。中医眼科临证突出从瘀论治，灵活应用活血化瘀法，对中医药治疗眼病起到了积极的推动作用。

2. 段俊国

段俊国根据糖尿病微血管病变"本虚标实"的证候特征，提出糖尿病微血管病变"虚瘀并治"的治疗原则，立"益气养阴、通络明目"之法，从分子、细胞、整体水平，明确虚瘀并治中药复方多靶点、多途径、多环节的疗效机制；以国际公认的诊疗标准及终点事件指标，通过纳入 1216 例患者的前瞻性、多中心、随机对照临床试验，获得糖尿病微血管病变中医药治疗"证候 - 疾病 - 终点事件"多维优势的循证证据，其研究结果显示虚瘀并治中药复方治疗糖尿病视网膜病变疗效优于西药"导升明"，能延缓或减少糖尿病性眼盲、肾衰等风险。

3. 仝小林

仝小林提出的防治糖尿病微血管并发症的"糖络并治"和"早期治络"思想是具有原创性的中医理论，他认为糖尿病的络脉损伤是诸多并发症的根源，但其形成和发展具有漫长的过程。络脉的病理改变经历络滞、络瘀、络闭和络损四个阶段。结合中医学"治未病"思想以及"久病入络"理论，络病的防治重在多级预防和早期治疗。糖尿病未出现并发症时就开始预防性的治络，而并不是在并发症开始的时候进行治疗，即"早期治络"的思想。而 DR 早期存在络脉涩滞，气血运行不畅，最终导致络脉的瘀闭和损伤；疾病日久，气血亏虚，无法上承目络，目窍失养；气血亏虚、络脉瘀阻是 DR 的基本病机。经临床和实验验证，采用益气活血通络法对 DR 进行早期干预优于后期治疗，早期应用可使 DR 出现的时间明显后移，其作用独立于降糖之外，主要是通过活血通络的方法起作用。

4. 林兰

林兰认为治疗糖尿病视网膜病变首先应重视中医辨证，将辨证与辨病相结合。治以滋补肝肾为主，兼以活血祛瘀生新，以改善眼部微循环，促进渗出的吸收。临床常分肝气郁滞型、脾虚阻络型、肝肾不足型、气血两虚型、阴虚阳亢型5种证型，分别以丹栀逍遥散、温胆汤、驻景丸、八珍汤、犀角地黄汤为主治疗。

5. 程益春

程益春将糖尿病视网膜病变分为急性出血期与缓解期，治法以凉血止血为先，待血止而留瘀时，再以健脾益气、补肾滋阴固其本，活血化瘀以促进出血的吸收。急性出血期常选用宁血汤、十灰散、二至丸等凉血止血。注意活血与止血并用，活血不破血、止血不留瘀。缓解期常酌选归脾汤、参苓白术散健脾益气，知柏地黄汤、杞菊地黄丸、明目地黄丸滋补肝肾。

6. 南征

南征将糖尿病视网膜病分为3型：①阴虚燥热型，多见于糖尿病视网膜病变的第Ⅰ期，取增液汤合白虎汤滋阴生津，清热润燥。②气阴两虚型，多见于单纯性糖尿病视网膜病变的第Ⅱ期，取生脉散合杞菊地黄丸补肺益气，滋补肾阴。③阴阳两虚型，多见于增殖性糖尿病视网膜病变，取金匮肾气丸育阴温阳，活血散结。

7. 金明

金明认为糖尿病属于络脉病，血瘀贯穿始终，该病的发展过程一般经历了四个阶段。第一阶段是阴虚燥热，此时以阴虚为本，燥热为标；表现为口干少津，五心烦热，舌红少苔，脉细数等症状；血糖、糖化血红蛋白等指标异常。第二阶段为气滞血瘀，多以气阴两虚、气滞血瘀为主，肝肾阴虚，内生虚火，燥热伤津灼液而致血瘀，燥热灼伤脉络致血不循经，溢于脉外而出血，相当于糖尿病视网膜病变Ⅰ期，眼底出现微动脉瘤或有小出血点。第三阶段是内生痰郁，多以燥热伤津、痰湿阻滞为主，导致气虚水津不化，不能运化水湿，痰湿阻滞。相当于糖尿病性视网膜病变Ⅱ～Ⅲ期病变，检查有黄白色"硬性渗出"，或并有出血和白色"软性渗出"，或并有出血斑。第四阶段是痰瘀互结，此时病程已久，阴阳两虚，目无所见。相当于糖尿病性视网膜病变增殖期，眼底荧光血管造影显示大片视网膜毛细血管无灌注区，视网膜新生血管形成，玻璃体出血、眼底纤维增生、并发视网膜脱离。

八、转归与预防调护

糖尿病视网膜病变本身虽不引起死亡，但可造成视功能严重损害，甚至失明，给患者身心带来巨大痛苦，随着糖尿病发病率的增高和糖尿病患者寿命的延长，糖尿病视网膜病变的发病率和致盲率亦在增加。本病一旦发生，即处于一种进行性发展的状态，进行缓慢的轻度糖尿病视网膜病变患者可保持有用视力多年，若病变进入增殖期，患者常常在数年甚至数月内失明。

实际上，糖尿病性盲是可防控的，饮食、运动和健康教育等措施可减少糖尿病并发症的发生，严格的血糖控制及风险因素的防范可延缓 DR 的发展。糖尿病患者进行定期眼科检查是目前最重要的预防措施，对已发生 DR 的患者，进行定期眼科检查以确定最佳治疗和干预时间，可防止其过早失明；对于 2 型糖尿病患者应在诊断后进行首次综合性眼检查；1 型糖尿病患者在诊断后的 5 年内应进行综合性眼检查；妊娠糖尿病患者，应在孕前或首次受孕早期进行眼科检查；无糖尿病视网膜病变者，至少每 1~2 年进行复查，有糖尿病视网膜病变者，则应增加检查频率。对于筛查中发现的中度及重度以上的非增殖期视网膜病变患者应由眼科医师进行进一步分级诊断。

同时，糖尿病视网膜病变还能预示糖尿病患者肾脏、神经和血管病变的严重程度，对预测预后情况有重要的参考价值。临床报道，糖尿病视网膜病变Ⅲ期以前的患者，往往有轻度或可疑的肾病，Ⅳ期以上眼底病变患者的肾病多较重，肾功能不正常。对糖尿病患者存活率与视网膜病变关系的研究显示，未发生视网膜病变的糖尿病患者，其 5 年相对存活率与非糖尿病者差别不大，单纯性糖尿病视网膜病变患者的相对存活率降低，而增殖性视网膜病变患者的相对存活率则更低。因此，严重的糖尿病视网膜病变不仅会造成视功能损害，甚或失明，而且常预示预后不佳。

严格合理控制血糖是防治该病发生发展的基础，早期采取针对性治疗是保护患者视功能的必要手段。临床中，应尽量避免可促使该病发生发展的因素，如降低血糖水平的速度过快、持续的高血糖状态、眼内压降低、长期使用胰岛素、高血压、高脂血症等。此外该病患者在日常生活中，应避免重体力劳动及较剧烈的体育活动，对视功能严重障碍者，不宜单独行动，注意安全。

第五节　糖尿病神经病变

一、概述

1. 西医认识

糖尿病周围神经病变（diabetic peripheral neuropathy，DPN）是指在排除其他原因的情况下，糖尿病患者出现周围神经功能障碍相关的症状和（或）体征。DPN 是糖尿病最常见的慢性并发症之一，主要表现为感觉和运动神经功能障碍，其发病率为 30%~90%。约有 10% 的糖尿病患者在诊断时即有神经病变，糖尿病病程超过 5 年者其神经病变发生率超过 50%。该病多见于糖尿病病程较长的患者，这些患者常常伴有心、脑、肾等糖尿病并发症，各种并发症联合出现会加重患者身体和心理上的不适感，影响患者的日常生活、学习和工作，甚至加速死亡。

2. 中医认识

糖尿病周围神经病变归属于中医学"消渴""痹证""血痹""麻木""脉痹"

"痿证"等范畴，是消渴合并脉络病变为主的病证。古代文献对本病论述丰富，《素问·痹证》云："营气虚，则不仁。"指出营气虚为肌肤麻木不仁的主要病机。《金匮要略·血痹虚劳病脉证治》记载："血痹阴阳俱微，寸口关上微，尺中小紧，外证身体不仁，如风痹状，黄芪桂枝五物汤主之。"所描述的周身乏力，肌肤发凉、疼痛等症状，与 DPN 早期临床表现高度相似。《千金要方》中描述"消渴之人……心烦热，两脚酸""骨节烦热或寒"。《卫生家宝》载肾消"腰脚细瘦，遗沥散尽，手足久如竹形，其疾已牢矣"。《兰室秘藏》记载消渴患者有时"上下齿皆麻，舌根强硬，肿痛、四肢痿软，前阴如冰"。《丹溪心法》载"消渴肾虚受之，腿膝枯细，骨节烦疼"，认为该病乃"气血不能灌溉四末"所致。《王旭高医案》记载"消渴日久，但见手足麻木，肢冷如冰"。诸家虽未明言病属脉络，但所论之实均不离脉络，根据国家中医药管理局编写的《95 个中医优势病种的中医临床路径和中医诊疗方案（2018 年版）》，本病现代中医病名以"消渴病痹证"为宜。

二、西医诊断

根据《中国 2 型糖尿病防治指南（2017 版）》，本病诊断要点如下：①明确的糖尿病病史。②诊断糖尿病时或之后出现的神经病变。③临床症状和体征与 DPN 的表现相符。④有临床症状（疼痛、麻木、感觉异常等）者，5 项检查（踝反射、针刺痛觉、震动觉、压力觉、温度觉）中任意 1 项异常；无临床症状者，5 项检查中任 2 项异常，临床可诊断为 DPN。⑤排除以下情况：其他病因引起的神经病变，如颈腰椎病变（神经根压迫、椎管狭窄、颈腰椎退行性变）、脑梗死、格林 - 巴利综合征，严重动静脉血管性病变（静脉栓塞、淋巴管炎）等，药物尤其是化疗药物引起的神经毒性作用以及肾功能不全引起的代谢毒物对神经的损伤。如根据以上检查仍不能确诊，需要进行鉴别诊断，可以做神经肌电图检查。

三、病因病机

1. 病因

糖尿病周围神经病变的主要病因为消渴病久失治或误治、饮食不调、情志内伤、劳欲过度等，致病变发展损及脉络。

（1）病久失治：《王旭高医案》言"消渴日久，但见手足麻木"。说明消渴日久或失治，可出现阴液耗伤，导致虚火上炎，燥热甚则阴愈虚，阴愈虚则燥热愈甚，致气阴两伤，肌肤脉络失于濡养。多见虚热耗伤津液，血凝成瘀，闭阻络脉；又有甚者病程日久，阴损及阳，阳虚则寒，故见血凝不畅，发为本病，这是消渴病痹证的主要发病因素。

（2）饮食不节：长期过食肥甘厚味，脾胃运化失司，积热内蕴，化燥伤津。《丹溪心法·消渴》记载"酒面无节，酷嗜炙煿，于是炎火上熏，脏腑生热，燥热炽盛，津液干焦，渴饮水浆而不能自禁"。饮食不节，脾胃损伤，气血生化乏源，肌肤经络失养，可见肢体麻木不仁；亦有厚味伤脾，脾失运化升清而生浊湿，阻滞脉络，气血失其流通而为"大筋緛短，小筋弛长"类病证。

（3）情志失调：郁怒伤肝，肝失疏泄，致肝郁气滞，或久而化火，耗伤肺胃阴津。《临证指南医案·三消》记载"心境愁郁，内火自燃，乃消渴大病"；《儒门事亲·河间三消论》云："耗乱精神，过违其度，而燥热郁盛之所称也。"可见五志过极，气机郁结，血行不畅，络脉瘀阻，不通则痛；或郁火灼伤营阴，脉络失濡，而见肢体疼痛不适诸症。

（4）劳欲过度：主因素体阴虚，复因房事不节，劳欲过度，阴液耗损，虚火内炎，致脉络失于濡养。《备急千金要方·消渴》曰："凡人生放恣者众，盛壮之时，不自慎惜，快情纵欲，极意房中，稍至年长，肾气虚竭……此皆由房事不节所致也。"另外，《外台秘要·消渴消中》亦云："房室过度，致令肾气虚耗故也，下焦生热，热则肾燥，肾燥则渴。"可见，由于房劳过度，肾精耗伤，日久精虚肾燥，阴阳两虚，是消渴病痹证的原因之一。

2. 病机

本病是因消渴病耗伤气阴，病久或失治误治所致。以气血阴阳亏虚为本，痰浊瘀血阻痹脉络为标，属本虚标实证。虚有本与变之不同。虚之本，在于气血阴阳不足；虚之变，在于始多气阴两虚，渐致阴损及阳。虚之本与变，既可单独在疾病过程中起作用，也可相互转化，互为因果。实为痰浊与瘀血，或生于正虚或生于邪实，既可单独致病，也可互结并见。临床上，患者既可不通则痛，亦有失荣而痛，更有纯虚为病，所谓"气不至则麻""血不荣则木""气血失充则痿"。但其根本仍是气血虚弱，不能导行于经络，阳不导气则又可引寒邪等为患而虚实夹杂。虚实夹杂者，在虚实之间，又多存在因果标本关系。本病初期以肢体麻木不仁为主，多由于肺燥津伤，或胃热伤阴耗气，气阴两虚，血行不畅，或气虚血瘀，或阴虚血瘀，或气阴两虚致瘀等，阳不导气则脉络瘀滞，肢体失荣。临床可见手足麻木时作，或如蚁行，步如踩棉，或肢末欠温，感觉减退和无力等。气虚血瘀，阴虚血瘀，脉络失养，迁延不愈；或由气损阳，或阴损及阳，阳不导气脉络失煦，阴寒凝滞，血瘀为甚；或复因气不布津，阳不化气，痰浊内生，痰瘀互结，痹阻脉络，则以疼痛为主，临床上常呈刺痛、钻凿痛或痛剧如截肢，夜间加重，或双足厥冷，甚则彻夜难眠等。久病气血亏虚，肾虚督弱，阴阳俱损；或因内生痰浊瘀血，脉络瘀滞。新血不生必致肢体、肌肉、筋脉失于充养，甚则肌肉日渐萎缩、肢体软弱无力。常伴有不同程度的麻木、疼痛等表现。后期由于 DPN 常与糖尿病微血管病变、大血管病变互为因果，可出现足部皮肤变色甚至溃疡坏疽等表现。因此，DPN 后期往往与糖尿病足同时存在，一旦病至此期，则病情更为复杂，治疗当与糖尿病足的治疗互参互用，择优而治。

综上所述，本病可分为麻木期、疼痛期、肌肉萎缩期以及与糖尿病足并存期四个阶段。本病病机大致按照"气虚夹瘀或阴虚夹瘀→气阴两虚夹瘀→阴阳两虚夹瘀浊"的规律而演变。气阴两虚，肾虚督弱是发生 DPN 的根本，痰浊瘀血痹阻络脉是迁延不愈之症结所在，阴损及阳是发展的必然趋势，而其中血瘀又是造成本病的常见病机。随着疾病进展，本病之靶也发生变化。早中期症靶为麻木、疼痛等，标靶为降糖、营养神经，后期症靶为肢体无力、足部溃烂等，标靶除上述降糖、营养神经等措施外，还需改善局部微循环。

四、辨治思路

（一）辨证要点

1. 症状分类辨证要点

（1）麻木：麻木为气血痹阻，肌肤失荣所致。若麻木兼畏寒，肢冷，乏力，脉细，属血虚寒厥；若麻木兼头昏，身重，胸闷脘痞，苔腻，属痰浊阻络；若麻木兼刺痛，夜间尤甚，舌紫或暗，脉涩，属瘀血阻络。

（2）疼痛：疼痛多因气血运行障碍所致。若疼痛兼肢冷拘急，畏寒，脉紧，属寒凝；若疼痛兼身重，口黏，苔腻，属痰浊；若疼痛夜甚，肌肤甲错，舌紫或暗，脉涩，属血瘀；若肢体隐痛，乏力，头晕，舌淡，脉细，属气血不足；若疼痛兼神疲，头晕耳鸣，肢体痿软无力，脉沉细无力，属阴阳两虚。

（3）痿软无力：脾胃肝肾等脏腑精气受损，肢体筋脉失养则肢体痿软无力。DPN 出现此症时多为疾病后期，辨证主要需明确病位。若兼纳差，恶心，便秘或便溏，属脾胃虚弱；若兼腰膝酸软，耳鸣耳聋，属肝肾亏损。

2. 疾病转归辨证要点

本病大致可分为麻木期、疼痛期、肌肉萎缩期以及与糖尿病足并存期四个阶段。

麻木贯穿本病始终，但不同阶段主症各异。麻木期以肢体麻木不仁为主。"气不至则麻""血不荣则木"，此阶段除麻木一症外，还可见肢体疼痛、乏力等不适。若血糖控制不佳，疾病可发展至疼痛期，疼痛性质多样，或为刺痛，或为胀痛，或为隐痛。病程日久，阴阳气血亏虚，筋脉失于濡养，则肢体痿软无力，此为肌肉萎缩期。若合并糖尿病足，出现溃烂坏疽，为疾病晚期，预后极差。

（二）鉴别诊断

1. 痱证

《灵枢·热病》曰："痱之为病也，身无痛者，四肢不收，智乱不甚，其言微知，可治；甚则不能言，不可治也。"《医学纲目·总论》言："痱病有言变志乱之证，痿证则无之也；痱病又名风痱，而内伤外感兼备，痿证独得于内伤；痱病发于击仆之暴，痿证发于怠惰之渐也。凡此皆明痱与痿，明是两疾也。"由此可见，两者的主要区别是痹有神志病变，起病突然，而痿证无神志症状，起病缓慢。

2. 偏枯

亦称半身不遂，多由营卫俱虚，真气不能充于全身，或兼邪气侵袭，因而发病。症见一侧上下肢偏废不用，或兼疼痛，久则患侧肌肉枯瘦，神志无异常变化。《灵枢经·热病》曰："偏枯，身偏不用不痛，言不变，志不乱，病在分腠之间。"故与痹证、痿证有别。

（三）治疗原则

DPN 临床辨治当以"温、润、通"为大法，在益气养阴壮督、温阳润燥通络的前提下，应配以化瘀通络或剔络之品，取其"以通为补""以通为助"之义。

五、辨证论治

1. 血虚寒凝证

症状：患肢麻木不仁，常伴冷痛如电击或针扎，呈袜套样分布，皮温降低，得温痛减，遇寒痛甚，或小腿抽搐，入夜尤甚，神疲乏力，畏寒怕冷，倦怠懒言，甚则患肢肌肤甲错，肌肉干枯或萎缩，舌质暗淡或有瘀斑瘀点，苔白滑，脉沉细或紧。

治法：温经散寒，养血通络。

方药：当归四逆汤（《伤寒论》）加减。当归、赤芍、桂枝、细辛、通草、干姜、制乳香、制没药、炙甘草等。

加减：肢体持续疼痛，入夜甚者加附子、水蛭；以下肢、尤以足疼痛为甚者加续断、牛膝、鸡血藤、木瓜；肌肤甲错者加红花、川牛膝、赤芍；手足厥冷痛甚者加制川乌。

2. 痰浊阻络证

症状：患肢麻木不仁，常有定处，如蚁行感，足如踩棉，肢体困重，或头重如裹，昏蒙不清，体多肥胖，口黏乏味，胸闷纳呆，腹胀不适，大便黏滞不爽，舌质紫暗，舌体胖大有齿痕，苔白厚腻，脉沉滑或沉涩。

治法：祛痰化浊，宣痹通络。

方药：指迷茯苓丸（《证治准绳》）合黄芪桂枝五物汤（《金匮要略》）加减。茯苓、姜半夏、枳壳、生黄芪、桂枝、白芍、苍术、陈皮、生甘草。

加减：胸闷呕恶、口黏者加藿香、佩兰；肢体麻木较重如蚁行者加独活、防风、僵蚕；兼瘀血者加桃仁、牛膝、路路通、王不留行；疼痛部位固定不移者加白附子、白芥子。

3. 浊毒内蕴、络脉瘀阻证

症状：患肢局部灼热疼痛，肢体麻木，或沉胀疼痛，触之患处皮温升高，或伴有皮肤疖肿、溃破，皮肤瘙痒，胁腹胀满，口干多饮，小便黄赤，大便黏臭不爽，舌质暗红或红绛，苔薄黄腻或浊腐腻，脉弦数或滑数。

治法：化浊解毒，通络消肿。

方药：四妙勇安汤（《验方新编》）合四妙丸（《成方便读》）加减。金银花、玄参、当归、苍术、黄柏、薏苡仁、牛膝、败酱草、忍冬藤、大血藤、赤芍、甘草。

加减：患肢痛甚者加木瓜、制乳香、制没药、赤芍、川牛膝；皮肤瘙痒者加苦参、白鲜皮、地肤子；胁腹胀满甚者加柴胡、黄芩、枳壳。

4. 气虚血瘀证

症状：手足麻木，如有蚁行，肢末时痛，多呈隐痛或刺痛，下肢为主，入夜痛甚，或气短乏力，神疲倦怠，腰腿酸软，或面色无华，自汗畏风，易于感冒，舌质淡暗，或有瘀点，苔薄白，脉细涩或脉弱无力。

治法：补气养血，化瘀通络。

方药：补阳还五汤（《医林改错》）加减。生黄芪、当归尾、川芎、地龙、赤芍、桃仁、红花、鸡血藤。

加减：气短乏力明显者加太子参、麦冬；易自汗感冒者加白术、防风；面色苍白者加白芍、熟地黄、阿胶；病变以上肢为主者加桑枝、桂枝，以下肢为主者加川牛膝、木瓜。

5. 气阴两虚、督脉劳损证

症状：肢体痿软无力，肌肉萎缩，甚者痿废不用，皮肤干燥脱屑，肢端疼痛拘挛，腰膝酸坠，头晕耳鸣，骨松齿摇，性功能减退，烦热头晕，或面色少华，乏力消瘦，心悸气短，舌质淡，少苔或无苔，脉沉细无力。

治法：益气养阴，壮督通络。

方药：虎潜丸（《丹溪心法》）合壮督汤（自拟方）加减。熟地黄、知母、黄柏、龟甲、锁阳、白芍、怀牛膝、当归、虎骨（以狗骨或牛骨代替）、狗脊、杜仲、桑寄生、续断。

加减：腰酸明显者加牛骨髓、菟丝子；眼花者加枸杞子、女贞子、墨旱莲；肌肤甲错者加丹参、桃仁、川牛膝、赤芍。

六、其他疗法

1. 中成药

中成药的选用必须适合其中医证型，切勿盲目使用。建议选用无糖颗粒型、胶囊剂、浓缩丸或片剂。

（1）复方丹参滴丸

适应证：用于瘀血阻络证。

用法用量：一次 10 粒，一日 3 次。

（2）木丹颗粒

适应证：用于气虚血瘀证。

用法用量：一次 7g，一日 3 次。

（3）参芪降糖颗粒

适应证：用于气虚血瘀证。

用法用量：一次 3g，一日 3 次。

（4）通心络胶囊

适应证：用于气虚血瘀证。

用法用量：一次 3 粒，一日 3 次。

（5）筋脉通胶囊

适应证：用于阴虚血瘀证。

用法用量：一次 5 粒，一日 3 次。

2. 熏洗疗法

（1）中药糖痛方

药物组成：桂枝、白芍、川芎、土鳖虫各 10g，黄芪 30g，姜黄 15g，细辛 3g。

适应证：用于糖尿病周围神经病变气虚血瘀证。

用法用量：将药煎取 1000mL，加温水至 3000mL，水温控制在 40℃，泡洗时间为 30 分钟，外洗患肢，一日 2 次。

（2）温经通络熏洗方

药物组成：当归、桃仁、红花、川牛膝、威灵仙、桂枝各 20g，鸡血藤 30g，花椒 5g。

适应证：用于糖尿病周围神经病变阳虚寒凝证。

用法用量：将药煎取 5000mL，水温控制在 35℃，泡洗时间为 40~60 分钟，外洗患肢，一日 2 次。

（3）四藤一仙汤

药物组成：海风藤、络石藤、钩藤、鸡血藤各 30g，威灵仙 20g。

适应证：用于糖尿病周围神经病变阴虚血瘀证。

用法用量：将药煎取 5000mL，水温控制在 40℃，泡洗时间为 30 分钟，外洗患肢，一日 2 次。

（4）透骨散

药物组成：透骨草、伸筋草、桑枝、刘寄奴、桂枝、赤芍、牡丹皮、艾叶各 10g。

适应证：用于糖尿病周围神经病变瘀血阻络证。

用法用量：将药煎取 2000~3000mL，控制水温在 35~50℃，泡洗时间为 30 分钟，外洗患肢，一日 1 次。

注意事项：糖尿病周围神经病变患者需要在无皮肤过敏、溃疡、破损等的情况下使用。

3. 针刺

（1）体针

①血虚寒凝证

主穴：肾俞、命门、腰阳关、关元。

配穴：环跳、阳陵泉、绝骨、照海、足临泣。

手法：施捻转平补平泻，出针后加灸。每日1次，10~15日为1个疗程。

②痰浊阻络证

主穴：胃俞、曲池、脾俞、足三里。

配穴：三焦俞、三阴交、丰隆、解溪、太冲。

手法：施捻转平补平泻，出针后加灸。每日1次，10~15日为1个疗程。

③浊毒内蕴、络脉瘀阻证

主穴：肝俞、肾俞、足三里。

配穴：三阴交、太溪、曲池、合谷。

手法：施捻转平补平泻法。每日1次，10~15日为1个疗程。

④气虚血瘀证

主穴：气海、血海、足三里。

配穴：三阴交、曲池、内关。

手法：施捻转平补平泻法。每日1次，10~15日为1个疗程。

⑤气阴两虚、督脉劳损证

主穴：三阴交、阴陵泉、太溪、足三里。

配穴：血海、梁丘、曲池、夹脊穴。

手法：施捻转平补平泻法。每日1次，10~15日为1个疗程。

（2）梅花针

取穴：以脊柱两侧为主，病变在上肢加刺臂内、外侧、手掌、手背及指端点刺放血。病变在下肢加刺小腿内、外侧、足背以及足趾端点刺放血。手法：中度或重度刺激。

（3）粗针

取穴：神道透至阳、命门透阳关、中府、足三里、手三里、合谷、环跳、绝骨。

手法：神道透至阳、命门透阳关用0.8mm直径粗针，留针2小时，余穴强刺激不留针。每日1次，10日为1个疗程。

（4）耳针

取穴：肝、脾、肾、臀、坐骨神经、膝、神门、交感。每次选2~3穴。

手法：中强刺激，留针15~30分钟。每日1次，10日为1个疗程。

（5）电针

取穴：髀关透伏兔、风市透中渎、风市透伏兔、阳陵泉。

手法：用 26 号长针从髀关斜向伏兔穴，进针 3~4 寸；从风市斜向中渎穴，进针 3~4 寸；从风市斜向伏兔穴进针 3~4 寸，阳陵泉直刺；并接上脉冲电流，选用疏密波，电流温度以患者能忍受为止，通电 15~20 分钟。每日 1 次，10 日为 1 个疗程。

注意事项：糖尿病周围神经病变患者需要在血糖控制较好，且无皮肤过敏、溃疡、水肿等的情况下使用针灸理疗，谨防针灸后感染。

4. 按摩

（1）上肢麻痛：拿肩井肌、揉捏臂膈、手三里、合谷部肌筋，点肩髃、曲池等穴，搓揉肩肌来回数遍。每次按摩时间 20~30 分钟，每日 1~2 次。

（2）下肢麻痛：拿阴廉、承山、昆仑肌筋，揉捏伏兔、承扶、殷门部肌筋，点腰阳关、环跳、足三里、委中、承山、解溪、三阴交、涌泉等穴，搓揉腓肠肌数十遍，手劲刚柔相济，以深透为度。每次按摩时间 20~30 分钟，每日 1~2 次。

5. 中药注射液

（1）葛根素注射液：每次 500mg 加入 0.9% 氯化钠注射液 250mL，静脉滴注，一日 1 次。

（2）丹红注射液：每次 20mL 加入 0.9% 氯化钠注射液 250mL，静脉滴注，一日 1 次。

（3）川芎嗪注射液：每次 120mg 加入 0.9% 氯化钠注射液 250mL，静脉滴注，一日 1 次。

（4）银杏叶注射液：每次 50mL 加入 0.9% 氯化钠注射液 250mL，静脉滴注，一日 1 次。

（5）灯盏花素注射液：每次 50mg 加入 0.9% 氯化钠注射液 250mL，静脉滴注，一日 1 次。

6. 物理疗法及其他

（1）空气波压力治疗仪：POWER Q-3000 型空气波压力治疗仪。治疗时将套袖套于肢体，系好拉链。压力设定为 0.2kgf/cm²，以后根据患者情况增加至 0.3~0.5kgf/cm²。对肢体从手足末端至躯干中心进行波浪式充气、膨胀、放气，顺序循环治疗。每次治疗 30 分钟，一日 1 次。

（2）高压氧：采用空气加压舱治疗，压力 0.25MPa，面罩吸氧 30 分钟，中间休息 10 分钟，再吸 30 分钟，一日 1 次。

（3）血管神经治疗仪：在患肢垫一透明保鲜袋，将治疗垫轻轻放置于患肢皮肤表面，打开开关，每次治疗 20~40 分钟，一日 1 次。

（4）糖尿病治疗仪：应用 WLTY-200 型电脑糖尿病治疗仪超低频电脉冲刺激曲池、脾俞、关元、足三里等穴位，每次 30 分钟，一日 1 次。

七、各家经验

1. 仝小林

仝小林认为此病相当于中医学之"血痹""痿证""火郁证"等，为糖尿病日久，耗伤气阴，营卫不调，气血运行不畅，络脉瘀阻所致。常用黄芪桂枝五物汤、乌头汤、升阳散火汤等内服治疗，配合活血通络之外用方疗效更佳。因为糖尿病神经病变患者，常见脏腑热、经络寒。经络寒以四肢发凉、麻木、疼痛为主要表现，脏腑热以急躁易怒、口干口苦、便秘、舌苔黄厚腐腻等为主要表现。治疗需寒热同调，用黄芪、桂枝、白芍、鸡血藤、首乌藤温通经络，大黄、黄芩、黄连、半夏、瓜蒌等清泻脏腑。寒温并用，各走一经，分而治之。其中黄芪乃经络补气之圣药，常生用，用量为 30~60g，以其补而少腻也。

2. 吕仁和

吕仁和依据脏腑气血阴阳亏损、痰瘀阻络的程度，结合西医学知识，把 DPN 分为早、中、晚三期。早期主要病机为气阴两伤，经脉不畅，脉络瘀阻，脏腑功能可代偿；中期主要病机为痰气瘀阻，经脉不畅，阴损及阳，脏腑功能失代偿；晚期主要病机为气血逆乱，血脉不行，气血阴阳俱伤，痰湿瘀郁互结，脏腑功能严重受损。吕教授通过大量临床实践观察到正虚的症状比较稳定，邪实的症状容易改变，提出了以虚定证型，以邪实定证候的思路。将本虚分为气阴两虚、肝肾阴虚、脾肾阳虚、精亏髓乏 4 个证型；将标实分为肺胃燥热、肝郁气滞、脾胃湿热、胃肠积滞、瘀血阻滞、痰湿阻滞、湿热下注、肝胆湿热 8 个证型。吕教授认为本病为脏腑亏损，尤以肝肾不足多见，而且在早、中、晚三期中均表现出不同程度的血脉不畅、瘀血阻络征象，治以补益肝肾、活血通络，在此基础上根据本虚标实等证型进行药味加减。

3. 魏子孝

魏子孝从临床症状分析认为糖尿病并发症均属本虚标实，DPN 是因消渴日久，气血耗伤，甚者阴阳俱虚，气虚无力推动血行，而致内生瘀血，阻滞络脉，或肾阳虚，气化失职，致内生湿邪而易外感寒湿，阻于络脉而成。故将 DPN 的主要病机归结为气虚血瘀阻络和阳虚寒湿阻络两种。主张临床症状以肢体麻木为主者参照血痹论治，以肢凉肿胀疼痛为主者参照湿脚气论治。魏教授将肢体麻木、发凉、肿胀疼痛作为 DPN 的 3 个主要症状。以麻木为主者多辨为气虚血瘀证，以发凉为主者多辨为阳虚寒凝证，以肿胀疼痛为主者多辨为阳虚湿阻证。DPN 多随糖尿病病程的延长而发生，以气血虚、肾阳虚为本，湿、痰、瘀阻络为标。根据患者的主要临床症状将 DPN 辨为气虚血瘀阻络、阳虚寒湿阻络两个基本证型，治疗以益气养血、温肾化湿为主，并将化瘀通络贯穿始终。气虚血瘀型以补阳还五汤为基础方，阳虚湿阻型以鸡鸣散为基础方，并根据各型轻重适当加减变化。

4. 查玉明

查玉明认为，消渴发病过程中，肝肾阴虚是其本，肺胃燥热是其标，气阴两虚是其常，湿热寒湿是其化，瘀浊阻络是其变，火湿浊瘀是其因，阴阳衰竭是其果。糖尿病周围神经病变属消渴、虚损（气阴两虚兼瘀血证），病因为消渴日久，精气被夺，气阴两虚；病性为虚实夹杂，即气阴两虚兼瘀血；病位在血络；病机为消渴日久不愈，精气耗损，致气阴两虚，脉络失养；且由于久病入络，病久致瘀，气虚血滞，气滞血瘀，血行不畅，亦致脉络失养，则双下肢麻木疼痛，软弱无力；阴病及阳，阳虚失于温化，则四肢发凉。

八、转归与预防调护

1. 疾病转归

糖尿病周围神经病变若早期发现，严格控制血糖，预后较好。若治疗不及时，或血糖控制不佳，麻木、疼痛等症可在短期内快速出现或加重，合并大、小血管病变及糖尿病足时则预后较差。

2. 预防调护

（1）提高对本病的认知水平：通过多种形式的宣教，提高患者的认知程度，及早防治，延缓 DPN 发展。充分评估患者病情，制订出个体化的诊疗计划。

（2）控制饮食及血糖：根据患者的年龄、性别、运动强度等计算患者每天摄取的热量，科学膳食，补充足够的维生素、矿物质等。严格控制血糖，是防治糖尿病神经病变的基本措施。

（3）心理调护：该病病程长，易反复发作，抑郁症及焦虑症的发生率也高于正常人。应针对不同个体进行充分评估，进行个体化心理干预，使患者保持乐观情绪。

第六节 糖尿病合并心脏病

一、概述

1. 西医认识

糖尿病合并心脏病（diabeticcardiopathy，DC）是指糖尿病并发或伴发的心脏血管系统的病变，涉及心脏的大、中、小、微血管损害，包括非特异性冠状动脉粥样硬化性心脏病（冠心病），微血管病变性心肌病和心脏自主神经功能失调所致的心律失常和心功能不全，糖尿病罹患心脏病是糖尿病最严重的长期并发症和主要死因之一，约70%~80%的糖尿病患者死于心血管并发症或伴随症，病程进展快，预后差。其发病机制非常复杂，严重影响患者的生活质量，给患者和社会带来了巨大的负担。我国冠心病住院患者糖代谢异常患病率为76.9%。据统计，约26%~35%的糖尿病患者同时患有冠心病，其中老年人、女性患者冠心病的发病率更高。《美国国家胆固醇教育计划（NCEP）关于成人高胆固醇血症诊断、评估及治疗的第三次报告》指出，糖尿病和冠心病的危险性相等，需要强化抗动脉粥样硬化的治疗。糖尿病患者多并发高血压、血脂异常，这些也是糖尿病性心脏病的主要危险因素。

糖尿病性心脏病以糖尿病合并冠心病发病率最高。糖尿病合并冠心病的临床表现主要有无症状性心肌缺血、心绞痛、心肌梗死、缺血性心肌病、猝死。虽然糖尿病冠状动脉疾病患者心肌缺血较严重，但其冠状动脉疾病表现多不典型，即使发生心肌梗死，其症状也比非糖尿病心肌梗死轻。实际上，并非糖尿病心肌梗死症状较轻，而是由于糖尿病患者伴有末梢神经病变和自主神经功能障碍，掩盖了其心绞痛症状（常为无痛性心肌梗死），故其病死率较高。糖尿病心肌梗死主要根据糖尿病和心肌梗死的临床症状、心电图特点及血清酶学变化诊断，冠状动脉造影是其诊断的"金标准"。

糖尿病心肌病是糖尿病引起心脏微血管病变和心肌代谢紊乱所致的心肌广泛局灶性坏死，其特点是舒张功能异常，心肌间质纤维化，心肌细胞坏死，出现亚临床心功能异常。糖尿病心肌病的主要临床表现为心力衰竭，早期以舒张性心力衰竭为主，可见急性肺水肿表现，如呼吸困难、端坐呼吸、胸腔积液等；后期可出现收缩性心力衰竭、心律失常及心源性休克，甚至猝死。

糖尿病心血管自主神经病变多表现为迷走神经兴奋性降低，交感神经兴奋性相对升高，导致心脏电活动稳定性降低。临床表现为静息时心动过速，晚期表现为体位性低血压，甚至晕厥或抽搐。目前，常用的检测方法为心率变异性分析、深呼吸 R－R 间期测定及影像学核素显像检查，其中核素显像可提供心脏自主神经支配受损的直接证据。

2. 中医认识

糖尿病合并心脏病既属于中医消渴病，又属于心病，故有"消渴病心病"之称。糖尿病合并心脏病常表现为心痛、心悸、胸闷、气短等，可将其归属为中医学的"消渴""胸痹心痛""真心痛""心悸""水肿"等范畴。纵观中医学古籍，古代缺乏有关糖尿病心脏病的专题论述，其病理变化和预后相当于消渴病并发或伴有"心悸""怔忡""心痛""胸痹""真心痛"等范围。早在《灵枢·五变》中就提出了"五脏柔弱者，善病消瘅"。《灵枢·本脏》中又进一步说明了"心脆则善病消瘅热中"，《灵枢·邪气脏腑病形》言"心脉微小为消瘅"，已注意到了消渴病与心这一重要脏器间的关系。在《内经》之后，不少古籍中明确记载了消渴病可并发心病。

《伤寒论·辨厥阴病脉证并治》中"消渴，气上撞心，心中疼热"，是较早关于消渴心中疼热的记载。《金匮要略·消渴小便不利淋病脉证并治》中"消渴，气上冲心，心中疼热"；《诸病源候论》载有"消渴重，心中痛"，认为"心中痛"是消渴病重症的表现，并非所有消渴病都有"心中痛"的表现，说明"心中痛"是消渴病晚期重症之一；《丹溪心法》中亦有"其热气上腾，心虚受之，心火散漫，不能收敛，胸中烦躁, 舌赤唇红, 此渴饮常多, 小便数而少, 病属上焦, 谓之消渴" 的记载, 揭示了消渴病中, "心虚" 的致病机理及其症状表现; 张从正指出 "夫一身之心火……四脏皆消尽, 则心始自焚而死矣", 确立了以火为起因, 由表及里, 由腑及脏, 最后及心的消渴传变规律, 说明消渴病晚期必累及于心;《临证指南医案》曰: "心境愁, 内火自燃, 乃消渴火病。"《医宗己任篇》曰: "消之为病, 源于心火炎炽……然其病之路, 皆由不节嗜欲, 不慎喜怒。" 皆揭示了心与消渴病发病的关系。《圣济总录纂要》载用止渴瓜蒌饮治疗 "口干舌焦, 饮水无度, 小便数多, 心欲狂乱", 用瞿麦穗汤治疗 "消渴后头面脚膝浮肿……心胸不利", 可视为治疗消渴病心病较为明确的著作。

总之, 糖尿病心脏病病位始终不离心脏, 在漫长的病程中出现心悸、怔忡、胸痹、心痛、水肿等表现, 均属心病范畴, 故似可将糖尿病合并心脏病中医命名为 "消渴病心病"。

二、西医诊断

糖尿病合并心脏病应根据糖尿病病史、临床表现、理化检查以及心脏功能等全面综合才能作出诊断。

1. 糖尿病冠心病

(1) 糖尿病史, 年龄大于 40 岁。

(2) 有心绞痛表现, 常不典型。心绞痛的典型表现一般为胸闷痛, 心前区不适, 常为绞痛、紧缩、压迫或沉重感, 疼痛放射至后颈背、左肩、上腹部, 持续时间约数分钟, 休息或舌下含服硝酸甘油片常在 30 秒至数分钟内缓解。

(3) 有明显诱因, 如劳累、情绪变化等。冠心病的诱因很多, 除劳累、情绪变化外, 还包括饱餐、受寒、阴雨天气等因素。

(4) 心电图有典型或不典型心肌缺血, 休息时心电图心肌缺血的意义大于非糖尿病病人。糖尿病心肌梗死大多有不典型心电图, 可表现为 S-T 段抬高或非 S-T 抬高, 有 Q 波或无 Q 波心肌梗死。

(5) 心肌梗死可检测到心脏标记物 (肌钙蛋白 T 或 I, 血清酶改变)。

(6) 具有 2 条以上冠心病危险因子, 如高血压、高脂血症、尿微量白蛋白、高胰岛素血症、吸烟、家族史。

2. 糖尿病心肌病

(1) 症状: 糖尿病伴心悸, 胸闷, 气短, 乏力, 呼吸困难, 紫绀, 浮肿。

(2) 心电图改变: 房室传导阻滞及室内传导阻滞, 室性早搏, 心房纤颤, 左心室扩大, 有的只有 S-T 改变。

(3) 胸部 X 线: 心脏扩大, 肺瘀血。

(4) 超声心动图: 左心室扩大, 室壁运动减弱、消失或僵硬, 心功能下降。

（5）心功能检查：收缩前期（PEP）延长，左室射血时间（LVET）及 PEP/LVET 比值增加。

（6）除外其他器质性心肌病者。

3. 糖尿病心脏自主神经病变

患者有糖尿病病史，同时具备下列任何一项：

（1）静息心率 >90 次/分，或不易受各种条件反射影响的固定心率。

（2）立卧位每分钟心率差 ≤10 次/分。

（3）乏氏动作指数 ≤1.10。

（4）体位性低血压，由卧位于 5 秒内起立时，SP 下降 3.99kPa（30mmHg），DP 下降 2.66kPa（20mmHg），伴有临床症状。

三、病因病机

1. 病因

（1）寒邪内侵：寒主收引，遏制阳气，使得血行不畅，发为本病。

（2）饮食失调：饮食失节，过食肥甘厚味，或嗜烟酒，导致脾胃损伤，运化失调，聚湿生痰，上犯心胸，阻遏心阳，气机不畅，心脉闭阻而发此病。

（3）情志失节：忧思伤脾，脾失健运，聚湿成痰；郁怒伤肝，肝气瘀滞，甚则气郁化火，灼津成痰。气滞和痰阻均可使血行不畅，心脉闭阻，而发为胸痹。

（4）劳倦内伤：劳倦伤脾，脾虚失运，气血化生无源，心脉失养而胸痹；或积劳伤阳，心肾阳微，鼓动无力，胸阳不振，阴寒内侵，血行不畅而发为胸痹。

（5）年迈体虚：年过半百，肾气自半，精血渐衰，肾阳虚衰，则不能鼓舞五脏之阳，肾阴亏虚，则不能润养五脏，心脉失于温养而发为胸痹。

2. 病机

中医对本病认识较早，如《灵枢·邪气脏腑病形》记载："心脉微小为消瘅。"《灵枢·本脏》记载："心脆则善病消瘅热中。"均指出消渴病与心病密切相关，其病机为郁热于内，损伤脉络，发为消瘅、消渴。张仲景在《伤寒论》中提出"消渴，气上撞心，心中疼热"。巢元方在《诸病源候论》中指出"消渴重，心中痛"，描述了消渴病心病的心悸、心痛的临床表现。由此可知，长期存在的高血糖可致糖尿病大血管病变和微血管病变，脉损和络损是糖尿病血管并发症的基本病机。

糖尿病性心脏病由消渴病日久所致。患者或过食肥甘，损伤脾胃，或情志不调，忧思劳倦伤脾，致使脾失健运，水谷精微输布失常，内生痰浊，发为脾瘅。"内伤脾胃，百病由生"，痰浊内蕴，日久化热伤阴，则痰热互结，损伤心脉；痰浊内停，令血行瘀滞，痰瘀互结，闭阻心脉。脉络具有渗濡灌注、沟通表里、贯通营卫、津血互渗的生理功能。心脉受损，则发为糖尿病性心脏病。

糖尿病性心脏病亦可因素体阴虚，或情志不调，五志化火，或年老体衰阴精亏虚，病程日久，阴虚燥热，气阴两虚。气虚者精微物质不能散布周身，留滞于血液，致血瘀。阴虚者，津亏液少，血行不畅，瘀血又化热伤阴，阴伤更甚，形成恶性循环。

四、辨治思路

（一）辨证要点

1. 疾病分期症状特点

糖尿病合并心脏病初期临床症状多不明显，仅有缺血性心电图改变。大多数患者可见心悸气短、头晕乏力、胸闷或疼痛；进而胸痛彻背、背痛彻心，甚则心胸猝然大痛；或见晕厥，病变后期肢冷汗出、尿少水肿；重者腹大胀满喘促，不能平卧。根据病机演变和症状特征分以下 3 个阶段。

（1）发病初期：消渴病经久不愈，心脏气阴耗伤，心阴不足，心火偏旺，心主不宁；或心脾两虚，气血亏虚，心脉失养则心悸怔忡。脾虚失运，肺失治节，肾气失司，痰浊内生；或因阴虚燥热，灼津成痰，痰浊闭阻，气机不利，胸阳不振，弥漫心胸，发为胸痹。

（2）病变进展期：久病入络、久病必虚、久病必瘀，气虚血瘀，血运不畅，或气滞血瘀，心络瘀阻，不通则痛，故胸中刺痛，甚者胸痛彻背、背痛彻心。阴损及阳，心脾阳虚，寒凝血瘀阻闭心脉，则发为胸痹心痛。病情进一步发展，络脉绌急，心络闭塞不通，可见心胸猝然大痛，而发真心痛。

（3）病变晚期：消渴病累及心脏日久，脾虚湿阻，阴阳俱虚，痰湿内盛，血液凝滞，痰瘀稽留脉络，瘀血与痰浊凝聚，壅塞心络；或由虚损至衰微，脏腑血脉瘀阻不通，肺络瘀阻，肺气受遏，失其肃降，心肾阳虚，水饮内停，上凌心肺，则喘息、四肢逆冷青紫、尿少、水肿；重则虚阳欲脱，阴竭阳绝，阴阳离决而见大汗淋漓、四肢厥冷、脉微欲绝等。

此外还需辨心律失常：快速心律失常，主要有气阴两虚、血脉瘀阻、郁而化热等证型。临床可表现为糖尿病合并窦性心动过速、阵发性室上性心动过速、室性心动过速、频发室性期前收缩、频发房性期前收缩或频发结性期前收缩、期前收缩二联律或三联律、快速型心房纤颤，甚至心动过速合并心力衰竭者。慢性心律失常，主要为心脾气虚、心肾阳虚而致血脉瘀阻、心脉受阻。临床表现为糖尿病合并窦性心动过缓、结区心律及室性自搏心律、病态窦房结综合征、Ⅲ度房室传导阻滞或Ⅱ度Ⅱ型房室传导阻滞、心室率缓慢的心房纤颤等。

2. 疾病转归

本病首先要辨属脾瘅心病还是消瘅心病。脾瘅为肥胖型 2 型糖尿病，伴发代谢综合征。多因饮食不节，过食肥甘，脾胃内伤，酿生痰浊，日久化热，痰热互结，血行不畅，脉络瘀阻，致使痰、热、瘀互结，这是脾瘅心病的基本病机。消瘅心病为消渴病病程日久发为本病，多见于消瘦型糖尿病。辨证以阴虚燥热、气阴两虚为主。

脾瘅心病多为脉损，消瘅心病多为络损。"大凡经主气，络主血，久病血瘀""初为气结在经，久则血伤入络""病久痛久则入血络"。糖尿病病程长，糖尿病心脏病主要以脉络阻滞为主要病机。脉络病包括脉损和络损两部分。《灵枢·脉度》中谈到"经脉为里，支而横者为络，络之别者为孙"。《灵枢·经脉》云："经脉十二者，伏行于分肉之间，深而不见……诸脉之伏而常见者，皆络脉也。"经脉是人体运行气血的主干，络脉是由经脉支横别出、运行气血的分支，络脉从经脉分出后，还可分至别络、孙络。

脉损为大血管病变，与之对应的是糖尿病冠状动脉粥样硬化性心脏病，冠状动脉受损为主，常见于合并代谢综合征的2型糖尿病患者。络损为微血管病变，与之对应的是糖尿病合并心肌病、糖尿病自主神经病变。糖尿病合并心肌病、糖尿病自主神经病变也可以出现胸闷、气短、心悸、心绞痛等类似冠心病的临床表现，但是其病变并非是冠状动脉粥样硬化，而是由于心肌微血管舒张、收缩功能障碍或心脏自主神经功能紊乱所致。

（二）鉴别诊断

1. 胸痹的鉴别

（1）胸痹与悬饮：两者均有胸痛，但胸痹为当胸闷痛，并可向左肩或左臂内侧等部位放射，常因受寒、饱餐、情绪激动、劳累而突然发作，历时短暂，休息或用药后得以缓解。悬饮为胸胁胀痛，持续不解，多伴有咳唾，转侧、呼吸时疼痛加重，肋间饱满，并有咳嗽、咳痰等肺系证候。

（2）胸痹与胃脘痛：心在脘上，脘在心下，故有胃脘当心而痛之称，以其部位相近。胸痹之不典型者，其疼痛可在胃脘部，易混淆。但胸痹以闷痛为主，为时极短，虽与饮食有关，但休息、服药常可缓解。胃脘痛与饮食相关，以胀痛为主，局部有压痛，持续时间较长，常伴有泛酸、嘈杂、嗳气、呃逆等胃部症状。

（3）胸痹与真心痛：真心痛乃胸痹进一步发展，症见心痛剧烈，甚则持续不解，伴有汗出、肢冷、面白、唇紫、手足青至节，脉微或结代等危重证候。

2. 心悸的鉴别

（1）惊悸与怔忡：心悸可分为惊悸与怔忡。大凡惊悸发病，多与情绪有关，可由骤遇惊恐，忧思恼怒，悲哀过极或过度紧张诱发，多为阵发性，病来虽速，病情较轻，实证居多，可自行缓解，不发时如常人。怔忡多由久病体虚，心脏受损所致，无精神等因素亦可发生，常持续心悸，心中惕惕，不能自控，活动后加重，多属虚证或虚实夹杂证。病来虽渐，病情较重，不发时亦可兼见脏腑虚损症状。惊悸日久不愈，亦可形成怔忡。

（2）心悸与奔豚：奔豚发作时，亦觉心胸躁动不安。其鉴别点为心悸是心中剧烈跳动，发自于心；奔豚乃上下冲逆，发自少腹。

（三）治疗原则

糖尿病合并心脏病的辨证以八纲辨证为主，首辨虚实。本病以气血阴阳亏虚为本，痰浊、血瘀、郁热、腑气不通为标。虚证多为气阴两虚证、阴阳两虚证、心肾阳虚证，分别治以益气养阴、阴阳双补、温肾益心等。实证多为痰瘀互阻证、瘀热互结证、腑气不通证、水气凌心证等，分别治以活血化痰、清热化瘀、通腑泄热、温阳利水等。

五、辨证论治

1. 痰瘀互阻证

症状：胸闷痛如窒，痛引肩背，心下痞满，倦怠乏力，肢体重着，形体肥胖，痰多，舌体胖大或边有齿痕，舌质淡或暗淡，苔厚腻或黄腻，脉滑。

治法：化痰宽胸，宣痹止痛。

方药：瓜蒌薤白半夏汤（《金匮要略》）合丹参、三七、降香。瓜蒌、薤白、半夏、白酒、丹参、三七、降香。

加减：痰浊郁而化热者，用黄连温胆汤加郁金；痰热口苦者加黄连；大便干结者，加桃仁、大黄；胸部刺痛，舌紫暗者，加郁金、川芎、丹参；眩晕、肢体麻木者，加天麻、竹茹；腹痛胀满、尿黄者，可加黄连、黄芩、白茅根；食后腹胀，胸闷加重者，加苍术、厚朴。

2. 气阴两虚证

症状：胸闷隐痛，时作时止，心悸气短，神疲乏力，气短懒言，自汗盗汗，口干欲饮，舌偏红或舌淡暗，少苔，脉虚数或细弱无力或结代。

治法：益气养阴，活血通络。

方药：生脉散（《内外伤辨惑论》）合丹参饮（《医宗金鉴》）加减。太子参、麦冬、五味子、丹参、檀香、砂仁、三七。

加减：口干甚，虚烦不得眠者加天冬、酸枣仁；气短者加黄芪、炙甘草；自汗、盗汗者加山萸肉、生龙骨、生牡蛎；胸闷胸痛者可加丹参、三七、益母草、郁金等；脉结代者可合炙甘草汤；心悸重者，加炒酸枣仁、生牡蛎、生龙骨；心悸胆小易惊者，加柏子仁、朱砂。

甚者发展为阴阳两虚证，症见眩晕耳鸣，心悸气短，大汗出，畏寒肢冷，甚则晕厥，舌淡，苔薄白或如常，脉弱或结代。治以滋阴补阳，化瘀通脉。方选炙甘草汤合参附汤加减。药用炙甘草、生地黄、人参、桂枝、生姜、阿胶、麦冬、火麻仁、当归等。

3. 瘀热互结证

症状：心痛如刺，痛引肩背、内臂，胸闷心悸，舌质暗红，脉细数。

治法：清热凉血，通络止痛。

方药：清营汤（《温病条辨》）。犀角、生地黄、玄参、竹叶、麦冬、黄连、丹参、金银花、连翘。

加减：心痛甚者加三七、延胡索、丹参；脉结代者加炙甘草、人参、桂枝；气滞胁胀，喜叹息者，加香附、檀香；瘀血甚，胸痛剧烈者，加乳香、没药、延胡索、降香、丹参；心悸怔忡者加生龙骨、生牡蛎、炙甘草；失眠多梦者，加炒酸枣仁、远志。

4. 心肾阳虚证

症状：猝然心痛，宛若刀绞，胸痛彻背，胸闷气短，畏寒肢冷，心悸怔忡，自汗出，四肢厥逆，面色㿠白，舌质淡或紫暗，苔白，脉沉细或沉迟。

治法：益气温阳，通络止痛。

方药：参附汤（《校注妇人良方》）合真武汤（《伤寒论》）加减。人参、制附子、白术、茯苓、白芍。

加减：面色苍白，四肢厥逆者重用人参、制附子；大汗淋漓者加黄芪、煅龙骨、煅牡蛎；心痛较剧者，加蜀椒、细辛、赤石脂、乳香、没药；水肿，喘促心悸者，加茯苓、猪苓、泽泻、益母草；头晕失眠者，加五味子、炒酸枣仁；腰膝酸软，小便清长者，加淫羊藿、细辛、补骨脂；疼痛伴怕冷、汗出者，可加肉桂、吴茱萸温中散寒。

甚者水气凌心证，症见气喘，咳嗽吐稀白痰，夜睡憋醒，或夜寐不能平卧，心悸，动辄加剧，畏寒，肢冷，腰酸，尿少，面色苍白或见青紫，全身水肿，舌淡胖，苔白滑，脉沉细或结代。治法：温阳利水。方药可选葶苈大枣泻肺汤合真武汤。药用葶苈子、制附子、茯苓、白术、人参、白芍、桂枝、五加皮。胸腹水者加桑白皮、大腹皮；水饮凌肺，咳嗽、吐血痰者，可加桑白皮、杏仁、前胡；水湿蕴脾，食少腹胀、恶心呕吐者，可合用实脾饮。

5. 腑气不通证

症状：胸闷胸痛，心悸怔忡，大便秘结，心中烦热，舌质红，苔黄，脉沉细。

治法：通腑泄热，通络止痛。

方药：增液承气汤（《温病条辨》）合桃核承气汤（《伤寒论》）。玄参、麦冬、生地黄、桃仁、红花、大黄、芒硝。

通络药在糖尿病心脏病中具有重要地位。临床上常用的通络药有辛味药、虫类药、藤类药、血肉有情之品等，辨证选用，可获良效。

脉络病处于不同阶段，临床表现各有不同，遣方用药时结合其病程阶段进行辨证。糖尿病心脏病早期适合辛香通络，如降香、檀香；辛润通络，如当归、桃仁。中晚期可予活血通络之品，如丹参、三七、川芎，破瘀通络，如虫类药水蛭、土鳖虫、全蝎、蜈蚣、地龙等。兼气虚证者，选用补气通络药，如人参、黄芪之品；兼血热证者，宜凉血通络，选药以牡丹皮、赤芍、蒲黄、羚羊角、水牛角粉等品。

临床实践中发现，辛味药气味芳香，可辛散活血者，如降香、檀香、木香、乳香等辛香之品；质地滋润者，如当归、桃仁等辛润之品；性味温热者，如桂枝、细辛等辛温之品。虫类药通络走窜之力最猛，可搜剔开塞、破瘀除痼。使用虫类药时可打粉冲服，效果更佳。

针对心律失常在遣方用药时要分别论治。快速性心律失常者多瘀热证，可选用黄连、苦参等清热凉血之品；慢性心律失常者多阴寒证，可选用麻黄、附子、细辛等辛温之品，且尤其适用于病窦综合征患者。

同时，注意便秘常能诱发心律失常，所以需选择通便药配合使用。可选用润肠通便的火麻仁、郁李仁、桃仁等，益气通便的党参、黄芪等，温阳通便的肉苁蓉、锁阳等。其中温阳通便的药物，适用于心力衰竭、肾功能衰竭所致的便秘。

对于急性心肌梗死的患者，要注意保护心肌，可用人参、山萸肉、附子。急性期过后可用丹参、三七、川芎、生大黄等活血通络之品。

六、其他疗法

1. 糖尿病合并冠心病

（1）通心络胶囊

药物组成：人参、水蛭、全蝎、赤芍、蝉蜕、土鳖虫、蜈蚣、檀香、降香、乳香（制）、酸枣仁（炒）、冰片。

功效：益气活血，通络止痛。

适应证：临床用于冠心病心绞痛属心气虚乏、血瘀络阻证。症见胸部憋闷、刺痛、绞痛、固定不移等。

用法用量：一次4粒，一日3次。

（2）复方丹参滴丸

药物组成：丹参、三七、冰片。

功效：活血化瘀，理气止痛。

适应证：主治气滞血瘀所致的胸痹，症见胸闷、心前区刺痛等。

用法用量：一次10丸，一日3次，或遵医嘱。

（3）地奥心血康胶囊

药物组成：甾体总皂苷，是黄山药、穿龙薯蓣的提取物。

功效：活血化瘀，行气止痛。

适应证：可以改善机体微循环、扩张冠状动脉血管。临床用于冠心病、心绞痛等。

用法用量：一次 1~2 粒，一日 3 次。

2. 糖尿病合并心律失常

（1）参松养心胶囊

药物组成：人参、麦冬、山茱萸、丹参、酸枣仁（炒）、桑寄生、赤芍、土鳖虫、甘松、黄连、南五味子、龙骨。

功效：益气养阴，活血通络，清心安神。

适应证：用于冠心病心律失常属气阴两虚、心络瘀阻证。如用于治疗冠心病室性早搏属气阴两虚、心络瘀阻证，症见心悸不安，气短乏力，动则加剧，胸部闷痛，失眠多梦，盗汗，神倦懒言。

用法用量：一次 4 粒，一日 3 次。

（2）稳心颗粒

药物组成：党参、黄精、三七、琥珀、甘松。

功效：益气养阴，活血化瘀。

适应证：主治室性早搏、房室早搏，辨证为气阴两虚、心脉瘀阻者。

用法用量：一次 1 袋，一日 3 次。

（3）参芪降糖颗粒

药物组成：人参（茎叶）皂甙、五味子、黄芪、山药、地黄、覆盆子、麦冬、茯苓、天花粉、泽泻、枸杞子。

功效：益气养阴，滋脾补肾。

适应证：主治消渴，用于 2 型糖尿病。

用法用量：口服。一次 1g，一日 3 次，1 个月为一个疗程，效果不显著或治疗前症状较重者，一次用量可达 3g，一日 3 次。

3. 糖尿病合并心力衰竭

（1）芪苈强心胶囊

药物组成：黄芪、人参、附子、丹参、葶苈子、泽泻、玉竹、桂枝、红花、香加皮、陈皮。

功效：益气温阳，活血通络，利水消肿之功。

适应证：用于轻、中度心功能衰竭属阳气虚乏、络瘀水停证。

用法用量：一次 4 粒，一日 3 次。

（2）麝香保心丸

药物组成：人工麝香、人参提取物、人工牛黄、肉桂、苏合香、蟾酥、冰片。

功效：芳香温通，益气强心。

适应证：用于气滞血瘀所致的胸痹，症见心前区疼痛、固定不移。

用法用量：一次 2 粒，一日 3 次。

七、各家经验

（一）糖尿病合并心脏病

1. 祝谌予

祝谌予认为消渴病心病以瘀血阻络、痰浊不化、水湿泛滥为标，气阴两伤、脾肾阳虚、心血亏损、阴阳两虚为本，属本虚标实之证。以益气养阴、活血通络为法。糖尿病合并缺血性心脏病者，症见心悸气短，胸闷胸痛，或心痛彻背者，治以益气养阴、活血通脉为法，用降糖对药方加冠心Ⅱ号方（川芎、赤芍、丹参、红花、羌活），或再加石菖蒲、郁金理气宽胸，羌活、菊花通脉止痛。合并心律失常者，症见心慌气短，不耐劳累，脉律不齐，脉结代或迟数者，治以益气生津、养血复脉为法，用降糖生脉方化裁，或再加酸枣仁、柏子仁养肝补血、养心安神。合并高血压者，治以益气养阴，平肝降逆为法，用降糖对药方或降糖生脉方化裁，若舒张压升高为主亦常用杞菊地黄汤化裁，常用对药包括牛膝、桑寄生调补肝肾、引血下行，枸杞子、菊花滋补肝肾、清热平肝，夏枯草、草决明、钩藤、黄芩清热泻火、平肝潜阳，遇有收缩压较高者，亦用灵磁石、珍珠母、生龙骨、生牡蛎重镇降逆。症见心痛频作或心痛彻背者，加冠心Ⅱ号方，或加石菖蒲配郁金，羌活配菊花两组对药；心气不足，心血亏损而见心悸怔忡、脉律不整，脉结代或迟数者，加生脉散。对于心血管合并症遇有夜间口干，舌如生刺者，常在葛根、丹参对药基础上佐用夏枯草、石斛、生山楂等。合并脂肪肝、高脂血症者常用茵陈、决明子、泽泻、何首乌、丹参清热利湿、解毒降脂。

2. 熊曼琪

熊曼琪在《内经》"二阳结，谓之消"理论的指导下，发现临床上糖尿病心脏病在胸痹基础上兼见消渴病胃肠燥热的病机特点，其病机是消渴病胃肠燥热，易耗津灼液，血运不畅，日久则血瘀结于心，表现为瘀热互结，导致消渴病胸痹的发生。认为胃肠燥热是糖尿病及其并发症的基本病机，提出瘀热互结、气阴两虚是糖尿病及其并发症的主要证型，即胃肠燥热是消渴病胸痹发生的根本，属于心胃相关的"子病犯母"，在治疗上可采用"治病求本"和"实则泻其子"的原则。以此为基础，临床以通腑泄热逐瘀为治法，采用桃核承气汤为基本方，治疗糖尿病心脏病，疗效显著，可以明显改善2型糖尿病及其并发症患者的临床症状，并有较好的降糖降脂作用。熊曼琪等研究发现老年糖尿病心血管并发症多呈复合型，尤以冠心病、高血压为主。其产生机理除老年人自身调节能力减退，心血管功能呈退行性变外，还与糖尿病所致高糖、高脂、血液高黏度及微血管病变密切相关。其心功能特点表现为高排、高阻、高耗氧、血管顺度下降、心力储备减低。老年糖尿病患者存在心血管病变的风险。气阴两虚（阳虚），痰瘀阻滞是糖尿病衰老的重要病机，具体表现为心肌耗氧量、心脏指数和总外周阻力改变，因此益气养阴、活血通络为其重要治法。多年来对其机制进行了系统的研究，发现从心胃相关运用加味桃核承气汤可以改善糖尿病大鼠胰岛素抵抗和糖耐量异常，对糖尿病大鼠肾脏和心肌的超微病理及胰腺微循环也有明显的改善，并且能抑制糖尿病大鼠心肌胶原异常增生，维持Ⅰ型、Ⅲ型胶原正常比值，具有一定抑制心肌纤维化，阻止糖尿病大鼠心肌肥大和心功能下降的作用。

3. 吕仁和

吕仁和认为糖尿病性心脏病的中医命名为"消渴病心病"，该病是因心气、心阴、心血、心阳的不足和虚衰，导致气滞、血瘀、痰浊、寒凝等闭阻心脉，基本病机是气阴两虚，痰瘀互结，心脉闭阻。吕仁和主张根据疾病发展的不同阶段及病机特点分期辨证论治，并以虚定证型，以实定证候。将该病分为三期、五型、六候。三期分别是早期、中期、晚期。早期以阴虚燥热、气阴两虚、心神失养为主，主要病理改变是心脏植物神经病变和心肌、心内微血管病变，分为轻、中、重三度；中期以气阴两虚、阴损及阳、痰瘀互阻为主；晚期以阴阳两虚、痰瘀互结、水饮凌心犯肺为主。

五型：①阴虚燥热、心神不宁型，用玄参、生地黄、麦冬、葛根、天花粉、黄连、炙远志、牡丹皮、珍珠母。②气阴两虚、心脉失养型，用太子参、黄精、生地黄、何首乌、葛根、天花粉、丹参。③气阴劳损、心脉瘀阻型，用太子参、黄精、葛根、生地黄、玄参、桃仁、枳实、香橼、陈皮。④心气阳虚、痰瘀互阻型，用生地黄、黄芪、太子参、当归、葛根、五味子、麦冬、丹参、桂枝、半夏、陈皮、茯苓、瓜蒌、薤白、香橼。⑤心气阳虚、水气凌心型，用生黄芪、当归、天花粉、葶苈子、桑白皮、猪苓、茯苓、泽泻、泽兰、陈皮、半夏、大枣等。六候分别为气滞、血瘀、痰浊、寒凝、湿热、热毒。兼有气滞者，常用柴胡、枳壳、枳实、厚朴、香橼、乌药、苏梗、降香等；兼有血瘀者，常用当归、川芎、桃仁、红花、山楂、丹参等；兼有痰浊者，常用半夏、薤白、瓜蒌、竹茹、川贝、杏仁、竹沥等；兼有寒凝者，常用桂枝、制附片等；兼有湿热者，常用黄柏、苍术、薏苡仁、茵陈、木瓜、藿香、佩兰、黄芩、白鲜皮、地肤子、木瓜等；兼有热毒者，常用金银花、连翘、蒲公英、紫花地丁、野菊花、黄芩等。糖尿病心脏病早期多见前四候，晚期六候均可见到。

4. 林兰

林兰认为，糖尿病心脏病病机主要有三个：阴虚燥热、痰浊闭阻、瘀血阻滞。因为消渴病经久不愈，久病必虚、久病必瘀、久病入络，因虚致实，而形成虚实夹杂，糖尿病心脏病在糖尿病阴虚为本的基础上兼痰浊、血瘀、寒凝。其中糖尿病冠心病以心脉瘀阻为主，糖尿病心肌病偏重于心气虚，糖尿病心脏神经病变则偏于心阴虚，但心气虚、心阴虚兼血瘀为糖尿病心脏病共同的病理基础。林兰将糖尿病心脏病分为糖尿病冠心病、糖尿病心肌病和糖尿病心脏神经病变，将其辨证与辨病相结合分型论治：

（1）糖尿病冠心病：是糖尿病以阴虚为本兼夹痰浊、血瘀、寒凝等因素而以虚致实、虚实夹杂的病证，分冠心病和急性心肌梗死，分别对应中医学的胸痹和真心痛。冠心病（胸痹）分为3型：气滞血瘀型，方以四逆散与丹参饮合用加减，以达到疏肝理气、宣痹止痛的目的；痰浊瘀阻型，方以瓜蒌薤白半夏汤加味，以化痰宽胸、宣痹止痛；寒凝血瘀型，方以赤石脂汤加味，以温阳通痹、散寒止痛。急性心肌梗死（即真心痛）分为3型：瘀闭心脉型，方以丹参饮合用抗心肌梗死合剂（红花、赤芍、丹参、檀香、砂仁、郁金、生黄芪、桂心），以达到活血化瘀、宣通心脉的目的；心阳暴脱型，方以参附汤加味以回阳救逆；肾阳虚衰型，以真武汤加味以温阳利水。

（2）糖尿病心肌病：多见于糖尿病经久不愈，久病必虚、久病必瘀，临床表现以心气虚、心阴虚为主，兼夹血瘀。本病系本虚标实之证。分为3型：心阴不足、虚火偏旺型，以天王补心丹加减，以滋养心阴、清热宁神；心气不足、心阳虚亏型，以保元汤加减，以补益心气、宣通心阳；心肾阳虚、水气凌心型，以苓桂术甘汤加减，以温阳利水。

（3）糖尿病心脏神经病变：多为素体不足，或心虚胆怯，或久病不愈等因素，而致机体气血阴阳亏虚，全身情况较差，病情较重。分为3型：心气虚亏型，以珍珠母丸为主方，以达到益心气、养心阴的作用；心血不足型，方以归脾汤随症加减，以补心宁神；心肾阴虚型，以补心丹合六味地黄汤为主方加减，以达到养心益肾之功用。

5. 吴以岭

吴以岭等认为糖尿病合并心脏病，其病位在心、脾，涉及肺、肝、肾等脏腑。属本虚标实，虚实夹杂之证。本虚为心络气虚、阴虚、阳虚，标实为血络瘀阻、水停、痰饮、气滞。阴虚燥热是糖尿病心脏病的基本病机，心脾两虚、络虚不荣是其病机的关键，心络瘀阻贯穿了疾病过程的始终，痰湿阻络、瘀郁互结是相关致病因素，若病情进一步发展，可致心气衰微，阴阳俱虚。甚至累及他脏，出现心肾虚衰，阴竭阳绝，阴阳离绝等危象。因此治疗上，应围绕虚、火、痰、瘀、郁进行辨证论治。根据急则治其标，缓则治其本的原则，在治疗时就需要以心为重，兼顾其他脏腑，标本兼顾。①气阴两虚证治以益气养阴、活血通络为法，方药为生脉散加减。②心络郁滞证治以理气开郁、通络止痛为法，方药为旋覆花汤加减。③痰湿阻络证治以祛痰通络、宣痹止痛为法，方药为祛痰通络方加减。④心络瘀阻证治以辛香理气、化瘀通络为法，方药为利心通络汤（自拟）加减。⑤络虚不荣证治以补虚荣络为法，方药为炙甘草汤加减。⑥阳虚寒凝、心络绌急证治以益气温阳、搜风通络为法，方药为参附汤、真武汤合护心解痉汤（自拟）加减。⑦水气凌心、络息成积证治以温阳通络、利水消积为法，方药为真武汤合益心散结汤（自拟）加减。

6. 仝小林

仝小林研究治疗糖尿病及其并发症30余年，学验俱丰，形成了"治糖、治络、治杂三位一体，各有侧重"的辨治体系。如治疗糖尿病合并冠心病，证属痰热互结、瘀血阻滞者，治以清热化痰、活血通脉，方以小陷胸汤加减，药用黄连30g，清半夏50g，瓜蒌仁30g，三七15g，丹参30g，生大黄6g，生山楂30g，西洋参6g，生姜5片；证属痰瘀互结、胸阳闭阻者，治以涤痰化瘀、通阳散结，方以瓜蒌薤白半夏汤加减，药用瓜蒌仁30g，薤白30g，半夏50g，丹参30g，三七9g，酒大黄6g，荷叶15g，黄连15g，生姜3片。全小林用药法效仲景，强调"药少而精，效专力宏"，其特点在剂量超大，上方半夏50g，黄连30g，在现代药典中属严重超量，然患者服药1年，尚未出现肝肾功能损害，反而疾病得到缓解，可见临证中举大证、起顽疾的关键在于用药剂量之妙。

（二）糖尿病合并心律失常

1. 吕靖中

吕靖中认为糖尿病并发心律失常的病机为燥热伤阴，阴虚火旺，日久则气阴两虚，阴阳俱损。用黄连调心汤（黄连、西洋参、陈皮、珍珠、当归、甘草）加减治疗糖尿病并发心律失常患者24例，总有效率达91.6%。

2. 魏执真

魏执真认为，糖尿病并发心律失常中医可称为"消渴病心悸"，临床宜分两类、十种证型、三种证候治疗。两类分别是阳热类（快速类）和阴寒类（缓慢类），各分五种证型，各型中又都可能出现气机郁结、神魂不宁、风热化毒三种证候。阳热类：①心气阴虚、血脉瘀阻、瘀郁化热型，主要见于糖尿病合并窦性心动过速、阵发性室上性心动过速、心室率偏快的各种早搏、室性心动过速等。②心脾不足、湿停阻脉、瘀郁化热型，可见于糖尿病合并窦性心动过速、阵发性室上性心动过速、阵发性室性心动过速、各种心室率偏快的早搏者。③心气衰微、血脉瘀阻、瘀郁化热型，主要见于糖尿病合并频发室性期前收缩、频发房性期前收缩或频发结性期前收缩，甚至形成二联律或三联律者。④心阴血虚、血脉瘀阻、瘀郁化热型，主要见于糖尿病合并快速型心房纤颤者。⑤心气阴虚、肺瘀生水、瘀郁化热型，见于糖尿病合并心力衰竭心动过速者，主要是心衰病中、重度（Ⅱ~Ⅲ度），并以左心衰为主。阴寒类：①心脾气虚、血脉瘀阻、血流不畅型，可见于糖尿病合并窦性心动过缓、结区心律及加速的室性自搏心律者。②心脾气虚、湿邪停聚、心脉受阻型，亦见于糖尿病合并窦性心动过缓、结区心律及加速的室性自搏心律者。③心脾肾虚、寒邪内生、阻滞心脉型，主要见于糖尿病合并病态窦房结综合征、Ⅲ度房室传导阻滞或Ⅱ度Ⅱ型房室传导阻滞及室性自搏心律者。④心脾肾虚、寒痰瘀结、心脉受阻型，主要见于糖尿病合并早搏而心室率慢者、Ⅱ度Ⅰ型房室传导阻滞及心室率慢的窦房传导阻滞者。⑤心肾阴阳俱虚、寒湿瘀阻、心脉涩滞型，主要见于糖尿病合并心室率缓慢的心房纤颤者。三种证候即气机郁结、神魂不宁、风热化毒。

（三）糖尿病合并心肌病

南征

南征认为糖尿病心肌病首先应注意"治未病"，"治未病"在糖尿病性心肌病治疗过程中的意义主要体现在当患者患有糖尿病后，即应开始有效合理的治疗，在控制血糖和对症治疗的同时，注意保护心肌及心功能，适当给予一些活血化瘀药物，保持脉络通畅，可有效预防糖尿病性心肌病的发生。若出现糖尿病性心肌病时，应在早期即给予积极有效的治疗，依据整体观念、辨证论治思想给予中药，避免糖尿病性心肌病病情进一步发展而出现心律失常、心力衰竭，此时患者的病情较重，治疗相对困难，且预后不良。另外要根据中医学整体观念进行辨证论治，阴虚火旺者治以滋阴清火、养心宁神，方选黄连阿胶汤加减；心阳不足者治以温补心阳、安神定悸，方选桂甘龙牡汤加味；痰浊内阻者治以化痰开结、养心安神，方选瓜蒌薤白半夏汤加味；心血瘀阻者治以活血化瘀、通络定悸，方选桃仁红花煎加减。

八、转归与预防调护

1. 转归

糖尿病患者较普通人心脏病的发病更早、病情更重、预后更差。

糖尿病伴急性心肌梗塞（AMI）近期预后（主要观察指标是 AMI 后 4 周的住院病死率）的改善，决定于 AMI 早期（发病后 12 小时内，最迟不超过 24 小时）能否尽早尽快地使梗死相关血管充分而持续再灌注，这是抢救大部分濒临死亡的患者改善其心肌缺血、减少梗死面积、保护心功能和降低住院死亡率的关键。在 AMI 围溶栓期的抗凝药、抗血小板药、抗心肌缺血药以及辅以必要的抗心律失常药最佳联合应用，对防治早期再闭塞，减少严重并发症，降低住院死亡率均起到了决定作用，可使近期住院病死率下降至 10% 左右。

糖尿病伴 AMI 的远期预后（主要观察终点是心肌梗死患者远期的病死率和并发症发生率）的改善，应强调 AMI 早期重建血运的重要性，只有在 AMI 早期尽早尽快地使梗死相关血管充分而持续再灌注，才能减少梗死扩展，挽救大量濒死的缺血心肌，并显著减少心力衰竭、心源性休克等严重并发症，这不仅可以改善 AMI 的近期预后，而且能改善远期预后，提高患者生存率。通过对 AMI 后各种危险因素的判断分层，对一些影响预后的高危因素进行防治，尤其是对相当部分的 AMI 早期未作溶栓和重建血运的患者进行积极防治，更是十分重要。这将直接影响到这些患者的远期预后，加强心肌梗死后的治疗，即冠心病二级预防。

影响糖尿病伴 AMI 远期预后的高危因素：①梗死的部位、范围、性质及类型：超过左心室 20% 以上的大面积梗死，左主干病变、左主干等同病变或三支血管病变，透壁性梗死，梗死扩展，再梗死所致梗死后心绞痛，室壁瘤并发体循环栓塞者，前壁梗死较下壁、前间壁梗死预后差，而长期血糖控制不良者预后更差，故大面积、透壁性广泛前壁心肌梗死常伴有心功能不全，预后极差。②AMI 并发症：心力衰竭、严重心律失常可发生在 AMI 急性期或恢复期，包括频发、复杂的室早、快速室上性心律失常，持续性室性心动过速或室颤，Ⅱ度Ⅱ型 AVB 或Ⅲ度 AVB，AMI 并发束支传导阻滞伴心力衰竭者，晚期室性心律失常伴室壁瘤或有广泛室壁运动障碍者，常同时有心力衰竭，预后极差。③其他：高龄患者伴糖尿病、高脂血症、高血压病经药物治疗效果不佳者。

2. 预防调护

（1）一级预防或原发性预防：糖尿病冠心病的一级预防实际上是预防动脉粥样硬化的易发病因，尸检证明动脉粥样硬化从儿童时期已有发生，有的青年时期已相当严重，所以预防应从儿童时期开始，遗传学中已经证明，糖尿病为多基因遗传疾病。20世纪 70 年代后，国外已注意到冠心病遗传学方面的问题，有的调查资料报告，父母 1人有冠心病，其子女的冠心病发生率 2 倍于无冠心病遗传史的家庭；父母 2 人有冠心病，其子女冠心病发生率 5 倍于无冠心病遗传史的家庭，可见冠心病的发生与家族遗传因素有密切关系，因此，凡是家族中近亲有糖尿病、冠心病和高血压者，都应该积极采取一级预防措施，防止糖尿病冠心病的发生。

（2）二级预防：又称继发性预防，凡是已患糖尿病冠心病者，对于诱发或促进其病情发展的诸因素都应该避免，对于有症状者应该积极进行治疗，控制心绞痛，纠正心力衰竭和心律失常，改善心功能。

（3）三级预防：根据病因病机演变的途径进行预防，糖尿病并发症的发生有其特定的原因，预防这些病因病机的演变是防止糖尿病冠心病发展的重要措施。

①要注意饮食营养合理化，避免药物经常化：许多资料表明，体胖者易患糖尿病与冠心病，二者与肥胖形影相伴。根据对石家庄城乡居民的普查，按照"超过标准体重 10%者为高体重，低于标准体重 10%者为低体重，在平均标准体重以内者为正常体重"的标准，结果显示高体重者糖尿病与冠心病的患病率高（8.33%~8.97%），低体重者患病率低（2.33%~2.92%），正常体重者患病率介于二者之间（3.06%~5.10%）。三者患病率中，低限为农村患病率，高限为城市患病率。根据调查显示，北京地区肥胖者冠心病、心绞痛发生率为 49.2%，体瘦者为 10.1%。上述调查结果均提示，体重的高低与冠心病、心绞痛的患病率有密切关系，尤其是糖尿病冠心病更是如此，因此，防止超重是预防糖尿病冠心病的重要措施。

②体育运动经常化，防止好逸恶劳悠闲化：糖尿病是一种终身性新陈代谢性疾病，运动是糖尿病四大基本疗法之一，运动能够改善细胞膜、细胞器的功能和各系统器官的功能。所以，运动是防治糖尿病冠心病，降低体重的重要措施，尤为重要的是注重体育运动的经常化，生命在于运动，好逸恶劳悠闲化应该避免，这是体力活动与脑力活动降低的温床。

③养成良好的生活习惯：戒烟、酒等不良嗜好，避免精神紧张、情绪激动，养成稳定的心理素质。主要包括生活方式和运动干预，适当参加运动或体力劳动，保持体重正常，避免超重和肥胖，尤其是腹型肥胖，有助于提高糖尿病患者的心血管功能。有报告显示常规参加运动者心血管疾病的危险性可降低 35% ~ 50%。低盐（建议每天摄入食盐不超过 6g）低脂饮食（多摄入不饱和脂肪酸）；戒烟，吸烟是心血管疾病的重要危险因素，与不吸烟者相比，吸烟者心血管疾病的发生年龄较早，不吸烟者生活在吸烟的环境中（被动吸烟），亦易发生心血管疾病，停止吸烟可使心血管疾病发生的危险明显降低；戒酒，饮酒对心血管疾病产生的影响尚有一些争议，有人认为少量饮酒（每日 30 ~ 60mL）可能减少心血管疾病的发生，但大量饮酒可升高血压和血脂，糖尿病患者饮酒可能干扰糖代谢，因此这类患者应尽量避免饮酒。

1996 年美国心脏病学会提出为减少心血管疾病发生的危险，建议一般人群的膳食及生活方式应争取达到以下目标：①戒烟。②适当的热量摄入和体力活动，防止肥胖，超重者减重。③脂肪摄入量占每天摄入总热量的 30% 或更少，饱和脂肪酸的摄入量占每天摄入总量的 8% ~ 10%，多价不饱和脂肪酸的摄入量占每天总热量的 10%，单价不饱和脂肪酸的摄入量占每天总热量的 15%，每日胆固醇的摄入量应在 30mg 以下。④热量的 55% ~ 60% 应来自复杂碳水化合物。⑤饮酒者及不忌酒精者，每天饮酒不超过 2 个酒精单位，不要使不饮酒者开始饮酒或增加饮酒量。

第七节　糖尿病足

一、概述

1. 西医认识

糖尿病足（diabetic foot，DF）是指糖尿病患者由于合并神经病变及各种不同程度末梢血管病变而导致下肢感染、溃疡形成和（或）深部组织的破坏。其临床表现为轻度的神经症状甚至严重的溃疡、感染、血管疾病、Charcot 关节病和神经病变性骨折。糖尿病足可归属于中医学"脱疽"范畴。目前流调显示全球 DF 平均患病率为 6.3%，中国平均患病率达 5.7%。DF 溃疡治疗困难，治疗周期长，医疗费用高，使患者生活质量严重下降。西方国家约有 15% 的糖尿病患者在一生中会发生足溃疡，美国每年有 6.5% 的 DF 患者需要截肢，为非糖尿病患者的 10 倍以上。

2. 中医认识

本病属中医学"脱疽"范畴。关于本病的记载，最早见于《内经》，《灵枢·痈疽》曰："发于足趾，名曰脱疽，其状赤黑死不治，不赤黑不死，不衰，急斩之，不则死矣。"指出了本病的症状，并提出了手术治疗原则。当时尚未提出脱疽与消渴病相关。巢元方在《诸病源候论》中提出："夫消渴者……其（消渴）病变多发痈疽，此坐热气，留于经络不引，血气壅涩，故成痈脓。"指出消渴多发痈疽，认为热邪导致气血壅塞而成痈成脓。孙思邈也在《千金要方》中提到："消渴之人，愈与未愈，常须思虑有大痈，何者？消渴之人，必于大骨节间发生痈疽而卒，所以戒之在大痈也。"明代对消渴引起的脱疽有了进一步的认识。陈实功的《外科正宗》言："夫脱疽者，外腐而内坏也。厚味膏粱熏蒸脏腑，丹石补药销铄肾水，房劳过度，气竭耗伤，多致阳精煽惑，淫火猖狂，其蕴蓄于脏腑者，终成燥热火症；其毒积于骨髓者，终为疽毒阴疮。"描述更加翔实，并对该病病因病机和治法进行了阐述。《医宗金鉴》也对消渴脱疽进行了详细描述，"此证多生足指之间，手指生者间或有之。盖手足十指，乃藏府枝干。未发疽之先，烦躁发热，颇类消渴，日久始发此患。初生如粟，黄疱一点，皮色紫暗，犹如煮熟红枣，黑气浸漫，腐烂延开，五指相传，甚则攻于脚面，痛如汤泼火燃，其臭气虽异香难解"。

二、西医诊断

1. 症状

（1）缺血：早期皮肤瘙痒，干燥，蜡样改变，弹性差，汗毛脱落，皮温降低，皮色苍白或紫红或色素沉着，趾甲因营养障碍而生长缓慢、变形、肥厚、脆裂，失去光泽，小腿和足部肌肉萎缩，肌张力差等，患足发凉、怕冷、麻木、疼痛，在寒冷季节或夜间加重，跗阳脉可触及，或明显减弱，或不可触及，肢体抬高试验为阳性。可首先出现间歇性跛行，缺血加重出现静息痛，严重者出现干性坏疽。

（2）周围神经病变：主要包括运动障碍足、无痛足和灼热足综合征。运动障碍足主要由于营养某一神经根或神经干的血管病变，而使该神经支配区域感觉障碍，运动减弱或消失，以致肌肉萎缩、膝腱反射减弱或消失；无痛足是指袜套型感觉迟钝和麻木，震颤感觉和精密触觉减弱，容易被轻度的外伤或自伤而致组织破损感染；灼热足综合征典型症状是痛觉敏感，患处有针刺样、刀割样、烧灼样疼痛，夜间或遇热时加重。

（3）感染：足部或肢体远端局部软组织皮肤糜烂，初为水疱或浅溃疡，继之溃烂深入肌腱和肌层，破坏骨质，组织坏死腐烂，形成脓腔和窦道，排出秽臭分泌物，周围呈增生性实性肿胀，以湿性坏疽为主。

（4）骨损：主要为夏科关节和骨质疏松。夏科关节是一种由于周围神经病变、痛觉消失、负重受压导致关节韧带损伤、骨与关节囊破坏而形成的关节畸形综合征。好发部位为足和踝关节，表现为软组织肿胀、轻微疼痛、跖骨头下陷、跖趾关节弯曲、关节半脱位畸形，形成弓形足、锤状趾、鸡爪趾、夏科管杂音，深浅反射迟钝或消失。

（5）坏疽的局部表现及分型：按照临床表现可分为湿性坏疽、干性坏疽和混合坏疽。①干性坏疽：足部皮肤苍白、发凉，足趾部位有大小与形状不等的黑色区足趾疼痛，常发生于足及趾背侧，有时整个足趾或足变黑、变干。②湿性坏疽：湿性坏疽是DF 的主要类型。多以皮肤外伤、烫伤、穿不合适鞋袜、感染等为诱因，早期病位多在足底胼胝区、跖骨头、足跟、足背等足部压力支撑点和易摩擦处，病变程度不一，由浅表溃疡至严重坏疽。局部皮肤充血、肿胀，严重时伴有全身症状，如体温升高、食欲不振、恶心、腹胀、心悸、尿少等菌血症或毒血症表现。③混合性坏疽：同一肢端的不同部位同时呈现干性坏疽和湿性坏疽，此型病情较重。目前使用较为广泛的糖尿病足病情评估方法为糖尿病足 Wagner 分级法（表 9）。

表 9　糖尿病足 Wagner 分级法

0 级	有发生足溃疡危险因素，目前无溃疡
I 级	表面溃疡，临床上无感染
II 级	较深的溃疡，常合并软组织炎，无脓肿或骨的感染
III 级	深度感染，伴有骨组织病变或脓肿
IV 级	局限性坏疽（趾、足跟或前足背）
V 级	全足坏疽

2. 体征

皮肤无汗、粗糙、脱屑、干裂，毳毛少，颜色变黑伴有色素沉着。肢端发凉、苍白或潮红，或浮肿，或形成水泡，足部红肿、糜烂、溃疡，形成坏疽或坏死。肢端肌肉萎缩，肌张力差，易出现韧带损伤，骨质破坏，甚至出现病理性骨折或跖骨头下陷、跖趾关节弯曲等足部畸形。形成弓形足、锤状趾、鸡爪趾、夏科关节等。患足发热或发凉，趾端皮肤空壳样改变，肢端动脉搏动减弱或消失，双足皮色青紫，有时血管狭窄处可闻及血管杂音，深浅反射迟钝或消失。足部感染的征象包括红肿、疼痛和触痛，脓性分泌物渗出、捻发音，或深部窦道等。

3. 实验室检查

（1）一般检查：血常规、尿常规、糖化血红蛋白测定、24h 尿微量白蛋白/蛋白测定。尿常规需要留晨尿，24h 尿蛋白及微量白蛋白需收集 24h 尿液，血脂、血浆蛋白、血肌酐、尿素氮、二氧化碳结合力等检查可明确整体代谢水平和其他糖尿病并发症情况。

（2）细菌学检查：坏疽分泌物细菌学培养及药物敏感试验。取坏疽分泌物送检，了解糖尿病足感染的病原菌，选择有效抗生素，尽快消除感染。

4. 特殊检查

（1）下肢血管彩色多普勒超声检查：了解下肢血管（尤其是动脉）内壁的粥样硬化斑块的大小和管腔阻塞程度，显示动脉结构及功能异常。检查部位包括足背动脉、胫后动脉、腘动脉和股动脉等。

（2）X线检查：可发现肢端骨质疏松、脱钙、骨髓炎、骨质破坏、骨关节病及动脉硬化，也可发现气性坏疽感染后肢端软组织变化，对肢端坏疽有重要诊断意义，可作为本病的常规检查。

（3）动脉造影：可显示动脉管壁内病变（如血栓、狭窄和闭塞）的部位、范围及侧支循环情况，常用于截肢或血管重建术前血管病变的定位。

（4）神经电生理检查：该检查可了解神经传导速度。神经传导速度、诱发电位的检测可作为诊断下肢有无周围神经病变和评估神经病变程度的方法。

（5）皮肤温度检查：温度觉的测定也可分为定性测定和定量测定。定性测定可以很简单，如放杯热水，将音叉或一根不锈钢细棍置于水中，通过取出物品让患者不同部位的皮肤感受温度，同时与测试者的感觉作比较即可。定量测定可以利用皮肤温度测定仪，这种仪器为手持式，体积小，测试方便快捷，准确性和重复性较好。

（6）微循环检测：甲皱微循环测定简便、无创、出结果快，但特异性不高，甲皱微循环测定血管襻形态、血管走行、血流状态及速度，有无出血、瘀血、渗出等病变。微循环障碍时管襻减少，动脉端变细，异形管襻及襻顶瘀血＞30%；血流速度缓慢，呈粒状流、泥沙样流、串珠样断流；管襻周边有出血、渗出。

（7）跨皮氧分压（$TcPO_2$）：反映微循环状态，也能反映周围动脉的供血情况。测定方法为采用热敏感探头置于足背皮肤。正常人足背皮肤氧张力大于40mmHg；$TcPO_2$小于30mmHg提示周围血液供应不足，足部易发生溃疡，或已有的溃疡难以愈合；$TcPO_2$小于20mmHg，足溃疡没有愈合的可能，需要进行血管外科手术以改善周围血供。如吸入100%氧气后，$TcPO_2$提高10mmHg，则说明溃疡预后良好。

（8）下肢核磁共振血管造影（MRA）：通过核磁共振对不同部位的动脉进行扫描检查，能清晰地显示出动脉阻塞部位和程度，精确度仅次于选择性血管造影，可有效指导临床清创和部分截肢手术。

（9）足部同位素扫描：在糖尿病足部感染的早期诊断方面优势明显，敏感性较高。其缺点是假阳性率高，并且定位模糊。

（10）压力测定：压力测定有助于糖尿病足的诊断。国外已经研制出多种方法测定足部不同部位的压力。测定足部压力的工作原理是让受试者站在多点压力敏感器的平板上，或在平板上行走，通过扫描成像，传送给计算机，计算机屏幕上显示出颜色不同的脚印，如红色部分为主要受力区域，蓝色为非受力区域，以此了解患者是否有足部压力异常。足部压力异常矫正处理的基本原则是增加足底与地面的接触面积，尽量减少局部受压点的压力，避免发生压力性溃疡。

（11）踝动脉–肱动脉血压比值（ABI）：这是反映下肢血压与血管状态非常有价值的指标，正常值为 $0.9 \leqslant ABI < 1.4$，$0.7 \leqslant ABI < 0.9$ 为轻度缺血，$0.5 \leqslant ABI < 0.7$ 为中度缺血，$ABI < 0.5$ 为重度缺血，重度缺血患者容易发生下肢（趾）坏疽。

三、病因病机

1. 病因

消渴日久，耗伤气阴，五脏气血阴阳俱损，肌肤失养，血脉瘀滞，日久化热，灼伤肌肤和（或）感受外邪致气滞、血瘀、痰阻、热毒积聚，以致肉腐骨枯。

（1）饮食失调：过食肥甘、醇酒厚味，损伤脾胃，致湿浊内生，湿热互结，气血运行不畅，络脉瘀阻，四肢失养，或脾运失常，痰湿内停，阻遏气机，气滞血瘀，久而化热，热盛肉腐。

（2）外邪入侵：除了饮食劳倦所伤外，外在因素也是本病致病条件。例如寒邪主痛、主收引，《素问·举痛论》曰："寒气入经而稽迟，泣而不行，客于脉外则血少，客于脉中则气不通，故卒然而痛。"提出寒邪伤及经脉，气血瘀滞而疼痛。外伤或感染外毒也是诱发本病的重要病因。《增订治疗汇要》中记录"其或修甲受伤及咬伤、轧伤所致"，提示本病可因机械性损伤而诱发。患肢局部气血不畅，肌肤失养，或因不慎烫伤、碰伤，毒邪侵入，败坏经络，腐烂肌肤筋骨，导致肢端红肿溃烂，甚则变黑坏死。

（3）年老体衰：肝肾藏精血，肝藏血而养筋，肾藏精而主骨。年老体弱，兼病消渴，则肝肾精血亏耗。正气不足，肝肾之气渐衰，水亏火炽，火毒炽盛，热灼营血；复因感受外邪及外伤等诱因，致皮肤经脉受损，局部瘀血阻滞，瘀久化火，蕴热湿毒灼伤经脉筋骨而发为坏疽、溃疡。

2. 病机

DF病程较长，病机复杂，根据其病机演变和症状特征分为三个阶段。

（1）早期：气阴两虚或肝肾精血耗伤，脉络闭阻。病消经年，燥热久羁，叶天士言"初为气结在经，久则血伤入络""病久气血推行不力，血络之中，必有瘀滞，故致病气缠绵不去"。气虚、血虚络空，跷脉失养，可见四肢麻木、疼痛，肌肤干燥，甚者肌肉瘦削。本型以虚证为主，虚实夹杂。湿热化燥或燥热久羁，耗气伤津，中气亏虚，脾阴亦伤，液亏风动，风淫末疾，表现为步履欹侧，手足麻木。此类证候于远端对称性多发性神经病之大纤维型最为常见。

又有燥热或湿热化燥化火，精血日耗，病及肝肾两脏。精血不足，阳化内风，或内冲胸胁，或旁冲四肢，症见偏身痛如针刺，或如电灼，风淫末疾，手指足趾麻木。阴虚燥热，煎熬津液，津不载血，血行不畅；燥热耗气，鼓动乏力，血行瘀滞，脉络瘀阻，不通则痛，故见四肢麻木、疼痛。严重者可见身体肌肉瘦削，绵软无力。精血既伤，肝肾亏虚，跷脉失用，步履欹侧；《素问·五脏生成》曰："二阳结，谓之消。"阳明热结，胃液干涸，血海空虚，肌肉瘦削，发为肉痿；宗筋失润，未能束骨而利机关，任督失护，二跷失用，足不任地，发为骨痿。表现出肢体麻木疼痛等神经病变症状和痿软乏力、肢体末端寒冷的血管闭塞症状。瘀阻脉络，气血不通，阳气不达，肢端局部失养而表现为肢冷、麻木、疼痛。

（2）中期：湿热瘀毒，化腐成疽。患肢原有因虚致瘀，络脉瘀阻，再遇寒凉、外伤等诱因而出现患肢缺血加重或破损，外感邪毒，热毒蕴结；或肝经湿热内蕴，湿热下注，阻滞脉络，发于肢末，则为肢端坏疽，而致肉腐、筋烂、骨脱。若毒邪内攻脏腑，则高热神昏，病势险恶。

（3）晚期：气血耗伤，正虚邪恋。伤口迁延难愈，表现为虚实夹杂，以肝肾阴虚、脾肾阳虚或痰瘀湿阻为主。病情发展至后期则阴损及阳，阴阳两虚，阳气不能敷布温煦，致肢端阴寒凝滞，血脉瘀阻而成。

总而言之，本病病性为本虚标实，以气血阴阳亏虚为本，湿热、邪毒、络阻、血瘀为标。初起时四肢麻木、疼痛，肌肤干燥，甚者肌肉瘦削，如遇邪毒入侵或外受寒邪，则发为肢端坏疽，而致肉腐、筋烂、骨脱；病盛则毒邪内攻脏腑，高热神昏，病势险恶。其病靶在血、脉、筋。早期为虚实夹杂，中期正邪交争，后期若治疗得当，正气复，气血旺，毒邪去，预后尚可，否则邪盛正衰，病势凶险。

四、辨治思路

（一）辨证要点

1. 症状分类辨证要点

根据本病的临床表现和病程进行分型辨证和分期辨证。

（1）分型辨证要点：重在全身辨证，即分清标本虚实。①气阴两虚、脉络闭阻证（多见于早期未溃期）：本证型多出现在早期，多见足趾麻木疼痛，肢体乏力等症状，舌嫩红，边有齿痕，苔薄少津，或有剥裂，脉濡细。以肢麻疼痛、形神困顿、自汗盗汗、肌肉萎缩无力、口干便难为辨证要点。舌胖嫩边有齿痕为气虚之征，苔剥裂为阴虚之候，脉濡细由气虚、血少、津枯所致。此类症状于远端对称性多发性神经病混合型最为常见。②肝肾不足、内风入络证（多见于早期未溃期）：本型为本虚标实之证。以肢体麻木疼痛、舌红少苔，脉弦濡或小弦为辨证要点。此类症状于远端对称性多发性小纤维神经病最为常见。③湿热毒盛、筋腐肉烂证（多见于筋疽）：本证可见足部局部漫肿、灼热、皮色潮红或紫红，以触之患足皮温高或有皮下积液、有波动感，切开可溢出大量污秽臭味脓液，周边呈实性漫肿为辨证要点。舌质红绛，苔黄腻，脉滑数，趺阳脉可触及或减弱。④脾肾阳虚、痰瘀阻络证（多见于脱疽）：本证以足发凉、皮温低、皮肤苍白或紫暗、冷痛、间歇性跛行或剧痛为辨证要点。严重者趾端干黑，范围逐渐扩大，可伴有腰膝酸软、畏寒、肌瘦乏力。舌淡，苔白腻，脉沉迟或细涩，趺阳脉弱或消失。⑤气血两虚、络脉瘀阻证（多见于后期）：此期多见于足创面腐肉已清，以肉芽生长缓慢、久不收口、周围组织红肿已消或见疮口脓汁清稀较多、经久不愈为辨证要点。皮色暗红或见紫斑，舌质淡红或紫暗，或有瘀斑，苔薄白，脉细涩，趺阳脉弱或消失。

（2）分期辨证要点：①初期：溃疡尚未形成，属瘀血阻络之证。治宜温经通络，活血化瘀。②急性发作期：本期患足肿胀、灼热，皮下可出现积液，有波动感，破溃后流脓臭秽，属湿热毒盛之证。治宜清热解毒，活血利湿。③缓解期：本期病程迁延，正邪交争，属湿热瘀阻之证。治宜清热利湿，和营托毒。④恢复期：本期肿胀消退，肉芽生长，创面有结痂愈合之势，属正虚邪恋之证。治宜扶正活血，托里生肌。

2. 疾病转归辨证要点

本病早期以气血阴阳亏虚为本，兼有痰、瘀、风，病入络脉，以湿热、邪毒、络阻、血瘀为标。如不慎遇邪毒入侵或外受寒邪，则发为肢端坏疽，而致肉腐、筋烂、骨脱，病盛则毒邪内攻脏腑，高热神昏，病势险恶。其病势早期虚实夹杂，中期正邪交争，病情发展急骤。若治疗得当，则后期正气复，气血旺，毒邪去，可愈合。否则邪盛正衰，病势凶险。

（二）鉴别诊断

1. 与雷诺病鉴别

雷诺病是末梢动脉功能性疾病之一，为肢端小动脉痉挛性疾病所致。单纯性雷诺病，桡动脉、尺动脉、足背动脉及胫后动脉搏动均正常。女性远多于男性，临床表现为手足指趾在遇寒冷或精神紧张时对称的皮肤呈"苍白－发绀－潮红－正常"的颜色变化，可伴有疼痛、麻木、寒冷，温度升高或活动后症状消失。长期发作时肢端或可发生局限性浅表小溃疡。雷诺病多继发于其他疾病，以结缔组织疾病为主。

2. 与臁疮鉴别

臁疮多因先天禀赋不足，肝、脾、肾亏虚，气血生化无源，络脉失于濡养，加之后天失养，或久行、久立、久坐，或久负重物，致气血运行不畅，或素患筋瘤，瘀血阻于脉络，血壅于下，脉络扩张充盈，日久筋脉聚结交错盘曲。复因局部损伤（皮肤搔抓、碰伤、虫咬、烫伤、湿疹等）染毒，湿热瘀阻，致热盛肉腐，血肉腐败。两者病因不同，预后也不尽相同。

（三）治疗原则

本病为本虚标实之证，消渴病日久，燥热或湿热化燥化火，日久精血日耗，病及肝肾两脏。与湿热、火毒、气血凝滞、阴虚、阳虚或气虚均有关，本病早期应以预防为主，在扶正的同时注意息风、祛瘀、通络。后期因多伴有其他并发症，临床处理较为棘手，一旦发病，病情发展急剧，病势险恶。故临证辨治要分清标本，强调整体辨证与局部辨证相结合，注意扶正与祛邪并重。有时全身表现与患足局部症状并不统一，虽然全身表现为一派虚象，局部表现却可能是实证，要根据正邪轻重而有主次之分，或以祛邪为主，或以扶正为主。

五、辨证论治

（一）内治法（重在全身整体辨证）

1. 气阴两虚证

症状：开始足趾麻木觉冷，或如虫行皮中，行走如踩棉花，逐渐漫延至膝，手指亦觉麻木，延至腕部；继而痛如针刺电灼，甚或掣痛，或如撕裂，下肢远端无汗，皮肤干燥，肤温升高，肌肉萎缩，肌无力，神疲自汗，口干便难，舌嫩红，边有齿痕，苔薄少津，或有剥裂，脉濡细。

治法：固护气液，息风通络。

方药：参麦茯神汤（《温热经纬》）合小犀角丸（《太平惠民和剂局方》）化裁。珠儿参、鲜石斛、麦冬、生玳瑁、全蝎、白僵蚕、地龙、天麻、甘菊、蔓荆子、炙龟甲、牛黄、当归、川芎、白芷。

加减：疼痛剧烈者加白芍、甘草；口燥咽干、便结者加沙参、石斛、火麻仁。

2. 肝肾不足、内风入络证

症状：始觉足趾发冷，渐次麻木，年经月累，漫延至膝，渐及上肢，手指麻木，甚或痛如针刺，或如电灼，拘挛疼痛，或如撕裂，昼轻夜重，轻轻抚摸，即觉疼痛，肌肤干燥，甚或皲裂，阳事萎顿，四末欠温，舌红少苔，脉弦濡。

治法：滋养肝肾，息风通络。

方药：叶氏养营治络汤、三虫二甲散（叶天士验方）。当归、生地黄、全蝎、蜣螂、地龙、制首乌、茺蔚子、枸杞子、桑椹、怀牛膝。

加减：麻木疼痛严重难忍，加蕲蛇 6~9g；筋脉挛急者，加木瓜 9g，牛膝 9g，蚕沙 12g（包）。

3. 湿热毒盛、筋腐肉烂证（多见于筋疽）

症状：足局部漫肿、灼热、皮色潮红或紫红，触之患足皮温高或有皮下积液、有波动感，切开可溢出大量污秽臭味脓液，周边呈实性漫肿，病变迅速，严重时可累及全足甚至小腿，舌质红绛，苔黄腻，脉滑数，跌阳脉可触及或减弱。

治法：清热利湿，解毒化瘀。

方药：四妙勇安汤（《验方新编》）合茵栀莲汤（奚九一验方）加减。金银花、玄参、当归、茵陈、栀子、半边莲、连翘、桔梗。

加减：热甚者加蒲公英、虎杖；肢痛者加白芍、木瓜。

4. 脾肾阳虚、痰瘀阻络证（多见于脱疽）

症状：足凉，皮温低，皮肤苍白或紫暗，冷痛，沉而无力，间歇性跛行或剧痛，夜间更甚，严重者趾端干黑，范围逐渐扩大，腰膝酸软，畏寒，肌瘦乏力。舌淡苔白腻，脉沉迟或细涩，跌阳脉弱或消失。

治法：温补脾肾，化痰通脉。

方药：肾气丸（《金匮要略》）加减。制附子、桂枝、地黄、山萸肉、山药、黄精、枸杞子、三七粉（冲）、水蛭粉（冲）、海藻。

加减：肢端不温、冷痛明显者，重用制附子，加干姜、木瓜；气虚明显者，加黄芪。

5. 气血两虚、络脉瘀阻证（多见于后期）

症状：足创面腐肉已清，肉芽生长缓慢，久不收口，周围组织红肿已消或见疮口脓汁清稀，经久不愈，下肢麻木、疼痛，状如针刺，夜间尤甚，痛有定处，足部皮肤感觉迟钝或消失，皮色暗红或见紫斑。舌质淡红或紫暗，或有瘀斑，苔薄白，脉细涩，趺阳脉弱或消失。

治法：补气养血，化瘀通络。

方药：生脉散（《内外伤辨惑论》）合血府逐瘀汤（《医林改错》）。党参、麦冬、当归、川牛膝、桃仁、红花、川芎、赤芍、枳壳、地龙、熟地黄。

加减：足部皮肤暗红、发凉者，加制附子、续断；疼痛剧烈者，加乳香、没药。

（二）外治法（重在局部辨证）

1. 清创术

主要分为一次性清法和蚕食清法两种。

（1）一次性清法：适应于生命体征平稳，全身状况良好，湿性坏疽（筋疽）或以湿性坏疽为主，而且坏死达筋膜肌肉以下，局部肿胀明显，感染严重，血糖难以控制者。

（2）蚕食清法：适应于生命体征不稳定，全身状况不佳，一次性清创难以承受，干性坏疽（脱疽）分界清楚者或混合型坏疽，感染、血糖控制良好者。

2. 外敷药

（1）湿热毒盛：疮面糜烂，脓腔，秽臭难闻，肉腐筋烂，多为早期（炎症坏死期），宜祛腐为主，方选九一丹等。

（2）正邪分争：疮面分泌物少，异味轻，肉芽渐红，多为中期（肉芽增生期），宜祛腐生肌为主，方选红油膏等。

（3）毒去正胜：疮面干净，肉芽嫩红，多为后期（瘢痕长皮期），宜生肌长皮为主，方选生肌玉红膏等。

六、其他疗法

1. 中成药

（1）灯盏花素片：活血化瘀，通络止痛。

（2）毛冬青甲素片：用于治疗周围血管病。

（3）脉络宁注射液：用于血管闭塞性脉管炎、脑血栓及下肢深静脉血栓等。

2. 推拿

（1）阴虚火盛血瘀证：推脊柱上段夹脊穴，揉压曲池、肾俞、足三里，双下肢向心性推法，按压气冲穴。

（2）气虚血瘀证：推脊柱中段夹脊穴，揉压百会、中脘、关元、气海、脾俞、肾俞、足三里，双下肢向心性推法，按压气冲穴。

（3）阳虚血瘀证：推脊柱中、下段夹脊穴，脾俞、肾俞、命门、天枢、关元、足三里，双下肢向心性推法，按压气冲穴。

3. 中药浸泡熏洗

（1）清化湿毒法：适用于脓水多而臭秽重、引流通畅者。药用土茯苓、马齿苋、苦参、明矾、黄连、蚤休等煎汤，浸泡患足。

（2）温通经脉法：适用于阳虚络阻者。药用桂枝、细辛、红花、苍术、土茯苓、黄柏、百部、苦参、毛冬青、忍冬藤等煎汤，浸泡患足。

（3）清热解毒、活血化瘀法：适用于局部红、肿、热、痛明显，热毒较甚者。药用大黄、毛冬青、枯矾、马勃、元明粉等煎汤，浸泡患足。

中药熏洗疗法或溻渍疗法是使药物作用于肌体后，其挥发性成分经皮肤吸收，局部可保持较高的浓度，能长时间发挥作用，对改善血管的通透性和血液循环、加快代谢产物排泄、促进炎性致痛因子吸收、提高机体防御及免疫能力、促进功能恢复具有积极的作用。中药浸泡熏洗时，应特别注意引流通畅和防止药液烫伤。

溻渍法适用于各种类型溃疡创面，是用敷料直接将药物通过溃疡面渗透进入组织内，发挥清热解毒、消肿止痛、益气活血的功效。同时含药液的敷料在溃疡面局部处形成湿润环境，有益于创面皮肤修复。

七、各家经验

1. 沈远东

沈远东等根据糖尿病足病程分期及坏疽类型的不同，将本病分为湿热毒盛、筋腐肉烂证（多见于湿性坏疽），脾肾阳虚、痰瘀阻络证（多见于干性坏疽），以及气阴两虚、络脉瘀阻证（多见于后期），并根据全身辨证的标本虚实择方治疗。外治法中重视分清筋疽和脱疽，分别采用清法和蚕食法治疗。

2. 樊建开

樊建开等认为本病患者存在不同程度的肢端感觉障碍、疼痛、皮肤发凉、足背动脉搏动减弱等症状，踝臂血压指数降低，血液流变学上共同表现为高凝、高黏状态，下肢血管超声显示不同程度的内膜增厚、斑块形成、管腔狭窄、血流减少等糖尿病血管、神经病变的症状和体征。根据以上临床特点，依据久病入络的理论，以活血化瘀、息风通络为原则，以全蝎等虫类药为主药，拟中药消疽方内服，温通散外洗泡足。中药内服与泡足同用，活血通经，散瘀止痛。治疗后踝臂血压指数提高，血液高黏状态降低，血管内膜增厚改善。

3. 奚九一

奚九一提出了糖尿病足肌腱变性坏死症（筋疽）这一新的病证，并根据糖尿病足的主要病变部位和发病机制将其分为五种类型，即皮肤变性水疱型、血管闭塞缺血型、肌腱变性坏死型、末梢神经变性麻痹型、趾跖骨变性萎缩型。这五种类型可同时并见或相继发生，但多以某一种病理改变为主。其中以肌腱变性坏死型最常见，该型特征是趾、跖、踝、小腿等部位的肌腱、筋膜发生变性、坏死、分解、腐烂，并继发感染。患部呈巨形肿胀性湿性坏死，患足血供良好，肢端无缺血征象，坏疽始终不发生缺血性的干性坏死分界脱落现象。奚九一教授认为，常规的营养神经、改善微循环等疗法对血管闭塞缺血型或神经变性麻痹型糖尿病足有疗效，但是对占大多数的糖尿病足筋疽来说疗效不佳。这也是造成糖尿病足疗效不佳、截肢率高的原因所在。因此他指出，非缺血性糖尿病足坏疽坏死毒素吸收和全身症状虽然较重，但局部血供仍较丰富，可允许早期切开，及时清除变性腐腱，大多数情况病情可迅速好转。反之若为缺血性或脉管病所致坏疽，则宜迟不宜早，若早期切开，多会因缺血而恶化。在具体治疗上则根据筋疽的特点，在急性期急则治标，以祛邪为先，清解湿毒，局部及早清创，清除腐腱；在好转缓解期则治其本，予以益气养阴、消毒养筋的方法；恢复期常在缓解期基础上补益气血，以助疮口之愈合。整个过程不主张使用活血的方法。

4. 柳国斌、闫少庆

柳国斌、闫少庆等应用清筋术治疗糖尿病湿性坏疽，包括奚氏中药塌渍术、奚氏中药化腐清创术（包含清筋术和蚕食术）、奚氏中药敷贴术、奚氏中药封包术、奚氏缠缚术、奚氏中医缠缚术、奚氏中医搔刮术以及奚氏中医切割术。奚氏中药化腐清创术中使用的紫朱软膏，是奚九一教授的外用经验方，由朱砂、紫草、血竭、黄芪、阿胶、冰片组成，能促进下肢慢性溃疡疮面的愈合。

八、转归与预防调护

1. 转归

糖尿病足的临床表现从轻度的神经症状到严重的溃疡、感染、血管疾病、Charcot关节病和神经病变性骨折，其最终转归可分为溃疡愈合、截肢和死亡，本病应重在预防。对糖尿病患者进行神经功能的筛查，这样可以早期发现，及时治疗，减少坏疽发生，降低截肢率。否则疾病后期，出现肢体的溃烂、缺血，溃后脓水紫暗，臭秽异常，腐烂甚速，黑色漫浸，五趾相传，筋骨暴露，逐节脱落，难以愈合。不仅致残，甚至可因严重感染危及生命。

2. 预防调护

研究表明，糖尿病足溃疡的发病、复发、加重与众多因素有关，护理也应该从多方面入手，具体如健康教育、饮食护理、心理护理、足部护理、运动护理等。尤其是预见性健康教育，可以尽早消除糖尿病足溃疡的危险因素。具体措施如下：

（1）饮食控制：DF 患者饮食以低糖、高蛋白、高纤维素、适量脂肪为原则。忌甜食，少食或不食高热量、高胆固醇、低维生素、低矿物质及煎炸食品。多食新鲜蔬菜和藻类，增加粗粮的摄入，提高膳食中纤维的含量，如玉米、小米、燕麦片、全麦粉、苦荞麦及豆类食物。

（2）适量运动：运动可以控制体重，应选择适合自身的运动方式进行锻炼，循序渐进，持之以恒。但要注意减轻足部病变部位的负重和压迫，不可长时间站立，行走时使用拐杖。必要时限制活动，减少体重负荷，抬高患肢，以利于下肢血液回流。并注意保护足部，避免受伤。

（3）健康教育：做好安慰工作，减轻患者恐惧心理，提高战胜疾病的勇气，以解除其思想负担，保持乐观豁达的人生态度，积极配合治疗。指导糖尿病患者足护理和健康教育。

多数糖尿病患者足部感觉丧失，应特别注意避免外伤和热力伤，穿松紧适度的棉袜、大小适中的软底鞋等。

第八节　糖尿病性皮肤病变

一、概述

1. 西医认识

糖尿病性皮肤病变多由于高血糖状态下皮肤的微血管或末梢神经受损所致。其发病率占糖尿病患者的 20%～50%。糖尿病性皮肤病变临床表现形式多样，常见有皮肤瘙痒症、胫前萎缩性色素沉着斑、皮肤感染、反应性皮肤病等。鉴于糖尿病性皮肤瘙痒症较常见，且中医药优势较明显，本节将重点阐述。

糖尿病性皮肤瘙痒症是指糖尿病患者无任何皮肤原发性损害，而以皮肤瘙痒为主要临床表现，和（或）伴随皮肤抓痕、血痂、干燥、继发湿疹样病变、皮肤肥厚、色素沉着和苔藓样变等。糖尿病性皮肤瘙痒症有全身性和局限性之分，后者多发生于肛门、外生殖器等部位。糖尿病性皮肤瘙痒症的发病率约为 3%，常导致患者痒痛难忍，影响工作、生活，尤其影响睡眠质量，是导致血糖难以达标的主要危险因素，严重者可出现糖尿病足。

2. 中医认识

糖尿病性皮肤瘙痒症属中医学"风瘙痒""血风疮""阴痒""肛门作痒""消

渴"等范畴。"风瘙痒"最早见于《诸病源候论》，"风瘙痒，此由游风在于皮肤……遇热则瘙痒"。从中医对本病的命名来看，"风"是主要致病因素。金代张从正的《儒门事亲》曰："夫消渴者，多变聋盲、疮癣、痤痱。"也肯定了糖尿病性皮肤病变的存在。《诸病源候论》记载："其渴利虽瘥，热犹未尽，发于皮肤，皮肤先有风湿，湿热相搏，所以生疮。"指出糖尿病患者体内热邪未尽，其性为阳邪，易侵袭表面皮肤，加之皮肤受风、湿之外邪影响，风、湿、热夹杂，蕴于肌肤而发生糖尿病性皮肤病变。《外科证治全书》曰："肝家血虚，燥热生风，不可妄投风药。"认为阴虚燥热所致糖尿病性皮肤病变要慎用具有升发、疏散特性的药物，以避免进一步耗伤津气。

二、西医诊断

1. 诊断依据

（1）有糖尿病病史。

（2）无原发性皮肤损害。

（3）全身或局部皮肤瘙痒，可伴有抓痕、血痂、皮肤肥厚、苔藓样变、色素沉着等。

2. 临床表现

糖尿病患者自觉皮肤瘙痒，呈发作性，无原发性皮肤损害。一般无原发性皮损出现，瘙痒为本病特征性表现。全身性瘙痒症患者的瘙痒可开始即为全身性，或最初限于一处，继而扩展至全身，或痒无定处，常以阵发性或夜间为重；局限性瘙痒症表现为局部阵发性巨痒，好发于阴唇、阴囊、肛周、小腿和头皮部位。情绪波动、温度变化、衣服摩擦等刺激均可引起瘙痒发作或加重。

皮肤瘙痒较严重时可见抓痕、血痂、皮肤肥厚、苔藓样变、色素沉着等。搔抓可引起继发性皮损，后者包括条状抓痕、表皮剥蚀、血痂、色素沉着或减退，日久可呈湿疹样变和苔藓样变，还可继发各种皮肤感染如毛囊炎、疖、淋巴结炎等。此外尚可有烧灼、虫爬等感觉。冬季常由气候干燥引起，在使用肥皂洗浴后或脱衣睡觉时瘙痒加剧，尤见于小腿胫前。少数患者夏季发生，秋季自愈，病因不明。也有接触水后引起或加重瘙痒者。

三、病因病机

1. 病因

（1）外邪侵袭：风热侵袭肌表，卫外不固，正气不足，无力抗邪外出，风动则痒，热郁于肌肤，火性躁动，风热之邪遂郁于肌表不能外宣而成皮肤瘙痒。若伤于燥邪，肌肤失于濡润，燥而生风，则见瘙痒。

（2）先天因素：素体血分热盛，热邪动血，迫血妄行，血热生风，故有皮肤焮红瘙痒，剧者搔破后可有血痕，受热瘙痒加重，遇冷减轻。热为阳邪，得热则增，故夏季高发。火热内蕴，耗伤津液，阴虚血燥，阴愈虚则燥热愈甚，阴虚则不能濡养肌肤，燥热内结，耗伤阴血，更致阴血愈虚，久之则生风致痒。

（3）饮食不当：饮食不节，过食辛辣、刺激、油腻、酒、肥甘厚味之品，损伤脾胃，湿热内生，阻于肌肤，气血不得宣畅，邪气不能外达，故见皮肤瘙痒，好发于下身。

（4）久病之后：久病气血运行不畅，瘀血阻于局部皮肤，新血不生，肌肤失于濡润，化燥生风，故可见瘙痒剧烈。因是瘀血所致，所以抓破后瘀血流溢，皮疹呈暗红色，散布全身，或凝聚结块，或融合成片。

2. 病机

血热、血虚是糖尿病性皮肤瘙痒症的主要病机。本病初期多为血热，久热伤阴，导致血虚或血瘀，肌肤失养，风从内生，或血瘀生风，风动作痒。

本病可按照糖尿病之郁、热、虚、损四个阶段加以动态说明。郁证阶段代表疾病早期，发病与风邪有关，风为六淫之首，百病之长，其乘虚侵入机体，郁于皮肤，内不得疏通，外不得透达，使营卫不和，气血运行失常，肌肤失于濡养而发生瘙痒无度，骤起骤消。热证阶段代表疾病的发展，风邪为外感病因的先导，与热合为风热之邪，或风为阳邪，其性燥烈，易化生内热，血分蕴热，灼伤脉络，皮肤灼热、瘙痒。虚证阶段亦代表疾病进一步发展，热的阶段火热未除，脏腑功能持续亢进，耗气伤血，故气阴两伤为始，进而损及阴阳，导致阴阳两虚。同时痰浊瘀血等病理产物积聚内生，痰浊之形成多责之脾虚运化水湿无力，湿与热夹杂，导致糖尿病性皮肤瘙痒反复发作；瘀血之形成多因阴虚不能载血，血行不畅易形成瘀血。损证阶段代表疾病的终末，糖尿病性皮肤瘙痒症诸虚渐重，或久病入络，络损而成，瘀血阻滞，病轻可不通则痒，病重不通则疼痛难忍，或血瘀于皮肤，肌肤失养，风从内生，产生风团而瘙痒。

本病的症靶为局部或全身皮肤瘙痒。生地黄、紫草性寒，有生血、凉血、清热之功，对糖尿病性皮肤瘙痒症血热阴虚证有效；地肤子、苦参皆有清热利湿、祛风止痒之效，对湿热证临床用之灵验。标靶除控制血糖达标外，可能伴有嗜碱性粒细胞增多，故选用苦参、黄芩、秦艽、雷公藤治之，此四味药中的氧化苦参碱、黄芩苷、秦艽碱甲、雷公藤多苷均有免疫抑制作用。

糖尿病因风、热、湿侵袭肌肤出现皮肤瘙痒症，若外邪祛，则症状缓解。若表邪未解，郁于肌肤，热在气分不除，热扰肌肤则作痒。而外湿致病，必伤及脾，脾失健运，则湿浊内生，湿热阻滞肌肤则反复瘙痒。若深入营分、血分，导致血热证，皮肤焮红，热盛势必耗液伤阴，出现阴血不足，甚则津液亏耗，不能载血，血行不畅，塞而成瘀，或热盛迫血妄行，可导致血溢脉外，产生瘀血，经络受损，可导致糖尿病合并大血管及微血管并发症。

综上所述，糖尿病性皮肤瘙痒症可分为郁、热、虚、损四个阶段。本病初期以实证为主，多风热、血热、湿热，后期多血虚、血瘀。本病之症靶为减轻皮肤瘙痒。因风热、血热、湿热所致者，病势较急，阴虚、瘀血者的病势较缓。发病多与风有关，故证候变幻莫测，变化迅速，同一患者在不同阶段可呈现不同证候，具有证候个体化、动态演变的特点，临床中不同证型可互相交织，多证兼见，临证时应结合患者情况进行辨证施治。

四、辨治思路

（一）辨证要点

1. 症状分类辨证要点

皮肤瘙痒：凡肌肤失养、感邪均可发生皮肤瘙痒。若因受热瘙痒加重者，可因风热、血热、湿热等；夜间加重者，可因血热、阴虚、瘀血等；瘙痒剧烈者，可因风热、瘀血等；皮肤干燥者，可因风热、阴虚等。

2. 疾病转归辨证要点

病初在表者，多责之风热、湿热；风热者可见皮肤瘙痒剧烈，遇风加重，肌肤色淡红；湿热者好发于下身，瘙痒反复发作，易抓破渗液；表邪未解，发展为里证，多与阴血有关，血热者皮肤焮红瘙痒，甚至有皮肤出血倾向；血虚者常夜间瘙痒加重，皮肤干燥脱屑，多见于体质虚弱者或老年人；瘀血阻滞者除阵发性瘙痒外，往往伴有疼痛。

（二）鉴别诊断

1. 与疥疮鉴别

二者均有皮肤瘙痒。糖尿病性皮肤病有糖尿病病史，发作部位为全身性或局限性，后者多发生于肛门、外生殖器等部位。疥疮患者虽然常有奇痒，但是好发于皮肤薄嫩和皱褶处，如手指侧、指缝、腕肘关节屈侧、腹股沟、大腿内侧等。皮疹主要为红色小丘疹、丘疱疹、小水疱。隧道为疥疮的特异性皮疹，长约0.5cm，弯曲，微隆起，呈淡黄色或皮色，末端有一个灰白色或红色的小点。实验室检查时，刮取皮损部位，阳性标本可找到疥螨或椭圆形、淡黄色的薄壳虫卵。

2. 与荨麻疹鉴别

二者均有皮肤瘙痒。糖尿病性皮肤病有糖尿病病史，可伴有皮肤抓痕、血痂、干燥、继发湿疹样病变等。荨麻疹除先出现皮肤瘙痒外，还随之出现皮肤红色或苍白色风团，风团大小不等，形状不一，数目不定，突然发作，常于24小时内消退，不留痕迹，反复发作，此起彼伏，发无定处，可累及呼吸道、胃肠道及心血管系统。

3. 与湿疹鉴别

二者均有皮肤瘙痒。糖尿病性皮肤病有糖尿病病史，无任何皮肤原发性损害。湿疹皮损对称性分布，多形损害，瘙痒剧烈，有湿润倾向，反复发作，易发展成慢性。

急性湿疹以丘疱疹为主，有渗出倾向；慢性湿疹以苔藓样变为主，易反复发作。湿疹可发生于耳部、头部、面部、乳房、手部、阴囊、小腿内侧等多个部位。

（三）治疗原则

本病多由外风、内风和瘀血引起，治以消风活血为主。并发内部疾病时，及时寻找原因，采用标本兼顾、内外兼治的方法。

五、辨证论治

1. 风热久郁证

症状：周身皮肤瘙痒剧烈，遇热更甚，病情缠绵，皮肤肥厚呈苔藓样变，伴心烦、口渴，大便干燥，舌红苔薄黄，脉弦细。

治法：解表清热，搜风止痒。

方药：乌蛇祛风汤（《朱仁康临床经验集》）加减。乌梢蛇、蝉衣、防风、羌活、白芷、黄连、黄芩、金银花、连翘等。

加减：发热、微恶寒、口渴者，加荆芥、桑叶、菊花、薄荷等；搔抓后感染者加蒲公英、鱼腥草等。

2. 血热生风证

症状：皮肤焮红瘙痒，剧者搔破后可有血痕，受热瘙痒加重，遇冷减轻，伴有口干、心烦，夏季高发，舌红苔薄黄，脉滑数。

治法：清热，凉血，息风。

方药：犀角地黄汤（《脉因证治》）加减。水牛角、赤芍、牡丹皮、生地黄等。

加减：局部焮红灼热，便干尿黄，高热烦躁者加石膏、地骨皮、熟地黄、知母、紫草；痒甚者加白鲜皮、白蒺藜、防风等。

3. 阴虚血燥证

症状：皮肤干燥，瘙痒，夜间加重，抓痕、血痕满布，舌红苔薄或少，脉弦细。

治法：养血润燥，消风止痒。

方药：当归饮子（《证治准绳》）加减。当归、白芍、防风、生地黄、白蒺藜、川芎、荆芥、何首乌等。

加减：热盛口渴者，加黄连、天花粉、麦冬等；心烦失眠者，加琥珀、酸枣仁、甘草、小麦、莲子心等；年老体弱者，加党参、黄芪、北沙参等。

4. 下焦湿热证

症状：皮肤瘙痒，好发于下身，抓破渗液结痂，遇热痒重，伴口干口苦，纳差，大便不爽，舌红，苔薄黄腻，脉弦滑。

治法：清热祛湿，消风止痒。

方药：龙胆泻肝汤（《兰室秘藏》）加减。龙胆草、黄芩、栀子、生地黄、当归、泽泻、车前子、柴胡等。

加减：大便偏稀者，加苍术、薏苡仁；外阴瘙痒者，加地肤子、苦参、白鲜皮外洗；带下量多，舌苔黄腻者，加萆薢、薏苡仁、土茯苓、黄柏。

5. 瘀血阻滞证

症状：阵发瘙痒，剧烈疼痛，抓破后黑血流溢，皮疹呈暗红色，散布全身，或凝聚结块，或融合成片，皮肤肥厚，舌质暗，苔薄，脉细涩。

治法：活血化瘀，消风止痒。

方药：桃红四物汤（《医宗金鉴》）加减。当归、赤芍、川芎、红花、桃仁、荆芥、蝉蜕、白蒺藜等。

加减：咽干眠差者，加葛根、生地黄、酸枣仁、夜交藤；受热痒增，遇冷痒减者，加生地黄、牡丹皮、紫草；痛有定处者，加三棱、莪术、延胡索；皮肤肥厚者，加丹参、鸡血藤、白芍、姜黄。

六、其他疗法

1. 中成药

（1）防风通圣丸

适应证：用于糖尿病性皮肤瘙痒症风热久郁证。

用法用量：水丸一次6g，浓缩丸一次8丸，一日2次。

（2）秦艽丸

适应证：用于糖尿病性皮肤瘙痒症血热生风证。

用法用量：一次30丸，一日2次。

（3）犀角地黄丸

适应证：用于糖尿病性皮肤瘙痒症血热生风证。

用法用量：一次12g，一日2次。

（4）润肤丸

适应证：用于糖尿病性皮肤瘙痒症阴虚血燥证。

用法用量：一次6g，一日2次。

（5）二妙丸

适应证：用于糖尿病性皮肤瘙痒症下焦湿热证。

用法用量：一次6~9g，一日2次。

（6）当归苦参丸

适应证：用于糖尿病性皮肤瘙痒症下焦湿热证。

用法用量：一次6g，一日2次。

（7）肤痒冲剂

适应证：用于糖尿病性皮肤瘙痒症瘀血阻滞证。

用法用量：一次 9~18g，一日 3 次。

2. 外治

（1）苦参酒：苦参、百部、野菊花、凤眼草、樟脑。将上药装入大口瓶内，加入 75% 酒精（或白酒）5000mL，泡 7 天后去渣，加樟脑溶化后备用。用棉签外涂。

（2）女性二阴瘙痒，外用苦参、蛇床子、石榴皮、明矾，水煎洗患处。

（3）大枫子油：调匀，涂患处，一日 2~3 次。

（4）润肌皮肤膏：用纱布包药擦患处，用药后如不痛，可直接敷于患处，一日 2~3 次。

（5）三黄洗剂：擦患处，一日 2~3 次。

（6）炉甘石洗剂：混匀，擦患处，一日 2~3 次。

（7）正红花油：擦患处，一日 2~3 次。

七、各家经验

1. 魏子孝

魏子孝认为糖尿病性皮肤瘙痒症是整体病变的局部表现，是糖尿病阴虚病机进一步发展的结果。其病机不外阴虚、气阴亏虚、络脉瘀阻、肌肤失养。中医治疗着眼于调整机体状态，在具体用药时既要注重归经配伍，又应注意考虑现代药理作用，并多参以祛风止痒的药物。如对湿热蕴结之证，常以祛邪为先，方选《丹溪心法》之四妙散加减以清热化湿；血热生风者，多以《千金要方》之犀角地黄汤清热凉血，并以生石膏、升麻、大青叶代犀角凉血清热为君药；血虚生风者，秉陈自明《妇人大全良方》"医风先医血，血行风自灭"之论，以黄芪桂枝五物汤、四物汤等养血祛风；因血瘀者，多予大黄䗪虫丸活血破瘀。魏教授认为祛风药具有发汗作用，可兴奋末梢神经，恰适用于糖尿病周围神经病变而致瘙痒者。在具体祛风药物的选择上，多选具有祛风止痒、抗过敏、改善皮肤代谢作用的白蒺藜、徐长卿、防风、地肤子、白鲜皮等。对于较顽固性的糖尿病瘙痒症，常以荆芥穗、苦参等药物煎汤外洗，配合内服方药治疗。

2. 吕靖中

吕靖中认为老年糖尿病患者多气血亏虚，营卫失调，肌肤失濡，故皮肤干燥，瘙痒多见。对此证多用桂枝汤加当归、黄芪以益气生血、调和营卫、解肌祛风。糖尿病病久多见肝肾阴血不足，血虚失养，病程较长，反复发作，皮色淡暗，皮肤干燥脱屑、变厚。血虚多滞，经脉不通，可见肢体麻木、身痒，甚则疼痛，夜间尤甚，治以养血活血，祛风通络，方用四物汤加味。兼肢体麻木、疼痛者可加川牛膝，桂枝；若见四肢发凉，肢体麻木，困倦尤甚，舌质暗，脉沉涩者，多属阳气不足、瘀血阻络、毒邪内蕴。治以补气通络、解毒祛瘀，方用助阳止痒汤加味。对于糖尿病合并尿道及阴道感染而致瘙痒，属湿热者居多，治以清热渗湿汤加味。对于局部细菌感染阴道瘙痒者，多配合清热、解毒、燥湿中药煎汤熏洗，常用药物：黄柏、土茯苓各15g，苦参10g，蒲公英30g，紫花地丁20g。水煎，外熏洗，每日1~2次。

3. 石岩

石岩主张应用太极拳、松静功、内养功等运动通过"松、静、守、息"使过度兴奋的大脑皮层松弛，缓解紧张焦虑情绪，调节植物神经功能，使全身肌肉、关节、脏器都得到放松，可以抑制瘙痒的发作。

八、转归与预防调护

1. 转归

首先要积极治疗糖尿病，糖尿病得到缓解后，有些皮肤病变可随之缓解或消退，糖尿病性皮肤瘙痒症若治疗及时，内外兼治，一般预后良好。若治疗不当会加重糖尿病的病情，严重影响患者的生活质量，甚至导致病情恶化，造成严重后果，如发生糖尿病足、糖尿病周围神经病变等。另外，本病易反复发作，老年患者多冬季复发。

2. 预防调护

控制烟酒、浓茶、咖啡、辛辣、海鲜等辛辣刺激性食物的摄入，饮食以清淡为宜。注意个人卫生，保持皮肤清洁，适时沐浴，时间以15分钟为宜。积极参加社会活动，分散对皮肤瘙痒的注意力。避免劳累，保持心情愉快，树立战胜疾病的信心。若身体某处瘙痒发作，可涂擦止痒药物，或轻轻拍打痒处来缓解。注意保持外阴、肛门部的清洁干燥。定期检测血糖，避免急性高血糖或低血糖的发生。

第九节　糖尿病肾病

一、概述

1. 西医认识

糖尿病肾病（diabetic nephropathy，DN）是糖尿病最主要的微血管并发症之一，是慢性高血糖所致的临床上以持续性白蛋白尿和（或）肾小球滤过率进行性下降为主要特征的肾脏损害，病变可累及全肾，包括肾小球、肾小管、肾间质、肾血管等。早期多表现为微量蛋白尿，病久可出现大量蛋白尿，最终出现肾功能衰竭。2007年，美国国立肾脏病基金发表的《糖尿病及慢性肾脏病临床实践指南及专家建议》建议用"糖尿病肾脏病"（diabetic kidney disease，DKD）这一病名代替传统专业术语DN。

我国糖尿病肾病的患病率呈快速增长趋势，2009年至2012年我国社区2型糖尿病患者中糖尿病肾病患病率为30%~50%，住院患者约为40%。糖尿病肾病起病隐匿，一旦发展为大量蛋白尿期，进展至终末期肾病（end-stage renal disease，ESRD）的速度大约为其他肾脏病变的 14 倍。国外研究资料显示，20 年以上病程的糖尿病肾病患者发展为 ESRD 的年发病率为 40.8/1000，需要进行透析或移植等肾脏替代治疗。糖尿病肾病是目前引起 ESRD 的首要原因，因此早期诊断、预防与延缓糖尿病肾病的发生发展对提高糖尿病患者存活率，改善生活质量具有重要意义。

2. 中医认识

消渴病属于中医学"消渴"的范畴，而消渴病肾病是继发于消渴病基础上的肾脏病变，属于中医学"消渴""尿浊""下消""水肿""关格""虚劳""脾瘅肾病""消瘅肾病"等病证的范畴。基于《诸病源候论》中"其（消渴）久病变，或发痈疽，或成水疾"的论述，现代中医学者大多同意将其命名为"消渴病肾病"。

古代中医对糖尿病并发肾病有相关记载，《灵枢·五变》首先提出"五脏皆柔弱者，善病消瘅"。《灵枢·本脏》云："五脏脆则善病消瘅。"说明先天禀赋不足，五脏柔弱是糖尿病肾病发病的内在因素。《素问·奇病论》指出："此人必数食甘美而多肥也，肥者令人内热，甘者令人中满，故其气上溢，转为消渴。"《千金要方》曰："凡积久兴酒……大寒凝海而酒不冻，明其酒性酷热……遂使三焦猛烈，五脏干燥。"阐述了过食肥甘醇酒厚味，积热伤阴，肾体受伤而发生糖尿病肾病。《灵枢·五变》曰："夫柔弱者，必有刚强，刚强多怒，柔者易伤也……怒则气上逆，胸中蓄积，血气逆留，髋皮充肌，血脉不行，转而为热，热则消肌肤，故为消瘅。"《临证指南医案》指出"境愁郁，内火自燃，乃消症大病"。长期精神失调，气机郁滞，郁久化火，消灼津液，伤及于肾，日久则发生糖尿病肾病。《外台秘要》中有"肾消病"的病名，与糖尿病肾病关系较为密切，其援引隋代甄立言《古今录验方》中的记载"消渴，病有三……渴而饮水不能多，小便数，阴痿弱，但腿肿，脚先瘦小，此肾消病也"。《卫生家宝》中论述"疾久之，或变为水肿，或发背疮，或足膝发恶疮漏疮，至死不救"，指出消渴病久可转变为水肿，且病情严重；又言"夫消渴者……久则其病变为小便频数，其色如浓油，上有浮膜……是恶候也"，指出消渴病合并尿浊为危重恶候。《证治要诀》云："三消久而小便不臭，反作甜气，在溺桶中滚涌，其病为重，更有浮在溺面如猪脂，溅在桶边如柏烛泪，此精不禁，真元竭矣。"上述均为糖尿病肾病的表现。刘河间《三消论》亦云："若渴而饮水不绝，腿消瘦，而小便有脂液者，饮一溲二，其小溲如膏油，即膈消消中之传变。"腿肿、小便淋浊、有脂液等均可见于糖尿病肾病。《圣济总录》有对"消肾"的论述，"消渴病久，肾气受伤，肾主水，肾气虚衰，气化失常，开阖不利，能为水肿""消肾者……房室过度，精血虚竭，石势孤立，肾水燥涸，渴引水浆，下输膀胱，小便利多，腿胫消瘦，骨节酸疼，故名消肾"。

二、西医诊断

糖尿病肾病西医诊断标准参照《中国糖尿病肾脏病防治指南（2021 年版）》。

1. 诊断标准

目前糖尿病肾病通常是根据持续存在的白蛋白尿和（或）eGFR 下降，同时排除其他原因引起的慢性肾脏病（chronic kidney disease，CKD）而做出的临床诊断。在明确 DM 作为肾损害的病因并排除其他原因引起 CKD 的情况下，至少具备下列一项者即可诊断。

（1）排除干扰因素的情况下，在 3~6 个月内的 3 次检测中至少 2 次尿白蛋白/肌酐比值（urinary albumin to creatinine ra-tio，UACR）≥30mg/g 或 24h 尿白蛋白排泄率（urine albumin excretion rate，UAER）≥30mg/24h（≥20μg/min）。

（2）估算的肾小球滤过率（estimated glomerular filtration rate，eGFR）<60mL/（min·1.73m^2）持续 3 个月以上。

（3）肾活检符合 DKD 的病理改变。

2. 病理改变

DKD 典型的肾小球病理改变包括肾小球基底膜增厚、系膜基质增宽及肾小球硬化。足细胞功能异常及凋亡在白蛋白尿的发生发展过程中具有重要作用。2010 年美国肾脏病理协会制定了 RPS 分级，适用于 1 型糖尿病和 2 型糖尿病患者。根据肾脏组织光学显微镜、电子显微镜及免疫荧光染色的改变进行评分，将肾小球损伤分为以下 4 级。

Ⅰ级：单纯肾小球基底膜增厚，无或轻度特异性光镜改变，电镜提示基底膜增厚（女性 >395nm，男性 >430nm）。

Ⅱa 级：轻度系膜基质增宽，>25% 的肾小球有轻度系膜基质增宽；病理改变未达Ⅲ、Ⅳ级。

Ⅱb 级：重度系膜基质增宽，>25% 的肾小球有轻度系膜基质增宽；病理改变未达Ⅲ、Ⅳ级。

Ⅲ级：结节性硬化，1 个以上结节性硬化（K - W 病变）；病理改变未达Ⅳ级。

Ⅳ级：晚期糖尿病肾小球硬化，总肾小球硬化 >50%，同时存在Ⅰ级至Ⅲ级病理改变。

3. 临床分期

参考《中国 2 型糖尿病防治指南（2020 年版）》和《中国糖尿病肾脏病防治指南（2021 年版）》，DKD 确诊后，应根据 eGFR 及尿白蛋白水平进一步判断 CKD 分期，同时评估其进展风险及明确复查频率（表 10）。例如，糖尿病患者 eGFR 为 70mL/（min·1.73m^2）、UACR 为 80mg/g，则为糖尿病肾病 G2A2，CKD 进展风险为中风险，应每年复查 1 次。

表 10　按 eGFR 和 UACR 分类的 CKD 进展风险及就诊倾率

CKD 分期	eGFR [mL/（min·1.73m²）]	白蛋白尿分期		
		A1（UACR <30mg/g）	A2（UACR 30~300mg/g）	A3（UACR >300mg/g）
1 期（G1）	≥90	1（如有 CKD）	1	2
2 期（G2）	60~89	1（如有 CKD）	1	2
3a 期（G3a）	45~59	1	2	3
3b 期（G3b）	30~44	2	3	3
4 期（G4）	15~29	3	3	4
5 期（G5）	<15 或透析	4	4	4

注：eGFR 指估算的肾小球滤过率；UACR 指尿白蛋白/肌酐比值；CKD 指慢性肾脏病；表格中的数字为建议每年复查的次数；根据分期划分 CKD 进展的风险，G1A1 期、G2A1 期为低风险，G1A2、G2A2 期、G3aA1 期为中风险，G3bA1 期、G3aA2 期、G1A3 期、G2A3 期为高风险，其余分期为极高风险。

三、病因病机

1. 病因

消渴病肾病为消渴病的并发症之一，故其病因应在消渴病的基础上进一步分析。若消渴病患者未能及时诊治，去除病因，或经失治误治，或治不得法，导致病情加重，极易并发本病。大致可总结为以下几个方面。

（1）素体本虚：先天禀赋不足者，脏腑虚弱，其中肾为先天之本，肾中精气不足，易致本病。《灵枢·五变》曰："五脏皆柔弱者，善病消瘅。"先天禀赋不足，脏腑虚弱，瘀、湿、痰、浊毒内生可致本病。消渴患者，亦可因禀赋不足，肾中精气不足，肾失封藏，精微下泄或气化失司，水液潴留，而致水肿，或肾精亏少，燥热内生，以致本病。

（2）饮食失节：长期饮食失节，过食肥甘厚味，脾胃运化无力，积久不化而生内热，《素问·奇病论》云："帝曰：有病口甘者，病名为何？何以得之？岐伯曰：此五气之溢也，名曰脾瘅……此人必数食甘美而多肥也，肥者令人内热，甘者令人中满，故其气上溢，转为消渴。"而《症因脉治·三消》云："酒湿水饮之热，积于其内，时行湿热之气，蒸于其外，内外合受，郁久成热，湿热转燥，则三消乃作矣。"可见在消渴病中满内热的病机基础上，饮食失节加重脾胃运化负担，生湿蕴热，湿阻肾络，热竭肾精，导致本病。

（3）劳欲失度：房劳不节，快情纵欲易致肾中精气亏损，年轻时损耗过多，久之人体各脏腑阴液不足，虚火内生，进一步耗损阴液，终致消渴。《千金要方·消渴》

曰："凡人生放恣者众，盛壮之时，不自慎惜，快情纵欲，极意房中，稍至年长，肾气虚竭，百病滋生……或渴而不利，或不渴而利，所食之物，悉化小便，此皆由房室不节所致也。"《严氏济生方·消渴论治》亦曰："消渴之疾，皆起于肾。盛壮之时，不自保养，快情纵欲，饮酒无度……遂使肾水枯竭，心火燔炽，三焦猛烈，五脏干燥，由是渴利生焉。"消渴病与肾关系密切，肾主一身之阴阳，纵欲过度，易损肾阴，水火失济，五脏之阴不足，燥热内生而成消渴之疾。

（4）药物误用：消渴病病程长且缠绵难愈，患者过服温燥之品，耗伤气津，或误用肾毒性药物，毒损肾脏，引发本病。《诸病源候论·消渴病诸候》云："内消病者……由少服五石，石热结于肾，内热之所作也。"《外台秘要》中记载"过服温燥壮阳药或延年的五石散及钟乳石，可致石热肾燥，消灼阴液，而成消渴"。临床上糖尿病患者为易发药物性肾损害的高危人群之一，其多合并感染，如呼吸道、皮肤、尿路感染等，为控制感染，不慎使用肾毒性药物，如庆大霉素、卡那霉素、链霉素等，毒损肾脏，甚或急性肾功能衰竭，易导致本病。

（5）情志失调：消渴患者，长期精神压抑，抑郁焦虑，情志失调，五志过极，郁而化火，暗耗阴血，消灼津液，触发本病。《临证指南医案·三消》云："心境愁郁，内火自燃，乃消症大病。"

（6）外感六淫：燥、火、风、热、毒邪内侵，化燥伤津，出现"三消"之症。《素问·气交变大论》云："岁水太过，寒气流行，邪害心火，民病身热……渴而妄冒。"人体素虚或六淫邪气过重，正不盛邪，邪气郁久易化燥伤津而为消渴。《灵枢·五变》云："余闻百疾之始期也，必生于风雨寒暑，循毫毛而入腠理……或为消瘅。"消渴病中，感六淫邪毒，多夹热伤肾，肾脏气阴损耗，加重消渴，以致本病。

2. 病机

消渴病肾病为消渴病"郁、热、虚、损"中进入"损"的阶段。依据消渴病类型的不同，又有"消瘅肾病"和"脾瘅肾病"之别。前者为原有肝肾气阴不足的情况进一步加重，而后者则是脾胃郁热酿生痰、瘀、浊、毒，而两者进入"损"的阶段，共同的特点是伤及肾中真精，久病浊毒入络，因虚致实，虚气留滞，而成精损络闭之证，肾络闭阻，不能固摄精微，则见蛋白尿。至疾病后期，肾精虚极，导致气血阴阳俱虚，而痰、瘀、浊、毒等邪实旺盛，变证蜂起。

综上所述，消渴病肾病之病态处于消渴病"损"的阶段，肾精受损，邪实渐生，精损络闭，故病性为因虚致实，虚实夹杂。症靶为早期出现泡沫尿，中晚期可见水肿、恶心、皮肤瘙痒；标靶主要为尿蛋白，早期常以尿微量白蛋白升高为主，进展到后期常见大量蛋白尿和血肌酐、尿素氮升高。本病早期多见阴虚燥热、气阴两虚之证；随疾病进展、肾精受损、浊毒内生、闭阻肾络，常见肝肾阴虚、脾肾阳虚兼痰浊内阻、痰瘀互结等证；进展至终末期，则肾精虚极，痰、瘀、浊、毒旺盛，变证丛生，病情危急。

四、辨证思路

1. 诊断要点

（1）凡消渴病患者，以尿浊、神疲乏力为主要表现，或伴水肿、眩晕、视瞻昏渺、腰膝酸软等症状，都应考虑为消渴病肾病。

（2）早期以虚为主，可表现为气阴两虚、肝肾阴虚、气血两虚、脾肾阳虚。随着疾病进展而兼湿热、血瘀等标实证。后期可出现浊毒犯胃、尿毒入脑、水气凌心等危重证。

（3）进行尿液检查、UACR 和 UAER 测定、肾功能检查、眼底检查等有助于确定诊断。必要时需经皮行肾穿刺活检。

2. 鉴别诊断

（1）消瘅肾病与脾瘅肾病：依据消渴病类型的不同，消渴病肾病又有消瘅肾病和脾瘅肾病之别。脾瘅肾病是在实热、痰热证的基础上出现络脉损伤，而实热证日久迁延不愈则耗气伤阴，气阴两虚并见络瘀之证；消瘅肾病是在气阴不足的基础上出现络脉瘀滞。"脾瘅肾病"和"消瘅肾病"虽然在早期病机有所偏重，但二者逐步发展，均表现为虚、瘀、浊的相同转归。

（2）消渴病肾病水肿与非消渴病肾病水肿：二者均可见下肢或眼睑浮肿，消渴病肾病水肿病因明确，有消渴病病史，在消渴病基础上发展而来，病位在脾肾，脾肾气虚不能气化津液，血脉瘀阻，血不利则为水，泛溢肌肤则为水肿；非消渴病肾病水肿病因复杂，涉及多个脏腑，多有心脏、肝脏、肾脏病病史，病位在肺、脾、肾，肺失通调、脾失转输、肾失开阖，终至三焦、膀胱气化不利，水液停聚，泛溢肌肤，而成水肿。

3. 治疗原则

消渴病肾病的治疗当以虚实兼顾、标本同治为基本原则，益气养阴、补肾填精、活血通络为治疗大法，结合不同时期的证候特点，进行相应的辨证治疗。气虚无以固涩，精微渗出，当以益气固涩为要；阴虚内热灼伤络脉，当以养阴清热为法；血虚不能濡养经络，燥热内生，则以凉血、活血、养血为要；阳虚不能化浊排毒，浊毒内蕴，当采用温阳化浊、通腑泄浊之法；至后期发生浊毒致病，变证蜂起，犯胃呕吐则以化湿降浊、和胃降逆为主，凌心射肺则以温阳利水、泻肺平喘为先；肾脉瘀滞，血行不畅，络脉损伤，同时脾肾阳气虚衰，固涩不能，则精微物质大量外漏，当以填精通络、温阳益气、收敛固涩、活血化瘀为主。

五、辨证论治

（一）主证

1. 气阴两虚证

症状：尿浊，神疲乏力，气短懒言，咽干口燥，头晕多梦，或尿频尿多，手足心热，心悸不宁，舌体瘦薄，质红或淡红，苔少而干，脉沉细无力。

治法：益气养阴。

方药：参芪地黄汤（《沈氏尊生书》）加减。党参、黄芪、茯苓、熟地黄、山药、山萸肉、牡丹皮、泽泻。

加减：心悸不宁者加酸枣仁、柏子仁、龙骨、牡蛎；纳少腹胀，大便溏薄者加山药、薏苡仁、扁豆。

2. 肝肾阴虚证

症状：尿浊，眩晕耳鸣，五心烦热，腰膝酸痛，两目干涩，小便短少，舌红少苔，脉细数。

治法：滋补肝肾。

方药：杞菊地黄丸（《医级》）或六味地黄丸（《小儿药证直诀》）加减。枸杞子、菊花、熟地黄、山萸肉、山药、茯苓、泽泻、牡丹皮。

加减：五心烦热甚者加知母、黄柏、地骨皮；口干，两目干涩，视物不清者加女贞子、决明子。

3. 气血两虚证

症状：尿浊，神疲乏力，气短懒言，面色㿠白或萎黄，头晕目眩，唇甲色淡，心悸失眠，腰膝酸痛，舌淡脉弱。

治法：补气养血。

方药：当归补血汤（《兰室秘藏》）合济生肾气丸（《济生方》）加减。黄芪、当归、附子、肉桂、熟地黄、山药、山萸肉、茯苓、牡丹皮、泽泻。

加减：乏力明显可重用黄芪，小便短少可加桂枝、泽泻。

4. 脾肾阳虚证

症状：尿浊，神疲畏寒，腰膝酸冷，肢体浮肿，下肢尤甚，面色苍白，小便清长，夜尿增多，或五更泄泻，舌淡体胖有齿痕，脉沉迟无力。

治法：温肾健脾。

方药：附子理中丸（《太平惠民和剂局方》）合真武汤（《伤寒论》）或大黄附子汤（《金匮要略》）加减。附子、干姜、党参、白术、茯苓、白芍、甘草。

加减：五更泻可加用四神丸，药用补骨脂、肉豆蔻、吴茱萸、五味子。在主要证型中，出现阳事不举加巴戟天、淫羊藿；大便干结加火麻仁、肉苁蓉。

（二）兼证

1. 湿热证

症状：兼见胸满烦闷，纳呆泛恶，小便灼热涩痛，口苦口黏，头沉重，大便黏腻，舌苔黄腻，脉滑数。

治法：清热利湿。

方药：薏苡附子败酱散（《金匮要略》）合四妙丸（《成方便读》）或龙胆泻肝汤（《医方集解》）加减。薏苡仁、附子、败酱草、黄柏、苍术、牛膝、黄芩、车前子、柴胡、滑石、大黄、栀子、泽泻、生地黄。

加减：小便热痛甚可用八正散加减，药用木通、车前子、萹蓄、大黄、栀子、滑石、灯心草、瞿麦。

2. 血瘀证

症状：兼见舌色紫暗，舌下静脉迂曲，瘀点瘀斑，脉沉弦涩。

治法：活血化瘀。

方药：桃红四物汤（《玉机微义》）或抵当汤（《伤寒论》）加减。桃仁、红花、大黄、水蛭、柴胡、当归、生地黄、赤芍、枳壳、连翘、葛根。

加减：刺痛、瘀血甚者加莪术、三七等。

3. 阴虚阳亢证

症状：兼见头晕头痛，口苦目眩，脉弦有力。

治法：镇肝息风。

方药：镇肝息风汤（《医学衷中参西录》）或天麻钩藤饮（《中医内科杂病证治新义》）加减。怀牛膝、代赭石、生龙骨、生牡蛎、生龟甲、天麻、钩藤、白芍、玄参、天冬、川楝子、生麦芽、茵陈、甘草。

加减：头晕、口苦甚者可加川芎、柴胡等。

（三）变证

1. 浊毒犯胃证

症状：恶心呕吐频发，头晕目眩，周身水肿，或小便不行，舌质淡暗，苔白腻，脉沉弦或沉滑。

治法：降逆化浊。

方药：旋覆代赭汤（《伤寒论》）合小半夏加茯苓汤（《金匮要略》）或黄连温胆汤（《六因条辨》）加减。旋覆花、代赭石、甘草、党参、半夏、生姜、大枣、猪苓、茯苓、泽泻、白术、桂枝。

加减：呕恶甚者加吴茱萸、黄连。

2. 尿毒入脑证

症状：神志恍惚，目光呆滞，甚则昏迷，或突发抽搐、鼻衄、齿衄，舌质淡紫有齿痕，苔白厚腐腻，脉沉弦滑数。

治法：开窍醒神，镇惊息风。

方药：菖蒲郁金汤（《温病全书》）送服安宫牛黄丸（《温病条辨》）加减。石菖蒲、郁金、栀子、连翘、竹叶、竹沥、灯心草、菊花、牡丹皮。

加减：四肢抽搐加全蝎、蜈蚣；浊毒伤血致鼻衄、齿衄、肌衄等，加生地黄、犀角（可用水牛角代替）。

3. 水气凌心证

症状：气喘不能平卧，心悸怔忡，肢体浮肿，下肢尤甚，咳吐稀白痰，舌淡胖，苔白滑，脉细小短促无根或结代。

治法：温阳利水，泻肺平喘。

方药：葶苈大枣泻肺汤（《金匮要略》）合五苓散（《伤寒论》）或生脉散（《医方考》）加减。葶苈子、大枣、茯苓、桂枝、泽泻、白术、桂枝、甘草、附子、干姜、黄芪、麦冬、五味子。

加减：浮肿甚者可加用五皮饮；四肢厥冷，大汗淋漓者重用淡附子，加人参。

六、其他疗法

1. 中成药

中成药的选用必须适合其中医证型，切勿盲目使用。建议选用无糖颗粒型、胶囊剂、浓缩丸或片剂。

（1）芪药消渴胶囊

适应证：用于糖尿病肾病气阴不足证。

用法用量：口服，一次 6 粒，一日 3 次。

（2）步长脑心通胶囊

适应证：用于糖尿病肾病血瘀证。

用法用量：口服，一次 3 粒，一日 3 次。

（3）金水宝胶囊

适应证：用于慢性肾功能不全肺肾两虚证。

用法用量：口服，一次 3 粒，一日 3 次。

（4）芪蛭降糖胶囊

适应证：用于糖尿病肾病脾肾气血两虚、血瘀气滞证。

用法用量：口服，一次 5 粒，一日 3 次。

（5）黄葵胶囊

适应证：用于慢性肾炎湿热证。

用法用量：口服，一次 5 粒，一日 3 次。

（6）肾炎康复片

适应证：用于糖尿病肾病气阴两虚、脾肾不足证。

用法用量：口服，一次 5 片，一日 3 次。

（7）百令胶囊

适应证：用于慢性肾功能不全肺肾两虚证。

用法用量：口服，一次 1~2.5g，一日 3 次。

2. 保留灌肠

（1）中药灌肠方 1

药物组成：白花蛇舌草、生牡蛎、蒲公英、生大黄。

用法用量：100mL 保留灌肠，灌肠后保留 2 小时以上，每日 1 次。2 周为 1 个疗程，治疗 4 个疗程。

（2）中药灌肠方 2

药物组成：生大黄、煅牡蛎、制附子、牡丹皮、槐米。

用法用量：煎汁 250mL，每日 1~2 次，共治疗 4 周。

3. 直肠滴注

自拟蠲白汤直肠滴注

适应证：适用于气阴两虚、湿瘀内阻证。

药物组成：大黄、黄芪、丹参、红花、薏苡仁、茯苓、泽泻、枳壳、生地黄。

加减：兼见面有瘀斑，肢体刺痛、痛处固定不移等偏瘀血者，加用泽兰、当归；兼见头身困重、肢体浮肿、尿多浊沫等偏湿浊者，加用萆薢、土茯苓。

用法用量：每剂中药浓煎取汁 300mL，过滤，装瓶备用。每晚 9 时嘱患者取左侧卧位，将 150mL 药液加热至 36~40℃，连接一次性输液器及 16~18 号导尿管，将导尿管插入肛门 20~30cm，调节输液瓶液面距肛门距离为 30~40cm，以 40~50 滴/分钟滴注。滴注完毕后，令患者平卧，臀部抬高 5~10cm，保留药液 1 小时以上。28 天为 1 个疗程。

七、各家经验

1. 仝小林

仝小林提出 DKD 的基本病机在于气阴两虚、肾络瘀滞。肾络受损，封藏不固，精微下泄，则表现为蛋白尿。精微外漏进一步可成浊毒，加之肾气虚无力推动血行，致血凝于肾络而成血瘀。随着病情进展，精微外泄不止，正气日益耗损，肾气更见亏虚，而浊毒、瘀血内蕴，日久则侵犯他脏。故虚、瘀、浊是其主要病机。其中，虚是始动因素，瘀是全程表现，浊是最终结局，故当补虚以固涩外泄之精微，降浊以畅壅堵之脉络，且活血化瘀当贯穿 DKD 治疗始终。

2. 吕仁和

吕仁和结合中医古代文献和西医学 DKD 的病理生理改变，提出 DKD"微型癥瘕"病理假说，认为 DKD 的发生发展是消渴病治不得法，迁延不愈，伤阴耗气，痰、郁、热、瘀互结，积聚于肾之络脉，形成微型癥瘕，由瘕聚渐成癥积的过程。在化痰、解郁、清热、活血、泄浊、行气的基础上强调活血化瘀、软坚散结的治法。

3. 吴以岭

吴以岭把肾小球微血管比作肾之脉络，认为"络脉瘀阻，津凝痰聚"是 DKD 的主要病理环节，"络息成积"是 DKD 的主要病理基础。络脉病变导致的继发性病理改变，是 DKD 发展加重的关键因素，这与 DKD 病理发展过程中细胞外基质成分及调控机制失常相吻合。

4. 南征

南征指出 DKD 是消渴病经年不愈，脏腑功能失调，气血运行失常所致，久病致络病瘀血，血瘀痰生，热结毒生，毒伤肾络，肾络瘀塞，体用俱伤。"毒损肾络"是 DKD 最重要的病理基础，南教授研制的系列保肾方药中也体现了解毒的治疗大法。

5. 柳红芳

柳红芳认为 DM 肾精亏虚，肾气化生乏源，导致肾用失常，气化失用，水谷精微不能转化为气血津液，反成痰湿浊瘀，内生病邪闭阻肾络，更加阻碍肾脏气化代谢，最终导致 DKD 的发生和发展。DKD 早期湿邪侵犯，闭阻气络。病程渐久则由气络波及血络，气络郁滞则血脉不畅，病邪闭阻血络而出现血瘀。随着病程进展，病邪由浅入深，由气达血，出现气血同病，瘀血由经入络，是更深一步的闭阻。治疗以补肾、填精、通络为主。

八、转归与预防调护

1. 疾病转归

糖尿病肾病起病隐匿，随着病情进展，早期多表现为微量蛋白尿，病久可出现大量蛋白尿，最终出现肾功能衰竭。糖尿病肾病一旦进展到大量蛋白尿期，将不可逆转的进展至 ESRD。中医方面，在消渴病肾病的整个过程中，虚是使动因素，瘀是全程表现，浊是最终结局。

2. 预防调护

合理的生活方式对糖尿病肾病的预防和控制有重要意义，包括饮食、运动、戒酒、戒烟、控制体重。

（1）饮食：强调饮食结构合理，包括对碳水化合物、蛋白质、脂肪、钠、钾、磷等营养素的摄入。糖尿病肾病患者应严格控制蛋白质摄入量，不超过总热量的 15%，每日膳食中的蛋白质，微量白蛋白尿者按照 $0.8 \sim 1.0 g/kg$ 体重标准给予，显性蛋白尿及肾功能损害者按照 $0.6 \sim 0.8 g/kg$ 体重标准给予，且应以生物学效价高的优质蛋白质为主，植物蛋白如豆类食品应限制摄入。

（2）运动：长期规律的运动可提高胰岛素敏感性，改善糖耐量，减轻体重，改善脂质代谢，改善内皮功能。运动的频率和强度应个体化，不合理的运动可诱发酮症或低血糖。早期可采用太极拳、五禽戏、八段锦、鹤翔桩、强壮功等传统锻炼功法，不宜剧烈运动；进展至肾功能衰竭者应以卧床休息为主，活动量不宜过大，可选用气功、内养功等静功法。以平衡人体阴阳，调和气血，通畅经络为目的，对病体康复有一定辅助作用。

（3）戒烟：戒烟或减少吸烟是预防或控制糖尿病肾病进展的重要措施。

第十章 肥胖症

一、概述

1. 西医认识

肥胖症是指由遗传、环境等多种因素相互作用所引起的体内脂肪堆积过多和（或）分布异常、体重增加的一种慢性代谢性疾病。《中华人民共和国国家标准中医临床诊疗术语疾病部分》指出：肥胖是因嗜食肥甘，喜静少动，脾失健运，痰湿脂膏积聚，以形体发胖超乎常人，并伴困倦乏力等为主要表现的形体疾病。以体重指数 [BMI = 体重/身高的平方（kg/m^2）] 作为外部特征测量的指标。WHO 将 BMI ≥ $30kg/m^2$ 定义为肥胖，而中国人以 BMI ≥ $28kg/m^2$ 为界值。肥胖作为代谢综合征的主要组成部分之一，与多种疾病如 2 型糖尿病、血脂异常、高血压、冠心病、卒中、肿瘤等密切相关，而且随着 BMI 的上升这些危险因素也呈上升趋势。从 1980 年到 2013 年，全球超重和肥胖的成年人及儿童分别增长了 27.5%、47.1%，超重及肥胖总人口已从 1980 年的 9.21 亿达到 2013 年的 21 亿。2010 年中国疾病预防控制中心的数据显示，我国成人中心型肥胖率为 40.7%。近年来，尚缺乏全国范围肥胖的调查数据，但地区性流行病学调查资料显示成人肥胖率呈现逐渐上升趋势。

2. 中医认识

（1）萌芽时期：中医学将肥胖者称为"肥人""肥贵人"，临床多参考"肥满""痰湿"等病范畴论治。秦汉时期众多医家逐渐形成了对肥胖的初步认识，这一时期的主流观点是肥胖与饮食不节密切相关，根据肥人的体质和临床表现，认为痰湿和瘀血可以导致肥胖的发生。《内经》对肥胖的病因病机已有记载，《素问·异法方宜论》曰："其民华食而脂肥。"《素问·通评虚实论》载："肥贵人则高粱之疾也。"《素问·奇病论》说："肥者令人内热，甘者令人中满。""有病口甘者……夫五味入口，藏于胃，脾为之行其精气，津液在脾，故令人口甘也，此肥美之所发也，此人必数食甘美而多肥也。"明确指出了肥胖与过食肥甘、先天禀赋等因素密切相关。脾主肌肉，脾胃升降转输、运化水谷精微而营养周身，使机体发达丰满。若饮食不当，或饮食偏嗜，或饮食过度，脾胃运化功能受损，痰湿内生，日久则痰瘀互结，逐渐导致肥胖。同时，如《灵枢·逆肥顺瘦》说："此肥人也，广肩腋，项肉薄，厚皮而黑色，唇临临然，其血黑以浊，其气涩以迟。"指出了肥胖的主要临床表现。

（2）发展时期：宋金元时期对肥胖的体质分型进行了较为深入的研究，同时侧面指出了肥胖亦有虚实之分，并非完全属于虚证，这一理论创新对于指导临床辨证论治具有深远的意义。杨仁斋的《仁斋直指方论》曰："肥人气虚生寒，寒生痰，湿生痰……故肥人多寒湿"。朱丹溪在《格致余论》中论及"肥白人多湿""肥白人多痰饮"，明确指出了肥人多为痰湿之体。刘河间指出肥胖的主要病机为气虚，"血实气虚则肥，气实血虚则瘦"。而李东垣则认为肥胖多责之于实，其在《脾胃论》中论述"胃中元气盛，则能食而不伤，过时而不饥。脾胃俱旺，则能食而肥；脾胃俱虚，则不能食而瘦。或少食而肥，虽肥而四肢不举，盖脾实而邪气盛也"。由此可见，宋金元时期对肥胖的研究着重于"气虚致肥"和"痰湿致肥"两方面。

（3）兴盛时期：明清时期对肥胖的认识更加详细和完备，《景岳全书》曰："何以原为气虚？盖人之形体，骨为君也，肥人者柔盛于刚，阴盛于阳，且肉与血成，总皆阴类，故肥人多为气虚。"指出肥胖与气虚体质的密切关系。此外，对肥胖血瘀证亦有论述，"津液者血之余，行乎脉外，流通一身……若血浊气浊，则凝聚而为痰"。说明肥人血浊而瘀，瘀血碍气，气不布津，形成痰湿兼瘀血之证。沈金鳌在《杂病源流犀烛》中说"人之肥者必气虚"，指出气虚阳微、沉困怠惰可导致津液输布失常，津停为痰，痰湿泛滥浸渍周身而成肥胖。《医门法律》也有"肥人多湿"的详尽论述。章虚谷在《医门棒喝》中指出："如体丰色白，皮嫩肌松，脉大而软，食喰虽多，每日痰涎，此阴盛阳虚之质。"肥人阳气不足，气不化水，水湿内停，痰湿易生。明清时期的诸多研究，是对前代医家认识的继承与发展，对后世进一步深入研究肥胖症机理起到了承前启后的作用。

综观历代医家对肥胖症的著述，该病的病因病机多为痰湿、血瘀、气虚、阳虚等，而且这些证候常常兼夹并存。痰湿的产生与先天禀赋、饮食不节有关，脾运化失司是关键，病位在脾；或素体脾虚、中阳不运，水湿停聚中焦，凝聚不化，日久成痰；或暴饮暴食，贪食生冷，嗜食肥甘，损伤脾气，以致脾阳不振，运化失司，气化不利。李东垣在《脾胃论》中谓："油腻厚味，滋生痰涎。"《临证指南医案》认为"而但湿从内生者，必其人膏粱酒醴过度，或嗜饮茶汤太多，或食生冷瓜果及甜腻之物……若其人色白而肥，肌肉柔软者，其体属阴"。这些论述皆从饮食不节的角度指出了肥胖与痰湿的关系。《针灸大成》说："养外者极滋味之美，穷饮食之乐，虽肌体充腴，而酷烈之气，内蚀脏腑矣。"不仅说明了饮食过度令人肥胖，更进一步指出过食肥甘的危害。中医历来重视气血津液的正常运行，人体气血之循行，津液之输布与排泄都有赖于气的激发与推动。若饮食失调，劳倦伤脾，或长期好逸少动，均可导致中气虚损，故而朱丹溪在《丹溪心法》中说："凡肥白之人，沉困怠惰，是气虚。"气虚又可导致津液的生成、输布与排泄失常，停聚为痰，漫延周身而至肥胖。血瘀不畅导致肥胖，也为众多医家所推崇，张景岳有云"肥人多湿多滞，故气道多有不利"。刘河间亦云"肥人腠理多郁滞，气血难以通利"，说明肥胖也与情志密切相关。现代通过血液流变学及甲皱微循环观察也佐证了肥胖人群"痰中夹瘀、痰可致瘀"的观点，血液流变学研究结果提示痰湿体质者有全血黏度、红细胞压积、血沉、血小板聚集功能、纤维蛋白原增加及红细胞电泳减慢等表现，反映了其血液处于"黏、浓、聚、凝"的状态。因此对肥胖患者用药时，畅气机、消痰湿、化瘀血为医家所重视，如万全"治肥人经水来少者"用二陈加芎归汤。

二、西医诊断

目前尚无关于肥胖症的统一诊断标准，有以下指标可供参考。

1. 体重指数（BMI）

测量身体肥胖程度，BMI（kg/m²）= 体重（kg）/［身高（m）］²。BMI 值 18.5 ~ 23.9 为正常，24.0 ~ 27.9 为超重，≥28.0 为肥胖。BMI 不能准确地描述体内脂肪的分布情况，不能区分脂肪和肌肉的含量，因此肌肉发达的人往往容易被误判。

2. 理想体重

理想体重（kg）= 身高（cm）- 105 或 IBW（kg）=［身高（cm）- 100］×0.9（男性）或 ×0.85（女性）。理想体重 ±10% 为正常，超过理想体重 10.0% ~ 19.9% 为超重，超过理想体重 20.0% 为肥胖。

3. 腰围

受试者站立位，双足分开 25 ~ 30cm，使体重均匀分配；腰围测量髂前上棘和第 12 肋下缘连线的中点水平。男性腰围 ≥85cm、女性腰围 ≥80cm 作为中心性肥胖的切点。腰围是衡量脂肪在腹部蓄积（即中心性肥胖）程度的常用指标，是 WHO 推荐的用于评价中心型肥胖的首选指标，与 CT 测量的内脏脂肪含量有显著相关性。

4. 腰/臀比（WHR）

臀围测量环绕臀部的骨盆最突出点的周径。WHO 建议 WHR 男性 >0.9，女性 >0.85 即诊断为中心性肥胖。但腰/臀比相近的个体体重可以相差很大，该指标和腹部内脏脂肪堆积的相关性低于腰围。

5. CT 或 MRI

计算皮下脂肪厚度或内脏脂肪量，是评估体内脂肪分布最准确的方法，但不作为常规检查。

6. 其他方法

身体密度测量法、生物电阻抗测定法、双能 X 线（DEXA）吸收法测定体脂总量等。

三、病因病机

1. 病因

（1）先天不足：肥胖产生的根源是先天禀赋的盛衰。《物理论》即言"谷气胜元气，其人肥而不寿；元气胜谷气，其人瘦而寿"。《素问·通评虚实论》谓："肥贵人，则高粱之疾也。"《金匮要略·血痹虚劳病》云："夫尊荣人，骨弱肌肤盛。"可见，先天不足，或年老、久病体弱肾虚，则命门火衰不能为脾阳蒸化水谷，运化失司，水液代谢失常，可致痰湿膏脂淤结于肌腠，发为肥胖。

（2）饮食失节：肥胖患者平素嗜食肥甘，喜静少动，情志不畅；或因偏食而土壅，或因少动而气滞，或因七情而气郁，或因过劳而气虚。气机失常，而致水谷精微代谢失衡；脾虚失运，则水湿痰脂停滞积聚；其清者不升，浊者不降，浊聚为膏，停聚于腰腹或全身，发为肥胖。

《素问·奇病论》言："此肥美之所发也，此人必数食甘美而多肥也，肥者令人内热，甘者令人中满。"是中医对肥胖病机——"中满"的精辟论述。而且临床也发现多数肥胖患者是过食肥甘引起中焦脾胃负担过重，营养过分堆积造成的，与中满病机相吻合。《中藏经》云："食饮不消而中满。"亦说明了饮食与中满的关系。《灵枢·卫气失常》言："膏者多气而皮纵缓，故能纵腹垂腴。"所言"膏人"即表现为身小腹大，脂膏集中于腹部，从形态学角度佐证了肥胖中满的病机。

（3）情志所伤：西医学证实，长期的精神压力与肥胖存在着密切联系。肝主疏泄，喜条达，七情内伤常导致肝气郁滞，气机阻塞，以致气结痰凝，或肝气失疏，影响脾胃之气机升降，健运失职，痰湿内生，膏脂痰湿蓄于皮肤，则发为肥胖。

（4）劳逸失常：久卧伤气，久坐伤肉。戴元礼指出"人肥者必气急，气急必肺邪盛，肺金克肝木，胆为肝之腑，故痰涎壅盛"。《素问·阴阳应象大论》曰："年四十，而阴气自半也，起居衰矣，年五十，体重、耳目不聪明矣。"《望诊遵经》指出："富贵者。身体柔脆。肌肤肥白。缘处深闺广厦之间。此居养之不齐。而气色所由异者也。"说明养尊处优，多逸少劳在肥胖发病中的作用。

2. 病机

肥胖的核心病机为"中满"，日久则化膏化浊、化痰化瘀，百病由生。中满主要表现为气化障碍、不运不化的病理状态。早期肥胖患者虽然消化吸收功能正常，但机体不能很好利用和代谢这些营养物质，蓄积于体内，导致脂肪在体内、腹部堆积，进而糖分、脂质积于血液中。其成因是在正虚的基础上由先后天多种因素综合所致。先天禀赋不足，五脏羸弱，其中脾、肾两脏气虚是基础，加之后天饮食恣意放纵、多食肥甘、嗜卧少动，肥者令人内热，热郁而化火，伤及气阴；甘者令人中满，壅滞中焦，脏腑功能失调，脾虚失运，肺虚失布，肝郁气滞，肾虚气化失职，致使机体不能很好利用和代谢营养物质，蓄积于体内，遂变为湿、痰、浊，久则郁热、湿滞、血瘀等相互结聚，脂肪充于肌肤而发生肥胖。无论是先天因素还是后天因素，归结到底肥胖的病机都源于脏腑气化功能的异常，即中满。

脾胃同为中土，"胃为阳土，脾为阴土，胃主受纳腐熟水谷，脾主运化输布精微，胃气主降，脾气主升，胃喜润而恶燥，脾喜燥而恶湿"。因此，脾胃经常处于一种不湿不燥、升降有序、纳运规律的状态。若长期过食肥甘，当脾胃功能尚健之时，可生肥胖；若超过脾胃的运化功能，或由于饮食失节、情志失调、行为失度等因素，导致脾胃气机郁滞，水谷运化失常，肥则碍胃，甘则滞脾，胃纳迟缓，脾运呆滞，气机不调，脾胃当升不升，当降不降，有形之物淤滞肠胃，则气机壅滞，浊气留滞，形成"邪气盛则实"的病机变化；脾气不运，则湿浊内停，积聚体内，化为膏脂，则土壅中满，肥胖由此而生。日久脾气虚弱，有形之浊气不去，形体失养，食不养正，导致正气虚衰，而终致形盛气衰。肥胖早期多为邪实，后期则归于正虚，且常为因实致虚，形成虚实夹杂的病机变化，完全符合"实则阳明，虚则太阴"的病理特征，而"阳明""太阴"主要是两经所属的脏腑，尤其指脾与胃，即肥胖的病位所在。

四、辨治思路

（一）辨证要点

1. 症状分类辨证要点

（1）肥胖：若其人体型肥胖而兼有胸脘满闷或胁肋胀满、情志不畅者多为气机郁滞，病在中焦脾胃、肝胆，同时常合并肢体困重、大便黏腻、舌苔厚腻、脉象弦滑者，为湿浊内蕴；若肥胖而兼有口渴引饮、口苦易怒、消谷善饥、大便秘结、舌红苔黄、脉数有力等症，多属内热炽盛，病在肺、肝、胃肠；若肥胖而兼有乏力气短、多汗恶风、纳呆便溏、舌质淡胖、脉弱无力等症，多属气虚，病在肺、脾。

（2）疲乏：疲乏需辨虚实，若肢体困重、大便黏腻、舌苔厚腻、脉弦滑者为实，为湿浊内蕴；若乏力气短、多汗恶风、纳呆便溏、舌质淡胖、脉弱无力者为虚，多属气虚。

2. 疾病转归辨证要点

（1）辨虚实：实胖与虚胖的主要区别在于机体气化功能之强弱，而非仅仅局限于某一脏腑之虚实。其中实胖者，年龄较小，以青壮年为主，食欲旺盛，饮食不节，喜食甜食，性格开朗，毛发浓密而有光泽，肥胖程度较轻，腹型肥胖较少，胸围、腰围、臀围基本正常，形体较匀称，皮肉结实，腹部比较坚实，体质较好，精力充沛，苔腻脉滑，各种不适症状均不突出，各种合并症较少。虚胖者，年龄较大，中老年居多，情绪不稳定，急躁易怒，精神紧张，毛发的浓密程度及光泽度欠佳，体重指数大，肥胖程度高且腹型肥胖多，胸围、腰围、臀围均大，腹部松软、皮褶厚，体质欠佳，精力较差，临床症状较多，尤其是心慌心悸、胸闷、腰膝酸软、肢体沉重、气短乏力以及怕冷、怕热、手脚发凉等表现较多，舌淡苔腻，脉沉，各种合并症较多。

（2）辨标本：本病多为本虚标实，本虚要辨明气虚或兼夹其他虚候。临床以气虚最为多见，表现为神疲乏力、少气懒言、倦怠气短、动则喘促、舌胖边有齿痕等肺、脾、肾气虚之候。标实要辨明痰湿、水湿、痰热及瘀血之不同。痰湿明显者，表现为形体肥胖，腹大胀满，四肢沉重，头重胸闷，时吐痰涎；水湿偏重者，多有腹泻便溏，暮后肢肿，舌苔薄白或白腻；痰热偏盛者，多见心烦口苦，大便秘结，舌红苔黄腻等；瘀血内停者，常见面色紫暗，舌暗或有瘀点瘀斑，舌下脉络迂曲，其中舌淡紫胖者，属气虚血瘀，舌暗红、苔黄腻者，属痰热瘀血互结。

（3）辨脏腑病位：肥胖病有在脾、在肾、在肝胆和在心肺的不同，临证时需加以辨明。肥胖病变与脾关系最为密切，临床症见身体重着，神疲乏力，腹大胀满，头沉胸闷，或有恶心、痰多者，病变主要在脾。病久累及于肾，症见腰膝酸软、疼痛，动则气喘，嗜睡，形寒肢冷，下肢浮肿，夜尿频多。病变在肝胆者，可见胸胁胀闷，烦躁眩晕，口干口苦，大便秘结，脉弦等。病在心肺者，则见心悸气短，少气懒言，神疲自汗等。

（二）鉴别诊断

1. 水肿

水肿严重时，体重亦增加，也可出现肥胖的伴随症状，但水肿以颜面及四肢浮肿为主，严重者可见腹部胀满，全身皆肿，与本病症状有别。水肿经治疗，病理性水湿排出体外后，体重可迅速降至正常，肥胖患者体重减轻则相对较缓。

2. 黄胖

由肠道寄生虫与食积所致，以面部黄胖肿大为特征，与肥胖迥然有别。

（三）治疗原则

膏脂痰浊积聚是肥胖的病理基础，消膏降浊既是治标之法，又是澄源之本。肥胖多与过食肥甘或脾胃虚弱有关，此时需消积导滞。实胖者，以化痰祛湿为主，配合清胃、通腹、活血、利水等法，加强排泄；虚胖者，以健运脾胃、运脾助脾为主，同时配以温阳化气之品。

五、辨证论治

（一）实胖

1. 膏浊积聚证

症状：体型壮满，见腹满，胸脘痞闷，咯痰色黄黏稠，口渴喜饮，便干溲黄，舌红苔黄腻，脉弦滑。

治法：理气化痰，消膏降浊。

方药：小陷胸汤（《伤寒论》）加减。瓜蒌、半夏、黄连。

加减：血脂高者，可加红曲、山楂、荷叶、五谷虫等；心烦少寐，纳少便秘，舌红苔黄腻，脉滑数者，可酌加竹茹、浙贝母、黄芩、胆南星等。

2. 气滞食阻证

症状：形体肥胖，平素嗜食肥甘厚味，胸胁胀满、窜痛，嗳腐吞酸，性情急躁易怒，口苦舌燥，大便黏滞不爽，苔厚腻，脉弦滑。

治法：行气开郁，消积导滞。

方药：越鞠丸（《丹溪心法》）合厚朴三物汤（《金匮要略》）加减。苍术、香附、神曲、栀子、川芎、厚朴、枳实、大黄。

加减：食积水停者，可加莱菔子、葶苈子、决明子、车前子；便秘者，加更衣丸；脘腹胀满，大便秘结或泄泻，小便短赤，苔黄腻，脉沉有力者，可用枳实导滞丸或木香槟榔丸。

（二）虚胖

1. 脾胃虚弱证

症状：形体肥胖，腹胀便溏，食少嗜睡，困重疲乏，舌淡胖苔白腻，脉濡缓。

治法：健脾益气，燥湿化痰。

方药：六君子汤（《世医得效方》）加减。人参、炙甘草、白茯苓、白术、陈皮、半夏。

加减：困乏倦怠、小便不利者，可加薏苡仁、山药；颜面、四肢浮肿者，可加大腹皮、五苓散等。

2. 脾肾气虚证

症状：形体肥胖，颜面虚浮，神疲气短，食少腹胀，便溏久泻，腰膝酸软，头昏耳鸣，舌淡，脉沉弱。

治法：补脾益肾，利水化饮。

方药：济生肾气丸（《济生方》）加减。牛膝、车前子、熟地黄、山茱萸、牡丹皮、山药、茯苓、泽泻、肉桂、制附子。

加减：肢体肿胀明显者，加五皮饮；脘腹胀满者，加厚朴、陈皮、木香以理气消胀；畏寒肢冷、腰膝酸软者，加补骨脂、仙茅、淫羊藿、益智仁、干姜；舌暗有瘀斑或舌下脉络迂曲者，加当归、赤芍、川芎、泽兰、益母草，或合用当归白芍散。

六、其他疗法

（一）中成药

中成药的选用必须适合该品种的证型，切忌盲目使用。

1. 防风通圣丸

适应证：用于腹部皮下脂肪丰满，即以脐部为中心的腹型肥胖，证属外寒内热、表里俱实者。

用法用量：一次1袋（6g），一日2次。

2. 湿消丸（七消丸）

适应证：用于脾肾阴虚、湿盛所致单纯性肥胖。

用法用量：一次1丸，一日2次。

（二）针刺

1. 体针

有关研究证实：针灸可以使胃基础活动水平降低及餐后胃排空延迟。针刺能降低外周5-羟色胺水平，还可增强患者下丘脑-垂体-肾上腺皮质和交感-肾上腺髓质系统的功能，促进机体脂肪代谢，产热增加，消耗积存的脂肪。常用针灸处方：

（1）梁丘、公孙穴：每次针1穴，交替使用，泻法，产生强烈的针感后，再接电针仪持续20分钟。起针后在相同穴位上再用麦粒型皮内针，沿皮下刺入1cm左右，留针3天，10次为1个疗程，连用3个疗程。

（2）辨证施针：肥胖属脾虚湿阻者，取内关、水分、天枢、关元、丰隆平补平泻，三阴交、列缺用补法；肥胖属胃强脾弱、湿热内蕴者，取曲池、支沟、四满、三阴交平补平泻，内庭、腹结用泻法；肥胖属冲任失调、带脉不和者，取支沟、中渚平补平泻，关元、带脉、血海、太溪用补法。隔天施针1次，留针30分钟，15次为1个疗程。

2. 耳针

（1）耳压磁珠：主穴取内分泌、皮质下、脾，配穴取口、肾上腺、腹、肺。取2000高斯、直径2mm的磁珠置于4mm×4mm大小的胶布上，然后固定于所取耳穴上，每次取穴4~5个，每天按压3~4次，每次10分钟，10次为1个疗程。

（2）体针结合耳针：体穴选用天枢、气海、足三里、减肥穴，一天1次，每次30分钟，起针后适度按摩减肥穴10分钟，12次为1个疗程。耳穴选用神门、饥点、脾，每次双耳取穴，嘱患者每天自行按压4~5次，每次10分钟，12天为1个疗程。

（3）芒针结合耳针：耳穴取饥点、神门、胃、内分泌为主穴。嗜睡者去神门加兴奋；食欲亢进、口渴欲饮者加渴点；顽固便秘者加大肠；伴高血压者加降压沟。芒针取梁门透刺归来、梁丘透刺髀关，隔天1次，10次为1个疗程。

（三）按摩

患者仰卧位，术者循肺、胃、脾、肾经经络走行进行推拿，点中府、云门、提胃、升胃、腹结、府舍、中脘、气海、关元等穴，然后换俯卧位，推拿膀胱经，点脾俞、胃俞、肾俞等穴，有并发症者加相应经络穴位。隔天推拿1次，每天30分钟，每周3次，4周为1个疗程。

七、各家经验

1. 朱良春

朱良春认为泽泻能利大小便、轻身减肥。泽泻甘淡性寒，功长利水，人尽皆知，且已经现代药理研究证实。但朱良春在长期临床中观察发现，其用量若大于 30g（汤剂），则有通便作用。不仅如此，他认为泽泻之功尚不止此二端，常常重用泽泻治疗单纯性肥胖、高胆固醇血症、脂肪肝、糖尿病及原发性高血压，并称为"发皇古义，融会新知"。所谓"古意"，在《神农本草经》中有泽泻"久服耳目聪明，不饥，延年，轻身，面生光，能行水上"的记载，前人曾斥"能行水上"为无稽之谈，朱良春认为"能行水上"可作为"轻身"的形容，而非确行水上。所谓"新知"，早在 20 世纪 30 年代，国内学者经利彬等即报告泽泻有降糖、降压及减少胆固醇在血液内滞留的作用。20 世纪 60 年代日本学者小林忠之报告泽泻有治疗脂肪肝、降胆固醇及延缓动脉粥样硬化的作用。结合这些研究，朱良春创"降脂减肥汤"（制苍术、黄芪、泽泻、淫羊藿、薏苡仁、冬瓜皮、冬瓜仁、荷叶、决明子、丹参、半夏、山楂、枳壳）治疗单纯性肥胖、高脂血症及脂肪肝。

2. 朱曾柏

朱曾柏认为肥胖是痰浊壅塞、充斥肢体的表现。患者常有掌厚指短、足趾足背作胀、腰围明显增大、行动略有滞重感、舌苔白腻等表现。此皆为痰浊阻滞、充斥肢体，进而导致脏腑经络气机壅滞，脾运受阻，痰浊难以运化，则加重痰浊之壅塞，循环反复形成恶性循环。病久气虚阳微者，则肌肉松软如绵。治疗常内外兼顾，内服以浙贝母（重用）、炒莱菔子、胆南星、甘草（少用）研末，饭后热水化服。喜热饮者加肉桂，女性月经量少或经色灰暗者加红花。除了内服药物，治疗本病更重要的是外治法，将辣椒（重用）、莪术、皂荚研末，把 4~5 层纱布做成约 6~7 寸的宽药片，捆绑腰腹一周。一天 2~3 次，每次 2~3 小时即可。若冬季或气候寒冷时，需加热药片，取化痰通络之热性药物及温暖之热气起"阳和解凝"之效，以阳胜阴故也。

3. 王琦

王琦认为治疗肥胖需辨质分型，将肥胖分为气虚肥胖、痰湿肥胖、血瘀肥胖三种类型。《石室秘录》云："肥人多痰，乃气虚也，虚则气不能营运，故痰生之。"临床可见一些肥胖患者肤白肌松，稍作活动即气喘吁吁，容易感冒、疲乏困倦、嗜睡、舌苔白腻。气虚导致津液运化失司，脾不散精，精微物质运行输布障碍与运化失调，是最终产生肥胖的根本原因。《冯氏锦囊秘录》云："故善痰治者，不治痰而治气，气顺则一身之津液亦随气而顺，更不治痰而补脾，脾得健运，而痰自化矣。"临床常重用黄芪以补气，白术、制苍术健脾燥湿，茯苓、泽泻、薏苡仁等健脾利湿。通过健脾益气，增强脾的运化功能，使痰湿得化，水谷精微得以输布，代谢恢复正常，从而达到治疗气虚肥胖的目的。第二类痰湿肥胖者，临床常见腹部肥满松软，面部皮肤油脂较多、多汗且黏、胸闷、痰多、口黏腻或甜、喜食肥甘、舌苔腻、脉滑等。《杂病源流犀烛》云:"痰饮……而其为物则流动不测,故其为害,上至颠顶,下至涌泉,随气升降,周身内外皆到,五脏六腑俱有。"因此,王琦根据痰浊部位的不同,用药也随之不同。痰壅在肺,多用紫苏子、莱菔子、白芥子等降气化痰;痰结在胸,多用半夏、薤白、瓜蒌宽胸化痰;痰凝在脾,多用白术、茯苓、苍术健脾祛痰;"治痰者,必当温脾强肾以治痰之本",因此兼用制何首乌补肾益精,肉桂补命门心包之火,"使根本渐充,则痰将不治而自去矣"。在肥胖的发病过程中有脾虚运化失司导致的气虚之象,湿浊内蕴的痰湿之象,还有浊聚生瘀的血瘀之象。《诸病源候论》云:"诸痰者,此由血脉壅塞,饮水积聚而不消散,故成痰也。"痰饮致病多有阻滞气机、不利血行的特点,王琦将临床上具有皮肤色素沉着、身体某部位疼痛等表现的肥胖患者归于血瘀肥胖,治疗以行气活血、化瘀消脂为法,药用姜黄、生蒲黄、山楂、熟大黄、当归、苏木等。

八、转归与预防调护

1. 疾病转归

随着病情的发展,一部分肥胖患者会兼有代谢综合征、心脑血管疾病等相关疾病,这是肥胖向疾病发展的重要趋势特点。肥胖是代谢综合征的重要基石,代谢综合征的前期(早期)以超重、肥胖为特征,继而出现一系列代谢性疾病,如高血糖、高脂血症、脂肪肝等,其最终结果是导致多种并发症的产生,如视网膜病变、肾功能衰竭、冠心病、脑梗死等。

2. 预防调护

(1)控制饮食:控制进食总量,应低热量、低脂肪饮食,避免摄入高糖类食物。对肥胖者应制订能为之接受、长期坚持下去的饮食方案,使体重逐渐减轻到适当水平,再继续保持。制订饮食方案必须个体化,使所提供的热量达到一定程度的负平衡。如热量过低难以坚持,可引起虚弱、脱发、抑郁甚至心律失常等不良反应,有一定的危险性。一般所谓低热量饮食指62~83kJ(15~20kcal)/(kg·d),极低热量饮食指<62kJ(15kcal)/(kg·d)。一般极少需要极低热量饮食,饮食的合理构成极为重要,须采用混合的平衡饮食。

(2)合理运动:与饮食控制相结合,并长期坚持,可以预防肥胖或使肥胖者的体重减轻。必须进行教育并给予指导,运动方式和运动量应适合肥胖者的具体情况,有心血管并发症和肺功能差者须更为慎重,应以有氧运动为主,循序渐进。

(3)行为干预:通过宣传教育使患者及其家属对肥胖的危害性有正确的认识,从而配合治疗,采取健康的生活方式,改变饮食和运动习惯,自觉长期坚持是治疗肥胖最重要的措施。

第十一章　代谢综合征

一、概述

1. 西医认识

代谢综合征（metabolic syndrome，MS）是指人体的蛋白质、脂肪、碳水化合物等物质发生代谢紊乱的病理状态，是一组复杂的代谢紊乱症候群。代谢综合征的中心环节是肥胖和胰岛素抵抗，以肥胖尤其是中心性肥胖为主，其临床重要性在于与之相关的高危心血管疾病和糖尿病等。

按照国际糖尿病联盟诊断标准，在对美国 3601 例 20 岁以上的成年人调查发现，MS 患病率为 39.0%，其中男性为 39.9%，女性为 38.1%。在我国，MS 的患病率总体上呈现北方高于南方、城市高于农村的趋势。男性 MS 患病率明显高于女性，MS 患病率随着年龄增长而增高，增龄趋势具有一定的性别差异，65 岁以前 MS 患病率男性高于女性，65 岁以后则相反。按照身体质量指数（BMI）分级，BMI ≥ 25kg/m^2 人群的代谢综合征患病率显著增加，是 BMI < 25kg/m^2 人群的 2.5 倍。一系列流行病学调查显示，MS 的人群发病率持续上升，其导致的心血管并发症的危险性也明显增加。MS 已成为一个新的公共卫生问题，并引起了医学界的广泛关注。

2. 中医认识

中医学并无"代谢综合征"的病名，依据其发病和临床表现，可参考"肥胖""脾瘅""腹满""胸痹""眩晕"等病证进行论治。

（1）MS 与肥胖的关系：中医学认为"过食"和"少动"是 MS 的两大主因。久坐少动、运动量减少则能量消耗减少，故致体型肥胖。MS 患者多为中心性肥胖，且以虚胖为主，即古人所云"骨弱肌肤盛"者。

（2）MS 与腹满的关系：饮食偏嗜，嗜食膏粱厚味之品，肥者令人内热，甘者令人中满，多阻滞中焦之气，发为腹满。

（3）MS 与胸痹、眩晕的关系：过食膏粱厚味，损伤脾胃，或久坐不动，脾胃呆滞，升降失常，导致运化失职，脾气郁滞，水湿不化，津液不布，为痰、为湿、为浊、为脂。"百病多为痰作祟""痰为百病之母"，《景岳全书》说："无处不到而化为痰者，凡五脏之伤皆能致之。"痰湿之邪闭阻心脉发为胸痹，上扰清窍发为眩晕。徐春甫认为"肥人眩晕，气虚有痰"。

（4）MS 与脾瘅的关系："脾瘅"之名源自《素问·奇病论》，"此五气之溢也，名曰脾瘅。夫五味入口，藏于胃，脾为之行其精气，津液在脾，故令人口甘也。此肥美之所发也，此人必数食甘美而多肥也。肥者令人内热，甘者令人中满，故其气上溢，转为消渴。治之以兰，除陈气也"。详细描述了由肥胖到脾瘅，由脾瘅至消渴的发展过程。肥胖是脾瘅的源头，消渴由脾瘅转化而来，脾瘅的核心病机是"中满"和"内热"。结合《素问·通评虚实论》"凡治消瘅、仆击、偏枯、痿厥、气满发逆，肥贵人则膏粱之疾也"的论述，可知脾瘅之后，会发生一系列与大血管病变相关的疾病，不难推测，脾瘅的形成和发展过程与代谢综合征基本一致，二者具有共同的基础和始动因素——肥胖，共同的核心病机——中满内热。其证候的形成和演变过程可概括为在遗传背景下，长期过食肥甘、少动，生膏生脂，引发肥胖，肥胖生中满，中满生内热，脾失健运，导致枢机不利、大气不转，进而化热、化湿、化痰、化浊。肝胆火盛则发眩晕，胃肠热盛则生消渴，浊入血脉则血脂异常，膏聚脏腑则生脂肪肝，湿热下注则引发痛风。病程日久，膏脂、湿浊、痰热、瘀毒使脉络闭阻，多脏受损，则中风、胸痹、目盲、肾劳、皮痹（肌肤甲错）、脉痹（脱疽）等变证百出。

二、西医诊断

1. 国际糖尿病联盟对 MS 的诊断标准

2005 年国际糖尿病联盟对 MS 的诊断标准为一个个体在具有必备指标的基础上至少还具有其他指标中的任何两项可被诊断为 MS。目前多参考此标准。

（1）必备指标

中心性肥胖（不同种族腰围有各自的参考值，推荐中国人腰围切点：男性≥85cm；女性≥80cm）。值得一提的是，中国人群腰围的确定，主要基于上海和香港的流行病学资料；而采纳空腹血糖作为高血糖的诊断标准，并非排除负荷后血糖的重要性，只是为了简化临床操作，更有利于标准的执行，因此在空腹血糖≥100mg/dL（5.6mmol/L）的人群中强烈推荐进行口服葡萄糖耐量试验（OGTT）。

（2）其他指标

①甘油三酯（TG）水平升高 >1.7mmol/L（150mg/dL），或已接受针对性治疗。

②高密度脂蛋白-胆固醇（HDL-C）水平降低：男性 <0.9mmol/L（40mg/dL），女性 <1.1mmol/L（50mg/dL），或已接受针对性治疗。

③血压升高：收缩压≥130mmHg 或舒张压≥85mmHg，或已接受降压治疗，或此前已被诊断为高血压。

④空腹血糖（FPG）升高：FPG≥5.6mmol/L（100mg/dL），或此前已被诊断为 2 型糖尿病。如果 FPG≥5.6mmol/L（100mg/dL），强烈推荐进行口服葡萄糖耐量试验，但是该试验在诊断 MS 时并非必要。

2. 中华医学会糖尿病学分会对 MS 的诊断标准

中华医学会糖尿病学分会（CDS）2004 年诊断标准为具有以下 4 项中的 3 项或全

部者即可确诊。

（1）超重或体重指数（BMI）≥25kg/m²。

（2）空腹血糖（FPG）≥6.1mmol/L（110mg/dL）和（或）75g葡萄糖负荷后2小时血糖（2hPG）≥7.8mmol/L（140mg/dL）和（或）确诊为DM并治疗者。

（3）血压（BP）≥140/90mmHg和（或）已确诊为高血压并治疗者。

（4）甘油三酯（TG）≥1.7mmol/L（150mg/dL）和（或）高密度脂蛋白（HDL-C）中男<0.9mmol/L（35mg/dL）、女<1.0mmol/L（38.9mg/dL）。

三、病因病机

1. 病因

（1）由于饮食不当，过逸少动，损伤脾胃，脾失运化，水液停聚为湿为痰。"饮食自倍，脾胃乃伤"，饮食过剩，脾胃（肠）受损，脾转输水谷之气能力下降，津液停滞在脾，肥甘厚味蕴而为热。肥者令人内热，甘者令人中满，肥指各种油脂类食物，包括煎炸、烧烤、涮肉等，甘泛指各种甜食、碳酸饮料或膨化食品等。

随着生活水平的提高，我国城市居民膳食结构发生了改变。既往以碳水化合物为主，近年来畜肉类及油脂消费过多，谷类食物消费偏低。2002年城市居民每人每日油脂消费量由1992年的37g增加到44g，脂肪供能比达到35%，超过WHO推荐的30%的上限。城市居民谷类食物供能比仅为47%，明显低于55%~65%的合理范围。动物性食物和脂肪供能高达63%，也超过WHO推荐的45%的上限。互联网和交通工具的发展极大改变了人们的娱乐、出行等生活方式，久坐少动的现象越来越普遍。

（2）情志不舒，肝气郁结，血行艰涩，水液代谢受阻，也可为痰为湿。当今社会，工作生活压力增大，情志逐渐成为重要的致病因素。主要有以下几个方面的原因：①思想负担加重：由于市场与社会竞争激烈，就业压力增大，失业人口数量增加，人们思想负担过重，危机感增强，心理问题与心理疾病增多。②精神负担加重：生活节奏加快，工作负担与责任感增强，工作压力增加，精神长期处于高度紧张的状态。③经济压力增加：住房价格飞涨，医疗费用增加，超过了国民经济增长的速度；教育费用增加，甚至超过一般家庭的承受能力；物价上涨、社会福利不完善等诸多因素，使家庭经济负担增加。

（3）年老体虚，肾气亏虚，蒸腾气化作用失常，津液不能蒸化而为痰浊。随着社会生活水平的提高，人均寿命不断增加，人口老龄化日益严重。年老者肾气亏虚，蒸腾气化作用失常，津液不能蒸化而为痰浊。

2. 病机及演变规律

（1）前期：此阶段是疾病的早期阶段，脾郁、肝郁、枢机不利为其本，以"郁"为其病机特点，可表现有气、血、痰、火、湿、食六郁。饮食过多，壅滞中焦之气，有碍脾胃升降，枢机不得斡旋，最终导致运化失职，脾气郁滞；饮食偏嗜，嗜食膏粱厚味之品，肥者令人内热，甘者令人中满，多阻滞中焦之气，脾气郁结。脾气郁滞，胃气不降，食积不化，运化不健，水湿不化，津液不布，湿痰浊邪内生，发为本病。

（2）早期：此阶段郁久化热，热证的表现最为突出，以胃热、肠热、心火等多见。

（3）中期：此阶段病机较为复杂，表现为肺胃津伤、肺脾气虚、气阴两虚、肝肾阴虚、脾肾阳虚等多种证型，但多虚实夹杂，可夹热、夹痰、夹湿、夹瘀等。

（4）后期：此阶段可累及多个脏腑，出现复杂的并发症，因虚极而脏腑受损，或因久病入络，络痹脉损而成。此阶段的根本在于络损（微血管病变）、脉损（大血管病变），并以此为基础导致脏腑器官的损伤。

微血管——络脉并发症。以糖尿病为主导的 MS 后期大小血管都出现病变，如心脑血管疾病、糖尿病肾病、糖尿病视网膜病变等，又以微血管并发症为常见。病程日久，阴虚燥热，灼伤阴液，湿浊痰瘀毒等病理产物闭阻脉络，气血运行不畅，多脏受损。如肝开窍于目，阴血亏虚，元气不足，不能上承于头以濡养双目，血脉不充则血行滞涩，瘀血阻络以致双目失养，表现为视瞻昏渺，甚则目盲，类似于糖尿病眼底病变。《景岳全书·肿胀》云："凡水肿等证，乃脾肺肾三脏相干之病。盖水为至阴，故其本在肾；水化于气，故其标在肺；水惟畏土，故其制在脾。今肺虚则气不化精而化水，脾虚则土不制水而反克，肾虚则水无所主而妄行。"MS 后期，脾肾两虚，水湿泛滥，发为水肿，类似于糖尿病肾病。

大血管——脉络并发症。《素问·通评虚实论》言"凡治消瘅、仆击、偏枯、痿厥、气满发逆，甘肥贵人则膏粱之疾也"。可知 MS 后期除引发糖尿病相关微血管并发症外，还易引起大血管并发症（心脑血管疾病）。以高血压、血脂代谢异常为主导的 MS 后期则以大血管损害为主。如病理产物阻滞、气滞、血瘀，均能使血行不畅，经脉壅滞，致胸阳闭阻，气机不畅，心脉挛急或闭塞不通，发为胸痹、心痛、心悸、怔忡等，轻者胸闷如窒，呼吸不畅；重者突发胸痛，疼痛剧烈，面色苍白，大汗淋漓，四肢不温（类似于冠心病、心肌梗死）。脾失健运则易生湿，湿生痰，痰生热，热生风，风阳夹痰上冲犯脑，蒙蔽清窍，发为中风，可见突然昏仆，不省人事，半身不遂，口舌㖞斜，言语不利等（类似脑梗死、脑出血）。

此阶段是疾病的终末阶段，以"损"为其病机特点。病久脏腑亏损，正气虚极，且久病入络，脉络瘀阻。治疗上既需扶助正气，补益脏腑之虚损，又需活血化瘀通络。

MS 病位在脾、肝、肾三脏，病性为本虚标实，脾肾两虚为本虚，痰、浊、瘀、水等病理产物为标实，肝脾肾三脏失调，久之则脏腑功能虚损、气血逆乱或衰败，阴阳失调，虚实夹杂产生虚损变证。

四、辨治思路

1. 辨证要点

（1）症状分类辨证要点：代谢综合征符合"郁热虚损"的病机特点，因此治疗时应分清疾病所处阶段。对于前期患者，以"郁"为其病机特点。多数患者没有明显的症状，但多有多食少动的生活习惯，体重多超重。肥胖型患者以食郁为主，瘦型患者多以火郁为主。治疗上以基础治疗为主，有效的强化生活方式干预，即改变不良的饮食及生活习惯，采取适当运动锻炼。对于早期患者，此阶段是疾病的发生阶段，以"热"为其病机特点。临床以口干口苦、易饥、便秘等表现为主，治疗上应以清热为法。同时热易伤津耗液，还需稍佐养阴生津之品。对于中期患者，此阶段是疾病的发展阶段，以"虚"为其病机特点。本阶段病机复杂，病性虚实夹杂。"壮火食气"，郁热日久，耗气伤阴，机体气阴两伤，病性转虚，进而阴损及阳，阴阳两虚。同时又可夹热、夹痰、夹湿、夹瘀，热、痰、湿、瘀既是病理产物，也是致病因素。治疗时应分清虚实，辨明主次。对于疾病后期患者，因虚极而脏腑受损，或因久病入络，络痹脉损而成。此阶段的根本在于络损（微血管病变）、脉损（大血管病变），并以此为基础导致脏腑器官的损伤。

（2）疾病转归辨证要点：脉损为大血管病变，与之对应的是心脑血管疾病，常见于合并代谢综合征的 2 型糖尿病患者。络损为微血管病变，与之对应的是肾脏、周围神经等病变。如代谢综合征导致血糖升高，产生糖尿病，可出现糖尿病肾病、糖尿病周围神经病变、糖尿病视网膜病变等并发症。

2. 鉴别诊断

（1）皮质醇增多症：皮质醇增多症又称库欣综合征，是由于肾上腺皮脂分泌过量皮质醇所引起的一组临床综合征。由于与代谢综合征具有同样的肥胖、代谢异常的表现，临床中需要加以鉴别以免漏诊误诊。症状典型者可根据皮质醇增多症异于代谢综合征的向心性肥胖、满月脸、水牛背、皮肤紫纹来鉴别；无典型症状者可根据功能诊断和定位诊断确定是否存在高皮质醇血症。

（2）单纯性肥胖：单纯性肥胖症是各类肥胖中最常见的一种，这类患者全身脂肪分布比较均匀，没有内分泌性疾病，也无代谢障碍性疾病。这种主要由遗传因素及营养过度引起的肥胖，称为单纯性肥胖症。单纯性肥胖患者并无代谢综合征同时合并糖耐量异常、高尿酸血症、高脂血症、胰岛素抵抗等代谢异常的特点，临床中需要完善血糖、胰岛功能、血尿酸、血压、肝脏彩超等检查来鉴别。

3. 治疗原则

代谢综合征的发病与生活方式密切相关，调整生活方式是治疗的首要原则。肥胖、糖脂代谢异常是代谢综合征产生的基础，代谢综合征还会引起多种并发症，如心脑血管疾病、动脉粥样硬化、脂肪肝、肝癌、前列腺癌等。所以，积极预防治疗各种危险因素和并发症也是治疗代谢综合征的重要原则之一。

代谢综合征患者多以土壅木郁，枢机不利为病机，治疗上应以健脾和胃，疏肝解郁，畅达气机为基本治疗原则。若在初期兼夹热象，辅以开郁清热；若兼痰湿壅盛，辅以化痰祛湿；若夹瘀血内阻，辅以活血通络；若后期虚象显露，以扶正祛邪为治疗原则。

五、辨证论治

1. 气滞湿阻证

症状：患者可无明显不适，仅有体胖腹满、食多、不耐疲劳等症状，舌苔厚腻，脉象弦或略滑。

治法：行气化湿。

方药：四逆散（《伤寒论》）合平胃散（《太平惠民和剂局方》）加减。柴胡、白芍、枳实、甘草、苍术、厚朴、陈皮。

加减：口苦目赤者加决明子、夏枯草；大便干结者加生大黄。

2. 痰瘀互结证

症状：胸闷腹胀，头身困重，或四肢倦怠，胸胁刺痛，舌质暗、有瘀斑，脉弦或沉涩。

治法：祛痰化瘀。

方药：二陈汤（《太平惠民和剂局方》）合桃红四物汤（《医宗金鉴》）加减。陈皮、半夏、茯苓、桃仁、红花、川芎、当归、赤芍、生地黄。

加减：眩晕者加天麻、白术；胸闷者加瓜蒌；大便黏滞者加槟榔；胸中烦热、痞满胀痛者加黄连、半夏、瓜蒌。

3. 气阴两虚证

症状：疲倦乏力，气短自汗，口干多饮，大便干结，舌质淡红，少苔，脉沉细无力或细数。

治法：益气养阴。

方药：生脉散（《内外伤辨惑论》）合防己黄芪汤（《金匮要略》）加减。太子参、麦冬、五味子、黄芪、汉防己、白术、茯苓。

加减：纳差者加焦山楂、炒神曲；胃脘胀闷者加苍术、厚朴。

4. 脾肾气虚证

症状：气短乏力，小便清长，腰膝酸痛，夜尿频多，大便溏泄，或下肢水肿，尿浊如脂，阳痿，头昏耳鸣，舌淡胖，苔薄白或嫩，脉沉细或细弱无力。

治法：补脾益肾。

方药：四君子汤（《太平惠民和剂局方》）合右归丸（《景岳全书》）加减。党参、白术、茯苓、肉桂、附子、鹿角胶、山药、山茱萸、地黄、菟丝子。

加减：腰膝酸痛者加炒杜仲、补骨脂；下肢水肿者加茯苓皮、大腹皮；畏寒肢冷者加桂枝、生姜。

六、其他疗法

1. 单药制剂

（1）黄连素能改善空腹血糖、胰岛素及血脂水平，提高胰岛素敏感性。研究报告指出，代谢综合征患者通过黄连素治疗，血脂、血压、腰围及胰岛素敏感性均有显著改善。

（2）葛根有效成分葛根素可纠正胰岛素抵抗，改善胰岛素敏感性。此外，许多中药饮片临床研究报道人参、黄芪有对抗胰岛素抵抗，有助于 B 细胞功能恢复。还有许多单药具有降压、降糖、降脂作用，如泽泻、淫羊藿、地骨皮、枸杞子、生地黄、玉米须、冬虫夏草、罗布麻、山楂等，对代谢综合征有较好的改善作用。

（3）黄芪注射液：以益气升阳增强免疫力作用为主，对糖代谢呈双向调节，可利尿降压，改善心功能，扩张冠状血管，降脂提高血浆白蛋白，减低尿蛋白排泄量，适宜临床应用。

2. 针灸

（1）气滞湿阻证

主穴：行间、太冲、期门、肝俞、气海、膻中、中脘、丰隆、阴陵泉、三阴交。

功效：疏肝解郁，行气祛湿。

（2）痰瘀互结证

主穴：膈俞、血海、委中、三阴交、足三里、期门、太冲、肝俞、膻中、中脘、丰隆、阴陵泉。

功效：活血通络，健脾化痰。

七、各家经验

1. 仝小林

仝小林认为脾瘅以过食肥甘为始动因素，肥胖是其病理基础，脉络或脏络损伤是其最终转归。该病完整的病理演变过程为：来源于饮食之膏浊，属饮食中精微稠厚部分，生理状态下为维持人体正常生命活动所必需。若饮食营养过剩，不能完全被运化输布，则所生膏浊为病理膏浊。以膏浊为主要致病因素的脾瘅，其所涵盖的疾病不仅有糖尿病前期及糖尿病，还有代谢性高血压、高脂血症、高尿酸血症等多种代谢紊乱疾病。肥胖－脾瘅－脏络损伤是其基本发展演变过程。代谢综合征以腹型肥胖为核心，同时肥胖也是其独立危险因素，以血糖、血脂、血压异常等多代谢紊乱为特征，主要结局为心脑血管并发症。从病因、临床特征、发展转归上看，代谢综合征与脾瘅极为相似，对代谢综合征的论治可以脾瘅理论为指导。针对脾瘅的核心病机，即脾瘅核心之"态"，以开郁清热启脾为治疗原则。治疗当以大剂量消导药物以消中满，重用苦寒以清内热为主。若伴湿、浊、痰、瘀等病理产物，在清热的同时可灵活运用清降、清化、清利、清补等法对症治疗。

2. 朴春丽

朴春丽认为肥胖是代谢综合征的主要病因，其病机为痰浊中阻，可根据肥胖的不同特点分为以下几个证型：气滞痰阻证、肝胃郁热证、脾虚湿盛证、气阴两虚证等。"郁、热、虚、损"是在传统中医学病机理论的基础上，结合现代中西医学创新理论、观察疾病发展演变过程而提出的。"郁"这一阶段随着邪气在体内蓄积开始出现高血压、高血脂等；日久生热，热灼血脉，血的质地变得稠厚而表现为高血糖、高尿酸、高蛋白等；如果热不能得到有效控制，进一步发展则"虚"，伤阴耗气则表现为2型糖尿病（或糖耐量减低）等；病情再度恶化到"损"这一阶段造成器质性损害，如动脉粥样硬化、脑梗死、脑出血、肝硬化等。总而言之，痰浊中阻是核心病机，中焦受困、升降失常、水液代谢受阻是痰、湿、瘀、浊等病理产物内生的关键。治疗上应以化痰泄浊健脾为大法，并根据痰浊的不同性质及停留部位、病势、正邪虚实情况综合判断，结合利湿、开郁、清热、活血、通络等法组方用药，方能提高临床疗效。

3. 郭子光

郭子光认为慢性疾病多是本虚标实，其本虚与标实的程度都较重。结合多年临床经验，他认为代谢综合征的病因病机为脾肾亏虚、五脏失调、湿浊痰瘀火内生。肾为先天之本，脾为后天之本，先天养后天，后天促先天。脾虚则失其健运之职，脏腑失养，运化水谷失司，聚而成湿成痰；肾虚则各脏腑温煦功能失职，气血津液代谢失衡，出现气滞、水停、瘀血、痰浊为患。在整个病程中，脏腑代谢功能紊乱，气血津液输布运化障碍的病理产物水湿、瘀血、痰浊等常相互交阻。故首先应根据中医病机转化提前干预，其病机为脾肾虚损、气郁血滞、痰浊瘀血内阻，属本虚标实之证，本虚为脾肾亏虚，标实为痰、浊、瘀互结，治疗当扶正祛邪并用。

八、转归与预防调护

代谢综合征是由多种因素导致的难治病，和冠心病关系密切。相关文献报道，血尿酸与代谢综合征中的多种成分有关，如与血脂异常、糖尿病、高血压、肥胖、冠心病等有密切的关系。其代谢紊乱主要表现为与胰岛素抵抗相关，病情不断进展最终会导致心脑血管疾病的发生，甚至造成患者死亡。

目前防治MS的主要目标是预防2型糖尿病及脑血管病的发生发展。原则上应先进行生活方式干预，包括健康的饮食和积极的锻炼，减重是预防调护代谢综合征的首要目标。改变饮食结构，合理膳食，增加优质蛋白质、高维生素、高纤维食物的摄入，减少食用辛辣食物、高热量高脂肪食物，同时建议戒烟戒酒，加强有氧及无氧的运动，可以对血脂、血糖等代谢指标具有明显的改善作用。同时，将BMI控制在正常范围内，可以在很大程度上预防代谢综合征的发生及发展。调控这些可改变的风险因素是降低死亡率和医疗负担的关键策略，特别是在资源有限地区。这种治疗性生活方式的变化可能不会像特定药物一样改变任何给定的风险因素，但其益处在于它能够适度减少代谢危险因素的产生。

第十二章　高尿酸血症和痛风

一、概述

1. 西医认识

高尿酸血症（hyperuricemia）属于嘌呤代谢紊乱性疾病，由于体内尿酸合成增加或排出减少，导致血尿酸浓度升高。痛风是在血尿酸代谢异常的基础上，尿酸盐进一步结晶沉积在组织内引起的炎性反应。在高尿酸血症的早期，无明显临床症状，起病隐匿，一旦出现痛风症状，临床表现为急性关节炎、痛风石形成、痛风石性慢性关节炎，并可发生尿酸性肾病、尿酸性尿路结石等。

2. 中医认识

高尿酸血症的中医命名尚无统一标准，部分学者依据筋骨关节疼痛难忍、麻木不仁或屈伸不利、甚则肿胀变形等症状，将其归于中医学"痛风""白虎历节""痹证""历节"等范畴。

中医古籍中对"痛风"早有记载。《名医别录》曰："独活，味甘，微温，无毒。主治诸贼风，百节痛风无久新者。"这是痛风最早的文献记载。《格致余论》设痛风专篇，曰："彼痛风者，大率因血受热已自沸腾，其后或涉冷水，或立湿地，或扇取凉，或卧当风。寒凉外抟，热血得寒，污浊凝涩，所以作痛。夜则痛甚，行于阴也。治法以辛热之剂。流散寒湿，开发腠理。其血得行，与气相和，其病自安。"《丹溪心法》曰："四肢百节走痛是也。他方谓之白虎历节风证。""遍身骨节疼痛，昼静夜剧，如虎啮之状，名曰白虎历节风。"《张氏医通》曰："按痛风一证，《灵枢》谓之贼风，《素问》谓之痹，《金匮》名曰历节，后世更名白虎历节。"《类证治裁》曰："痛风，痛痹之一症也……初因寒湿风郁痹阴分，久则化热攻痛，至夜更剧。"其发病与风、湿、痰、火、虚、瘀密切相关。《普济本事方》云："麝香丸，治白虎历节，诸风疼痛，游走无定，状如虫啮，昼静夜剧，及一切手足不测疼痛……上为细末，入麝香半字，同研匀，糯米糊为丸，如绿豆大。每服七丸，甚者十丸，夜卧令膈空，温酒下，微出冷汗一身，便瘥。予得此方，凡是历节及不测疼痛，一二服便瘥。"《医学正传》称痛风为"痛痹"，《景岳全书》则称其为"风痹"。《证治要诀》曰："遍身骨节疼痛，昼静夜剧，如虎之啮，名曰白虎历节风，并宜加减地仙丹或青龙丸乳香。"《医门法律》曰："痛风一名白虎历节风，实即痛痹也……独《千金》犀角一方，深有合于经意，特表之为例。"

二、西医诊断

（一）诊断依据

1. 高尿酸血症

目前采用 2013 年中华医学会内分泌学分会制定的《高尿酸血症和痛风治疗的中国专家共识》：正常嘌呤饮食状态下，非同日 2 次空腹血尿酸水平为男性 >420umol/L，女性 >360umol/L，即可诊断。

2. 无症状高尿酸血症与痛风

未发作痛风的高尿酸血症可诊断为单纯性高尿酸血症。若高尿酸血症患者出现尿酸盐结晶沉积，导致关节炎（痛风性关节炎）、尿酸性肾病和肾结石则称为痛风。高尿酸血症患者突发足第一跖趾、踝、膝等单关节红、肿、热、痛，即应考虑痛风可能，长期反复发作的患者可逐渐累及上肢关节，伴有痛风石形成。

3. 痛风性关节炎

痛风性关节炎的诊断，采用 1977 年美国风湿病学会（ACR）痛风分类标准，符合以下 3 项中任意 1 项即可诊断为痛风性关节炎。

（1）关节液中有特异性尿酸盐结晶。

（2）用化学方法或偏振光显微镜证实痛风石中含尿酸盐结晶。

（3）具备以下 12 项（临床、实验室、X 线表现）中 6 项：急性关节炎发作 >1 次；炎症反应在 1 天内达高峰；单膝关节炎发作；可见关节发红；第一跖趾关节疼痛或肿胀；单侧第一跖趾关节受累；单侧跗骨关节受累；可疑痛风石；高尿酸血症；不对称关节内肿胀（X 线证实）；无骨侵蚀的骨皮质下囊肿（X 线证实）；关节炎发作时关节液微生物培养阴性。

4. 痛风性肾病

采用 2011 年中华医学会《临床诊疗指南·风湿病分册》中的诊断标准：原发性慢性高尿酸血症和（或）酸性尿，血尿酸 >390mmol/L，尿 pH <6.0，尿酸排泄量 >4.17mmol/L。尿常规检查结果提示尿蛋白、尿红细胞均在正常范围或轻度异常；并符合下列任意 1 项者，即可诊断为尿酸性肾病：有痛风性关节炎或痛风结节病史；血清肌酐或尿素氮异常；肾活检可在肾间质及肾小管内找到双折光的针状尿酸盐结晶；除外各种继发性肾脏疾病。

（二）临床表现

1. 高尿酸血症

早期可无典型临床表现。

2. 痛风

高尿酸血症患者突发足第一跖趾、踝、膝等单关节红、肿、热、痛，长期反复发作的患者可逐渐累及上肢关节，伴有痛风石形成。

3. 痛风性关节炎

急性发作时常呈突然起病，午夜或清晨关节呈撕裂样、咬噬样、刀割样剧痛，常首发于第一跖趾关节，或踝、膝等关节多累及单侧，数小时内表现出红、肿、热、痛及功能障碍，24 小时内发展至高峰。中青年男性多见，持续数天至数周可完全自然缓解，若不控制血尿酸水平，致反复发作则受累关节逐渐增多，症状持续时间延长，两次关节炎发作间歇期缩短。未经治疗的患者首发症状 20 年后约 70% 可出现痛风石，常出现于第一跖趾、耳郭、前臂伸面、指关节、肘关节等部位。痛风石可小如芝麻，大如鸡蛋或更大，受挤压后可破溃或形成瘘管，有白色豆腐渣样排出物。关节内大量痛风石在关节腔或组织沉积，最终可引起组织和结构的破坏。

4. 痛风性肾病

当尿酸盐沉积于肾脏形成结石时，结石较大者可引发肾绞痛、血尿、肾积水、泌尿系感染等。尿酸结晶于集合管、肾盂肾盏、输尿管后，使尿液阻塞、肾脏浓缩功能下降，少数可以发生急性肾功能不全。

三、病因病机

1. 病因

（1）饮食失节：过食辛辣炙煿，肥甘厚味，嗜烟好酒，损伤脾胃，水谷精微不归正化，导致痰湿内生。或平素脾胃虚弱，脾失健运，升降无权，水谷精微凝聚成痰，或痰湿内蕴，郁久化热，痰热、湿热凝滞血脉，痰瘀互结，气机失调，津液输布障碍，复生痰湿，流注血脉则损及血脉脏腑，流注皮肤关节则致关节肿胀、麻木、疼痛、流溢膏脂。

（2）感受外邪：寒温失节，冷热失宜，天气变化，素体脾胃虚弱，痰湿内蕴，感寒受冷，痰湿流注全身，感寒则经脉拘急不束，两阴合邪，重伤阳气。

（3）情志失调：情志不遂，七情郁结，导致少阳气郁，厥阴肝旺，克伐脾土，津液升降失常郁于中焦，或见气滞血瘀，气郁痰阻，痰郁化热等。思虑过度，房劳过甚，劳伤心脾，损及肝肾，虚火内生，炼液成痰，痰湿化热，浊气内生，流注脏腑血脉、皮肤关节，随气而至。

（4）体质因素：以肝脾肾素虚，包括气虚、阴虚、阳虚，阴阳俱虚者，最易发病。阳明胃热体质，少阳气郁体质，厥阴阴虚体质也易发生痛风。或久病脏腑亏损，脾胃功能失调，气血津液生化不足，运化乏力，致中焦脾土壅滞不通，精微化浊，流注全身。

2. 病机

高尿酸血症由外感六淫，内伤七情，饮食不节，先天禀赋不足等所致，其中饮食不节为基本病因。饮食不节、饮食偏嗜皆可致中焦脾胃壅滞，运化不及，精微堆积，血中糖、脂、酸、蛋白等多种成分积聚过多而化浊。积浊蕴久化热，湿热内蕴，下注经络关节，发为痛风。

本病属本虚标实、虚实夹杂之证。疾病初起多是实证，发作期以标实为主，无症状期以本虚为特点。

疾病初始，过食肥甘，中焦脾胃壅滞而生中满，进而形成以食郁为先导的气血痰火湿食六郁，或因先天禀赋不足，脏腑功能失调，则食入易郁、遇事易郁，此为郁态阶段。此时临床表现不典型，伴随着尿酸升高，可能仅有倦怠乏力、脘腹满闷等症状。肥美酿浊，精微堆积，郁久化热，形成内热，此为热态阶段。该阶段可表现为实热证。或见口苦、心烦易怒，大便秘结；或见口渴多饮，多食易饥；或见大便不成形，臭秽；或见形体肥胖，发热口渴等症状。湿热内蕴，下注经络，气血凝滞，则进入痛风期。病情迁延日久，损伤气血阴阳，导致虚实夹杂，此为虚态阶段。此阶段可出现痛风石与慢性痛风关节炎，受累关节不仅呈梭形肿胀、压痛拒按，甚至关节缺损或畸形，影响功能活动。日久可进一步影响血管与肾，造成肾功能衰竭。临床按照急性、慢性分期论治，急性期大多属实，慢性期大多虚实夹杂。

综上所述，本病病态可分为郁、热、虚三态。病势则随郁、热、虚三态的发展，呈现由实转虚的趋势。病性根据所处阶段不同，早期多以实热为主，随着疾病进展，则虚实夹杂。本病之靶也随所处阶段不同而有异，早中期症靶可为实热证等表现，标靶为高尿酸；晚期则随其分期不同而症靶、标靶各异。急性期症靶为关节红肿热痛，标靶为高尿酸、血沉、C反应蛋白。慢性期症靶为关节梭形肿痛，甚至关节缺损或畸形，影响功能活动，标靶为高尿酸、X线改变、尿常规改变。

四、辨治思路

（一）辨证要点

1. 症状分类辨证要点

（1）高尿酸血症期：口渴、心烦易怒、大便秘结，属肝胃郁热；口渴、多食易饥属胃肠热结；大便不成形、臭秽、苔腻，属胃肠湿热；发热口渴、形体肥胖、咯吐黄痰，属痰热内结。

（2）痛风期：①关节疼痛：关节红肿热痛，面红目赤，烦躁不安，口干喜冷饮者，为湿热内蕴，属急性期。②痛风石：关节部可见肿大、畸形、僵硬、硬结节（痛风石），乃痰浊瘀毒流注关节、筋骨所致。③腰部酸痛、尿少：为病情迁延日久，久病入络，损伤气血阴阳，肢体筋脉失于濡养，腰部酸痛。属慢性期。

2. 疾病转归辨证要点

高尿酸血症及痛风的发展演变是一个动态过程,大致可分为郁、热、虚3个阶段。

郁态阶段代表疾病前期,高尿酸血症多属于此阶段。因过食和少动形成以食郁为先,继而导致六郁侵淫。饮食不节,谷气壅滞中焦,胃纳太过,脾运不及,导致土壅木郁,肝气郁滞,疏泄不能,脾胃升降受阻,使机体长期处于一种郁滞状态。热态阶段代表疾病的发展。患者在中满的基础上化生内热,常表现一派火热之象,如肝胃郁热、胃肠热结、胃肠湿热、痰热内结等。湿热内蕴,下注经络,气血凝滞,则进入痛风期。病情迁延日久,损伤气血阴阳,导致虚实夹杂,此为虚态阶段。此阶段可出现痛风石与慢性痛风关节炎,受累关节不仅呈梭形肿胀、压痛拒按,甚至关节缺损或畸形,影响功能活动。日久可进一步影响血管与肾,造成肾功能衰竭。

(二)鉴别诊断

痿证:本病需与痿证相鉴别。两病均有关节疼痛、活动不利的症状。但痿证是由于五脏精血亏损,经脉肌肉失于濡养而致。两者最主要的鉴别要点在于是否有疼痛,痿证多无疼痛感,自觉肌肉萎缩,运动无力;而高尿酸血症和痛风多疼痛感明显,且因关节疼痛无法屈伸而导致活动障碍。

(三)治疗原则

高尿酸血症期多属实证,治疗以通腑泄热、利湿化痰为法。痛风期临床多按照急性、慢性分期论治。急性期以祛风除湿、活血止痛为法;慢性期多虚实夹杂,治疗应攻补兼施,扶正祛邪。

五、辨证论治

(一)高尿酸血症期

1. 肝胃郁热证

症状:胸胁或腹部胀满,口渴,口干口苦,心烦易怒,大便秘结,舌质红,苔黄,脉弦数。

治法:开郁清胃。

方药:大柴胡汤(《伤寒论》)加减。柴胡、黄芩、大黄、枳实、半夏、白芍、大枣、生姜。

加减:反酸嘈杂,胸骨后灼痛者,可用左金丸加减;肝脾气郁,脘腹疼痛者,可用四逆散加减。

2. 胃肠热结证

症状：腹满疼痛，面赤唇红，多食易饥，渴喜冷饮，小便黄赤，大便秘结，舌红，苔黄，脉数。

治法：泻下热结。

方药：大黄黄连泻心汤（《伤寒论》）加减。大黄、黄连。

加减：湿重于热，不喜饮，舌苔白腻者，可用三仁汤；湿热并重，身热肢酸，尿赤，舌苔白腻或微黄者，可用甘露消毒丹。

3. 胃肠湿热证

症状：大便不成形、色黄褐或黏臭，伴有心烦、口渴、小便短赤，舌红，舌体胖大或边有齿痕，苔黄腻，脉滑数。

治法：清热利湿。

方药：葛根芩连汤（《伤寒论》）加减。黄芩、黄连、葛根、甘草。

加减：湿热下注，两脚麻木者，用四妙勇安汤合三妙丸加减；下肢痿软无力者，用四妙丸加减。

4. 痰热内结证

症状：形体肥胖，尤以腹型肥胖为主，咯吐黄痰，发热口渴，舌红，苔黄腻，脉滑数。

治法：清热涤痰。

方药：小陷胸汤（《重订通俗伤寒论》）加减。黄连、半夏、瓜蒌仁。

加减：胆郁痰扰者，用温胆汤加减；风痰上扰，眩晕，舌苔白腻者，用半夏白术天麻汤加减。

（二）痛风期

1. 急性期

症状：口渴多饮，倦怠乏力，口苦，腰酸痛，关节红肿热痛。

治法：祛风寒，除湿热，活血通络止痛。

方药：上中下通用痛风汤（《丹溪心法》）合防己黄芪汤（《金匮要略》）加减。黄柏、苍术、防己、黄芪、陈皮、砂仁、威灵仙、秦皮、甘草、白术。

加减：湿热蕴结者，治以清热利湿、活血通络，方选四妙散合当归拈痛汤加减；痰浊阻滞者，治以散瘀、清热、止痛，方选桃红四物汤加减。

2. 慢性期

症状：肢体麻木，关节出现痛风石，腰酸痛。

治法：攻补兼施，扶正祛邪。

方药：黄芪桂枝五物汤（《金匮要略》）合当归补血汤（《内外伤辨惑论》）加减。黄芪、桂枝、白芍、生姜、大枣、当归。

加减：风寒湿邪郁而化热，耗伤阴分者，用瓜蒌牡蛎散加味以养阴生津润燥；若出现痛风石者，用四金汤以清热利湿排石；气虚血瘀水停为肿者，用防己黄芪汤以益气利水，并重用茯苓以淡渗利湿，配合益母草、泽兰、泽泻各 30g 以活血利水。

（三）靶药治疗

1. 威灵仙和秦皮

威灵仙为治痛风要药，上下皆宜；秦皮洗湿火之阳邪，疗风寒湿痹。

2. 陈皮和苍术

二者配伍针对湿浊蕴积脾胃，除痰强脾、行气燥湿，合并脂浊壅滞时加用红曲、神曲以降脂和胃。

3. 黄柏和苍术

二药合用为二妙散，为主治湿热下注的基础方。

4. 生薏苡仁和怀牛膝

生薏苡仁健脾去湿、舒筋除痹，治疗风湿痹痛，筋脉挛急；怀牛膝走而不守，偏行下肢，补肝肾、强腰膝。

5. 知母和天花粉

二者共清阳明胃热，泻火生津，阴伤较重时可加瓜蒌、牡蛎。

6. 黄芪和当归

二药合用加强代谢，补益气血，利于尿酸的排泄。

7. 金钱草和海金沙

金钱草利水通淋、清热解毒，海金沙"治小便不通，脐下满闷，主湿热肿满，膏血诸淋，乃专利小肠湿热之药"。

8. 忍冬藤和络石藤

偏热宜忍冬藤、络石藤为伍，偏寒则选择鸡血藤、首乌藤合用以通经活络。

9. 土鳖虫和水蛭

二药合用，通调血脉，治疗瘀在筋骨脏腑作痛者。

10. 三七和血竭

三七散血定痛，血竭专破积血。然治诸痛，二药相配可活血散瘀、消肿定痛。

六、其他疗法

1. 中成药

中成药的选用应适合该品种的中医证候，切忌盲目使用，建议应用无糖颗粒、胶囊剂、浓缩剂或片剂。归纳目前常用中成药用法用量如下：

（1）新癀片

功效：清热祛风利湿，活血消肿止痛。

用法用量：口服，一次2～4片，一日3次。

（2）四妙丸

功效：清热利湿。

用法用量：口服，一次6g，一日2次。

（3）通滞苏润江胶囊

功效：开通阻滞，消肿止痛。

用法用量：口服，一次5～7粒，一日2次。

2. 外用药

（1）奇正青鹏膏：每次用4～10cm，敷药厚度0.13～0.15cm，每天4次，7天为1个疗程。

（2）消肿定痛膏：外敷患处，绷带固定，每隔24小时更换药膏，疗程为4天。

（3）金黄膏：将药膏平摊于5cm×10cm敷料上，贴于患处，用绷带固定，每天换药1次，每次贴敷8个小时，7天为1个疗程。

（4）清凉膏：外敷覆盖红肿组织，超过红肿部位1cm，均匀涂抹，纱布包扎固定，防止膏剂水分蒸发而降低疗效，每24小时更换1次，连续使用5天。

3. 针灸

针灸疗法依据"盛则泻之、虚则补之、热则疾之、寒则留之、陷下则灸之"的基本原则，采取分期、分证施治。

（1）高尿酸血症

主穴：脾俞、肾俞、大肠俞、三阴交、足三里、上巨虚、曲泉、关元、中脘、曲池、合谷、复溜、太冲、三阴交。

功效：健脾益肾，祛湿化浊。

手法：平补平泻手法，得气后留针30分钟，阳虚及瘀重者采用温灸，6次为一个疗程，休息2日再进行下一个疗程。

（2）痛风性关节炎

主穴：足三里、阴陵泉、三阴交。

配穴：肘关节肿痛加曲池、合谷；脾虚痰凝加隐白、大都、太白、丰隆、太溪；湿热内蕴加内庭、陷谷、行间、太冲等。

功效：活血祛瘀化痰，健脾益肾泄浊。

可采用艾条灸、艾炷灸、隔物灸（百合冰片药饼）等，或接电针，或采用刺络放血疗法，选用阿是穴，具有活血祛瘀、通络止痛的作用，尤适宜痛风急性发作期。

（3）痛风石

确定患者痛风石部位，根据痛风石的生长部位，选择适当的麻醉方法，后用刮匙刮除痛风石。

4. 养生功法

痛风患者养生功法一般为动静结合，以静功为主，动功一般选择八段锦，静功选择放松功，同时结合高尿酸血症健康教育和选用低嘌呤食物饮食等方法。但初学练功应注意，如练习八段锦时需平心静气，在上午阳光下练习效果尤佳，要长期坚持，可分三个阶段：第一阶段"求其形似"，这是入门，必不可少；第二阶段"锻炼筋骨"，要求每个姿势必须做到位；第三阶段"疏通气血"，使气血运行周身，这一阶段是最重要的。

七、各家经验

1. 吕仁和

吕仁和主张将痛风性肾病分期辨证论治，可分为高尿酸血症期、肾功能代偿期、肾功能失代偿期及尿毒症期。其中高尿酸血症期分肝郁气滞证、阴虚肝旺证、痰湿困脾证、气阴两虚证、湿热下注证。

2. 朱良春

朱良春认为痛风主要病机是湿浊内生、瘀滞经脉，而非寒湿外侵。患者多为痰湿之体，形体肥胖，并有酗酒等不良嗜好，以致脏腑功能失调，升清降浊无权，水液不能正常输布，与血相结为浊瘀，滞留于经脉，浊瘀久聚成毒，损及脾肾。并提出泄浊化瘀法贯穿治疗始终，并择时调益脾肾，标本兼治。急性期泄浊化瘀以排泄尿酸、消肿止痛；慢性期和间歇期，在泄浊化瘀的基础上调理脾肾，以恢复和激发机体的功能，抑制尿酸的生成。

3. 路志正

路志正对于痛风更加强调内因，认为本病的基本病机是嗜食肥甘，脾运失健，湿热壅滞，凝滞关节，具有"源之中焦，流阻下焦，病于下肢，起于脾胃，终于肝肾"的病机特点，提出痛风应命名为"痛风痹"。

4. 仝小林

仝小林指出高尿酸血症属中医学"膏浊病"范畴，治疗重心在脾与胃肠，治疗采用清利降浊法，临床主要分虚实两端，早期以实证为主，方用大黄黄连泻心汤加减，以奏清热、降浊、消膏之效；晚期以虚证为主，方选防己黄芪汤加减，以达益气泄浊之功。同时，在临证中提出"症、证、病结合模式"的理念，即在对病证整体把握的基础上，结合西医病理指标，选择针对疾病特异指标的药物以实现靶点治疗。

5. 冯兴华

冯兴华认为痛风的根本病机是脾虚湿盛，可兼有湿热、痰浊、瘀血等。而居处潮湿、饮食不节、劳倦过度和先天不足等是本病的病因和诱因。治疗当明辨标本，分期论治。

6. 姜良铎

姜良铎认为高尿酸血症属于中医学"浊毒"范畴，主要是由于先天禀赋不足，或调摄不慎，过食膏粱厚味，引起脾胃水谷不化，"浊毒"随之而生。

八、转归与预防调护

高尿酸血症是一个不断进展的过程，防治过程中应重视中医学"治未病"的理念，强调未病先防、既病防变、愈后防复。

1. 未病先防

高尿酸血症患者首先应严格控制尿酸，定期复查，同时戒烟限酒、控制饮食，避免劳欲过度、寒温失调，养成良好的生活习惯，调养精神，避免五劳过甚、七情过极，这有利于阴阳气血的平衡，防治脏腑亏损，减少气滞、血瘀、痰阻、浊毒的产生。此外在辨证的基础上可适当选用丹参、三七、茯苓、红景天、玉米须等药物，阻断消渴痛风的发病过程。

2. 既病防变

高尿酸血症患者更应重视生活方式的改变，密切监视血糖、血压、血脂、血尿酸等，定期复查肝肾功能及心电图，必要时可结合关节 CT 或 MRI、血管造影等检查。避免情绪激动、过劳纵欲、饱食饮酒、寒温失节、高嘌呤饮食等诱发因素。同时，尽早进行中西医综合治疗，防止痛风性关节炎、痛风石及痛风性肾病的发生。当出现痛风石及痛风性关节炎时，必须警惕病情的进一步发展，合理用药，坚持用药。

3. 愈后防复

当高尿酸血症治疗达标后，应继续坚持戒烟限酒、改善生活方式、避免劳欲过度，防止血尿酸再次升高。痛风性关节炎、痛风石等症状缓解后，应坚持治疗，防止反复。

第十三章 代谢性骨病

第一节 骨质疏松症

一、概述

1. 西医认识

骨质疏松症（osteoporosis，OP）是以骨量减少，骨的显微结构退变导致骨骼脆性增加，易于骨折的一类全身性骨骼疾病。本病按病因一般分为两类，即原发性骨质疏松症和继发性骨质疏松症。原发性骨质疏松症包括绝经后骨质疏松症（Ⅰ型）、老年骨质疏松症（Ⅱ型）和特发性骨质疏松症（青少年型）。继发性骨质疏松症指由任何影响骨代谢的疾病和（或）药物及其他明确病因导致的骨质疏松，后两者的治疗以针对原发病为主。随着人口老龄化日趋严重，骨质疏松症已成为我国面临的重大公共健康问题。早期流行病学调查显示我国50岁以上人群骨质疏松症患病率女性为20.7%，男性为14.4%；60岁以上人群骨质疏松症患病率明显增高，女性尤为突出。骨质疏松性骨折（脆性骨折）指受到轻微创伤或日常活动中即发生的骨折，是骨质疏松症的严重后果。骨质疏松性骨折的常见部位是椎体、髋部、前臂远端、肱骨近端和骨盆等。

2. 中医认识

中医文献中并无本病的直接描述，但据历代医书中对本病主症的论述，一般将其归入中医学"痿证（骨痿）""骨痹""腰（腿）痛"等范畴。例如《素问·逆调论》云："帝曰：人有身寒，汤火不能热，厚衣不能温，然不冻栗，是为何病？歧伯曰：是人者，素肾气胜，以水为事，太阳气衰，肾脂枯不长，一水不能胜两火。肾者水也，而生于骨。肾不生则髓不能满，故寒甚至骨也。所以不能冻栗者，肝一阳也，心二阳也，肾孤脏也，一水不能胜二火，故不能冻栗，病名曰骨痹，是人当挛节也。"《素问·痿论》亦云："肾气热，则腰脊不举，骨枯而髓减，发为骨痿。"《素问·气穴论》提到"积寒留舍，荣卫不居，卷肉缩筋，肋肘不得伸，内为骨痹"。

关于本病的不同证候古代文献多有论述，其内容包括了目前骨质疏松症常见的多个症状，如骨痛、畸形（驼背、筋骨拘挛）、视物昏花等。例如《素问·痹论》指出："肾痹者，善胀，尻以代踵，脊以代头。"《灵枢·阴阳二十五人》曰："感于寒湿则善痹，骨痛爪枯也。"《灵枢·邪气脏腑病形》言："微滑为骨痿，坐不能起，起则目无所见。"后世医家在此基础上也有进一步的发挥，比如明代张景岳认为骨痿与血虚有关，并指出痿证可以出现筋骨痿软乏力，但不一定有疼痛的表现，因此他在《景岳全书》中指出"痿由内脏不足之所致，但不任用，亦无痛楚，此血气之虚也"，进一步完善了对本病病机和证候的论述。

二、西医诊断

1. 临床表现

疼痛是骨质疏松症最常见、最主要的症状。患者可有腰背酸痛或周身酸痛，持重物时疼痛加重或活动受限，严重时翻身、坐起及行走有困难。身长缩短、驼背是其最重要的体征，骨折是最常见的并发症。该病的特点是在扭转身体、持重物、跌坐等日常活动中，没有较大外力作用的情况下发生骨折。骨折发生的部位比较固定，好发部位为胸腰段椎体、桡骨远端、股骨上段、踝关节等。

2. 实验室检查

双能 X 线吸收法（DXA）是目前国际学术界公认的骨密度检查方法。常用的推荐测量部位是第 1~4 腰椎和股骨颈。世界卫生组织推荐的基于 DXA 测定值的骨质疏松症诊断标准为：骨密度值低于同性别、同种族健康成人的骨峰值不足 1 个标准差属正常；降低 1~2.5 个标准差为骨量低下（骨量减少）；降低程度等于或大于 2.5 个标准差为骨质疏松；骨密度降低的程度符合骨质疏松的诊断标准，同时伴有一处或多处骨折时为严重骨质疏松。现在也通常用 T 值表示，即 T 值 ≥ −1.0 为正常，−2.5 < T 值 < −1.0 为骨量减少，T 值 ≤ −2.5 为骨质疏松。

三、病因病机

1. 病因

（1）起居失调：起居失调，缺乏锻炼，过食肥甘而损伤脾胃运化功能，是导致本病的原因。正如《金匮要略·中风历节病脉证并治》云："咸则伤骨，骨伤则痿。"《素问·生气通天论》曰："是故谨和五味，骨正筋柔，气血以流，腠里以密，如是则骨气以精，谨道如法，长有天命。"

（2）外邪入侵：本病的外因主要有寒、湿与热。如《素问·痿论》指出"骨痿者，生于大热也"，热伤津，阳热之气内伐而舍于肾，水不胜火而致本病。《素问·气交变大论》则曰："岁土太过，雨湿流行，肾水受邪……足痿不收，行善瘈，脚下痛……岁火不及，寒乃大行……腹痛暴挛痿痹，足不任身。"

（3）年老体衰：肾为先天之本，主藏精，主骨生髓，骨的生长、发育、强劲、衰弱与肾精盛衰关系密切，肾精充足则骨髓生化有源，骨骼得到滋养则强健有力；否则肾精亏虚则骨髓生化乏源，骨骼失养，骨中矿物质含量下降，则易发生骨质疏松症。

据《内经》记载，女子七七、男子八八之后，则会"任脉虚，太冲脉衰少，天癸竭，地道不通""肾脏衰，形体皆极"。因此，老年人更容易出现肾虚精亏，骨弱髓空，导致骨质疏松症。

2. 病机

肾藏精，精生髓，髓生骨。故肾中精气的盛衰决定着骨骼的强弱。患者或因先天禀赋不足，或因年老久病肾中精气耗伤，以致肾虚精少、精不生髓，则骨失所养，导致骨质脆弱。脾失运化，后天之精不足，肾精乏源，亦可致骨骼失养，脆弱无力。久病入络，使气滞血行不畅，经络闭阻，经脉失养，脉络挛急，引起关节、筋骨的疼痛麻木，发为骨痿、骨痹。肾主骨，肝肾同源，肾脾为先天、后天之本，因此在骨质疏松症中，肾虚、脾虚、肝肾不足为病之本，而相关的病理产物如血瘀、湿浊为病之标。

综上所述，本病病性为本虚标实。表现为腰背酸痛或周身酸痛，持重物时疼痛加重或活动受限，严重时翻身、坐起及行走困难，身长缩短、驼背。因此其症靶在骨与关节，指标靶为骨密度、骨标志物。病初起时以肝、脾、肾不足为本，痰浊、瘀血为标，后期病久入络，髓海空虚，易导致骨折，骨折后因久卧还可发生褥疮、脱疽、肺痿等严重变证。

四、辨治思路

（一）辨证要点

1. 症状分类辨证要点

（1）骨痛：起居失节，风寒湿邪滞留骨节，久病入络；或年老久病，伤及肝肾两脏精血，日久因虚致瘀。肾虚、脾虚、肝肾不足为病之本，血瘀、湿浊等病理产物为病之标。不通则痛，不荣亦痛，可见腰背酸痛或周身酸痛，不任重物。

（2）筋骨拘挛乏力：肾为先天立命之基，脾为后天生化之本。先天禀赋不足，或年岁见长，以致肝肾精血日益亏虚；或饮食不节，嗜食肥甘，损伤脾胃，运化失司。先天受损则肝肾精血亏损，后天受损则气血生化无源，筋脉失养，可致肢体、关节疼痛，屈伸不利；甚者久病入络，气滞血行不畅，最终导致血脉瘀滞，经络闭阻，经脉失养，脉络挛急，引起关节、筋骨的疼痛麻木，发为骨痿、骨痹。

（3）骨折：肾主骨生髓，故肾中精气的盛衰决定着骨骼的强弱。先天禀赋不足，年老则肾中精气衰少，以致肾虚精少、精不生髓，则骨失所养，导致骨质脆弱。脾失运化，后天之精不足，肾精乏源，亦可致骨骼失养，骨骼脆弱无力，发生骨折。

2. 疾病转归辨证要点

病初起时，以肝、脾、肾不足为本，痰浊、瘀血为标，以神疲乏力、腰背疼痛、筋骨疼痛、痿软乏力为主要症状。病久入络，髓海空虚，则可见腰背部疼痛，痛有定处，或肉松骨软，易发生骨折。骨折后因久卧还可发生褥疮、脱疽、肺痿等严重变证。

（二）鉴别诊断

1. 骨痹

骨痹因风寒湿邪久恋，或年老体衰，骨失充养，骨质脆弱所致。以肢体麻木无力、骨骼疼痛、大关节僵硬变形、活动受限等为主要表现。骨痹日久，由于肢体关节疼痛，不能运动，肢体长期废用，故既有肢体肌肉萎缩无力，又伴有肌肉关节疼痛者，是为痿痹合病，可按病因病机特点，辨别轻重进行论治。

2. 筋痿

筋痿多因禀赋不足或后天失养，湿热、痰浊阻滞，筋脉失养所致。以四肢尤其是下肢进行性麻木不仁、痿弱无力、肌肉萎缩、不能随意运动为主要表现。筋痿表现为肢体痿弱，羸瘦无力，行动艰难，甚至瘫软于床榻，但肢体关节多无疼痛。

3. 偏枯

又称半身不遂。中风患者由于长期肢体关节不用，导致肢体肌肉出现废用性萎缩，也有关节疼痛等表现，但多为偏侧肢体，且有言语謇涩、口舌㖞斜等表现。与筋痿、骨痹不难鉴别。

（三）治疗原则

骨质疏松症的病机多为虚实夹杂，因此治疗的原则当治病求本，补中寓通，总体不离补益肝肾、健脾益肾、活血化瘀。

五、辨证论治

1. 肝肾亏损证

症状：神疲乏力，腰背部疼痛，下肢酸痛软弱，眩晕耳鸣，健忘，头脑空痛，性功能下降，舌红或淡，脉沉细或数。

治法：补益肝肾。

方药：壮骨丸（《丹溪心法》）加减。龟甲、黄柏、知母、熟地黄、白芍、锁阳、陈皮、虎骨（替代品）、干姜。

加减：肾虚耳聋足痿甚者加紫河车；男子遗精、尿频者加菟丝子、芡实。

2. 阴阳两虚证

症状：全身乏力，腰背部疼痛，痛有定处，倦怠，腹胀，大便时溏，或形体消瘦，或肉松骨软，舌淡少津，脉细弱。

治法：育阴扶阳，滋肾填精。

方药：龟鹿二仙胶（《医便》）合二仙汤（《妇产科学》）加减。鹿角胶、龟甲、太子参、枸杞子、仙茅、淫羊藿、巴戟天、当归、黄柏、知母。

加减：关节疼痛拘急者加木瓜、鸡血藤，严重者加地龙、蜈蚣等虫类药。

3. 气滞血瘀证

症状：腰背疼痛无力，或肌肉刺痛，固定不移，活动不利，或身体沉重，胸胁疼痛，或关节肌肤紫暗、肿胀，舌质紫暗，苔白，脉细涩。

治法：行气活血，祛瘀止痛。

方药：身痛逐瘀汤（《医林改错》）加减。秦艽、川芎、桃仁、红花、甘草、羌活、没药、当归、五灵脂、香附、牛膝、地龙。

加减：疼痛者加用蜣螂、全蝎等。

本病还有一些常用单味药如淫羊藿、补骨脂、自然铜、当归、乳香、没药、土鳖虫、骨碎补、续断、杜仲等，可针对症状靶酌情选用。

六、其他疗法

1. 中成药

（1）强骨胶囊

适应证：用于原发性骨质疏松症，骨量减少患者属肾阳虚者。

用法用量：一次 3~4 粒，一日 3 次。

（2）仙灵骨葆胶囊

适应证：用于肝肾不足，瘀血阻络所致骨质疏松症。

用法用量：一次 3 粒，一日 2 次。

2. 针灸

针灸治疗以补肾健脾、温阳通脉为原则。常用经脉有膀胱经、胃经、督脉，常用穴位是肾经、脾经及表里经穴位，以缓解疼痛为目的，多以疼痛好发部位局部取穴，配合循经取穴。治疗方法多样化，有针刺、艾灸、耳针等。

3. 推拿

采用手法按摩，主要有揉、揉、按、摩、点、擦法。主要按摩腰背部肌肉及穴位，每天 1 次或隔天 1 次，10 天为 1 个疗程。注意老年骨质疏松患者受轻微外力即可造成骨折，对骨质疏松症引起的腰腿痛，要以轻手法放松为主，主要以缓解症状为目的，切忌重手法振动肢体及脊柱关节。按摩可以疏通经络、滑利关节、强筋壮骨、缓解疼痛，对骨质疏松有独特的疗效。

4. 外敷

以温经散寒、补肾活血、通络止痛的中药外敷，通过药物渗透和物理加温的作用可改善循环，促进组织修复并止痛。适合外敷的药物有：赤芍、川牛膝、川芎、独活、桂枝、红花、千年健、羌活、秦艽、青风藤、苏木、威灵仙、苍术、川乌。

七、各家经验

目前中医治疗骨质疏松症的复方种类繁多，但由于骨质疏松症的病机虚实夹杂，因此复方治疗的原则是治病求本，补中寓通，总体不离补益肝肾、健脾益肾、活血化瘀。

1. 魏指薪

魏指薪擅长用健脾补肾法治疗骨质疏松症，在长期实践中取得良好的效果，并通过动物实验得到了验证。

2. 郭振球

郭振球在补肾填精的同时，尤其强调健脾的重要作用，在古方"金刚丸"的基础上加入健脾养胃的药物研制成"金刚健骨精"，也取得了较满意的临床疗效。

3. 詹红生、吉海旺

詹红生多使用补肾活血法，提出通补并用的方法。吉海旺指出骨痹的主要病机是肾虚血瘀，病因有肾虚精亏、后天失养、外邪侵袭、情志失调和劳逸失度，具有"久病多虚、久病多瘀、久病伤肾、久病及骨"的特点，故他强调肾虚血瘀是糖尿病性骨质疏松症的基本特征，提出了"补肾为主、兼顾肝脾，补虚为主、兼顾活血"的治疗原则。

4. 王鸿度

王鸿度提出了以"和解少阳法"治疗骨质疏松症，具体为以电针刺激足少阳经穴位，以小柴胡汤为主方。基础和临床研究均证实内治与外治结合、中药与针灸并用治疗骨质疏松症可取得良好疗效。

八、转归与预防调护

（一）转归

骨折是骨质疏松症最常见的并发症。如出现该并发症，其治疗原则如下。

1. 骨折的整复和固定

骨折的整复和固定有两种方法，即手术和非手术治疗，应根据骨折的具体部位、损伤程度和患者的全身状况决定采用哪种方法。常见的骨折治疗方法有以下几种。

（1）脊柱骨折：脊柱骨折包括手术和非手术治疗。如有脊髓、神经根压迫和严重压缩性骨折时，可考虑手术减压，并依据骨质量酌情选用内固定术。脊柱微创技术——经皮椎体成形术和后凸成形术适用于新鲜的、不伴有脊髓或神经根症状、疼痛严重的椎体压缩性骨折。

（2）髋部骨折：髋部骨折包括手术和非手术方法。手术治疗包括内固定、人工关节置换和外固定器等。

（3）桡、尺骨远端骨折：一般采用手法复位，可用夹板、石膏或外固定器固定，对于少数不稳定的骨折可考虑手术处理。

2. 功能锻炼

骨折固定应尽可能不妨碍肢体活动，早期功能锻炼配合用药，可使骨折愈合情况和功能恢复达到比较理想的结果。

3. 抗骨质疏松治疗

（1）钙剂：碳酸钙含钙量高，吸收率高，易溶于胃酸，常见不良反应为上腹不适和便秘等。枸橼酸钙含钙量较低，但水溶性较好，胃肠道不良反应小，有可能减少肾结石的发生，适用于胃酸缺乏和有肾结石风险的患者。

（2）维生素 D：充足的维生素 D 可增加肠钙吸收、保持肌力、改善平衡能力和降低跌倒风险，维生素 D 不足可导致继发性甲状旁腺功能亢进，增加骨吸收，从而引起或加重骨质疏松。同时，补充钙剂和维生素 D 可降低骨质疏松性骨折风险。

（3）抑制破骨细胞的药物：阿仑膦酸钠可以增加骨质疏松患者骨密度，降低发生锥体、非椎体骨折的风险，但胃及十二指肠溃疡、反流性食管炎者慎用。

（4）抑制骨吸收的药物：降钙素是一种钙调节激素，能抑制破骨细胞的生物活性、减少破骨细胞数量，减少骨量丢失并增加骨量。

4. 防治并发症

高龄骨质疏松性骨折患者需积极防治下肢深静脉血栓形成、脂肪栓塞综合征、坠积性肺炎、泌尿系感染和压疮等并发症。

（二）预防调护

1. 饮食调护

加强营养，均衡膳食。建议增加富含钙和蛋白质、低盐食物的摄入量，并可适当采用中医食疗。

（1）芝麻核桃仁粉

原料：黑芝麻 250g，核桃仁 250g，白砂糖 50g。

制法：将黑芝麻拣去杂质，晒干，炒熟，与核桃仁同研为细末，加入白糖，拌匀后瓶装备用。

用法：温开水调服，每日 2 次，每次 25g。

功效：滋补肾阴，抗骨质疏松。

（2）黄芪虾皮汤

原料：黄芪 20g，虾皮 50g。

制法：先将黄芪切片，入锅，加水适量，煎煮 40 分钟，后去渣取汁，兑入洗净的虾皮，加水及葱、姜、精盐等调味品，煨炖 20 分钟即成。

用法：佐餐，当汤服用。

功效：补益脾肾，补充钙质，抗骨质疏松。

2. 起居调护

（1）获得充足日照：建议 11：00 到 15：00 间，尽可能将皮肤暴露于阳光下晒 15 ~ 30 分钟，每周 2 次，以促进体内维生素 D 的合成。

（2）规律运动：运动可改善机体敏捷性、力量、姿势平衡等，减少跌倒风险，还有助于增加骨密度。轻度骨质疏松的患者可进行肌肉力量练习，包括重量训练，老年人可进行一些相对温和的运动，如行走、慢跑、太极拳、舞蹈和乒乓球等。

（3）注意戒烟、限酒，避免过量饮用咖啡和碳酸饮料，并尽量避免或减少使用影响骨代谢的药物，如糖皮质激素等。

第二节 佝偻病与骨软化症

一、概述

1. 西医认识

佝偻病和骨软化症是指新形成的骨基质不能正常矿化的一种代谢性骨病。发生在成人骨髓生长板闭合以后者称为骨软化症，发生在婴幼儿和儿童骨髓生长板闭合以前者称为佝偻病，二者的病因和发病机制基本相同。由于儿童维生素 D 缺乏和（或）钙摄入量过低导致生长板软骨细胞分化异常，生长板和类骨质矿化障碍。该病的高危人群是 2 岁以内（尤其是 3 ~ 18 个月）的婴幼儿。在我国的婴幼儿中佝偻病的发病率约为 40%，其中在一些日照时间短的地区可达到 50%，往往在体检时发现，也可能首先表现为患儿有低钙惊厥、生长迟缓、精神萎靡、易激惹或易发生呼吸道感染。根据该病的临床表现可归属于中医学"鸡胸""龟背""解颅""五迟""五软"等病范畴。

2. 中医认识

我国古籍中很早就有对佝偻病的详细记述。"佝偻"一词，首见于《庄子·达生》，"仲尼适楚，出于林中，见偻者承蜩，犹掇之也"，这里的"偻"即"佝偻"。如成玄英疏言："偻，老人曲腰之貌。""偻"本作"句偻"。《说文解字》言："句，曲也。"在更早的《尚书》《诗经》《左传》中，均有对佝偻病症状的记载。古代将鸡胸或下肢偻曲变形称之为"尪""鸼胸""鸡胸""龟胸"等。佝偻病除脊柱、胸骨畸形外，还有上下肢及头颅变形。《神农本草经》称 X 形腿为"躄"，还记载五加皮"益气疗躄，小儿不能行"。O 形腿在古籍中称"腘"。《太平圣惠方》有"小儿解颅囟大，胫足交，三岁不行"的记载，"颅大、囟门不闭、行走迟并见"是严重缺钙的表现。隋代以后，医家们从生长发育迟缓角度为佝偻病命名。如巢元方在《诸病源候论》中言有"齿不生候""数岁不能行候""头发不生候"等。至宋代，钱乙在《小儿药证直诀》中称为"五迟"，"长大不行，行则脚软，齿久不生，生则不固，发久不生，生则不黑"。明代医家鲁伯嗣在所著《婴童百问》中又有"五软"的称谓，"五软者，头软、项软、手软、脚软、肌肉软是也"，开始把这些症状联系在一起，归结为一种疾病。此后医籍多以"五迟""五软"论治此病。

二、西医诊断

1. 临床表现

骨软化症的典型表现为骨痛、骨畸形和假性骨折。除腰腿痛、肌无力、行走困难等表现外，还有负重后疼痛明显加重，轻微损伤碰撞或跌倒后易引起肋骨、脊椎和骨盆骨折。严重的患者可有长骨畸形、胸廓和骨盆畸形、驼背，部分患者有手足抽搐和麻木。

维生素 D 缺乏性佝偻病的发生发展是一个连续的过程。依据年龄、生活史、既往史、症状、体征、X 线及生化指标等综合资料可将该病分为活动期（初期、激期）、恢复期和后遗症期。临床表现为初期常有非特异的神经精神症状如夜惊、多汗、烦躁不安等，枕秃也较常见，骨骼改变不明显，可有病理性颅骨软化；激期又叫活动期，可有明显的夜惊、多汗、烦躁不安等症状，骨骼改变可见颅骨软化（6 个月内婴儿）、方颅、手（足）镯、肋串珠、肋软骨沟、鸡胸、O 形腿或 X 形腿等体征；恢复期患儿临床症状和体征逐渐减轻消失，精神活泼，肌张力逐渐恢复正常；后遗症期症状消失，重度佝偻病患儿残留不同程度的骨骼畸形和运动功能障碍，轻中度佝偻病治疗后很少留有骨骼改变。

2. 实验室检查

（1）骨软化症：表现为全身普遍性骨密度降低、畸形（椎体双凹变形、女性骨盆呈三角形等）和假性骨折（Looser 线），其中以特征性骨畸形和 looser 线的诊断意义较大，部分病例有指骨骨膜下吸收等继发性甲状旁腺功能亢进的表现。

（2）佝偻病：①维生素 D 的测定：婴儿（特别是 6 个月内）血 $25-(OH)D_3$ 降低，3 个月至 2 岁的幼儿可见血 $25-(OH)D_3$ 显著降低。②钙磷代谢：婴儿（特别是 6 个月内）血生化有轻微改变，血钙、血磷正常或稍低，碱性磷酸酶正常或稍高；3 个月至 2 岁的幼儿可见血钙、血磷均降低，碱性磷酸酶增高。③X 线片：早期 X 线片可无异常或见临时钙化带模糊变薄、干骺端稍增宽。活动期 X 线片可见临时钙化带模糊消失，干骺端增宽或呈杯口状，边缘不整呈云絮状、毛刷状，骨骺软骨加宽。

三、病因病机

1. 病因

（1）后天调护失宜：中医在先秦时代就已经认识到佝偻病与光照不足有关。《吕氏春秋·本生》说："室大则多阴，台高则多阳，多阴则佝，多阳则偻。"同时佝偻病也与后天喂养有关，怀孕期间孕妇的饮食起居、精神调摄均会影响胎儿的营养与发育。乳食失调、母乳缺乏、未及时添加辅食，或食品的质量不能满足小儿生长发育的需要，致营养失衡，脾肾亏虚，发生本病。另外本病的发生还与养护失宜，过早坐起相关。刘昉在《幼幼新书》中提到"婴儿生后一百八十日，始骨成，方能独坐。若强令儿坐，坐之太早，即客风寒，吹着儿背及脊至骨，传入于髓，使背高如龟之状，乃曰龟背"。

（2）先天禀赋不足：《医宗金鉴·幼科心法要诀》曰："小儿五迟之证，多因父母气血虚弱，先天有亏，致儿生下筋骨软弱，行步艰难，齿不速长，坐不能稳，要皆肾气不足之故。"无论是胎中缺乏营养，生而先天不足以成此病，还是出生后乳食不足，后天失调以成此病，症状虽有不同，但"积弱"是共有的病因，故这类疾病可统称为"弱症"或"软症"。属于此类者，当在其病未形成之时即加强调护或治疗，则病可逐渐消退，若任其迁延，则鲜有不终身成为废人者。孕妇起居不常，营养失调，或疾病影响，都可造成胎儿失养，先天肾气不足，诱发本病。

2. 病机

肾主骨，肝肾同源，肾脾为先天、后天之本，因此在佝偻病中，肾虚、脾虚、肝肾不足为病之本。本病主要因先天不足，重在肾虚，又以肾阴虚为著，肝肾不足而致筋骨痿软。脾虚则气血生化无源，后天之本不足，五脏皆失所养，脾虚肝旺，血不养筋。肾生髓主骨，齿为骨之余，髓之所养；发为血之余，肾之苗，肾气通于督脉，若肾气不足，则髓不充骨，精髓亏损，督脉空虚。因此本病病位在脾、肾、肺、肝，日久可造成全身脏腑的功能失调。

总而言之，本病病性以本虚为主。病态可见颅骨软化（乒乓头），前囟宽大，闭合延迟。精髓亏损，督脉虚而脊柱软，日久脊柱弯曲，凸如龟背。髓不充于齿则齿久不生。头发不生，或虽生但稀疏而不黑。小儿烦躁不安，惊啼夜寐不实，站立行久乏力，甚则抽搐。其病靶在骨，标靶为骨密度和小儿生长发育情况。病势以虚证为主，若调养得当则肾气足，骨髓充，病可愈，若调治不当则会留下后遗症。

四、辨证思路

（一）辨证要点

1. 辨证要点

（1）骨软化症：①骨痛：起居失节，风寒湿邪滞留骨节，久病入络；或年老久病，伤及肝肾两脏精血，日久因虚致瘀。肾虚、脾虚、肝肾不足为病之本，血瘀、湿浊等病理产物为病之标。不通则痛，不荣亦痛，可见腰背酸痛或周身酸痛，不任重物。②筋骨拘挛乏力：肾为先天立命之基，脾为后天生化之本。先天禀赋不足，或年老肝肾精血日益亏虚；或饮食不节，嗜食肥甘，损伤脾胃，运化失司。先天受损则肝肾精血亏损，后天受损则气血生化无源，筋脉失养，可致肢体、关节疼痛，屈伸不利。甚者久病入络，气滞血行不畅，最终导致血脉瘀滞，经络闭阻，经脉失养，脉络挛急，引起关节、筋骨的疼痛麻木，发为骨痿、骨痹。③骨折：肾主骨生髓，故肾中精气的盛衰决定骨骼的强弱。先天禀赋不足，年老则肾中精气衰少，精不生髓，则骨失所养，导致骨质脆弱。脾失运化，后天之精不足，亦可致骨骼失养，骨骼脆弱无力，发生骨折。

（2）佝偻病：①脾虚：脾主运化，脾气亏虚则气血生化无源，后天之本不足，五脏皆失所养而致病。临床辨证以食欲不振、脘腹胀满、疲乏汗多、肢软、舌淡苔白、脉沉弱为辨证要点。②肾虚：本病主要为先天不足，重在肾虚。肾主骨生髓，齿为骨之余，髓之所养，发为血之余，肾之苗，肾气通于督脉，若肾气不足，则髓不充骨。临床表现为肢软多汗，神情呆钝，语言迟发，立迟行迟，毛发稀疏干燥，齿迟，枕秃，方颅及囟门迟闭，脊柱软或弯曲，凸如龟背等。以肋缘外翻及串珠肋、舌淡苔薄白、脉沉细缓为辨证要点。③肺虚：母病及子，肺脾两虚，营卫失调，肺气不固。临床以小儿神疲乏力，肌肉虚软，自汗盗汗，易感冒，夜啼惊闹，舌质胖大，苔薄白，脉细为辨证要点。④肝旺：脾虚可致肝旺，气血生化无源则血不养肝，临床可见小儿烦躁不安，惊啼夜寐不实，站立行久乏力，甚则抽搐等症状。

2. 疾病转归辨证要点

成人患病初起时，以肝脾肾不足为本，痰浊瘀血为标，以神疲乏力、腰背筋骨疼痛、痿软乏力为主要症状。病久入络，髓海空虚，则可见腰背部疼痛，痛有定处，或肉松骨软，易于发生骨折。骨折后因久卧还可发生褥疮、脱疽、肺痿等严重变证。小儿多因先天不足或后天失养起病，初期以脾虚为主，活动期多属脾肾两亏，恢复期、后遗症期以肾虚为主。若调养得当则肾气足，骨髓充，病可愈，若调养不当则会留下后遗症。

（二）鉴别诊断

1. 与小儿脑瘫所致的"五迟""五软"相鉴别

小儿脑瘫所致的"五迟""五软"可见姿势异常，拇指内收，不能翻身，四肢肌张力高，拥抱反射、吸吮反射减弱，惊厥频繁发作，舌淡苔白，脉沉细。病机多为先天亏损，禀赋不足，脑失所养，肝肾两虚，精血不足，脾气虚弱。本病以骨骼畸形为主要表现，而小儿脑瘫以运动和智力发育异常为主要表现。

2. 与小儿麻痹症引起的痿证相鉴别

小儿麻痹症多因禀赋不足，或后天失养，湿热痰浊阻滞，筋脉失养所致。以四肢尤其是下肢进行性麻痹不仁、痿弱无力、肌肉萎缩、不能随意运动为主要表现。鉴别的关键在于有无骨骼变形，筋痿表现为肢体痿弱，羸瘦无力，行动艰难，甚至瘫软于床榻，但多无颅骨、胸骨及长骨骨骼畸形的表现。

（三）治疗原则

本病治疗，重在调补肝脾肾，多用补益之法，先天不足者补肾为先，后天失调者补脾为先，脾肾俱虚、病程迁延者，脾肾兼顾，同时注意益肾填精壮骨。本病在调补脾肾的同时，还要注意补肺益气固表、平肝清心安神等治法的配合使用。

五、辨证论治

（一）骨软化症

1. 肝肾亏损证

症状：神疲乏力，腰背部疼痛，下肢酸痛软弱，眩晕耳鸣，健忘，头脑空痛，性功能下降，舌红或淡，脉沉细或数。

治法：补益肝肾。

方药：壮骨丸（《丹溪心法》）加减。龟甲、黄柏、知母、熟地黄、白芍、锁阳、陈皮、虎骨（可用狗骨或牛骨代替）、干姜。

加减：肾虚耳聋足痿甚者加紫河车；男子遗精、尿频者加菟丝子、芡实。

2. 阴阳两虚证

症状：全身乏力，腰背部疼痛，痛有定处，倦怠，腹胀，大便时溏，或形体消瘦，或肉松骨软，舌淡少津，脉细弱。

治法：育阴扶阳，滋肾填精。

方药：龟鹿二仙胶（《医便》）合二仙汤（《妇产科学》）加减。鹿角胶、龟甲、太子参、枸杞子、仙茅、淫羊藿、巴戟天、当归、黄柏、知母。

加减：关节疼痛拘急者加木瓜、鸡血藤，严重者加地龙、蜈蚣等虫类药。

3. 气滞血瘀证

症状：腰背疼痛无力，或肌肉刺痛，固定不移，活动不利，或身体沉重，胸胁疼痛，或关节肌肤紫暗、肿胀，舌质紫暗，苔白，脉细涩。

治法：行气活血，祛瘀止痛。

方药：身痛逐瘀汤（《医林改错》）加减。秦艽、川芎、桃仁、红花、甘草、羌活、没药、当归、五灵脂、香附、牛膝、地龙。

加减：疼痛者加蜣螂、全蝎等。

本病还有一些常用单味药如淫羊藿、补骨脂、自然铜、当归、乳香、没药、土鳖虫、骨碎补、续断、杜仲等，可针对症状靶酌情选用。

（二）佝偻病

1. 肺脾气虚证

症状：形体虚胖，肌肉松软，面色少华，纳呆，大便不调，多汗，睡眠不宁，囟门开大，头发稀疏易落，可见枕秃，易反复感冒，舌淡，苔薄白，指纹淡，脉细软无力。

治法：健脾益气，补肺固表。

方药：人参五味子汤（《幼幼集成》）加减。人参、白术、茯苓、五味子、麦冬、炙甘草、生姜、大枣。

加减：汗多者加煅龙骨、煅牡蛎固涩止汗；夜惊、睡眠不宁、烦躁者加炒酸枣仁、夜交藤；大便不实者加苍术、山药、白扁豆。

2. 脾虚肝旺证

症状：烦躁夜啼，惊惕不安，面色少华或面色萎黄，头部多汗，发稀枕秃，囟门迟闭，出牙延迟，纳呆食少，坐立、行走无力，夜啼不宁，易惊多惕，甚则抽搐，舌淡苔薄，指纹淡青，脉细弦。

治法：健脾柔肝，平肝息风。

方药：益脾镇惊散（《医宗金鉴》）加减。人参、白术、茯苓、朱砂、钩藤、灯心草、炙甘草。

加减：睡中惊惕者，加远志、珍珠母、僵蚕；抽搐者，加全蝎、蜈蚣；夜啼不宁者，加蝉蜕、竹叶。

3. 肝肾亏虚证

症状：毛发干枯黄稀，面色萎黄或者苍白，婴幼儿生长发育迟缓，鸡胸龟背，下肢弯曲，或伴有颧红盗汗及烦躁易怒，舌红少苔，脉细弱。

治法：滋补肝肾，强筋壮骨。

方药：虎潜丸（《丹溪心法》）加减。虎骨（代替品）、牛膝、陈皮、熟地黄、锁阳、龟甲、干姜、当归、知母、黄柏、白芍。

4. 肾精亏损证

症状：面白虚烦，形瘦神疲，纳呆乏力，多汗肢软，筋骨痿软，立迟、行迟、齿迟，头颅方大，肋骨如串珠，鸡胸龟背，下肢畸变，舌淡苔少，指纹淡紫，脉细无力。

治法：补肾填精，佐以健脾。

方药：补益丸（《丹溪心法》）加减。虎潜丸加白术、茯苓、甘草、五味子、菟丝子、紫河车。

加减：乏力肢软者，加黄芪、党参；纳呆者，加砂仁、陈皮、佛手；面白者，加当归、白芍。

六、其他疗法

1. 中成药

（1）龙牡壮骨冲剂

适应证：可用于各证型。

用法用量：2 岁以下每次半袋，2~7 岁每次 1 袋，7 岁以上每次 2 袋，一日 3 次。

（2）玉屏风口服液

适应证：用于肺脾气虚证。

用法用量：每次 1 支，一日 3 次。

（3）六味地黄丸

适应证：用于肾精亏损证。

用法用量：每次 3~6g，一日 3 次。

2. 推拿

小儿推拿主要是揉补脾经及胃经，采用运水入土的方法，用内八卦推拿 50 次，揉中脘 100 次，并每天摩腹 5 分钟。每天对患儿的足三里、三阴交、脾腧及胃腧等穴位进行按摩，每天捏脊 5 次，同时嘱每天晒太阳半小时。

七、各家经验

1. 彭兆麟、董宗祈

彭兆麟、董宗祈认为龙牡壮骨冲剂（牡蛎、龙骨、龟甲、黄芪、白术、山药、五味子、党参、茯苓、鸡内金、甘草、大枣等）具有健脾补肾的功效，除了补肾之外，还能健脾助运，促进维生素 D 和钙的吸收，主要用于治疗和预防小儿佝偻病。药理研究证明其疗效确切，且优于鱼肝油和钙剂。

2. 朱瑞群

朱瑞群主张用益气补肾法治疗佝偻病，方用黄芪、菟丝子、补骨脂，牡蛎、麦芽补肾固精，夹湿者加苍术、甘草。实验证明可有效改善主要症状和体征。

3. 陈渭良

陈渭良从补益肝肾出发，根据多年使用的经验方制成的"骨宝丸"，主要成分有龟甲胶、杜仲、仙茅、山萸肉、枸杞子、黄芪、红参、怀山药等。实验研究提示该药具有升高佝偻病大鼠血清钙、磷的作用，并可显著降低血 ALP 的含量，改善骨组织形态。其机制可能与促进骨细胞的生长发育，从而调节骨基质的矿化有关。

4. 戴晓艳

戴晓艳等根据佝偻病轻重程度的不同，以中医分型论治，初发期分为心肝火旺型和脾弱肝旺型，治以清肝泻火、宁心安神，或平肝健脾、消食和胃，除能及时逆转因缺乏维生素 D 导致的骨骼改变外，对早期出现的精神及神经伴随症状也有较好疗效。

八、转归与预防调护

（一）转归

骨折是成人骨软化症最常见的并发症，具体转归可参见"骨质疏松症"一节。佝偻病患者一般经治疗后可恢复正常，症状和体征逐渐好转直至消失，部分患者可有不同程度的后遗症，多见于 3 岁以上的儿童，多表现为不同程度的骨骼畸形，无其他临床症状。对已有骨骼严重畸形后遗症的患者可手术矫正。

（二）预防调护

1. 骨软化症

可参见骨质疏松症一节。

2. 佝偻病

（1）饮食调护：建议母乳喂养，科学合理添加辅食。注意维生素 D 及钙、磷的补充。可适当使用中医食疗。

①鸡蛋皮治小儿佝偻病。方法：将鸡蛋皮洗净，烤干，研粉过筛。1 岁以下儿童每次 0.5g，1～2 岁儿童每次 1g，每日 2 次。有制酸补钙的作用，用于因钙质缺乏导致的手足抽搐症、佝偻病。

②虾皮蛋羹预防小儿佝偻病。方法：虾皮 10g，鸡蛋 1 个。将鸡蛋打花与虾皮搅拌均匀，放入蒸锅中蒸熟，佐餐。经常食用可预防小儿佝偻病。

（2）起居调护：增加患儿户外活动，多晒太阳，勿过早或过多坐立、行走，提倡穿背带裤。

第十四章　血脂谱异常症

一、概述

1. 西医认识

血脂是血清中的胆固醇、甘油三酯和类脂的总称，与临床密切相关的血脂主要是胆固醇和甘油三酯。在人体内胆固醇主要以游离胆固醇及胆固醇酯的形式存在，甘油三酯是甘油分子中的3个羟基被脂肪酸酯化而形成。血脂不溶于水，必须与特殊的蛋白质（即载脂蛋白）结合形成脂蛋白才能溶于血液，被运输至组织进行代谢。脂蛋白分为乳糜微粒（CM）、极低密度脂蛋白（VLDL）、中间密度脂蛋白（IDL）、低密度脂蛋白（LDL）和高密度脂蛋白（HDL）。此外，还有一种脂蛋白称为脂蛋白α。

2. 中医认识

血脂异常属于中医学"痰湿""脂浊""肥人"等范围。

（1）"膏"对血脂异常的影响：《灵枢·卫气失常论》将人分为脂人、肉人、膏人、众人。并指出脂人"䐃肉坚，皮满者脂……脂者其血清……气滑少，故不能大"；肉人"皮肉不相离者肉……肉者身体容大……肉者多血，则充形，充形则平"；膏人"䐃肉不坚，皮缓者膏……膏者多气而皮纵缓，故能纵腹垂腴……膏者多气，多气者热，热者耐寒"；众人"皮肉脂膏不能相加也，血与气不能相多，故其形不小不大，各自称其身，命曰众人"。也就是说脂人为肌肉坚实、身形健美之人，肉人为身形匀称、身形壮硕之人，膏人为脂肪丰厚，肌肉、皮肤松弛之人，而众人则为皮肉脂膏较为平均，无突出形体特征之人。其中对膏人的描述与西医的"肥胖"相似。西医研究也表明，肥胖与血脂异常关系密切，血脂异常的患病风险与肥胖程度成正相关，而控制肥胖也是预防血脂异常积极有效的措施。《灵枢·五癃津液别论》指出："五谷之津液，和合而为膏者，内渗入于骨空，补益脑髓，而下流于阴股。"论述了膏的概念，膏由水谷化生，与津液同源，随脏腑气血之流行敷布周身，注骨益髓，填充体腔，发挥正常的生理功能。张景岳在《类经》中注释"膏，脂膏也。精液和合为膏，以填补于骨空之中，则为脑为髓，为精为血"。认为膏由人体津液所化，是填补于脑、髓、骨、窍中稠厚的高能物质。张志聪认为"中焦之气，蒸津液化，其精微溢于外则皮肉膏肥，余于内则膏脂丰满"。膏脂生于中焦，源于水谷精微，在外化为皮肉，在内留于五脏六腑。危亦林在《世医得效方》中论防风散时提到"治因食热物过度，风气蕴盛，销铄大肠膏脂，以致荣卫之血，渗流而下，此方独效"。认为大肠膏脂有顾护营卫气血的功能。膏为人体精微所化，充足而适量的膏脂是满足人体正常生理活动的需要，若膏脂堆积过度则成为病理产物，诱发疾病。《素问·通评虚实论》言："肥贵人，则膏粱之疾也。"顾世澄在《疡医大全》中提出："盖因膏粱之人皮肉浓密，内多滞热，故变为疔。"认为饮食不节，过食膏粱厚味、酒醴肥甘会导致过多膏脂游积体内，久而生内热，营血瘀滞，血坏肉腐，生为痈疽疮疡。顾松园在《顾松园医镜》中提出"凡治消瘅、仆击、偏枯、痿厥、气满、发逆，肥贵人则膏粱之病也"。认为膏脂过多，堵塞经脉，气血运行不畅，是产生消渴、中风、偏枯的重要原因。

（2）营血失和对高脂血症的影响：脾藏营，营舍意。在《中医大辞典》中"脾藏营"解释为：营指运于脉中的精气，生于水谷，源于脾胃，有化生血液和营养周身的功用，故常营血并提。《难经·四十二难》提出："脾……主裹血。"谓脾有藏营纳血的功能。《灵枢·营卫生会》论述了营气产生的机理，"人受气于谷，谷入于胃，传与肺，五藏六府，皆以受气，其清者为营，浊者为卫，营在脉中，卫在脉外"。认为营由水谷入胃，化生精微，其中稠厚之气，经脾胃化生，成为营血，行于脉中。《灵枢·营卫生会》对此也进行了详尽的论述，"中焦亦并胃中，出上焦之后，此所受气者，泌糟粕，蒸津液，化其精微，上注于肺脉，乃化而为血，以奉生身，莫贵于此，故独得行于经隧，命曰营气……营卫者精气也，血者神气也，故血之与气，异名同类焉"。说明了"营"源自中焦精微之气，上注肺脉后化赤成血，肺朝百脉，将其输送到五脏六腑、皮肉筋骨、四肢百骸，营养全身，为人体提供能量和营养。张介宾于《类经》中注解道："营出中焦，受气取汁，变化而赤是为血，故曰脾藏营。"杨上善亦注"营，血肉也"。而营血贵在精纯，对此道家典籍有颇多论述，其对"营"的认识与中医学对营血的理解甚为相似。《道德经》曾提出"载营魄抱一"，河上公注"营魄，魂魄也"。张道陵在《老子想尔注》中进一步解释："魄，白也，故精白与元同色。身为精车，精落故当载营之。神成气来，载营人身。"此处将营理解为"精"，是人体有形的精微物质，魄为气，为无形之气化，与精同源所出，合而为一。"抱一"则为形神合一，形与神会，气血运行不失偏颇。黄元吉在《道德经注释》中言："夫营者，血也。血生于也，魄藏于心，其必了照丹田，一必不动，日魂方注于巧魄之中，月乃返而为纯乾。"提出营为血，也生血，内藏魄，只有营血精纯，才可内照丹田，形与神会，达到阴阳和合，气血通畅的状态，若血中精微物质代谢失常或摄入过多，导致精微物质在血脉中堆积，壅滞气血，使营血失去精纯，则变证丛生。后世医家提出"污血"理论，脉主血，污血为脉中不洁之血，病位在脉。王肯堂在《证治准绳》中首次提出"污血"一名，"夫人饮食起居，一失其宜，皆能使血瘀滞不行，故百病由污血者多"，认为污血可导致多种疾病，污血的产生是由于饮食起居失调，而血瘀不行，与西医学血脂异常的病理机制及临床表现高度相似。至于"污血"的内涵，有人认为是瘀血、蓄血。郭维琴教授则认为污血并非单一因素导致，可由于瘀血、痰湿、浊气等多种病理产物堆积于血脉之中，使营血浑浊，运行受阻，气血失调而成。

二、西医诊断

血脂异常没有特异性的临床表现，具有起病隐匿、进展缓慢、早期易治、后期难疗的特点。血脂异常患者早期并无症状，一般都是体检中发现血脂指标异常，临床上难以准确判断起病时间。血脂异常对血管及靶器官有损伤，是指从血脂异常到形成脂质条纹，再到形成纤维斑块、粥样斑块，最终导致靶器官缺血这一较长的病变过程，这一过程往往需要十数年或数十年的时间。因此，降低血脂可以改善血管内皮功能，防止动脉粥样硬化斑块破裂，降低心脑血管疾病的发病率。

实验室检查结果是诊断血脂代谢异常的主要依据。《中国成人血脂异常防治指南》根据中国人的实际情况设定了血脂的新标准，胆固醇正常范围为 <5.18mmol/L，5.18 ~ 6.19mmol/L 为边缘升高，≥6.22mmol/L 为升高；甘油三酯正常范围为 <1.7mmol/L，1.70 ~ 2.25mmol/L 为边缘升高，≥2.26mmol/L 为升高；低密度脂蛋白正常范围为 <3.37mmol/L，3.37 ~ 4.12mmol/L 为边缘升高，≥4.14mmol/L 为升高；高密度脂蛋白正常范围为 ≥1.04mmol/L，<1.04mmol/L 为降低。

三、病因病机

1. 病因

（1）年老体虚：许多研究认为年龄是血脂异常的危险因素。年龄增长伴随脾胃功能减退，肾精亏虚，肾阳衰弱，气化失职，脾失温煦，津液内停为痰为饮，肾精亏虚劫津耗液而成瘀。

（2）劳逸失调：体重超重及肥胖的人群发生糖尿病、高甘油三酯症及高血压的危险性较正常人明显升高，过逸少劳而致脾气虚弱，水谷生化乏力，清浊不分而成血脂异常。

（3）饮食不节：饮食习惯对脂质也有较大影响。饮食失于节制，或嗜食肥甘厚味，或长期饱食，或嗜酒如命。"膏粱之变，足生大丁""饮食失节，寒湿不适，则脾胃乃伤"。李东垣在《脾胃论》中言："至于五味，口嗜而欲食之，必自裁制，勿使过焉，过则伤其正也。"饮食失宜可导致脾胃运化功能失常，如进食过多则食滞中焦，阻碍脾胃运化；嗜食肥甘可助湿生痰，甘味性缓，缓则脾胃气滞，以致脾失健运，脾之清气不能化浊而终为痰湿之证。

（4）烟酒嗜好：吸烟人群血脂异常的发病率明显高于非吸烟人群。适量饮酒可使肝脏高密度脂蛋白的分泌增加，肝外合成增加，清除减少，血浆中低密度脂蛋白含量升高。但长期饮酒可使血液中低密度脂蛋白的含量升高，大量饮酒者甘油三酯水平明显高于不饮酒和适量饮酒者。

中医学认为血脂异常的病因分内因和外因，二者常合而致病。外因是指饮食不节，过逸少劳，脾气虚弱，水谷生化乏力，清浊不分而导致血脂异常；内因为肾精亏虚，肾阳虚衰，气化失职，脾失温煦，津液内停为痰为饮，劫津耗液而成瘀。

2. 病机

脾为后天之本，主运化，输布水谷精微于经脉。《素问·痹论》云："饮食自倍，脾胃乃伤。"李东垣在《脾胃论》中言："至于五味，口嗜而欲食之，必自裁制，勿使过焉，过则伤其正也。"过食肥甘厚味，脾气郁滞，气血过度消耗，导致脾胃运化失司，难以运化水谷，水谷精微中不能完全运化布散的浊气注入脉中，化为痰浊，阻滞气机，日久脉络瘀阻，停滞于肢体脏腑从而形成浊脂、痰脂等病理产物。《血证论》曰："木之性主于疏泄，食气入胃，全赖肝木之气以疏泄之。而水谷乃化，设肝之清阳不升，则不能疏泄水谷，渗泻中满之证，在所不免。"若精神刺激，情志抑郁不畅，郁怒伤肝，肝脏气机逆乱，疏泄失职，气机郁滞，痰浊瘀血壅于五脏六腑，致津液不能正常敷布而停滞。因此，情志异常可对精、气、血、津液的化生及运行产生重要影响，导致痰浊、瘀血等病理产物生成。

肝胆相表里，胆内藏胆汁，受肝之余气而成，故肝气能促进胆汁的分泌排泄，胆汁疏泄于脾胃促进饮食物的消化吸收，若肝气郁结或郁而化火，胆汁的生成和疏泄失常，加上肝脏疏泄太过，亦可横逆乘犯脾土，均可使脾气不健，运化水湿失常，痰浊内生，脂浊淤积，而成血脂异常。《素问·金匮真言论》曰："夫精者，生之本也。"肾中精气是构成人体的物质基础。有研究发现小儿血脂异常多为原发性，其发病多与遗传基因缺陷等因素有关。《素问·逆调论》曰："肾者水脏，主津液。"肾中精气能气化蒸腾水液，在肾脏的气化作用下，水液中清者蒸腾，经三焦上输于肺而敷布全身，浊者化为尿液而注入膀胱。肾阳的蒸腾气化作用有利于体内津液的运行输布。肾阳主一身之阳气，为五脏之根，气化之源。人年老后，五脏六腑虚损，肾中阳气不足，水液蒸腾气化不利，痰浊滞留，而且老年人命门火衰，不能温煦肝脾，肝脾功能失常，则致气血津液运行输布异常，痰浊、瘀血内停，故而易形成血脂异常。亦有学者认为血脂异常多为肝、脾、肾三脏功能失调所致，脾胃运化功能失调，肝胆疏泄失司，肾气虚衰而气化不利，使机体升降、受纳功能失调，致水湿、痰浊、瘀血、湿热产生并蓄积于内，加重脏腑功能失衡，从而脂质代谢紊乱。

综上所述，血脂的正常运行及代谢有赖于脾的运化、心气的推动、肺之升发敷布、肝之疏泄、肾之气化及三焦通畅。血脂异常的病位在血脉，病机特点为痰、瘀、虚夹杂的本虚标实之证，病变脏腑主要在脾，涉及心、肝、肾，治疗应重视肝、脾、肾三脏功能的失调。

四、辨治思路

（一）辨证要点

1. 症状分类辨证要点

（1）倦怠乏力：先天脾胃亏虚，气血化生无源，无以濡养肢体经络、四肢百骸、五脏六腑而见倦怠乏力，或因后天劳逸失度导致面色萎黄，少气懒言，四肢困倦，神疲乏力，心悸健忘，失眠多梦，腰膝酸软，肢麻消瘦，眩晕耳鸣，经闭遗精等症，或只见疲劳无力之症，舌质淡嫩，脉细弱，生化检查出现血脂异常。

（2）形体肥胖：肥胖的病机归于脾失健运，水谷精微传输失职，聚生痰湿；或胃强脾弱，胃火灼津，成痰成饮，痰饮流溢肌肤；或肝失疏泄，气机失调，脾胃运化失职；或脾肾不足，水湿不化而至形体肥胖。症见颜面虚浮，神疲嗜卧，气短乏力，腹胀便溏，自汗气短，动则更甚；可伴有畏寒肢冷，夜尿频多，苔薄白，脉沉细。

（3）眩晕：眩晕的病机为肝肾不足，阴血亏虚，肝阳上亢；也可因风痰瘀阻脑络，气血不畅，神明受扰而诱发。眩晕之病位在脑，与肝、脾、肾关系密切。

（4）口干：凡是能够引起全身或局部津液减少的因素均可导致口干。若渴喜冷饮，兼面赤汗出，舌红苔燥者属里热炽盛；若渴不多饮，兼颧红盗汗，舌红少津或少苔者属阴虚内热；若渴不多饮，兼身热不扬，头身困重，苔黄腻者属湿热内蕴；若渴喜热饮，饮水不多，或饮入即吐者为水饮内停；若口干但欲漱水不欲咽，兼舌暗或有瘀点瘀斑者，属瘀血阻滞。

2. 疾病转归辨证要点

血脂异常的病理产物为湿浊、痰浊、血瘀，阻滞脉络，从而引发中风、胸痹、脱疽等病证。早期为湿浊，后期为痰浊、血瘀，中老年人以痰浊内阻、瘀血阻络为主。"五脏之病皆能生痰"，但尤以脾为主，故有"脾为生痰之源""脾无留湿不成痰"之说。《素问·至真要大论》云："诸湿肿满，皆属于脾。"《临证指南医案》曰："湿为重浊有质之邪，若从外而受者，皆由地中之气升腾，从内而生者，皆由脾阳之不运。"《景岳全书》说："盖即津液之在周身者。津液生于脾胃，水谷所成，浊则为痰，故痰生于脾土也。"《冯氏锦囊秘录》亦曰："惟脾虚不能致精于肺，下输水道，则清者难升，浊者难降，留中滞鬲淤而成痰。"这充分说明了湿浊、痰浊的形成与脾脏有密切关系，脾阳不足是湿浊内生的重要原因，并且阐述了脾虚土不能生金，使肺通调水道的作用受损，遂成痰瘀。病理产物的形成主要有两个原因：一是内热煎灼致使津液亏虚成痰，湿气呈弥漫状态，"津液为火灼竭，则血行愈滞"，久而生瘀；二是脾运化失常，津液输布障碍或阻遏脉道成痰。《杂病源流犀烛》言："其为物则流动不测，故其为害，上至颠顶，下至涌泉，随气升降，周身内外皆到，五脏六腑俱有。"痰饮易流动，且可到达周身，痰饮日久，阻碍气血运行，气滞则血瘀。经主气，络主血，初病之时多为气病在经，久病入血入络。

血脂异常大多从脾虚痰湿、气滞血瘀、脾肾阳虚、肝肾阴虚等论治。其中肝肾阴虚证、阴虚阳亢证及痰浊瘀阻证是血脂异常的主要证候类型。若从肾论治血脂异常，患者血清中胆固醇、甘油三酯下降、高密度脂蛋白升高最明显，肾虚可能会导致高密度脂蛋白降低。痰浊瘀阻证多表现为甘油三酯增高，气滞血瘀证可表现为甘油三酯显著升高，在脾肾阳虚证表现为高密度脂蛋白升高。有研究认为血清总胆固醇增高与肾阳虚有关，甘油三酯增高与肾阴虚有关，混合型血脂异常则在脾肾阳虚证中多见。

（二）鉴别诊断

肥胖与水肿：水肿严重时体重也会增加，严重腹水者也会出现腹部胀满。但水肿有阴水和阳水的不同，或从下肢肿起，或从头面部肿起，甚则全身皆肿，其特点是压之常可形成凹陷。

（三）治疗原则

中医学认为血脂异常是由嗜食肥甘厚味、过逸少劳而致脾、肝、肾三脏虚损所致，病机核心是脾失运化、肝失疏泄、肾脏功能失调等。血脂异常乃本虚标实之证，本虚为脾虚，累及肝肾，标实为内湿、痰浊、瘀血流注于血脉，以致脉道不畅。中医治疗可以从脾、肝、肾入手，治以健脾化痰燥湿、温阳健脾益肾、补益肝肾填精、理气活血化瘀等。

五、辨证论治

1. 脾虚痰湿证

症状：形体肥胖，头重如裹，胸闷，呕恶痰涎，肢麻沉重，心悸，失眠，口淡，食少，舌胖，苔滑腻，脉弦滑。

治法：健脾化痰燥湿。

方药：黄连温胆汤（《六因条辨》）加减。黄连、厚朴、枳实、竹茹。

加减：胸闷脘痞，痰涎量多者加半夏、陈皮、橘红；腹胀甚，大便秘结者加莱菔子、制大黄。

2. 脾肾阳虚证

症状：畏寒肢冷，眩晕，倦怠乏力，便溏，食少，脘腹胀满，面肢浮肿，舌淡质嫩，苔白，脉沉细。

治法：温阳健脾益肾。

方药：附子理中汤（《三因极一病证方论》）加减。制附子、干姜、人参、白术。

加减：胸胁胀满不适者，加木香、厚朴；痰涎壅盛者，加陈皮、半夏；大便稀溏者加茯苓、炒白术、山药、砂仁。

3. 肝肾阴虚证

症状：眩晕耳鸣，腰膝酸软，五心烦热，口干，失眠健忘，舌质红，少苔，脉细数。

治法：补益肝肾填精。

方药：杞菊地黄丸（《小儿药证直诀》）加减。枸杞子、菊花、山茱萸、牡丹皮、山药、茯苓、泽泻、熟地黄。

加减：自汗、盗汗甚者，加浮小麦、地骨皮；失眠者，加酸枣仁、夜交藤、煅龙骨、煅牡蛎等。

4. 瘀血阻络证

症状：胸胁胀痛，胸闷，走窜疼痛，心前区刺痛，心烦不安，肢体麻木刺痛，舌边尖有瘀点或瘀斑，脉沉涩。

治法：血府逐瘀汤（《医林改错》）加减。生地黄、桃仁、红花、当归、赤芍、枳壳、桔梗、柴胡、川芎、牛膝。

加减：胸胁胀痛者，加延胡索、枳实；如瘀在胸部，佐以青皮；如瘀阻于膈下，加延胡索、香附；大便秘结者加大黄；溢乳者加炒麦芽、炒谷芽；胸胁满痛者加郁金、王不留行；月经不行者加生山楂、牡丹皮、丹参。

六、其他疗法

1. 中成药

中成药的选用必须适合该品种的证型，切忌盲目使用。临床用于降脂的中成药主要有以下几种。

（1）血脂康胶囊

药物组成：红曲。

功效：祛湿祛痰，活血化瘀，健脾消食。

用法用量：每次2粒，每日2次。

（2）荷丹片

药物组成：荷叶、丹参、山楂、番泻叶、补骨脂。

功效：化痰降浊，活血化瘀。

用法用量：每次2片，每日3次。

（3）绞股蓝总苷片

功效：养心健脾，益气和血，除痰化瘀，降血脂。

用法用量：每次1片，每日3次。

（4）其他

降脂通脉胶囊具有化浊降脂、活血通脉的功效；脂脉康胶囊具有降脂、通脉益气的功效；还有降脂灵片、脂必妥、通心络胶囊、松龄血脉康胶囊、保利尔胶囊等十余种中成药，可以根据患者中医证候酌情选用。

2. 针刺

（1）体针：在治疗高脂血症方面，针灸具有潜在优势。针灸治疗高脂血症的临床研究报道较多，选经取穴十分灵活。高脂血症的病机关键为痰饮停聚，与肺、脾、肾、三焦有关，但脾运障碍是生痰的主要原因。《证治汇补》云："脾虚不分清浊，停留津液而痰生。"痰的形成首先责之于脾，脾为生痰之源。脾失运化，津液失输，水湿停滞，聚而生痰，痰湿留滞于血脉，而致高脂血症。治疗高脂血症首选胃经和脾经的穴位，所选穴位既可局部邻近取穴（梁门、滑肉门、天枢、水道、腹结、大横），也可循经远处取穴（梁丘、丰隆、足三里、内庭、阴陵泉、血海、三阴交、公孙、太白、商丘）。可见高脂血症的针灸处方体现了"从脾立论，以调节脾胃功能为核心，循脾胃经取穴，远近结合"的选穴特点。

（2）耳针：取饥点、内分泌、肾、直肠等穴，用短针或王不留行籽刺穴。

3. 推拿

腹型肥胖者可按摩中脘、水分、气海、关元、天枢、水道等穴位，点穴减肥常取合谷、内关、足三里、三阴交等，也可推拿面颈部、胸背部、臀部、四肢等部位，手法可有摩、揿、揉、按、捏、拿、合、分、轻拍等。

4. 气功

具有调和气血、调理脏腑的作用，如五禽戏、太极拳、八段锦等。

七、各家经验

1. 何立人

何立人认为高脂血症以肝脾肾失调为本，痰瘀毒滞结为标。治疗上，疏肝、健脾、益肾以治本，化痰瘀、清热毒、消积滞以治标。临证首重健脾助运，使清浊分明，浊脂得除，而补脾健脾的同时应兼顾运脾，唯有脾运得复，水谷精微才能正常输布，方药多以六君子汤化裁，配以藿香、苏梗或肉豆蔻等芳香行气之品以醒脾助运。兼肝郁当予疏肝解郁之剂，方药多为柴胡疏肝散、逍遥散之属，并酌加郁金、决明子等有降脂浊功效的药物。兼有肾虚需分阴阳，可用杞菊地黄丸滋肾阴或金匮肾气丸温肾阳，对于围绝经期的高脂血症患者，常用二仙汤填肾精、温肾阳、泻相火，并配合何首乌、桑寄生、枸杞子、女贞子等有降脂浊功效的药物，但在运用补肾药物时切勿过分滋腻，以免妨碍脾运。兼痰浊内蕴者则予化痰降浊之法，方用温胆汤化裁，并配以苦参、荷叶、茶树根等化痰降浊之品。《景岳全书》云："故痰之化无不在脾，而痰之本无不在肾。"故化痰降浊的同时宜适当结合健脾补肾之品，以助化痰。瘀血阻滞证当予活血化瘀之法，方用血府逐瘀汤加减，常用虎杖、蒲黄、姜黄等活血化浊以降脂，并适当配合行气药物，以期气行则血行，但活血太过，恐有耗血动血之弊，故宜及时调整药物剂量，中病即止。热毒蕴里证则予清除热毒之法，常用升降散化裁，并合用黄芩、黄连、皂角刺等降脂浊、清热毒之品，同时酌加黄芪、大狼把草等以补虚清热。积滞内停者当结合消除积滞之法，常用皂角刺、僵蚕、大黄、山楂等消除积滞，但运用此类药物应"衰其大半而止"，切忌一味攻伐而戕伤正气。

2. 徐学义

徐学义认为高脂血症的发生与脏腑虚衰和痰瘀的形成有密切的关系，其病机为本虚标实，本虚为脾、肝、肾三脏虚损，标实主要指痰浊和瘀血。治疗时应以补益肝肾、健脾化湿、活血降脂为大法。银杏降脂饮是徐老的自拟方，由隔山消 10g，银杏叶 15g，葛根 30g，泽泻 20g，决明子 30g，生山楂 30g，荷叶 10g，炒白术 15g，鸡血藤 15g，山药 15g 组成。隔山消具有健脾胃、养血益肝、固肾益精等功效；银杏叶活血、化瘀、通络；葛根健脾益气；生山楂活血化瘀；决明子清肝明目、润肠通便；黑首乌补益精血。

3. 冯纯慧

冯纯慧将高脂血症分为痰浊食积，内阻肠胃；痰瘀内阻，郁而化热；脾胃阴虚，痰瘀内阻；脾气亏虚，痰瘀内阻 4 型，分别采用平胃散合保和丸，小陷胸汤、升降散合冠心Ⅱ号方，参苓白术散，四君子汤合二陈汤、冠心Ⅱ号方治疗，效果较好。

4. 姜建国

姜建国认为本病以肾虚为本，病理基础为痰浊。病机有二：其一是饮食肥甘厚味，损伤脾胃，同时肝胆疏泄失职，不能泌输精汁而引起脾之运化功能失调，转化为痰浊；其二是肾之阴阳俱虚，相火妄动，致肝阳上亢，木旺则乘土，使脾胃输布功能失调，痰浊内生。

5. 陈富荣

陈富荣认为嗜食肥甘厚味是化生痰浊，引起高脂血症的外因，脾虚失运、肝郁气滞、肾精亏虚是导致痰瘀，形成高脂血症的内因，痰凝血脉是高脂血症的关键病机，痰瘀互结、沉积血府、脉道失柔是高脂血症发展为心脑血管疾病的必然转归。

6. 袁长津

袁长津认为本病由于痰浊内阻、脾虚失健、肝失疏泄、肾气虚衰导致。临证时应健脾化湿，多以二陈汤合五苓散加减，具体药物：法半夏 10g，陈皮 10g，茯苓 15g，泽泻 25g，白术 12g，炒山楂 15g，炙甘草 6g。肝失疏泄，运行输布失常，则酿痰生湿，湿聚化热，气滞血瘀；肝气郁结，横逆犯脾，则脾失健运，痰湿内生；郁而化热，影响肝的疏泄功能，而表现出肝胆湿热型的高脂血症。此时常用小柴胡汤加减：柴胡 12g，黄芩 10g，法半夏 10g，白芍 15g，炒枳实 10g，炒山楂 18g，虎杖 15g，郁金 10g，炙甘草 6g，炒栀子 10g，赤芍 10g。肾为先天之本，年老体弱，肝肾亏损，水不涵木，络脉失和，脂混血中，清从浊化。导致肾气虚衰型高脂血症，常见头昏耳鸣，腰酸膝软，五心烦热，舌暗红少津，脉细。治以益肾滋阴，泄浊柔络，常用杞菊地黄汤加减。

八、转归预防调护

1. 疾病转归

无论是单纯性血脂异常还是合并胰岛素抵抗、2 型糖尿病、心血管疾病等的血脂异常，预后因人而异，总体来说血脂异常预后较好，但是长期慢性的高脂血症会导致内皮功能障碍和动脉粥样硬化，催生心血管疾病、内分泌代谢病并加快其进程。

2. 预防调护

（1）控制饮食：总原则是清淡饮食、减轻体重、增加有规律的体力活动。改变生活方式包括饮食改变、减少胆固醇和饱和脂肪酸的摄入、增加可溶性纤维的摄入、控制体重、适量运动、戒烟限酒、限盐等。坚持做到控制总量，调整结构，素食为主，其他为辅，营养均衡，进餐时先喝汤、吃青菜，快饱时再吃些主食和肉类。在平衡膳食的基础上，根据患者体质的寒热虚实选择相应的食物。脂代谢紊乱者可用菊花、决明子、枸杞子、山楂等药物泡水代茶饮，可适当多食用木耳、豆芽、瓜类、海带、紫菜、芹菜等。

（2）合理运动：坚持缓慢、适量的运动原则，应循序渐进，量力而行，动中有静，劳逸结合，将运动纳入日常生活的规划中。青壮年患者或体质较好者可以选用比较剧烈的运动项目，中老年患者或体质较弱者可选用比较缓和的运动项目，不适合户外锻炼者可练习吐纳呼吸或打坐功，八段锦、太极拳、五禽戏等养身调心的传统锻炼方式适宜大部分患者。有并发症的患者原则上应避免剧烈运动。

（3）心理调摄：血脂代谢异常患者应正确认识和对待疾病，无须有过重的心理负担。保持心情舒畅，消除忧虑和恐惧心理，积极配合医生进行合理的监测和治疗。